中西医结合小儿肾脏病学

主　编：张　君　吕　静　王圣治
张少卿　白晓红

副主编：庞　爽　杨冠琦　李　爽
罗立欣　王绍洁

辽宁科学技术出版社
沈　阳

图书在版编目（CIP）数据

中西医结合小儿肾脏病学 / 张君等主编 .—沈阳：辽宁科学技术出版社，2020.5

ISBN 978-7-5591-1755-7

Ⅰ. ①中…　Ⅱ. ①张等…　Ⅲ. ①小儿肾脏疾病－中西医结合疗法　Ⅳ. ①R741.05

中国版本图书馆CIP数据核字（2020）第157442号

出版发行：辽宁科学技术出版社
（地址：沈阳市和平区十一纬路25号　邮编：110003）
印 刷 者：辽宁鼎籍数码科技有限公司
经 销 者：各地新华书店
幅面尺寸：185 mm × 260 mm
印　　张：34.5
插　　页：4
字　　数：1000千字
出版时间：2020 年 5 月第 1 版
印刷时间：2020 年 5 月第 1 次印刷
责任编辑：凌　敏　卢山秀
封面设计：征　征
版式设计：袁　舒
责任校对：王春茹

书　　号：ISBN 978-7-5591-1755-7
定　　价：198.00元

联系电话：024-23284363
邮购热线：024-23284502
http：//www.lnkj.com.cn

编著者名单

主　编　张　君　吕　静　王圣治　张少卿　白晓红

副主编　庞　爽　杨冠琦　李　爽　罗立欣　王绍洁

编　委　张　君　吕　静　王圣治　张少卿　白晓红

庞　爽　杨冠琦　李　爽　罗立欣　王绍洁

马立明　丁晓欢　陈　颖　李晨悦　修　婵

孟德雪　李启英　潘宇童　赵诗语

前言
QIANYAN

小儿肾脏疾病是严重危害儿童身心健康的重要疾病，由于其低龄性和难治性的特点给社会和家庭带来极大负担并逐渐引起人们的关注，2016年世界肾脏日的主题即是“关注儿童肾脏，肾脏健康，从儿童开始”。我国受社会、环境和遗传等多因素的影响，儿童肾脏疾病的发病机制复杂，病情变化多端，症状不一，且存在儿童的体质尚弱、用药禁忌多、治疗效果不理想等诸多问题，导致患儿的病情容易复发，多数患儿需反复入院治疗，导致我国儿童肾脏疾病的发病率呈逐年上升趋势。儿童肾脏疾病日益增长的诊治需求与我国医疗资源分布不均衡的现状形成了矛盾，因此如何快速查找、学习和掌握相关知识，提高医院整体和医生个人的诊治能力，成为儿科肾脏病医生亟待解决的问题。

中医、西医对儿童肾脏疾病的治疗各有优势，中西医结合治疗儿童肾脏疾病已经成为一种共识。我们发现，目前许多肾脏疾病方面的论著多把关注点集中在成人肾脏疾病的诊治上，对于儿童肾脏疾病的重视程度不足，论述内容相对较少，有的儿童肾病论著不够详实，基础与临床内容比例失调，不利于读者的自学，加之临床实践不断涌现出新的难题，医学理论日新月异，不断推陈出新，亟待补充知识点与新技术、新方法，因此我们编撰了本书，将中医与西医诊疗技术紧密结合起来，将基础学科知识和临床应用实践完整衔接，统筹兼顾内容的专业性与可读性，同时紧密跟踪肾脏病学发展的前沿领域，这是本书的特色与优势。

本书的编写围绕临床儿童肾脏疾病普遍关注的问题，内容涉及肾脏疾病的基本知识和防治要点的各个方面。主要内容包括小儿肾脏发育与解剖、小儿肾脏生理学和病理学、小儿肾脏病症状学、小儿肾脏病的实验室检查、中医“肾”的生理病理、中医肾脏病的病因病机、小儿肾脏药理学、小儿原发性肾小球疾病、小儿继发性肾小球肾炎、肾病综合征、肾小管间质疾病、左肾静脉受压综合征、急性肾损伤与急性肾衰竭、慢性肾衰竭、肾结石、小儿遗尿症、小儿血液净化治疗、典型病例分析等相关知识，还包括肾脏病基因组学、微生物代谢组学的最新研究进展，深入浅出地解答了临床诊疗经常感到疑惑的问题，为读者提供了科学、实用的治病防病知识，可供儿科主治医生、住院医生、基层医生、医学生、研究生学习参考。

目录

MULU

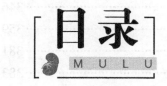

第一章

小儿肾脏发育与解剖

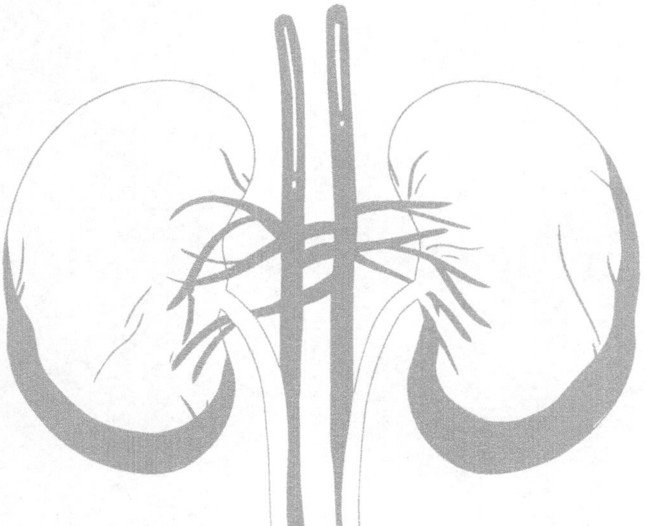

肾脏是人体的重要器官，具有生成尿液、排泄代谢产物、维持体液平衡及体内酸碱平衡、维持机体内环境稳定及内分泌功能等多种重要生理作用。

第一节 肾脏的发育

肾脏胚胎发育的过程

肾脏发育的生物学是研究胚胎期肾脏发育过程及发育过程中各类遗传基因和蛋白表达的时空顺序、功能状态及其调控机制的一门新型生物学科。随着细胞分子生物学研究的发展，尤其是基因和蛋白质工程技术、转基因动物研究及基因敲除技术的应用，人们对于肾脏发育过程中的细胞增殖死亡、诱导、分化、识别、迁移和功能表达等均有了越来越清楚的认识。

当受精卵发育成胚胎时，泌尿系统和生殖系统均自腹腔后壁的间介中胚层发生。间介中胚层与体节分离，在原始主动脉两侧形成一对纵向条索状细胞团，称为肾索（nephrogenic cord）。生肾索的头端分化成原肾；胚胎第 5 周，下段细胞增生，从体腔背侧突入体腔，形成尿生殖嵴（urogenital ridge）。随后，尿生殖嵴中部出现纵沟，将其分化成外侧的中肾嵴（mesonephric ridge）和内侧的生殖腺嵴（gonadal ridge），分别分化成中肾和生殖腺。生肾索的末端参与后肾的形成。

人肾的胚胎发育重演着种系发生过程，相继形成略为重叠的 3 种不同的肾系统，即经历原肾、中肾和后肾 3 个阶段。它们依次由头侧向尾侧发生，原肾和中肾是胚胎期的暂时性器官，在早期相继出现后即退化消失，唯最后发生的后肾，高度发育成为永久性肾。后肾由两种不同的胚基发展而成：一为输尿管芽，发育成为肾的排泄部；另一为生后肾组织，发育成为肾的泌尿部（图 1–1）。

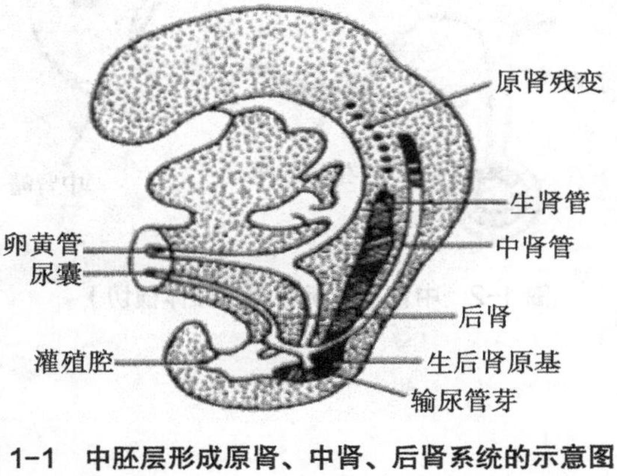

图 1–1 中胚层形成原肾、中肾、后肾系统的示意图

(一)原肾

原肾又称前肾，约在胚胎第 3 周末，由颈部第 7 ~ 14 对体节两侧的生肾索内先后形成 7 ~ 10 个实心状或小管状排列的细胞群，称为原肾小管，邻近的原肾小管相连，形成一纵向管，称为原肾管，原肾管向尾侧伸展连通于泄殖腔。原肾无功能，于胚胎第 4 周原肾小管相继退化消失，但大部分原肾管继续向胚体尾端延伸，以后改称中肾管或称沃尔夫（wolff）管。

(二) 中肾

中肾于胚胎发育第 4 周末，在原肾尾端的生肾索内出现一些横向“S”形弯曲的小管，称为中肾小管（mesonephric tubule)。中肾小管的外侧端连通原肾管，此时原肾管改称为中肾管（mesonephric duct）或称为沃尔夫管（wolff duct)。中肾管继续向胚体尾端延伸，末端通入泄殖腔。每侧中肾有中肾小管 30 ~ 40 个。中肾小管的内侧端膨大并凹陷形成肾小囊。后者与由背主动脉分支在肾小囊内形成的血管球一起构成肾小体（图 1-2)。另一端则连通于中肾管。与此同时中肾小管及其肾小体也依其发生顺序，自头端向尾侧逐步退化。于胚胎第 8 周，头端的中肾小管开始退化，而尾端则继续发生，到第 9 周大部分退化消失，少数尾端残留的中肾小管和中肾管，在男性发展成生殖管道，在女性则发展为残留的痕迹结构。中肾管尾端形成输尿管芽，是后肾的来源之一（图 1-3)。

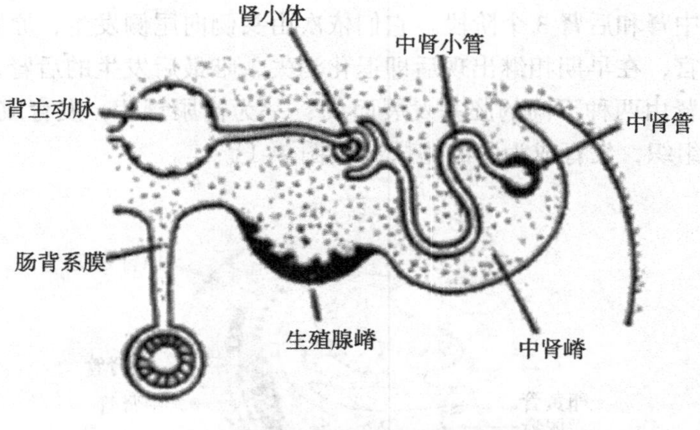

图 1-2　中肾发生示意图（胚体横切）

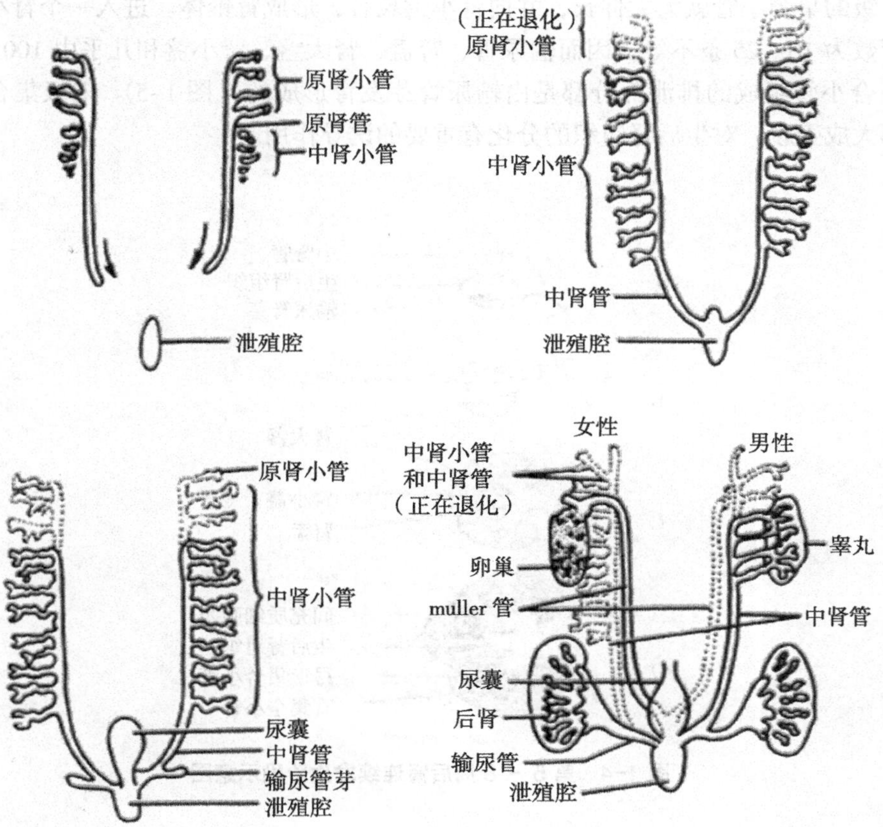

图 1-3　原肾、中肾、后肾的位置关系示意图

（三）后肾

后肾是由两种不同胚基发展而成：一种是由中肾小管尾端发育而成的输尿管芽，形成肾的排泄部（即集合小管、肾盏和肾盂）；另一种是生后肾组织，发育成肾的泌尿部（即肾单位）、肾内结缔组织和肾被膜。

1. 输尿管芽

胚胎发育至第 5 周，从中肾管尾端进入泄殖腔前的部位向背侧突出而成为一个盲管（即输尿管芽），迅速向头端及背侧生长，下部发育成输尿管。当输尿管芽头端伸入至间充质时，其周围的间充质分化成生后肾胚基。这时的生后肾胚基像一个帽子似的盖着输尿管芽的末端，以后膨大成为原始肾盂。原始肾盂很快分叉成为上下两个初级肾盏（即未来的肾大盏），其后又反复规则地以两叉分生方式生长，成为次级肾盏（图 1–4），并延伸至周围的生后肾组织内，形成一连串多级分支的管道，即集合小管，分支共达 14 ~ 18 级，直至胚胎第 20 周停止。当外周部分继续形成更多级的小管时，第 2 级小管便扩大，并逐渐将第 3 级、第 4 级集合小管吸收进去，形成了肾盂的肾小盏，第 5 级和以后各级的集合小管就大大伸长，并向肾小盏聚合，形成肾锥体。进入一个肾小盏的集合小管数为 10～25 条不等，因而输尿管、肾盂、肾大盏、肾小盏和几乎由 100 万～300 万个集合小管组成的排泄部分都是由输尿管芽发育形成的（图 1-5）。末级集合小管的盲端膨大成壶腹，对生后肾组织的分化有重要的诱导作用。

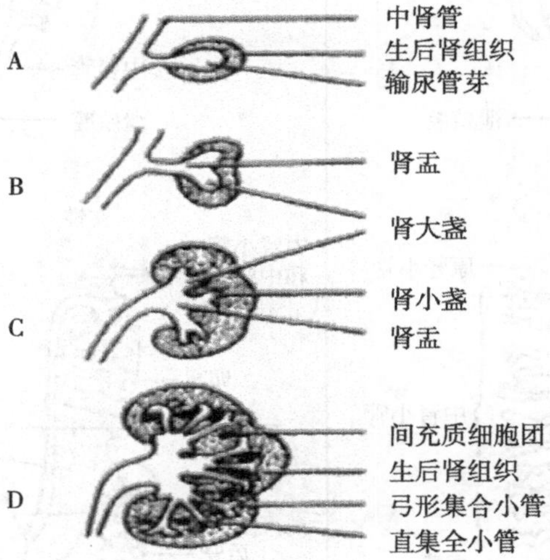

图 1-4　第 5～8 周后肾连续发生阶段示意图

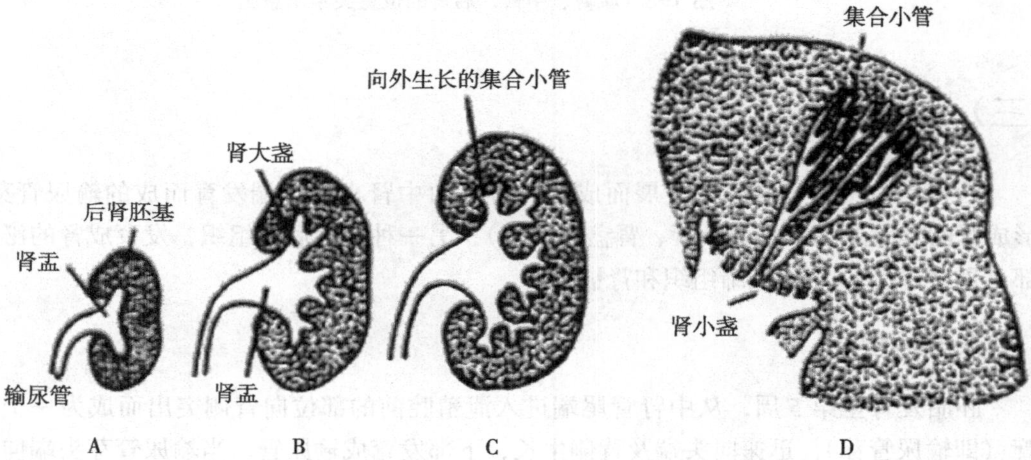

图 1-5　后肾的肾盂、肾盏和集合小管发育示意图

A 第 6 周；B 第 6 周末；C 第 7 周；D 初生儿

注意进入肾小盏的集合小管呈锥形

2. 生后肾组织

生后肾组织由生肾索的尾侧部分发育分化而成。当输尿管芽不断分叉侵入时，生后肾组织包在原始肾盂的周围，分化成内、外两层。外层向外扩增，演变为肾外面的被膜和肾内的结缔组织；内层形成许多实质性细胞团，覆于集合小管末端壶腹周围。这些实质性细胞团中央逐渐形成小泡，称为肾泡，环绕于壶腹颈部，即为原始肾小管，再经过不断生长和弯曲变成S形弯曲小管，同时集合小管壶腹部变扁，成为弓形集合小管，与原始肾小管的一端相连通。S形弯曲中的间充质细胞发育成为肾毛细血管球、基膜和血管系膜细胞。包绕这些结构的S形弯曲小管的另一端不断扩大、内陷成双层的肾小囊（bowman囊），将肾动脉细小分支形成的毛细血管球包围起来，共同构成肾小体。原始肾小管的其余部分继续发展成为近端小管、髓襻（cloop of henle）和远端小管（其中以髓襻发育最晚）。它们与肾小体一起组成肾单位。生后肾组织大部分分化为肾单位，只有一小部分分化成为间质。随着集合小管盲端的不断再分支和离心性生长，形成一批批的肾单位，于胚胎第13周时，在近髓质和肾盂的结缔组织内，即可见到发育较成熟的肾小球丛。愈早形成的肾单位，肾小体愈靠近髓质，而愈晚形成的肾单位，肾小体则靠近肾皮质表层。至胚胎第32周以后，集合小管的壶腹停止生长，并逐渐消失，以后即无新的肾单位形成。胎儿第40周时，髓质处的肾单位体积为靠近肾皮质处肾单位体积的2倍，而出生后则肾皮质处的肾单位迅速增大，到1岁时，髓质处的肾单位仅及皮质处的20%。

3. 基质细胞

有学者认为基质细胞是由某部分特定的MM细胞分化而来，因此将其统一划归为MM。后肾基质细胞分布广泛，可存在于肾脏的皮质、髓质部分及UB茎部周围，在肾脏发育过程中具有其独特的作用，生后肾原基细胞外周部分最后将形成肾脏包膜以及肾内间质和纤维结缔组织。

在人类肾脏发育过程中，后肾来源的肾小球于妊娠第9周开始形成，第28周左右UB分支即到达外周皮质部分，但新的肾单位形成一直延续至妊娠第36～38周，最后每侧肾脏形成70万～100万个肾单位。由于后肾发生起始于中肾脊尾侧部，故肾脏的原始位置位于盆腔内，随着输尿管芽向头侧逐渐伸展以及胚体弯曲度变小，腰骶部距离增大，肾脏位置逐渐上升，至胎儿出生时已升至腰部，形成腹膜后位。后肾发育到第3个月时，人类胚胎肾脏开始产生尿液，其尿液进入羊膜腔后与羊水混合，胎儿经消化道吞咽进入人体，然后经肾脏排泄而形成再循环。整个妊娠期间，胚胎的代谢产物由母体胎盘排出，肾脏本身基本上不具有排泄废物的作用。

（四）肾脏发育的分子生物学机制

肾脏的胚胎发育是一个复杂的过程，由多种分子参与调控，随着胚胎肾脏基因库的建立及大量胚胎肾脏基因芯片分析结果的问世，结合体外原位杂交及体内基因敲除实验，人们对特定时间、空间位置上的基因表达及功能调节机制已经有了更多的认识。目前，研究者们正在寻找胚胎期肾脏不同类型细胞的特征性基因表达，以期绘制出发育肾脏的基因图谱。

（五）肾脏的发育异常

肾脏的发育异常是导致儿童时期终末期肾脏病的主要原因。各类物理、化学及遗传因素等均可能导致肾脏发育异常，包括单侧或双侧肾脏阙如到肾脏特定的组织结构增生或分化不良，部分基因突变而导致的临床综合征。有 3% ~4% 的人肾脏和输尿管的发育可能出现异常，约占泌尿系统疾病的 40%。

1. 输尿管芽发育异常

（1）单肾阙如或双肾阙如：单侧或双侧输尿管芽未发育可导致单肾阙如或双肾阙如。单肾阙如者多合并其他泌尿生殖道畸形，有明显代偿性肾脏体积增大；双肾阙如者常合并面部畸形和肺发育不全，约 40% 是死胎，余均在产后短期内死亡。

（2）重复肾、重复输尿管畸形：中肾末端同时长出 2 支输尿管芽而形成多余肾。重复肾的上肾部多有发育不全及发育异常，输尿管口多有不同程度的异位。输尿管末端可有梗阻，而导致重复输尿管严重扩张而出现输尿管积水。

（3）输尿管异位开口：输尿管异位开口于膀胱三角以外的部分，大部分都是双输尿管，常并发其他畸形，如肾发育异常、异位肾、马蹄肾等。

2. 出生后肾组织发育不良

（1）马蹄肾：先天性马蹄肾是最常见的肾融合畸形，发病率为 1/800 ~ 1/400，男女比例为 4：1。此种先天性的肾脏畸形是胚胎发育时两肾旋转失常，彼此融合所致。其中以肾下极融合呈马蹄形者最多，常称之为马蹄肾，两肾的融合部为峡部，其组织结构 85% 为肾实质，15% 被纤维结缔组织所替代。早期多无症状，但输尿管却易发生梗阻而造成肾积水。

（2）肾囊肿：由于集合管扩张、收缩或与肾未接通，肾小球滤液潴留涨大成囊状，可导致肾功能障碍。多囊肾多为遗传性疾病，多伴有肝囊肿、胰囊肿。

3. 肾旋转不良

正常肾门朝向内侧，当发育异常时，肾门部的结构可向前、向后或向外出现旋转不良，此时肾门处的肾血管和输尿管亦可随之旋转，因而肾血管或输尿管可能受压，产生肾供血不良或输尿管受阻。常合并其他泌尿系统畸形。

4. 异位肾

因肾发育异常所致的异位肾较少见，常与胚胎期肾重演化过程的异常有关，临床上可见到的异位肾有以下几种：

(1) 盆腔肾：肾的上升受阻，停留在盆腔的边缘，肾与肾上腺分离，其肾功能可能不受影响，亦可无症状，但却易因感染而误诊。

(2) 交叉异位肾：人的一侧有两个肾，形成单侧肾，每个肾由各自的输尿管和血管支配。这是由于一侧输尿管芽跨越中线至对侧，当肾上升时，其上极与对侧正常肾的下极接触，形成肾融合，因此可能发生尿潴留，而需请外科另行处理。

5. 肾血管异常

肾血管异常常见为肾动脉过多，有的可多达 2 ~ 3 条发生于一侧或双侧，过多的血管一般发生在肾门水平也有发生在肾下极处。若发生在肾的下极，则可能在输尿管前方通过。因此，可能压迫输尿管导致阻塞或肾盂积水。肾血管的变异，常因低位应退化的胚胎期存留所致。肾血管异常时，可出现一永久性外侧内脏动脉，属于主动脉的分支。

第二节 肾脏的解剖与形态

肾脏的大体解剖

1. 位置及大小

肾脏是实质性器官，左右各一。在正常成年男性，肾脏一般平均长约 10cm、宽约 5cm、厚约 4cm，重量为 134 ~ 148g。在正常成年女性，肾脏的体积和重量均略小于同龄男性。正常成人两肾分别位于上部脊柱两侧腹膜后间隙内，前面覆盖有腹膜，后面紧贴腹后壁。肾可随呼吸运动和体位变化而有轻度的上下移动。左肾上端平第 11 胸椎下缘，下端平第 2 腰椎下缘；右肾略低于左肾，平均低 1.5 ~ 1.7cm。右肾上端平第 12 胸椎上缘，下端平第 3 腰椎上缘。第 12 肋一般横过左肾后面的中部，把左肾后面分为上、下两半（左肾上端平齐第 11 肋）；在右肾第 12 肋则横过其上部，把右肾分为肋上 1/3 和肋下 2/3（图 1–6）。肾的位置变异较少见，位于盆腔或髂窝者为低位肾（肾下垂）。正常成人肾表面一般不分叶，胎儿和婴儿的肾表面具有许多沟状的肾裂，肾裂处的肾包膜增厚，并向肾实质内伸延；1 岁以后，肾裂逐渐消失，有时成人肾表面仍可见到肾裂的痕迹，多以肾前面较为明显。肾裂将肾表面分成 8 ~ 21 个不规则的小区（一般为 14 个），称为肾叶（lobi rerales）。肾的前、后两半各有 7 个肾叶，每个肾叶由一个肾锥体和与它相应的皮质部分所构成（图 1–7）。

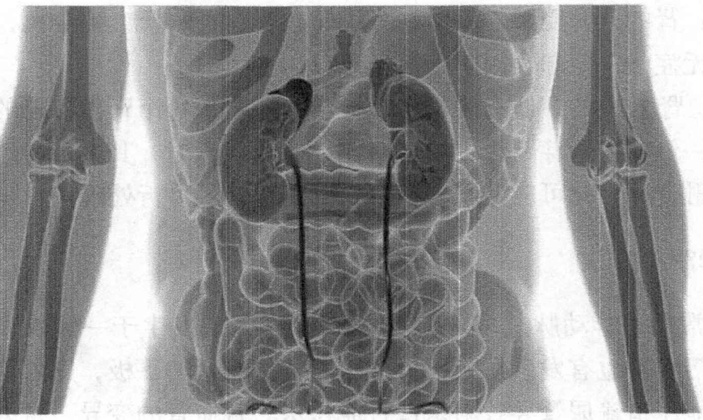

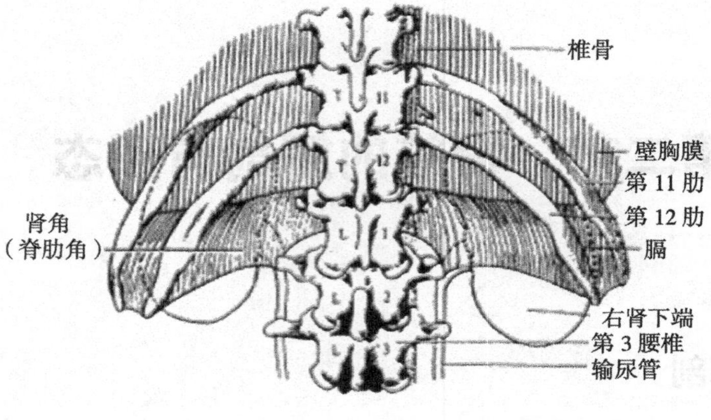

图 1-6　肾与肋骨、椎骨的位置关系（后面观）

肾的体表投影：在后正中线外侧 2.5cm 和 7.5cm 处作 2 条垂直线，通过第 11 胸椎和第 3 腰椎棘突作 2 条水平线，在上述纵横线所成的四边形范围内，即相当于两侧肾的体表投影（图 1-8）。

2. 肾门、肾窦、肾蒂

（1）肾门：肾内缘中部凹陷处称为肾门，内有肾血管、肾盂、肾神经、肾淋巴管等。

（2）肾窦：由肾门深入肾实质所围成的腔隙称为肾窦。肾窦被肾血管、肾神经、肾淋巴管、肾小盏、肾大盏、肾盂、肾脂肪组织等填充。

（3）肾蒂：由出入肾门的肾血管、肾盂、肾神经、肾淋巴管、输尿管等组成。肾蒂的主要结构排列有序，由前向后为肾静脉、肾动脉、输尿管；由上向下为肾动脉、肾静脉、输尿管。有的肾动脉在肾静脉平面以下起自腹主动脉，经肾静脉的后方上行，然后绕至前方进入肾门，此肾动脉可压迫肾静脉，使肾静脉血流受阻，静脉压增高，动脉血供也相应减少，在直立位时动脉压迫静脉则更明显。

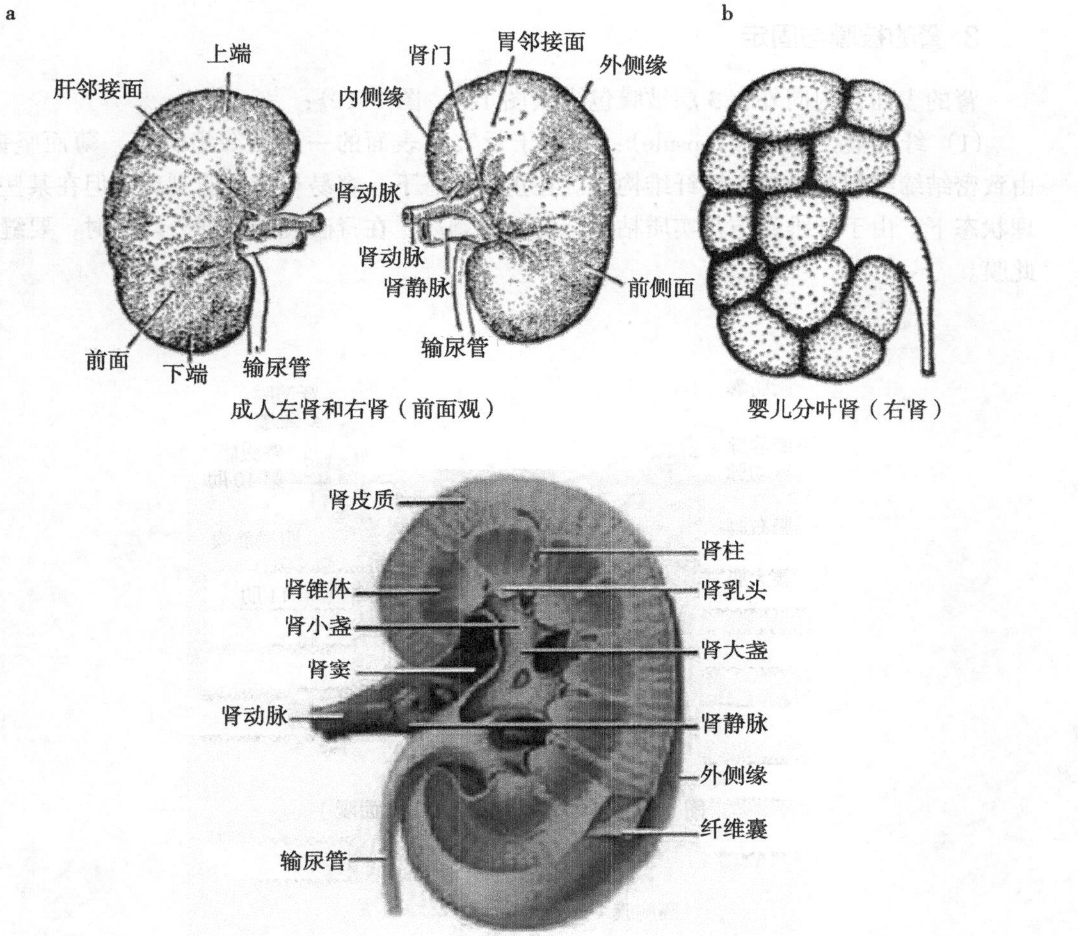

图 1-7 肾的外形

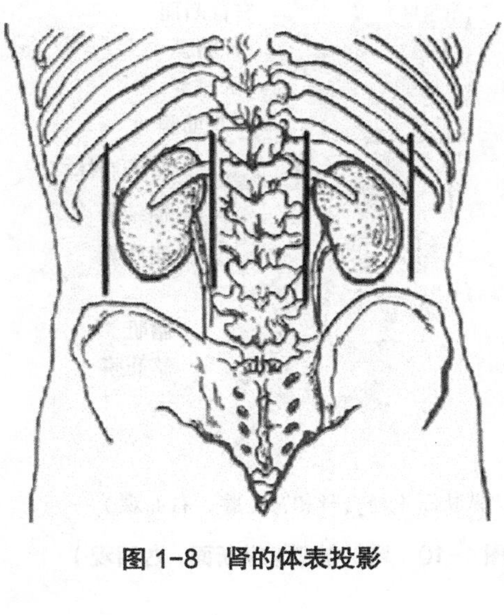

图 1-8 肾的体表投影

3. 肾的被膜与固定

肾的表面自内向外有 3 层被膜包绕（图 1–9、图 1–10）：

（1）纤维囊（fibrous capsule）：为贴于肾实质表面的一层结缔组织膜，薄而坚韧，由致密结缔组织及少量弹性纤维构成。在正常状态下，容易与肾实质剥离。但在某些病理状态下，由于纤维囊与肾实质粘连，而不易剥离，在肾破裂或肾部分切除时，要缝合此膜。

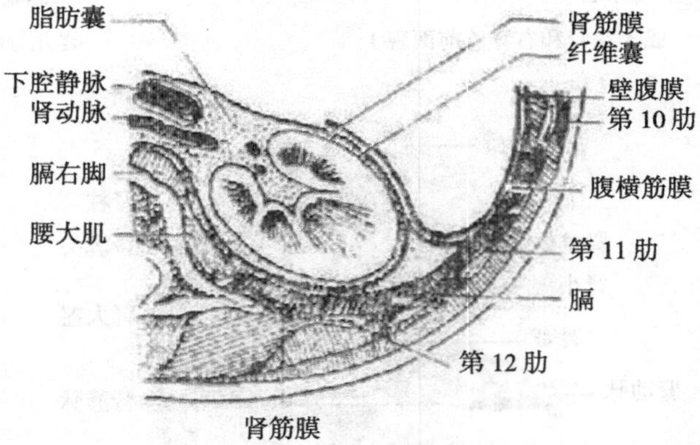

图 1–9　肾的被膜（横断面，上面观）

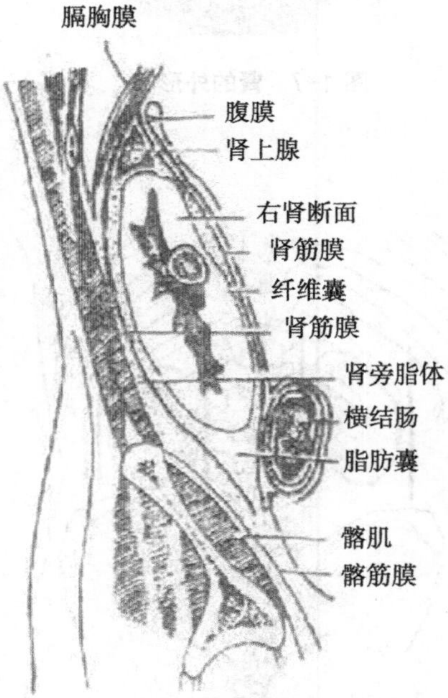

纵断面（经右肾和肾上腺，右面观）

图 1–10　肾的被膜（纵断面，右面观）

（2）脂肪囊（adipose capsule）：位于纤维囊的外面，为包于肾纤维囊和肾上腺周围的脂肪组织，亦称肾周脂肪或称肾床。脂肪厚度因人而异，在肾的边缘处脂肪较多，肾下端尤其丰富。肾周围脂肪经肾门进入肾窦，填充于肾窦内容物的间隙内。临床上做肾囊封闭时，即将药液经腹后壁注入此囊内。脂肪囊对肾起弹性垫样的保护作用。

（3）肾筋膜（renal fascia）：位于脂肪囊的外面，由腹膜外的组织发育而来。肾筋膜分为前、后两层，称为肾前筋膜和肾后筋膜，包绕肾和肾上腺，并向上、向外侧延续后，于肾上腺上方两层互相融合，并与膈下筋膜相续接。向下两层相互分离，其间有输尿管通过。肾筋膜向内侧，前层延至腹主动脉和下腔静脉的前面，与大血管周围的结缔组织及对侧肾筋膜前层相连续；后层与腰大肌筋膜相融合。自肾筋膜的深面还发出许多结缔组织小束，穿过脂肪囊连至纤维囊，对肾起固定作用。因肾筋膜向下方开放，临床上可从骶前入路作腹膜后充气造影检查。

肾的正常位置主要靠肾筋膜、脂肪囊及邻近器官来维护，肾血管、腹膜及腹内压对肾也有固定作用。正常时，肾可随呼吸上下稍微移动。肾的固定不健全时，肾可向下移位造成肾下垂或游走肾。

4. 肾的毗邻

左右两肾的毗邻器官不同。左肾上端内侧覆盖着左肾上腺，左肾前面上部与胃底后壁接触，中部与胰尾、脾的血管相依，下半部邻接空肠；其外侧缘上方大部分与脾毗邻，下部与结肠左曲（脾曲）相贴。左肾位于网膜囊后壁腹膜的后面，与胃、脾之间有腹膜分隔。右肾上端内侧被右肾上腺覆盖，其前面上 2/3 与肝邻贴；下 1/3 部分与结肠右曲（肝曲）接触，右肾内侧缘邻接十二指肠降部。

两肾后面的 1/3 部分，借膈与胸膜腔的肋膈隐窝相隔，下部的 2/3 部分自内向外依次与腰大肌、腰方肌及腹横肌邻接（图 1-11）。肾与邻近器官的复杂关系具有重要的临床意义，肾的病变有可能转移至邻近器官，而邻近器官的疾患亦可波及肾；在做肾穿刺或肾手术时，必须注意勿伤及周围邻近器官。

5. 肾脏的内部结构

肾实质分为两部：皮质和髓质（图 1-12）。肾皮质位于肾实质外层，厚约 0.5cm，占肾实质约 1/3，富含血管，呈红褐色，主要由肾小体和肾小管构成；肾髓质位于肾实质内层，约占肾实质的 2/3，血管较少，呈淡红色，主要由 15 ~ 20 个肾锥体构成。位于肾两端的锥体较大，称为极锥体。肾锥体呈圆锥形，底部较宽，稍向外凸，与皮质相连。肾锥体的顶部钝圆，伸入肾小盏内，称为肾乳头。肾锥体含有许多颜色较深的放射状条纹（由肾直小管和血管平行排列组成），从肾乳头扩向肾皮质，称为皮质髓放线。皮质髓放线之间密布红色小颗粒，称皮质迷路。每条皮质髓放线与其周围的皮质迷路组成一个肾小叶，每个肾约有两万个肾小叶，小叶间以与髓放线平行的小叶间血管为界。肾乳头可由 1 ~ 3 个锥体尖端合并而成，因而肾乳头数目比肾锥体少，只有 7 ~ 12 个。每个肾乳头顶端有 10 ~ 30 个小孔，称乳头孔，是乳头管的开口；许多乳头孔排成筛状，称为筛区。肾内所产生的尿液，由此孔流入肾小盏。在肾锥体之间的肾皮质部分，称为

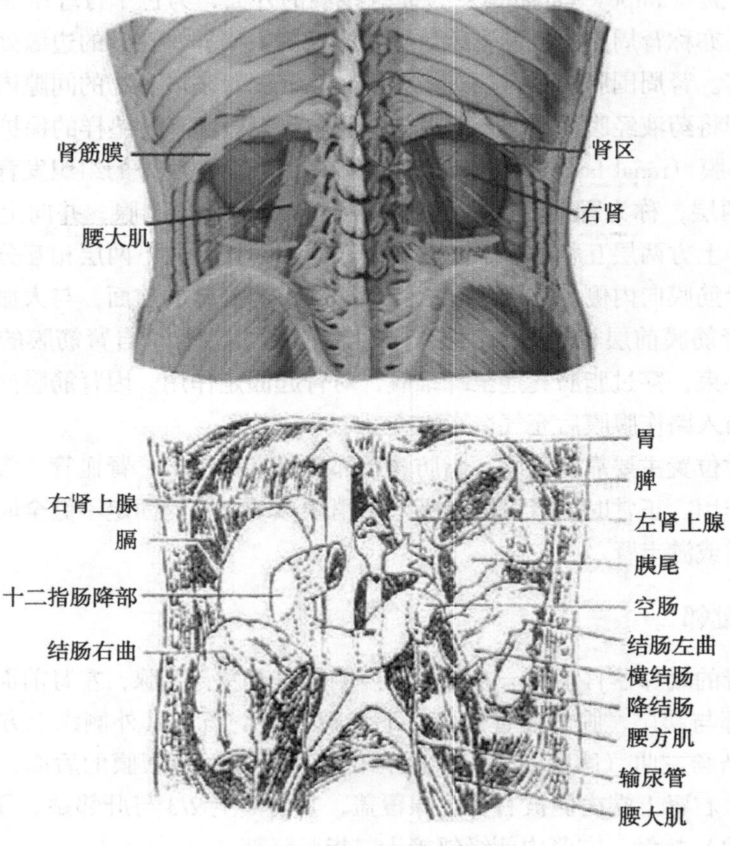

图 1-11　肾的毗邻关系

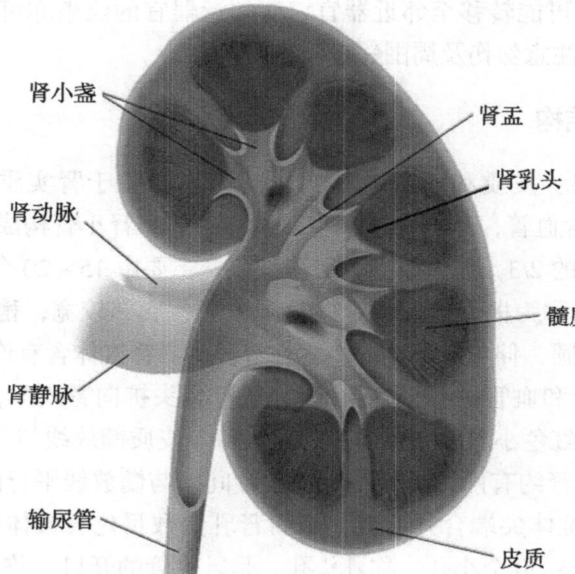

图 1-12　右肾纵切面

肾柱。肾柱内有肾叶间动脉、静脉通过。

肾小盏为漏斗状膜管，包绕肾乳头，有的小盏可包绕 2 ~ 3 个肾乳头；相邻的小盏再合并成 2 ~ 3 个较大的膜管，称为肾大盏。肾大盏再合并成一个漏斗状的扁囊，称为肾盂，出肾门后移行于输尿管。肾盂的容量，成人为 3 ~ 10 mL。肾盂和肾盏均为纤维肌性管，肾小盏的上皮与乳头管的上皮互相移行，外纤维层与肾纤维膜融合，肌层做螺旋形排列。肾盂肌层分为外环形和内纵形两层，肾盂形态变异较多，常见的变异有肾大盏并入肾盂，因而肾盂很大，肾小盏直接通入肾盂，称为胚胎型；另一种变异是肾盂分叉而成为肾大盏的一部分，肾大盏变得很长，称为胎儿型；有时可见肾大盏向肾两极伸展，形如蜘蛛足，称为蜘蛛足型（图 1–13）。

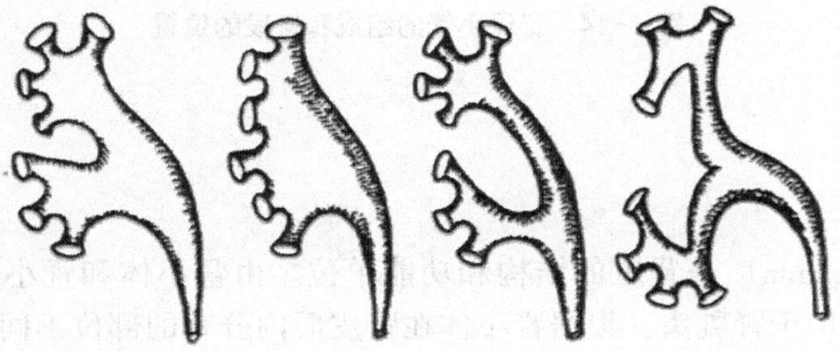

图 1–13　肾盂的形态

第三节　肾脏的组织结构

肾实质由大量泌尿小管组成，其间有少量结缔组织、血管和神经等构成肾间质。泌尿小管是由单层上皮构成的管道，包括肾小管和集合小管系两部分。肾小管是长而不分支的弯曲管道，其起始部膨大内陷成双层的囊（肾小囊），与血管球共同构成肾小体，肾小管的末端与集合小管相连接。每个肾小体和一条与它相连的肾小管是尿液形成的结构和功能单位，称肾单位。泌尿小管各段在肾实质内的分布是有规律的，肾小体和盘曲走行的肾小管位于皮质迷路和肾柱内，肾小管的直行部分与集合小管系共同位于肾锥体和髓放线内（图 1–14）。

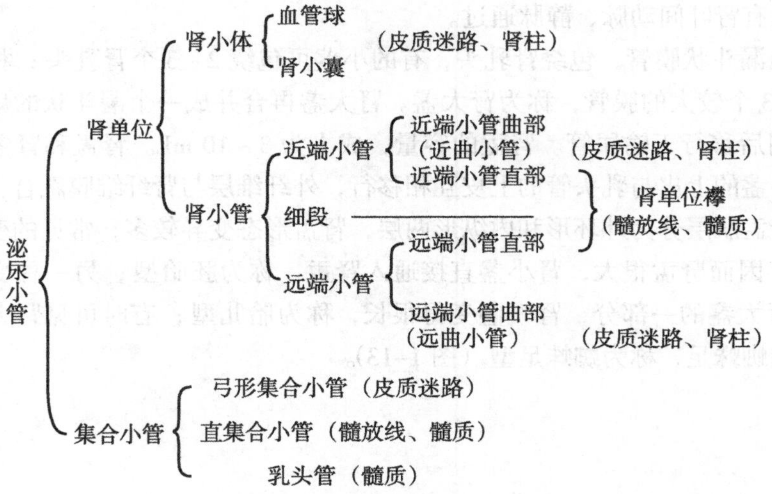

图 1-14　泌尿小管的组成和各段的位置

肾单位

肾单位（nephron）是肾脏的结构和功能单位。由肾小体和肾小管组成，连通于集合管，最终开口于肾乳头。根据肾小体在肾皮质内分布的部位不同，又可将肾单位分为皮质肾单位和髓旁肾单位。皮质肾单位主要分布于皮质外层，占肾单位总数的80%～90%，其肾小体的体积较小，髓襻短，髓襻中的细段很短或阙如。髓旁肾单位位于近髓质的皮质处，占肾单位总数的10%～20%，其肾小体的体积较大，髓襻中的细段较长。

肾小体

每一个肾小体（renal corpuscle）由血管球和肾小囊两部分组成（图 1-15）。血管球与小动脉相连处，构成肾小体的血管极；在血管极对侧，肾小囊近端小管相连处，构成肾小体的尿极。

一、血管球

血管球是包在肾小囊中的一团盘曲的毛细血管网（图 1-15、图 1-16）。每个血管球的毛细血管束来自肾动脉的小分支，称为入球小动脉；它进入肾小囊内，先分成 4～5 个初级分支，每支再分支形成网状毛细血管襻，这些毛细血管襻盘曲成分叶状，称为毛细血管小叶。每个血管襻之间有血管系膜支持，毛细血管先集合成数支小动脉，然后再与其他小叶的小动脉汇合成 1 根出球小动脉，从血管极离开肾小体。因此，血管球是一种动脉性毛细血管网。由于入球小动脉管径较出球小动脉管粗，故血管球毛细血管内的血压较一般毛细血管高，当血液流经血管球时，大量水和小分子物质易于滤出管壁而进

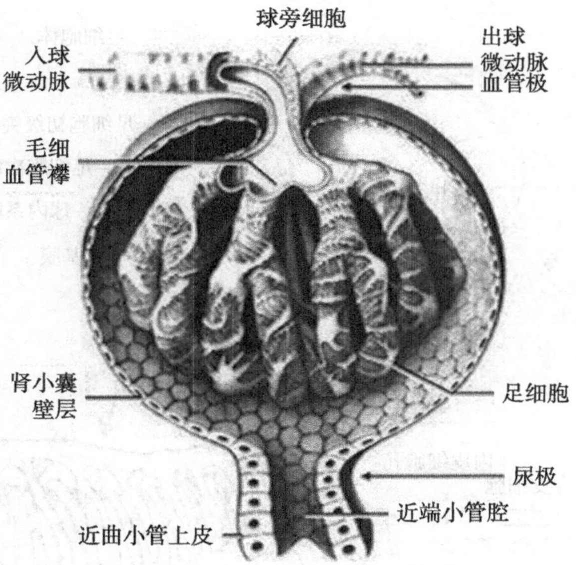

图 1-15 肾小体和球旁复合体的立体模式图

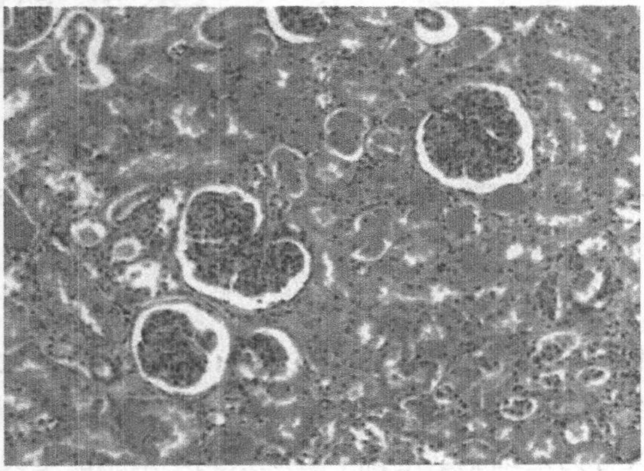

图 1-16 肾小体（高倍）

入肾小囊内。电镜下，血管球毛细血管为有孔型，孔径 50 ~ 100nm，有利于滤过功能。在内皮细胞表面覆有一层带负电荷的含唾液酸的糖蛋白（细胞衣），对血液中的物质有选择性通透作用。内皮外面大都有基膜，但在面向血管系膜一侧的内皮无基膜，此处的内皮细胞与系膜直接接触（图 1-17）。

肾小球毛细血管结构较为复杂，由内皮细胞、基底膜和上皮细胞组成。

（1）内皮细胞：为单层扁平细胞，沿血管壁呈不规则排列，细胞体积小，无细胞核和细胞质的部分极薄，厚约 40μm，称窗孔。细胞表面被覆有富含唾液酸蛋白的多阴离子表面糖蛋白。这些负电荷组成了肾小球滤过膜的静电屏障，限制了带负电荷离子的滤过。内皮细胞可黏附细菌和白细胞，有重要的抗凝及抗血栓作用，还参与基底膜的合成及修复。内皮细胞可合成 NO，有抑制炎症及血小板聚集的作用。

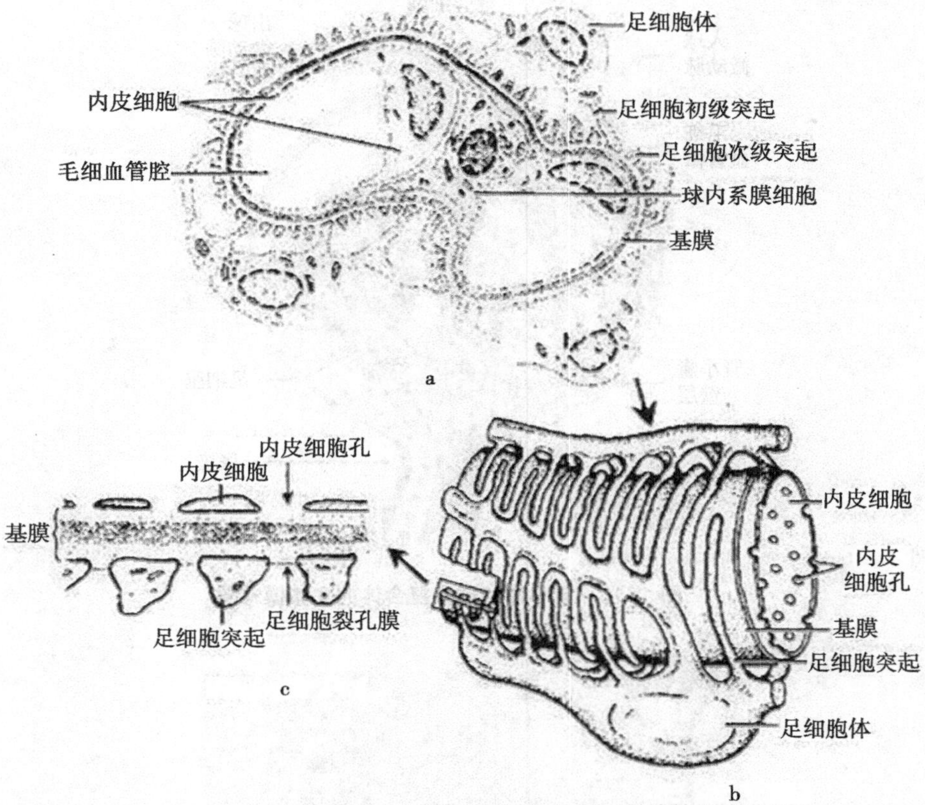

图 1-17　肾血管球毛细血管、基膜和足细胞超微结构模式图

a 切面图；b 立体图；c 滤过屏障示意图

（2）脏层上皮细胞：贴附于肾小球基底膜外侧，是肾小球内最大的细胞。由 3 个部分组成：含有细胞的细胞体、从细胞分出的几个大的主突起和再依次分出的次级突起，称为足突，故该细胞又称为足细胞。电镜下可观察到足细胞的足突，从初级突起发出的次级和三级突起末端膨大呈薄片状，紧贴于毛细血管基底膜外侧。足细胞发出的次级突起和相邻足细胞次级突起或细胞本身的次级突起之间，形成如指状交叉的栅栏状，突起间的空隙称裂孔，直径 10～40nm，裂孔上附有一层 4～6nm 的薄膜，称为裂孔膜。这种细胞有发育完好的高尔基复合体和多数溶酶体，并有包括微管、微丝和中间丝在内的大量细胞骨架，对维持足细胞的正常形态及跨膜蛋白和裂孔隔膜的正常位置有重要作用。足细胞内尚含肌球蛋白，其收缩能改变裂孔的大小，从而影响毛细血管的管径和血流量，对肾小球的滤过率产生影响。此外，足细胞表面和裂孔膜表面也有一层负电荷，有电荷屏障作用。

（3）系膜：位于肾小球毛细血管小叶的中央部分，由系膜细胞和系膜基质组成（图 1-18）。系膜形成一种网架，以支持血管球毛细血管，多个小叶的系膜在血管极处汇成蒂，并与球外系膜相连。在常规 3μm 厚的组织切片中，每个远离血管极的系膜区正常时不应超过 3 个系膜细胞。面向毛细血管腔的系膜部分有内皮细胞覆盖，与毛细血管基底膜移行的部位称为副系膜。肾小球系膜细胞是一种特殊的血管周细胞，其形态不规则，呈星形，有许多突起，可伸入内皮细胞与基底膜之间，或从内皮细胞间穿入毛细血管管腔内，且可环绕毛细血管内腔周围。这些突起使系膜细胞能控制毛细血管管径大小。系膜细胞可分为 2 种：一类细胞膜 Ia 抗原阳性，有 Fc 受体，目前人们认为，此类细胞除产生基质外，尚有吞噬功能，可能来源于血液中的吞噬细胞；另一类细胞占绝大多数，细胞质内有较多的肌动蛋白丝，有收缩、舒张功能，可调节肾小球血流动力学及其滤过功能。系膜基质由系膜细胞产生，填充于系膜细胞和肾小球基底膜之间，将系膜细胞锚定在肾小球基底膜上。系膜基质由Ⅳ型胶原、纤连蛋白、层粘连蛋白组成，还富含硫酸肝素、硫酸皮肤素和硫酸软骨素等蛋白多糖，这些多糖能与小分子结合，使基质呈亲水性带阴离子的凝胶，对不同离子的大分子物质具有选择性通透作用。

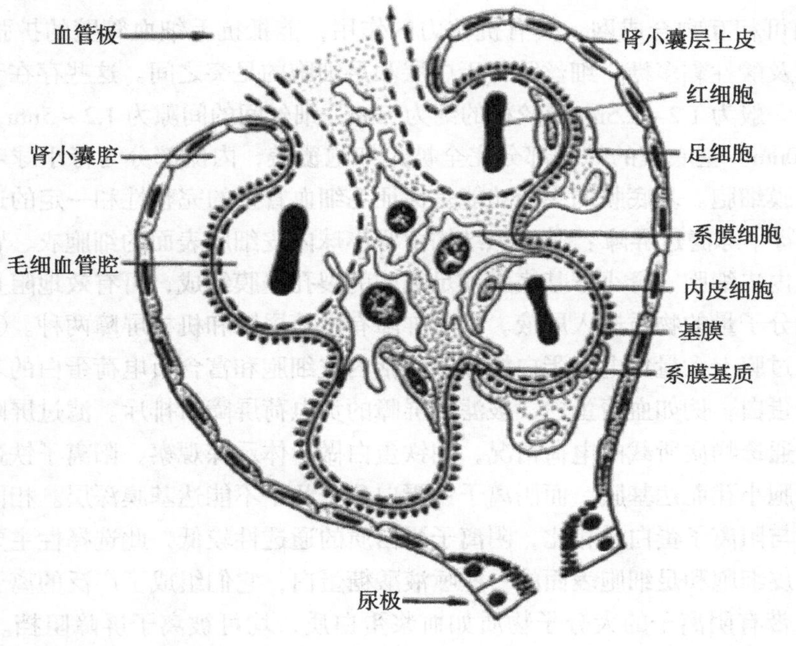

图 1-18 球内系膜区结构

系膜细胞有许多生理功能。①对肾小球毛细血管襻有支持和保护作用。②调节肾小球微循环及滤过率：系膜细胞含有大量的肌动蛋白和肌球蛋白，许多血管活性物质可使其收缩或舒张，系膜细胞这种类似于平滑肌的功能可改变肾小球毛细血管的滤过面积和压力通透性，从而在局部调节肾小球的血流动力学改变。③吞噬 / 清洁功能：系膜区与血浆间仅有一层含有窗孔的内皮细胞，因此系膜区会有大量的血浆残留物堆积，及时清除这些血浆残留物对维持系膜区的结构和功能有重要的作用。系膜细胞可通过非特异的或者受体介导的吞饮功能来清除血浆残留物。④参与免疫反应：系膜细胞表面有 Fc 受体及 C3b 受体，可结合及摄取免疫复合物及补体，系膜细胞还可作为抗原提呈细胞将抗原提呈给 T 淋巴细胞。⑤对肾小球局部损伤的反应：系膜细胞可产生多种细胞因子，通过自分泌和旁分泌途径参与肾小球炎症反应。⑥迁移功能：系膜细胞迁移对胚胎发育时肾小球毛细血管襻的形成及肾小球损伤后的修复起重要作用。

(4) 壁层上皮细胞：肾小囊的壁层上皮由分布在基膜上的几种鳞状上皮组成，覆盖肾小囊外壁，在肾小体尿极与近端小管上皮细胞相延续，在血管极与脏层上皮细胞相连。

(5) 肾小球基底膜：基底膜由中间的致密层和两侧的电子密度较低的内疏松层和外疏松层组成。基底膜的主要成分包括Ⅳ胶原纤维、层粘连蛋白、硫酸类肝素蛋白多糖。Ⅳ胶原构成基底膜的基本三维网络结构，这个网络能够被层粘连蛋白所补充，形成一个灵活的、非纤维性的装配系统，作为其他小型元件的支架。成人肾小球基底膜厚310～370μm，儿童约110μm，随着年龄的增长而增厚。基膜可分为3层：内层、中层和外层。中层较厚而致密，内、外层较薄而稀疏。内层较透亮，内有许多微小细丝和中性多糖，细丝横跨于内皮细胞与中层之间；中层内有许多较粗的纵向排列的细丝，各细丝之间可相互吻合成网，具有抗拉力的作用，能抵抗毛细血管壁的扩张；外层内有许多细丝及酸性黏多糖，细丝跨行于中层和足细胞的足突之间。这些存在于基膜中的细丝，直径一般为1.2～2.5nm，较粗的约为5nm；细丝间的间隙为1.2～5nm，偶见大的间隙可达10nm。基底膜的外侧部分完全被足细胞覆盖，内侧部分为肾小球毛细血管内皮细胞和系膜细胞。基底膜的主要功能是保证毛细血管壁的完整性和一定的通透性。

(6) 肾小球滤过屏障：其组织结构由肾小球内皮细胞表面的细胞衣、肾小球毛细血管的有孔内皮细胞、肾小球基底膜和足细胞的裂孔隔膜组成，可有效地阻止血浆中白蛋白及更大分子量的物质进入尿液。滤过屏障有电荷屏障和机械屏障两种。①电荷屏障主要是由滤过膜上大量负电荷蛋白构成，包括内皮细胞和富含负电荷蛋白的基底膜。阴离子大分子蛋白，例如血清蛋白，被滤过屏障的负电荷屏障所排斥。滤过屏障的通透性亦决定于被通透物质所载的电荷情况，用铁蛋白做活体示踪观察，阳离子铁蛋白分子易通过内皮细胞小孔而达基膜，而阴离子铁蛋白分子几乎不能达基膜深层。相同半径的阴离子蛋白质与阳离子蛋白质相比，阴离子蛋白质的通透性较低，此选择性主要来自基膜内外侧、内皮细胞和足细胞表面的一些唾液酸糖蛋白，它们组成了广泛的离子屏障，存在于血浆内带有阴离子的大分子物质如血浆蛋白质，均可被离子屏障阻挡。但当肾脏有疾病时，因离子屏障发生变化，可能是造成肾炎或肾病综合征患儿蛋白尿的原因之一。②机械屏障由内皮窗孔、基底膜的电子致密层和足突间的裂孔组成，其中最重要的结构是裂孔膜。不带电荷，分子有效半径小于1.8nm的分子可以自由通过滤过屏障。分子有效半径大于4nm的分子会被完全阻挡。

二、肾小囊

肾小囊（renal capsule）又称bowman囊，是肾小管的起端，膨大凹陷而成的双层囊，可分内、外两层（图1-15），内层叫脏层，外层叫壁层。壁层为单层扁平上皮，在肾小体的尿极处与近端小管上皮相连续，在血管极处反折为肾小囊脏层，在内、外两层之间，是一个狭窄的腔隙，称为肾小囊腔（或称bowman腔）。脏层紧密地与血管球的毛细血管相贴附，以致在光镜下很难与血管球的内皮细胞相区分。

壁层上皮又称足细胞（podocyte)，它包绕在血管球毛细血管基膜的外面。在婴儿及儿童时期，细胞呈立方形，成年后呈多突状，体积较大，胞体凸向肾小囊腔，核染色较浅，胞质内有丰富的细胞器。在电镜下，足细胞从胞体上伸出几个大的初级突起，每个初级突起又可发出一些指状的次级突起，有的还可以从次级突起上分出三级突起。次级突起或三级突起的末端膨大如足，呈薄片状，附着于毛细血管外的基膜上。相邻足细胞的突起或细胞自身的突起之间，相互形成彼此相嵌的交叉呈栅栏状。突起间的空隙称为裂孔（slit pore)，其直径为 10～40nm。孔上覆盖有 1 层 4～6nm 的薄膜称为裂孔膜（slit membrane)。突起内含较多的微丝，微丝收缩可使突起活动而改变裂孔的宽度。足细胞表面也覆有一层富含唾液酸的糖蛋白。

内皮细胞（endothelial cells）呈扁平梭形，光镜下不易与基膜相分辨。在电镜下可见内皮细胞上有许多圆形或不规则形直径约为 100nm 的小孔，这些内皮细胞的小孔，是原尿形成过程中的第一道滤过屏障，能阻止血液中的血细胞及分子物质滤过。少量的小分子物质亦可由内皮细胞通过吞饮活动而滤过。

三、肾小管

肾小管是单层上皮细胞围成的小管，上皮外方为基膜及少量结缔组织。肾小管分为近端小管、细段和远端小管 3 个部分，近端小管与肾小囊相连，远端小管连接集合小管。肾小管有重吸收原尿中某些成分和排泌等作用。

1. 近端小管

近端小管是肾小管中最长、最粗的一段，其直径约 57μm，长约 14mm，约占整个肾小管长度的 1/4。依其形态可分为颈部、曲部和直部 3 段。

（1）近端小管曲部：简称近曲小管，位于皮质内，起于肾小体的尿极，迂曲盘行于肾小体的附近（图 1-19)。在生理情况下，原尿不断进入近曲小管内，故管腔呈扩张状态，若因血流受阻等病变而导致原尿生成减少时，管腔缩小甚至闭合。曲部管腔上皮细胞为立方形或锥体形，胞体较大，细胞分界不清，胞质嗜酸性，故 HE 染色呈深红色，胞核呈球形，位于近基部。用 PAS 染色和 Gomori 法染色，可见细胞游离面有刷状缘，细胞基部有纵纹。电镜下可见刷状缘由大量密集而排列整齐的微绒毛组成，每根微绒毛长约 1μm，粗约 0.07μm，每平方微米约有 150 根，使细胞游离面的表面积大为扩大，两肾近曲小管表面积总计可达 50～60 ㎡，是近曲小管再吸收的重要结构基础。刷状缘处有丰富的碱性磷酸酶和 ATP 酶等，此酶与细胞的重吸收功能有关。微绒毛基部之间的细胞膜内陷形成顶浆小管和顶浆小泡，若从血管内注入示踪物——辣根过氧化酶，经 90s 后，可迅速滤入原尿，继而出现在近端小管上皮细胞的顶浆小管和顶浆小泡内，这提示小管上皮细胞可以胞饮方式重吸收原尿内的蛋白质等较大分子物质。上皮细胞的侧面有许多侧突，相邻细胞的侧突相互嵌合或伸入相邻细胞质膜内褶的空隙内，两者构成广泛的、弯曲复杂的细胞间迷路，故光镜下细胞分界不清。细胞基部胞膜内陷成发达的质膜内褶，内褶之间有许多杆状线粒体，形成光镜下的纵纹，与细胞长轴呈平行排列。侧突和质膜内褶使细胞的侧面及基面与间质之间的物质交换面积增大，在细胞基部的质膜上有丰富的Mg^{2+}依赖的Na^+-K^+-ATP酶（钠泵），分布于该处的线粒体可为钠钾泵提供能量。细胞质内有少量粗面内质网和丰富的滑面内质网，在细胞膜内方的滑面内质网与细胞膜平行排列，成为一些膜性管道，称为膜旁池系（paramembranous cistesnal system）。细胞质内还有较多的游离核糖体，高尔基复合体位于核上方或侧面，还含有多种溶酶体、自噬体、多泡体和微体。

（2）近端小管直部：近端小管直部是曲部的延续，简称近直小管，直行于髓放线和锥体内，构成髓襻降支粗段（或称髓襻第一段），其结构与曲部基本相似，但上皮细胞较矮，微绒毛、侧突和质膜内褶等不如曲部发达（图1-19），线粒体、吞噬体和溶酶体较少，微体、滑面内质网和膜旁池系比曲部多。在接近细段的部分，还有许多脂褐素及退化的色素颗粒，细胞基部有细丝束，可能含有肌动、肌球蛋白，故有收缩功能。近端小管的上述结构特点使其具有良好的吸收功能，它是原尿重吸收的主要场所，原尿中几乎全部葡萄糖、氨基酸和蛋白质以及大部分水、离子和尿素等均在此重吸收。此外，近端小管还向腔内分泌H^+、NH_3、肌酐和马尿酸等，还能转运和排出血液中的酚红和青霉素等药物。临床上利用马尿酸或酚红排泌试验，来检测近端小管的功能状态。近端小管对Na^+的再吸收是主动转运过程，小管细胞基部和侧部细胞膜上富含Na^+-K^+-ATP酶，能主动将细胞内的Na^+泵入细胞外间隙，使细胞内Na^+浓度降低，由此形成细胞内与小管腔滤液间的Na^+离子浓度差，滤液中的Na^+便以被动扩散方式透过腔面的细胞膜而进入细胞，细胞内的Na^+再由基部细胞膜将其泵入细胞外间隙。由于渗透压和电化学梯度差的原因，水和Cl^-可随同Na^+进入细胞外间隙，经过基膜再进入间质毛细血管内。滤液中的Na^+和水大约65%以上在近直小管再吸收。一些蛋白质（如清蛋白）和糖类等大分子物质，先附着在上皮细胞表面的细胞衣上，通过吞

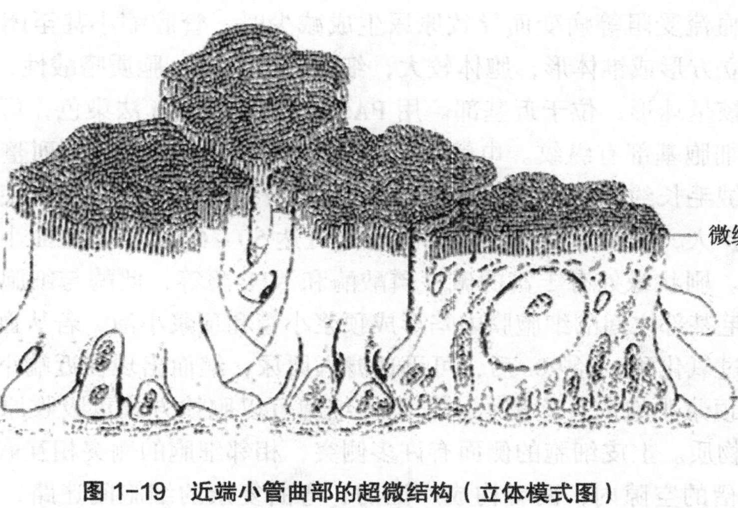

图1-19　近端小管曲部的超微结构（立体模式图）

饮作用，顶浆小管和顶浆小泡进入细胞内，在小泡内加以浓缩，以后渐与溶酶体融合，成为次级溶酶体，再吸收的蛋白质被溶酶体酶消化。辣根过氧化酶、锥虫蓝、胶体钍、甘露醇、蔗糖、葡萄糖、菊糖、葡聚糖、肌球蛋白及乳酸过氧化酶等，均以此方式被再吸收。

按近端小管结构和功能，可将其分为 3 段：第一段（S_1 段）是近曲小管的起始段，该段是近端小管再吸收的重要部分；第二段（S_2 段）为近曲小管的大部分及直部起始段，也是近端小管再吸收的部位；第三段（S_3 段）即其余的直部，此段再吸收功能较弱。三者在细胞结构酶的分布和胞质小体等功能方面均有差异（图 1–20）。

近端小管上皮细胞间的紧密连接并不是完全封闭的，而是形成一种可渗透的低阻力的小道或称旁路（ow–resistance shunt pathway）。

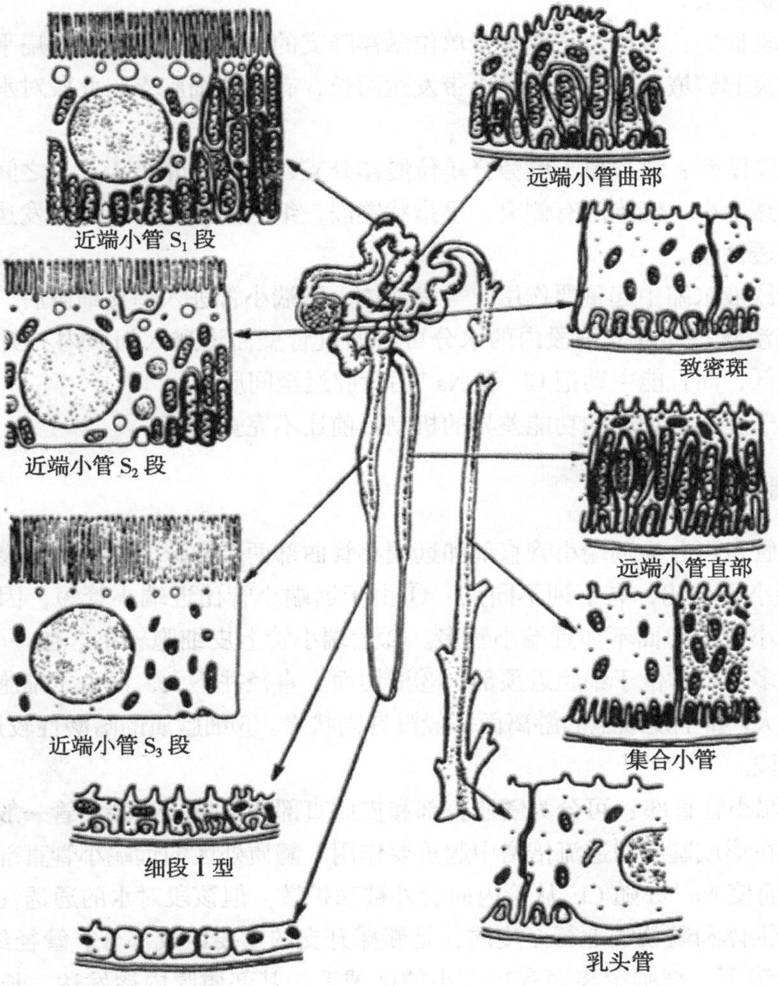

图 1–20 近端小管的结构

2. 细段

细段构成髓襻的第2段。皮质肾单位的细段很短，位于髓襻降支近弯曲处；髓旁肾单位的细段长，大部分参与构成髓襻降支，小部分参与构成髓襻升支，长4.5～10mm，直径约15μm，管腔衬有单层扁平上皮，细胞质清晰，细胞核突入腔中，细胞表面无刷状缘，但有散在而不规则的微绒毛。细段的微细结构在不同肾单位和不同部位有较大差异，在电子显微镜下可将其分为4型。

（1）细段Ⅰ型：该段即浅表肾单位的细段，此段短而结构简单，细胞较扁平，游离面微绒毛短而少，相邻细胞的侧面无指状突起镶嵌。

（2）细段Ⅱ型：该段位于髓旁肾单位髓襻降支的上段，上皮细胞较厚，细胞游离面有少量微绒毛，相邻细胞侧面有发达的指状突起镶嵌排列，细胞侧突间隙形成广泛的迷路，细胞间有浅的紧密连接（或称闭锁小带），可形成“渗透性”细胞旁道。此段对水和离子的通透性大。

（3）细段Ⅲ型：该段位于髓旁肾单位髓襻降支的下段，上皮细胞较扁平，相邻细胞侧面为指状突起镶嵌，细胞间闭锁小带发达而长，有厚的细胞衣。此段对水和离子的通透性差。

（4）细段Ⅳ型：该段位于髓旁肾单位髓襻升支，其结构介于Ⅰ、Ⅱ之间，上皮细胞较扁平，微绒毛少，细胞间有侧突，呈指状镶嵌，细胞间闭锁小带亦较发达。此段对水和离子的通透性差。

髓襻在尿液浓缩中起重要作用，等渗液体由近端小管进入降支细段后，由于髓质的降支处于高渗状态，降支细段内的水分可再通过管壁而渗透入间质内；升支对水的通透性相对较低，而且能主动把 Cl^- 和 Na^+ 由管腔运至间质。

人们对于上述各细段的功能差异的机制目前还不完全清楚。

3. 远端小管

远端小管也可分为远端小管直部和远端小管曲部两个部分。在光学显微镜下，远端小管与近端小管相比，有下列不同点：①由于远端小管比近端小管短，因而在肾的切面上，远端小管的切面不如近端小管多。②远端小管上皮细胞较小，在一个横切面上，核的数目较多，且常位于细胞近顶部。③横切面上直径并不大，但由于细胞较低，因而管腔相对较大。④上皮细胞的游离面一般没有刷状缘。⑤细胞质的嗜酸性较近端小管弱，因而染色较浅。

（1）远端小管直部：可分为髓质直部和皮质直部两部分。远端小管一般有4层，远端小管直部在形成髓质的逆流倍增中起重要作用。髓质外区的远端小管直部能主动再吸收 Cl^-，从而使 Na^+ 亦随 Cl^- 从管内向管外被动扩散，但该段对水的通透性很低。远端小管直部经锥体和髓放线上行至皮质，是髓襻升支的重要组成部分。管径约30μm，长约9mm。电镜下，细胞游离面有短而小的微绒毛，基部质膜内褶发达，长的内褶可伸达细胞顶部，质膜内褶间的线粒体细长，基部的质膜上有丰富的 Na^+-K^+-ATP 酶，能主动向间质转运 Na^+。细胞膜上还可能有一种呈凝胶状、通透水的酸性糖蛋白，致使水不能通过，因此造成从肾锥体底至肾乳头的间质内的渗透压逐步增高，有利于集合小管系对水的重吸收。

（2）远端小管曲部：简称远曲小管，位于皮质内，直径 35～45μm，长 4.6～5.2mm，其超微结构与直部相似，但质膜内褶和线粒体不如直部发达。远端小管是离子交换的重要部位，细胞有吸收水、Na^+和排除 K^+、H^+、NH_3 等作用，对维持体液的酸碱平衡起重要作用。肾上腺皮质分泌的醛固酮能促进此段重吸收 Na^+，排出 K^+，神经垂体抗利尿激素能促进此段对水的重吸收，使尿液浓缩，尿量减少。

有关远曲小管功能研究的资料较少。显微穿刺性实验证明，远曲小管在血管升压素的作用下水能渗透性外流；有学者发现远曲小管上皮细胞间的细胞旁路，该处电阻低，约为 350Ω/cm^2，说明远曲小管在功能上存在着一个对水和溶质低阻力的短路。动物试验发现，远曲小管有氯化钠的再吸收及 K^+ 的被动分泌现象。

四、集合管系

集合管系包括连接小管和集合小管。连接小管是连接远曲小管和集合小管间的一小段小管。浅表肾单位的连接小管单独汇入集合小管，其他连接小管则先汇合成弓形集合小管，然后再汇入集合小管。入肾的连接小管常单独汇入集合小管。

1. 连接小管

连接小管的结构移行于远曲小管和皮质集合小管间，连接小管上皮细胞呈立方形，核位于细胞中央，细胞表面有少量短小的微绒毛，细胞侧面的闭锁小带较深，但无侧突镶嵌，细胞基部有许多“真正的”胞膜内褶，即直接从基部细胞膜内褶而成。连接小管细胞内含激肽释放酶，此酶存在于细胞顶部小泡和高尔基复合体内，可能此细胞能合成激肽释放酶，并可分泌到小管腔和肾间质。

2. 集合小管

集合小管可分为皮质集合小管、外髓集合小管和内髓集合小管 3 段，全长 20～22mm，最长达 30～38mm。集合小管的管径由皮质段向髓质段逐渐增粗，上皮细胞亦逐渐增高，由立方形逐渐转变为柱状。光学显微镜下见上皮细胞染色浅，细胞质清晰而透亮。细胞分界清楚，可区分为两种细胞，即集合小管细胞和闰细胞。在集合小管不同部位，此两种细胞的数量比例有差异，在皮质和外髓集合小管中的集合小管细胞占 60%～65%，以后其百分比逐渐增加，至内髓的上 1/3 段约占 90%，而其余部分内髓集合小管无闰细胞。

（1）集合小管细胞：集合小管细胞又称主细胞或亮细胞。细胞系立方形，细胞核位于中央，细胞器少，细胞质清晰，游离面有短小的微绒毛和 1 根纤毛，在顶部细胞膜下有许多微管和微丝，形成致密网状结构，在这些网间有长形的小泡，常纵向或斜向排列；细胞侧面有少量指状微突起，伸向细胞间隙。细胞间有较深的闭锁小带、中间连接和许多桥粒。细胞基部有浅的细胞膜内褶，内褶约可伸达细胞的 1/3，呈规则排列。由皮质到髓质，集合小管细胞的形态结构逐渐变化，游离面微绒毛逐渐增加，侧面间隙较广泛，微管和微丝增加，但细胞的其他结构趋向简单；基部细胞膜内褶少，闭锁小带变浅、线粒体减少等。内髓集合小管细胞的这些变化更明显，近乳头处细胞逐渐增高，微绒毛增加而无纤毛；侧面间隙更广泛且深，可能与内髓集合小管细胞与其他集合小管细胞的功能有所不同有关。

（2）闰细胞：闰细胞又称暗细胞。该细胞分布在远曲小管末段、连接小管及集合小管中，数量较少，夹杂在集合小管细胞之间。随集合小管从皮质下行至髓质，闰细胞数量逐渐减少，至内髓集合小管末端，闰细胞消失。电子显微镜下见闰细胞似立方形，游离面常突向管腔，腔面细胞膜有许多微绒毛和微皱褶，侧面细胞膜常有小的微突起，与连接细胞间有桥粒相连。基部有浅的细胞膜内褶，细胞核位于基部，细胞质着色较深，细胞质内线粒体较多，细胞顶部有许多小管和小泡，有的小管和小泡可与腔面细胞膜相连，线粒体常在小管和小泡旁，滑面内质网较丰富，高尔基复合体发达，可见溶酶体和游离核糖体。H^+ -ATP 酶位于顶部小泡、小管和膜区，用荧光细胞化学法已证明 band-ATP 酶 $-Cl^-/HCO_3^-$交换载体存在于基部侧面细胞膜区，可能 A 型闰细胞与 H^+分泌有关。B 型闰细胞顶部较窄，只有少量短微绒毛，线粒体和 H^+-ATP 酶沿着基侧部细胞膜区分布，细胞质内有许多小泡，并富含碳酸酐酶。B 细胞可能与 HCO_3^-的分泌有关。

五、球旁复合体（juxtaglomerular complex）

球旁复合体又称肾小球旁器（juxtaglomerular apparatus），由球旁细胞、致密斑和球外系膜细胞（见前文）组成，三者在肾小球血管极处形成一个三角区域（图 1-20）。

1. 球旁细胞

由入球小动脉壁上的平滑肌细胞衍化而来，当入球小动脉进入肾小体血管极时，其管壁上的平滑肌细胞变成上皮样细胞，称为球旁细胞。它们与普通平滑肌细胞不同，细胞体积较大，呈立方体或多边形，核较大，呈圆形或卵圆形，着色浅，细胞质丰富，呈弱嗜碱性，肌原纤维少，粗面内质网和核蛋白丰富，高尔基复合体发达。它们由入球微动脉管壁的中膜平滑肌细胞衍化而来。入球微动脉近血管极处，其管壁中膜平滑肌细胞演变为上皮样细胞，称为球旁细胞（juxtaglomerular cell）。它们与普通平滑肌细胞不同，常成群分布（约 15 个细胞成一群），细胞体积较大，呈立方形或多边形，细胞核较大，呈圆形或卵圆形，染色浅。球旁细胞也如同一般微血管的平滑肌细胞那样，与内皮细胞接触，内皮细胞的足突可穿越基膜，通过缝隙连接与球旁细胞相接触。球旁细胞有丰富的交感神经末梢分布，当交感神经兴奋时，可促进肾素分泌。通过肾素 - 血管紧张素的作用，调节机体的血压、血容量和电解质的平衡。在球旁细胞膜上和溶酶体内有血管紧张素酶，能降解血管紧张素，以调节肾小球血流量及肾素的合成和分泌。大多数球旁细胞分布于入球微动脉壁内，约有 30% 的球旁细胞分布于离肾小球入球微动脉起始段约 30μm 范围内。球旁细胞是肾内主要合成和分泌肾素的细胞。

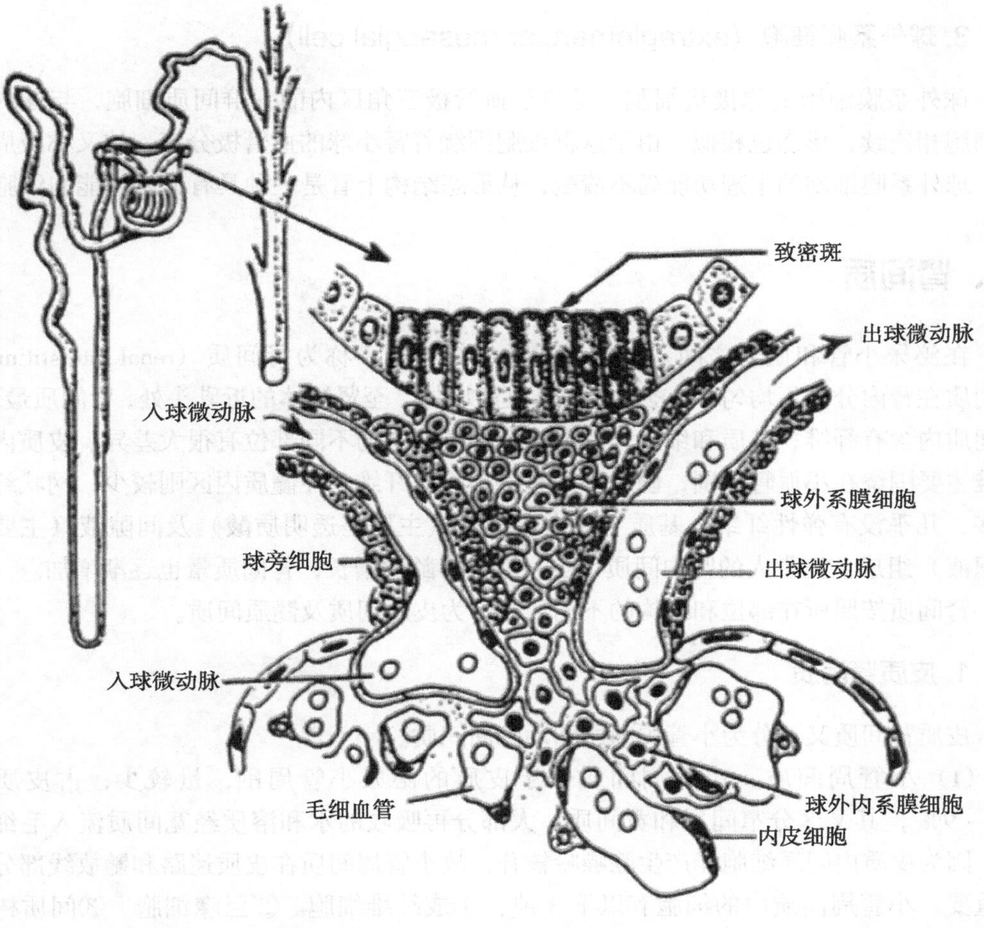

图 1-20　球旁复合体结构

2. 致密斑

在远曲小管接近肾小体的血管极处，其紧靠肾小体一侧的上皮细胞，由立方形转变为柱状细胞，排列紧密，这些增高的上皮细胞在小管壁上形成一个椭圆斑，称为致密斑。由远曲小管起始部近血管极一侧的上皮细胞分化而成。致密斑与周围细胞广泛联系，其中 40 % 的表面积与球外系膜细胞相邻接，10% 与入球微动脉的球旁细胞接触，5% 与出球微动脉接触。

一般认为，致密斑是一种离子感受器，能感受管腔内原尿中 Na^+ 浓度的变化，并将“信息”传递给球旁复合体的其他细胞。与远曲小管相反，在致密斑的上皮细胞表面无 T-H 糖蛋白，且细胞间有间隙，因而致密斑可通透水，有利于感受原尿内 Na^+ 离子浓度的变化而传递“信息”。因此，致密斑在感受原尿内 Na^+ 浓度改变和调节肾素分泌量方面起着重要作用。

3. 球外系膜细胞（extraglomerular mesangial cell）

球外系膜细胞又称极垫细胞，是位于血管极三角区内的一群间质细胞，与球内系膜细胞相连续，形态也相似。由于这群细胞围绕着肾小球的血管极分布，故又称极周细胞。球外系膜细胞的生理功能尚不清楚，从形态结构上看是一种具有分泌功能的细胞。

六、肾间质

在泌尿小管和血管之间，夹有少量的结缔组织，称为肾间质（renal interstitium)。肾间质在肾内分布不均匀，由皮质向髓质逐渐增加，至肾锥体的近乳头处，肾间质最多。肾间质内含有纤维、基质和细胞，其数量和种类在肾的不同部位有很大差异。皮质内的纤维主要围绕在小血管周围，髓质外区有许多胶原纤维。在髓质内区则较少，网状纤维较多，几乎没有弹性纤维。基质主要由黏多糖（主要是透明质酸）及间隙液（主要是组织液）组成。正常人的肾内间质很少，随着年龄的增长，肾间质量也逐渐增加。

肾间质按照所在部位和结构的不同，可分为皮质间质及髓质间质。

1. 皮质肾间质

皮质肾间质又可分为小管周间质和动脉周间质。

（1）小管周间质：小管周间质位于皮质的泌尿小管周围，量较少，占皮质的7%～9%，其又区分窄间质和宽间质。大部分再吸收的水和溶质经宽间质流入毛细血管。因为皮质内间质细胞能产生腺嘌呤核苷，故小管周间质在皮质迷路和髓放线部分十分重要。小管周间质内的细胞有以下3种：①成纤维细胞。②巨噬细胞。③间质树突状细胞。

（2）动脉周间质：围绕肾内小动脉周围的疏松结缔组织。

2. 髓质肾间质

髓质肾间质可明显区分为外髓外带、外髓内带和内髓3个区域。髓质间质细胞可能具有吞噬功能。

3. 肾间质功能

目前认为肾间质至少有以下5个方面的功能：

（1）参与基质和纤维的形成：基质是一种在原纤维网状结构内的水合凝胶体，依次由蛋白聚糖、糖蛋白及基质的液体组成。间质的网状结构由几种纤维组成，包括典型的间质胶原纤维（Ⅰ型、Ⅱ型和Ⅵ型）。

（2）组织结构的支撑作用：肾间质凭借细胞外有弹性的网状纤维和基质支撑肾小管和血管。

（3）交换和隔离作用：在间质小管和血管之间所有的液体和溶质的交换主要通过扩散作用来完成。

（4）产生数种全身作用或局部作用的激素：如促红细胞生成素（EPO）在肾脏内合成。

（5）吞噬功能：在外髓内带和内髓外部的间质内充满含量丰富的巨噬细胞（Ⅱ型间质细胞），细胞内有溶酶体，表面有微皱褶，可参与免疫功能。

七、肾脏的血液循环

肾动脉自肾门入肾后，分为数支叶间动脉走行在肾锥体之间，叶间动脉分支为弓形动脉，走行在皮质与髓质交界处。弓形动脉分支成小叶间动脉，呈放射状走行于皮质迷路内，其终末支进入被膜，分支成毛细血管网。小叶间动脉沿途向周围不断分出许多侧支，进入肾小体，即入球微动脉。入球微动脉分支形成血管球，继而汇合成出球微动脉，离开肾小体后再次形成毛细血管网，称球后毛细血管网，分布在相应的肾小管周围。髓旁肾单位的出球微动脉除形成球后毛细血管网外，还发出若干直小动脉进入髓质，与折回上行的直小静脉形成U形血管襻，与相应的髓襻伴行，构成了尿液浓缩的结构基础（图1-21）。被膜毛细血管汇合成星形静脉，下行为小叶间静脉，沿途收集皮质静脉血，注入弓形静脉、叶间静脉、最后经肾静脉离开肾。

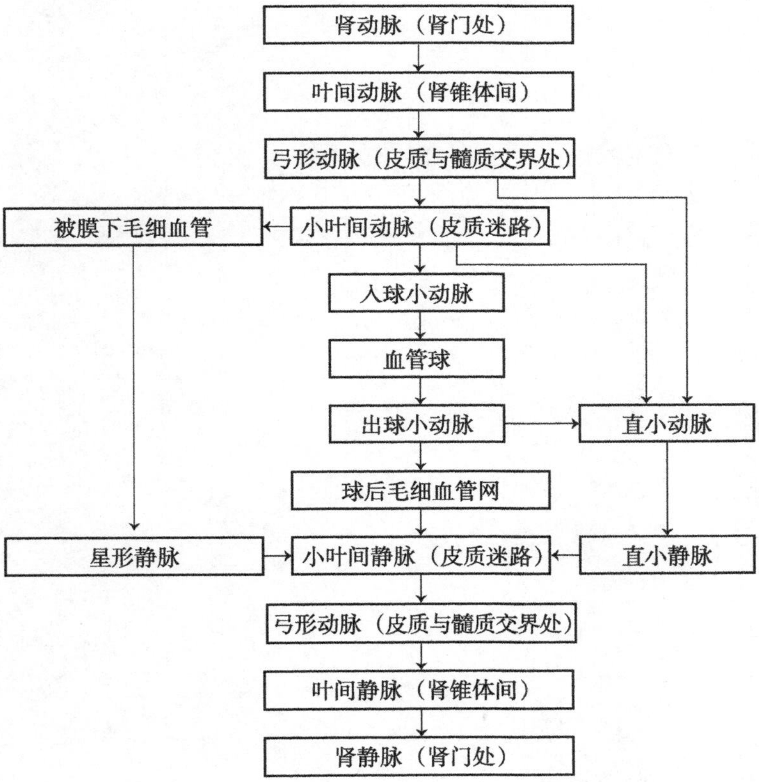

图1-21 肾内血液循环

【参考文献】

[1] 刘光陵，夏正坤，高远赋 . 临床小儿肾脏病学 [M]. 上海：第二军医大学出版社，2003.
[2] 余元勋 . 中国分子肾脏病学 [M]. 合肥：安徽科学技术出版社，2017.
[3] 刘伏友 . 孙林 . 临床肾脏病学 [M]. 北京：人民卫生出版社，2018.
[4] 石毓澍，马腾骧 . 临床肾脏病学 [M]. 天津：科学技术出版社，1982.
[5] 吕家驹，傅强 . 临床实用肾脏外科学 [M]. 北京：军事医学科学出版社，2010.

第二章

小儿肾脏生理学

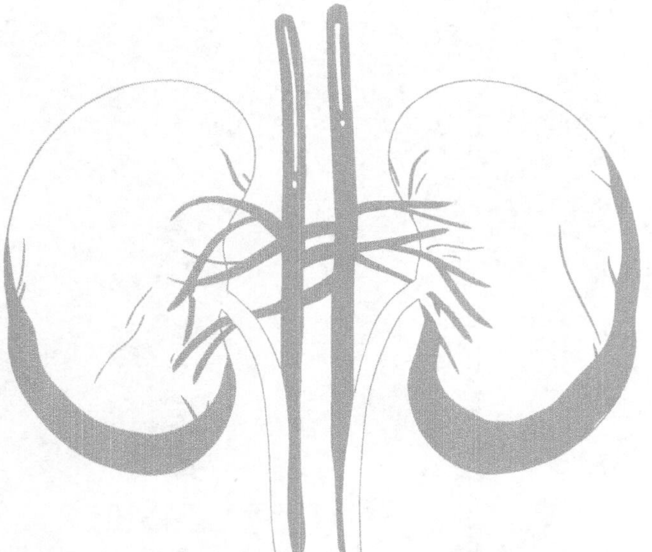

肾脏是维持机体内环境相对稳定的最重要的器官之一。通过泌尿活动，在排除代谢产物的同时，调控体液中大多数晶体成分的浓度和渗透压，维持酸碱平衡。此外，肾脏还能产生多种生物活性物质，如：促红细胞生成素、前列腺素、肾利钠肽等，参与机体功能的调控。其生理功能主要通过 3 条途径来实现：①肾小球的滤过作用。②肾小管的重吸收作用。③肾小管的分泌作用。

基本概念

肾血流量（ renal blood flow，RBF）是指单位时间内流经肾脏的血流总量，RBF 由肾脏灌注压力和肾血管阻力共同决定。正常情况下，成人的 RBF 为 1.1L/min，为心排血量的 20% ~25%。

肾血浆流量（ renal plasma flow，RPF）是指单位时间内流经肾脏的血浆总量，RBF 和 RPF 的换算公式为：

RPF=RBF（1–Hct），Hct：血细胞比容

肾小球滤过率（ glomerular filtration rate，GFR）是指单位时间内肾小球滤过液体的总量，是反映肾功能的主要指标。CFR 与 RPF 的比值称为滤过分数（FF），滤过分数反映流经肾小球的血浆有多少比例滤出到鲍曼囊腔：$FF=\frac{GFR}{RPF}\times 100\%$。正常成人的滤过分数约为 20%，表明流经肾脏的血浆约有 20% 由肾小球滤过形成原尿，即血浆的超滤液。

滤过膜是指血浆成分从肾小球毛细血管进入鲍曼囊腔所必须经过的膜结构。滤过膜由 3 层结构组成，即肾小球毛细血管内皮细胞、基底膜和足细胞。

第一节 肾脏的血液循环特征及调节

一、肾脏血液循环的特征

肾脏的血液循环与其泌尿功能密切相关，肾血流要经过两次毛细血管，即经过肾小球毛细血管和肾小管周围毛细血管。在浅表肾单位，由于入球微动脉口径比出球微动脉粗，血液流入容易而流出难，因而肾小球毛细血管内的压力较高，这有利于肾小球的滤过作用。由于血液流经肾小球时，大量的水和小分子溶质已被滤入肾小囊腔，成为原尿，而管周毛细血管内压力较低，胶体渗透压较高，这有利于肾小管和集合小管的再吸收作用。

肾脏的血供丰富，血流量大。正常成人两肾的总重量只有300g左右，但血流量却可达1200mL/min，大约相当于心排出量的20%～25%，这是满足肾泌尿功能的基本条件。但肾内血流分布并不均匀，其中约94%分布在肾皮质，5%～6%分布在外髓，其余不到1%分布在内髓，有利于髓质高渗的维持。人们通常所说的肾血流量主要是指肾皮质的血流量。

二、肾内血液分布及血管阻力

肾脏血流灌注最高为肾皮质，为4000～5000mL/（min·kg），其次为髓质外带，约为1200mL/（min·kg），最低为髓质内带，约为250mL/（min·kg）。由于皮质占肾重量的75%，所以90%的肾血流在皮质。皮质的高灌注率不仅为初滤提供静水压，而且为超滤提供大量血浆。髓质内带血流虽低于皮质，但仍高于其他内脏器官。血流经过皮质的时间比经过髓质内带短得多，血流经过皮质为2～3s，血流经过髓质乳头部几乎达1min。

当血压升高时，入球微动脉内的压力通过自身调节而下降，所以血压变化在12～25kPa时，肾小球内压力维持恒定（8kPa）。肾小球毛细血管起始端和终末端之间无压力差。肾小球毛细血管压力是体内最高的，占整体血压的50%～60%，这是因为肾小球前血管阻力很低，且球前血管仅有很轻微的收缩作用。相反，皮质内小管周毛细血管的静水压较其他系统毛细血管的静脉压低，为其他毛细血管的静脉压的1/4～1/5。沿肾小球内毛细血管前行，小管周毛细血管中的血浆胶体渗透压也随之升高，这是因为通过超滤使20%水分离开血流的结果，而且小管周毛细血管的内皮细胞为开窗型，加上小管基膜薄，这样十分有利于小管对水分及溶质的再吸收。

肾小球毛细血管阻力不到总的肾血管阻力的2%，出球微动脉阻力稍大，为总肾血管阻力的30%，而出球微动脉后段血管阻力约为总肾血管阻力的10%。由于直小血管长，阻力较大，故到达乳头部位的血流很低，直小血管起始部位的血压约为7.5kPa，而乳头部的直小血管血压仅为1.3kPa。

肾血循环的高流率，不仅是因为肾有丰富的血管供应，而且亦因动脉分支的阻力较低。用电磁流量计测定表明，即使在心搏舒张期肾动脉内血流量仍能持续维持不低于心搏收缩期的40%。

三、肾血流量的调节

肾血流量（renal blood flow）的调节主要是指肾皮质血流量的调节。它涉及两方面的问题：一方面是肾血流量要与肾的泌尿功能相适应，主要靠自身调节来实现；另一方面，肾血流量要与全身的血液循环的调节相配合，这主要靠神经与体液调节来调控。具体来说，肾灌注压和肾血管阻力是影响肾血流量的两个主要因素。

1. 肾血流的自身调节

实验表明，狗在灌注压为10.7～24.0kPa（80～180mmHg），成人可能在8.0～17.3kPa

（60 ~ 130mmHg）范围内时，肾血流量保持在相对稳定的水平。肾血流的自身调节在小儿时已发挥作用，但由于小儿血压普通较低，小儿肾的自身调节是在较成人低的范围内发挥作用的。

肾血流的自身调节机制尚未完全阐明，目前较受重视的是肌源学说，依据是采用罂粟碱、水合氯醛等抑制血管平滑肌活动，自身调节便消失。当灌注压增高使入球小动脉平滑肌受到较强的牵张刺激时，膜上 Ca^{2+}通道开放，Ca^{2+}内流使胞质中 Ca^{2+}浓度增加，血管平滑肌收缩使肾血流不致过大；反之亦然。

此外，球管反馈机制在肾血流自身调节中也发挥了重要作用。该作用是通过输送至肾单位远端致密斑的小管液数量和成分的改变而实现的。

2. 肾血流量的神经和体液调节

安静状态下，支配肾血管的交感神经紧张性较弱。受刺激时交感神经活动加强，由于入球小动脉的 α 受体多于出球小动脉，加上近球小体的 β 受体兴奋后使局部肾素分泌增多，肾血管收缩，肾血流量减少。胎儿肾的神经支配很早即出现，但刚出生的婴儿肾的肾上腺素能神经的密度比成人要低。临床上使用的多巴胺通过多巴胺受体选择性发挥扩张肾血管的作用，从而改善肾血流。多巴胺的这种作用可为 α 受体介导的血管收缩所拮抗。多巴胺的舒血管效应在胎儿期和新生儿期较明显。此外，前列腺素 E_2（PGE_2）、前列环素（PGI_2）、肾利钠肽等均能舒张肾血管；而血管紧张素Ⅱ、去甲肾上腺素、血管升压素、5- 羟色胺等则相反。

四、出生前和出生后的肾血流量

1. 出生前的肾血流量

妊娠 12 周后胎儿肾即开始生成尿。妊娠晚期肾血流量约占心排出量的 2.5%，而胎盘却接受约 40% 的心排出量。胎儿肾内血流分配不均匀，以皮质深层血液供应占优势。

2. 出生后的肾血流量

出生后肾血流量逐渐增加。肾血流量与心排出量水平和肾血管阻力与体循环主动脉血管阻力的比值有关。

肾血管阻力受血中儿茶酚胺、肾素以及前列腺素水平的影响，在出生后的早期即下降，并在此后的阶段继续下降，其下降程度大于体循环血管阻力的下降。与此同时，出生后肾皮质层的血流量亦逐渐增加。

第二节 肾脏超滤液的生成

血液在流经肾小球毛细血管时，血浆中的水和小分子物质可以滤入肾小囊的囊腔生成原尿。从成分上看，除大分子蛋白质外，其余成分与血浆非常接近，其 pH 与渗透压也相似；凡能自由通过滤过膜的物质，不论其分子大小，滤过的速度相等，例如右旋糖酐、葡萄糖和水的分子量分别为 10000、180、18，它们通过肾小球的速度相等，说明肾小球起着滤过作用而非扩散作用，原尿即为血浆的超滤液。

一、滤过膜及其通透性

正常成人两侧肾全部肾小球毛细血管总面积约在 $1.5m^2$ 以上，对血浆的滤过非常有利。

滤过膜由 3 层结构组成：①内层是毛细血管的内皮细胞，其细胞上有许多直径 50～100nm 被称为窗孔的小孔，可防止血细胞通过。②中间层是非细胞性的基膜，是滤过膜的主要滤过屏障。基膜是由水合凝胶构成的微纤维网结构，有 4～8nm 的多角形网孔，可允许水和部分溶质通过，微纤维网孔的大小决定着溶质的滤过。③外层是肾小囊的上皮细胞。上皮细胞上相互交错的足突形成裂隙，其上覆盖一层有直径为 4～14nm 小孔的裂隙膜，为滤过的最后一道屏障。

因此，滤过膜的通透性首先取决于 3 个因素：①构成滤过膜的三层膜上的小孔的大小。②通过被称为“立体障碍”的分子与膜孔之间的空间排列和几何学的关系。③分子穿过孔壁所产生的使其运动减慢的动力，后者称为黏性拖曳。通过的分子直径愈大，其立体障碍与黏性拖曳亦愈大，通透率愈低。

滤过膜的通透性还取决于它对电荷的选择性。滤过膜各层壁上含有许多带负电荷的物质，主要为异多糖的涎基以及葡萄糖胺的硫酸基团，构成滤过膜的电学屏障，使带正电荷的分子较易通过，而带负电荷的分子如血浆白蛋白则难以通过。但肾在病理情况下，滤过膜上带负电荷的糖蛋白减少或消失，导致带负电荷的血浆蛋白滤过量明显增加而出现蛋白尿。

二、肾小球的滤过功能

当血液流经肾小球毛细血管时，除血细胞和大分子的蛋白质不能滤出外，血浆中的一部分水、电解质和小分子的有机物（包括小分子的蛋白质）都可透过肾小球滤过屏障而进入肾小囊内。这种进入肾小囊内的滤液称为原尿。在动物实验中，用微量化学分析发现，这些滤液除了不含大分子的蛋白质外，其他如葡萄糖、尿素、肌酐、氯化物、无机盐等的浓度都与血浆的成分基本一致（表 2-1），渗透压和酸碱度也与血浆相近。这就足以证明肾小球滤过屏障起着滤过器的作用。

表 2-1　血浆、滤液和尿的成分比较

成分	血浆（g%）	滤液（g%）	尿（g%）	尿中浓缩倍数
水	90.0	98.0	96.0	1.1
蛋白质	8.0	0.03	极微量	—
葡萄糖	0.1	0.1	极微量	—
Na^+	0.33	0.33	0.35	1.1
K^+	0.02	0.02	0.15	7.5
Cl^-	0.37	0.37	0.6	1.6
$H_2PO_4^-$，HPO_4^{2-}	0.004	0.004	0.15	37.5
尿素	0.03	0.03	1.8	60.0
尿酸	0.004	0.004	0.05	12.5
肌酐	0.001	0.001	0.1	100.0
氨	0.0001	0.0001	0.04	400.0

1. 有效滤过压

由于前述正常情况下肾小囊内的超滤液中蛋白质浓度极低，其胶体渗透压可忽略不计，因此，滤过的唯一动力是肾小球毛细血管血压，而且肾小球毛细血管血压比身体其他部分的毛细血管血压高。血浆胶体渗透压和囊内压则是滤出的阻力（图 2-1）。以上

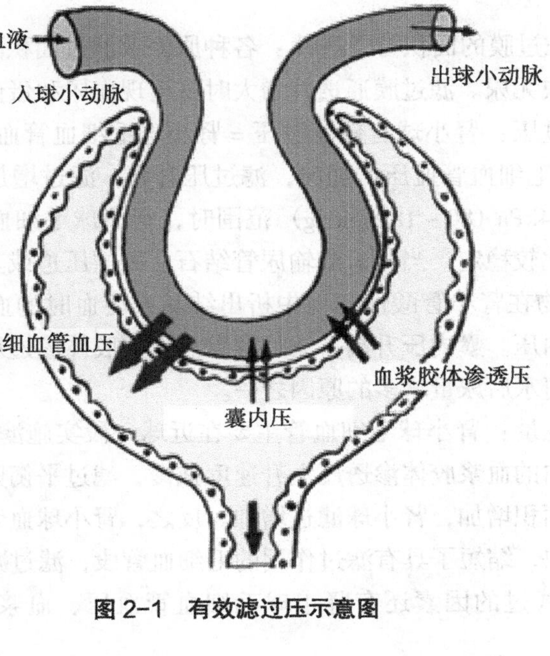

图 2-1　有效滤过压示意图

组成有效滤过压的几个因素，可用以下公式表示：肾小球有效滤过压 = 肾小球毛细血管血压 –（血浆胶体渗透压 + 肾小囊内压）。

微穿刺表明，成人肾小球毛细血管血压为 6.6kPa（50mmHg），入球端血浆胶体渗透压为 3.3kPa（25mmHg），肾小囊内压为 1.3kPa（10mmHg），所以成人入球端的肾小球有效滤过压 =6.6–（2.7+1.3）=2.0kPa，血浆源源不断地经滤过膜生成原尿。在血液流经肾小球毛细血管时，由于滤过的不断进行，血浆蛋白质浓度逐渐增加，血浆胶体渗透压也随之升高，而出球端毛细血管血压则因出球小动脉口径较小、阻力较大，故变化甚小。这样，在接近出球端处，肾小球有效滤过压可下降到接近于零，滤过达到平衡，滤过即停止。可见，只有从入球小动脉端到滤过平衡这一段才有滤过作用。滤过平衡的位置愈近入球端，滤过愈少。反之，滤过平衡位置愈靠近出球端，滤过越多。如果达不到滤过平衡，则肾小球毛细血管全段均有滤过作用。

2. 评价滤过的指标

(1) 肾小球滤过率（glomerular filtration rate，GFR）：指每分钟两侧肾生成的超滤液量。据测定体表面积为 $1.73m^2$ 的个体，其肾小球滤过率为 125mL/min。因此，两肾每一昼夜肾小球的滤液总量（原尿量）为 0.125 × 60 × 24=180L，为体重的 3 倍。新生儿约为成人的 30%，其原因可能与新生儿滤过膜的面积与通透性较成年人低，同时入球小动脉阻力较高以及新生儿血压较低有关。早产儿的肾小球滤过率更低，3 ~ 6 个月的婴儿为成人的 1/2，6 ~ 12 个月的婴儿为成人的 3/4，2 岁时达成人水平。

(2) 滤过分数：指肾小球滤过率与肾血浆流量的比值。正常成人肾血浆流量为 660mL/min，肾小球滤过率为 125mL/min，故滤过分数为：125/660 × 100=19%，即流经肾的血浆约有 1/5 由肾小球滤出到囊腔中生成原尿。

3. 影响肾小球滤过的因素

(1) 肾小球滤过膜的面积与通透性：各种原因致滤过面积减少如肾小球肾炎时滤过减少，可致少尿或无尿。滤过膜通透性增大时可出现血尿和蛋白尿。

(2) 有效滤过压：肾小球有效滤过压 = 肾小球毛细血管血压 –（血浆胶体渗透压 + 囊内压）。肾小球毛细血管血压增加时，滤过压升高，滤过增加，反之滤过减少，但动脉血压在 10.7 ~ 24kPa（80 ~ 180mmHg）范围时，肾小球毛细血管血压保持不变。一般情况下，囊内压比较稳定。当肾盂或输尿管结石、肿瘤压迫或其他原因可致输尿管囊内压升高。有些药物在肾小管酸性环境中析出结晶或溶血时的血红蛋白，均可堵塞肾小管，从而升高囊内压。囊内压升高，滤过减少。血浆胶体渗透压降低时，肾小球滤过增加，这是大量饮清水后尿量增多的原因之一。

(3) 肾血浆流量：肾小球毛细血管主要在近球一段实施滤过。肾血浆流量增加时，肾小球毛细血管内的血浆胶体渗透压上升速度减慢，滤过平衡则靠近出球小动脉端，有效滤过压和滤过面积增加，肾小球滤过增加。反之，肾小球血浆流量减少，血浆胶体渗透压上升速度加快，缩短了具有滤过作用的毛细血管段，滤过减少。

影响肾小球滤过的因素还有肾小球毛细血管血压、血浆胶体渗透压、囊内压和滤过系数。

（4）肾小球毛细血管血压：正常情况下，人体动脉血压在 10.7～24kPa（80～180mmHg）范围内波动时，通过肾自身调节，使肾血流量与肾小球毛细血管血压保持稳定，滤过率无明显改变。一旦血压降到 10.7kPa（80mmHg）以下时，肾小球毛细血管血压下降，有效滤过压随之降低，滤过率减少，即可出现少尿。当动脉血压降至 5.3～6.7kPa（40～50mmHg）以下时，肾小球滤过率降至零，可出现无尿。

（5）血浆胶体渗透压：当血浆蛋白减少时，血浆胶体渗透压下降，肾小球有效滤过压升高，滤过率增加。如经静脉快速大量输入生理盐水，血浆蛋白被稀释，可致血浆胶体渗透压降低，滤过率增加，尿量增多。

（6）囊内压：在正常情况下，肾小囊内压是比较稳定的。肾盂或输尿管结石、肿瘤压迫或其他原因引起的输尿管阻塞，都可使肾盂内压显著升高。此时囊内压也将升高，使有效滤过压降低，肾小球滤过率因此而减少。有些药物如果浓度太高，可在肾小管液的酸性环境中析出结晶；某些疾病溶血过多时，血红蛋白可堵塞肾小管，这些情况也会导致囊内压升高而影响肾小球滤过。

（7）滤过系数（kf）：kf 是指在单位有效滤过压的驱动下，单位时间内经过滤过膜滤过的液量。kf 是 k 和 s 的乘积，k 是滤过膜的有效通透系数，s 为滤过膜的面积，因此凡能影响滤过膜通透系数和滤过膜的面积的因素都能影响肾小球滤过率。

4. 小儿肾小球滤过特点

胎儿于 3 个月末肾小球已有滤过作用，但仍主要通过胎盘完成排泄和调节功能。出生后，由于肾血管阻力下降及肾血流量增加，肾功能明显加强。但新生儿期肾功能仍很不完善，新生儿和婴幼儿的肾小管功能较肾小球更不成熟，球－管不平衡表现突出，易发生水肿。足月新生儿肾小球直径为 116μm，约为成人的 1/2，而肾近端小管长 1.79mm，尚不到成人的 1/10。出生后肾小管增长速度较肾小球快，1～2 岁时小儿肾脏形态及功能已接近成人水平。

三、肾小管与集合小管的物质转运方式

肾小管与集合管的物质转运功能包括重吸收和分泌。肾小管与集合管的物质转运方式分为被动转运和主动转运。被动转运包括扩散、渗透和易化扩散。主动转运包括原发性主动转运和继发性主动转运。原发性主动转运是指细胞直接利用代谢产物的能量物质（通常是带电离子）逆浓度梯度或电位梯度进行跨膜转运的过程。肾脏中最重要的原发性主动转运是钠泵对 Na^+ 和 K^+ 的逆电化学梯度转运，另外还有氢泵和钙泵。

继发性主动转运钠泵活动形成的势能贮备，可用于其他物质的逆浓度差跨膜转运，这种依赖于 Na^+ 顺浓度梯度所进行的跨膜转运，间接利用 ATP 能量的主动转运过程称为继发性主动转运。如果几种物质向同一方向由膜的一侧移至膜的另一侧，称为同向转运，如 Na^+ 和葡萄糖，Na^+ 和氨基酸、Na^+、Cl^-、K^+ 等的同向转运。反之，如果不同物质向相反方向发生跨膜转运，称为逆向转运，如 Na^+–H^+、Na^+–K^+ 等。

肾小管与集合管的物质转运途径可分为跨细胞转运途径和细胞旁转运途径两种。在近球小管上皮的顶端膜有钠和其他物质的联合转运机制，小管液内的 Na^+可通过跨上皮细胞途径被重吸收。细胞旁途径是指小管液内的水分子和 Na^+、Cl^-可以通过上皮的紧密连接直接进入上皮的细胞间隙而被重吸收。

肾脏每天形成 180L 滤液，而每日尿量仅为 1～2L，这有赖于肾小管与集合小管的主动重吸收作用。重吸收具有选择性，滤液中葡萄糖被肾小管上皮细胞全部重吸收，99% 的水被重吸收，Na^+、Cl^- 大部分被重吸收，尿素仅部分被重吸收，肌酐则完全不被重吸收。某种物质的重吸收量随肾小管液中该溶质浓度的增加而增加，但重吸收量有一定限度。如可被全部重吸收的葡萄糖，当血糖浓度在 4.4～6.7mmol/L 的正常范围内时，尿中的葡萄糖可被完全重吸收。当血糖浓度大于 10mmol/L 时，超过肾小管的重吸收限度，则尿中开始出现葡萄糖，此血糖浓度称为葡萄糖的肾阈值。小管液中溶质浓度的改变，即渗透压的改变，会影响水的重吸收。当某些原因影响了肾小管细胞的重吸收功能时，尿的成分和尿量也会发生改变。

（一）肾小管的重吸收方式

肾小管细胞对小管液中各种物质的重吸收可分为被动重吸收、主动重吸收和吞饮作用等方式。

1. 被动重吸收

被动重吸收是指小管液中某些物质，通过扩散被转运到小管外的组织间液内，并吸收进入血液的过程。扩散的动力来自物质的浓度梯度和电梯度（两者合称为电化学梯度）和压力梯度。

（1）浓度梯度：倘若某一物质在肾小管内外两侧存在浓度差，那么该物质就会由浓度高的一侧向浓度低的一侧扩散。扩散量取决于物质本身的特性，如颗粒大小、是否溶于脂质和小管细胞对此种物质的通透性。例如，小管液中 Na^+ 被动再吸收后，由于渗透作用，水也随之进入组织间液，使管腔内其他溶质的浓度升高，如尿素即被浓缩。这样，在小管和组织间液之间形成了尿素的浓度梯度，从而使小管液内的尿素向组织间液内扩散。

（2）电梯度：倘若在肾小管内外侧存在电梯度，也会因正负电荷的相互吸引而引起离子的转运。例如，肾小管细胞将小管液中的 Na^+ 转运到管周液后，就建立起管内为负、管外为正的电梯度，这会促使一些负离子如 Cl^-、HCO_3^- 等向管周液扩散，这就是所谓顺着电梯度被动扩散。扩散速度的快慢，取决于离子本身的大小和细胞膜对该离子的通透性。

（3）压力梯度：倘若在细胞膜两侧存在压力梯度（包括渗透压梯度和静水压梯度）也会引起某些物质的转移。例如，肾小管细胞将小管液中的 Na^+ 转运到管周液后，管周液的晶体渗透压升高，小管液中的水就会随之渗入管周液，从而提高管周液的静水压，结果就会成为管周液中某些物质移入管周毛细血管的动力之一。

2. 主动重吸收

主动重吸收是指肾小管细胞能逆着电化学梯度，将小管液中某些物质转运到小管外的细胞外液和血液的过程。被转运的物质，有些在小管液中的浓度较低，先要转运至浓度较高的上皮细胞内，而后扩散至细胞外液。有些在小管液中的浓度较高，先要扩散至浓度较低的上皮细胞内，然后转运至浓度较高的细胞外液中。这两种情况都包含着一个从低浓度到高浓度的转运过程，称为逆浓度梯度转运。倘若小管液中带正电荷的离子，通过肾小管细胞转运至带正电荷较多的细胞外液中，或者小管液中带负电荷的离子转运至带负电荷较多的细胞外液内，称为逆电梯度转运。总之，肾小管细胞的主动再吸收是逆电化学梯度转运的。

主动重吸收过程是要消耗能量的，该能量直接来自三磷酸腺苷（ATP）的高能磷酸键。在细胞内有能离解 ATP 并释放能量的酶。这酶要有 Na^+ -K^+ 存在才有活性，故称为 Na^+ -K^+ -ATP 酶，也就是通常所说的"钠－钾泵"。实际上，它是镶嵌在细胞膜脂质双层中的一种蛋白质。

3. 吞饮作用

某些大分子物质或物质团块被肾小管细胞再吸收，不是以分子形式通过细胞膜，而是在这些物质与肾小管上皮细胞接触处的细胞膜内陷，周围形成突出的伪足，接着伪足相互接触而发生膜融合，将被吸收的物质"吞入"细胞内，此种肾小管细胞再吸收称为吞饮作用。肾小管对滤液中蛋白质的再吸收，就是通过吞饮作用完成的。

（二）几种物质的重吸收

肾小管和集合小管均具有重吸收功能，但以近端小管再吸收量为最大，滤液中大部分的葡萄糖、氨基酸、维生素、水和电解质等均在近端小管重吸收。

1. Na^+ 、Cl^- 的重吸收

钠盐是血浆的主要成分，占溶质的 90% 以上。这些钠盐大部分以氯化钠的形式存在，其次是碳酸氢钠，还有少量以磷酸钠、硫酸钠和乳酸钠的形式存在。由于它们都能自由地通过肾小球滤过屏障，所以滤液中的钠盐也以这些形式存在。正常成人血浆的钠离子浓度约为 142mmol/L，按肾小球的滤过量 1 天为 180L 计算，则每天滤过的钠总量将是 25560mmol/L，相当于 588g 钠，但实际上每天由尿排出的钠盐仅为 3～5 g，还不到滤过量的 1%。这说明滤液中的钠盐 99% 以上被肾小管和集合小管细胞再吸收了，这对机体维持细胞外液中 Na^+ 浓度和晶体渗透压的相对恒定起着重要作用。

Na^+ 在肾小管各段的再吸收率是不同的。近端小管再吸收率最大，滤液中 Na^+ 的 65%～70% 在此段再吸收，远曲小管约 10% 再吸收，集合小管约 1% 再吸收，其余的 Na^+ 分别在髓襻细段、粗段内再吸收，仅 1% 从尿中排出。

关于近端小管对 Na^+ 再吸收的机制，通常用以电化学梯度为基础的泵－漏模式来

解释。近端小管细胞转运 Na^+ 的过程：在管腔膜，约有 66mV 的电梯度（跨管腔膜的电梯度，细胞内为负），有利于 Na^+ 进入细胞内，同时从小管腔到细胞内，还有一个约为 105mmol/L 浓度梯度（细胞内 Na^+ 浓度约为 40mmol/L，小管液和管周液 Na^+ 浓度约为 145mmol/L），也有利于 Na^+ 进入细胞。一旦 Na^+ 进入细胞内，随即被基底侧膜上的钠泵泵出而进入细胞间隙。因此，使小管液和细胞之间一直保持着一个稳定的浓度梯度，这一浓度梯度使小管液中的 Na^+ 源源不断地进入细胞内，也源源不断地被基底侧膜上的钠泵泵入细胞间隙。当 Na^+ 聚集在细胞间隙时，便在此建立起一个局部高渗区，通过细胞膜的紧密连接诱发起一个渗透性水流，使局部高渗区的液体变为等渗。当这些等渗的液体在细胞间隙聚积时，因细胞间隙的扩张性有限，则在细胞间隙与管周毛细血管之间形成一个小的、短暂的静水压梯度，迫使细胞间隙内的液体向基膜一侧移动，同时小管周围毛细血管内的血浆胶体渗透压较高，也是促使细胞间隙内的液体流向毛细血管的力量。这两股力量加在一起，使间隙内的 Na^+ 和水一道被再吸收进入相邻的毛细血管。当然，也可能有小部分的 Na^+ 和水从细胞间隙通过紧密连接再返回到肾小管腔内，后一种现象称为“回漏”。因此，Na^+ 的净重吸收量等于主动重吸收量减去回漏量。

远曲小管对 Na^+ 的再吸收量较小，但由于远曲小管细胞间隙的紧密连接对 Na^+ 的通透性较低，故回漏入管腔的量少，因而管内外 Na^+ 的浓度差较大，电位差也大，小管液内 Na^+ 浓度可低到 20mmol/L，而管周围组织间液浓度却有 140mmol/L，二者相差 120mmol/L。管内外也存在电位差，远曲小管的起始段前 1/3 处平均为 -10mV（管内为负），管的后段为 -45mV，这表明 Na^+ 在远曲小管的重吸收是逆电化学梯度进行的主动转运过程。远曲小管还存在着 H^+-Na^+ 和 K^+-Na^+ 交换。

Cl^- 的重吸收：大部分 Cl^- 是伴随 Na^+ 的再吸收而被再吸收入血液的。如在近端小管，由于 Na^+ 的主动再吸收，形成了小管内外的电位差，管内比管外负 3～4mV，在电位差的作用下 HCO_3^- 和 Cl^- 都将被再吸收。基于 HCO_3^- 比 Cl^- 优先再吸收，加上由于渗透压差导致了水的再吸收，小管液中的 Cl^- 浓度将升高，则浓度差又进一步促进 Cl^- 再吸收。

近端小管和髓襻对 Na^+、Cl^- 的重吸收主要受有效循环血量、交感神经活性、体液酸碱度、肾素 - 血管紧张素水平等因素的影响。远端小管对 Na^+、Cl^- 的重吸收主要受小管液 NaCl 含量及小管液流速的影响。集合小管对 Na^+、Cl^- 的重吸收则受多种体液因素的影响，如醛固酮、心房肽、抗利尿激素、前列腺素、利尿剂等。

2. K^+ 的重吸收

绝大部分的 K^+ 在近端小管被重吸收，终尿中的 K^+ 主要是远曲小管和集合小管分泌的。在近端小管上皮细胞的管腔面细胞膜上具有钾泵，它能主动将小管液中的 K^+ 转运至细胞内，使细胞内的 K^+ 浓度高于细胞间液的 K^+ 浓度，然后细胞内的 K^+ 顺浓度差向细胞间液扩散而被重吸收。髓襻降支主要分泌 K^+，而上升支可继续重吸收 K^+。髓襻升支主要通过小管细胞基底侧的 Na^+-K^+-ATP 酶将 K^+ 泵入细胞外液，造成小管细胞与小管液间的浓度差、电位差，而使 K^+ 顺电化学梯度进入小管细胞。远端小管曲部仍可重吸收 K^+，但重吸收能力远低于髓襻升支粗段。

3. HCO_3^- 的重吸收

HCO_3^-的重吸收主要在近端小管和髓襻升支粗段中进行。HCO_3^- 在血浆及小管液中以钠盐（$NaHCO_3$）的形式存在，解离为 Na^+ 和 HCO_3^- 。肾小管细胞能分泌 H^+，H^+ 与 $NaHCO_3$ 中的 Na^+ 进行交换，使 Na^+ 重吸收回血，余下的 HCO_3^- 与 H^+ 结合生成 H_2CO_3，而后 H_2CO_3 分解为 CO_2 和 H_2O。CO_2 是高度脂溶性的物质，能很快通过刷状缘细胞膜向细胞内扩散而被吸收。因此，肾小管重吸收 HCO_3^- 是以 CO_2 的形式进行的，而不是以 HCO_3^- 的形式进行的。进入细胞内的 CO_2 与 H_2O 在细胞内碳酸酐酶的催化下，生成 H_2CO_3，然后解离为 HCO_3^- 与 H^+ ，HCO_3^- 可随 Na^+ 重吸收回血，而 H^+ 则分泌入小管腔。在正常情况时，肾小管细胞分泌的 H^+很丰富，可以与 $NaHCO_3$ 中的 Na^+ 进行充分交换，使这一部分的 Na^+ 全部吸收回血。余下的 HCO_3^- 与 H^+ 结合成 H_2CO_3，而后者能完全分解为 CO_2 和 H_2O。因此，尿中一般不含 $NaHCO_3$。小管内 HCO_3^- 浓度增加、GFR 增加、管周 HCO_3^-下降、Na^+ 摄入增加、交感神经兴奋、代谢性酸中毒、低钾、糖皮质激素、生长激素、血管紧张素Ⅱ等可促进 HCO_3^- 重吸收。抗利尿激素、甲状旁腺素、血浆渗透压增加等因素可抑制 HCO_3^- 重吸收。

4. 水的重吸收

正常肾对水的重吸收量很大，排出量只有滤液的 1%。除髓襻升支（粗、细段）对水几乎不能通透外，其他部位的肾小管和集合小管均能重吸收水。其中 65% ~70% 的水分在近端小管，10% 在髓襻降支细段，10% 在远曲小管，10% ~20% 在集合小管重吸收。肾小管和集合小管对水的重吸收基本可分为两种类型。

（1）在近端小管和髓襻降支细段，水随溶质的吸收而被动重吸收，因在原尿中 NaCl 溶质浓度最高，所以伴随 NaCl 吸收而吸收的水分最多。近端小管对水通透性较大，比远曲小管高 3~4 倍，再加上近端小管上皮细胞腔面有许多微绒毛，增加了对水的通透面积，因此近端小管上皮对水的总通透能力是很强大的。

（2）在远端小管和集合小管，如果不存在血管升压素，远端小管和集合小管对水的通透性很小。血管升压素可增加远曲小管和集合小管上皮对水的通透性。当机体缺水时，血管升压素分泌增加，水重吸收增加。水分在这里的重吸收量是按机体需要加以调节的。

5. 葡萄糖的重吸收

葡萄糖的重吸收仅限于近端小管，葡萄糖的重吸收分为两种形式。

（1）依赖于 Na^+ 的主动重吸收：葡萄糖、Na^+与管腔膜刷状缘上的载体蛋白结合后，在 Na^+ 易化扩散入胞的同时，葡萄糖被载体伴随转运。钠泵活动造成管腔和细胞间产生 Na^+ 浓度差，是葡萄糖、Cl^- 被重吸收的原动力。抑制钠泵后，将抑制转运过程。

（2）不依赖 Na^+ 的重吸收：细胞内葡萄糖浓度升高后，顺浓度经载体易化扩散，进入细胞间隙并吸收入血。

当葡萄糖血浆浓度超过肾糖阈时，小管液中滤出的葡萄糖将不能被全部重吸收。新生儿肾糖阈远远低于成人，约为成人的 1/5，以后逐渐升高，18 个月以上小儿接近成人水平。

6. 蛋白质的重吸收

近端小管上皮细胞有吞饮功能。当近端小管管腔面的细胞接触到蛋白质分子时，小管细胞膜可发生内陷，其周围形成突出的伪足，把蛋白质分子包围起来形成小泡而进入细胞内，细胞质中的小泡再经溶酶体的作用，水解为多肽和氨基酸而被转运到小管周围的毛细血管中。一昼夜从肾小球滤出20～40g蛋白质，几乎全部被肾小管重吸收，随尿排出的不到1%，因此在肾脏功能正常时，尿中一般不能检出蛋白质。

7. 氨基酸的重吸收

氨基酸主要在近端小管主动重吸收，通过载体与Na^+同时转运。

（三）重吸收功能的调节

1. 球－管平衡

肾小球的滤过率和近端小管的重吸收率是密切相关的。肾小球的滤过率增加时，近端小管的重吸收率也增加，近端小管的重吸收量大致为肾小球滤过率的60%～70%，这种现象称为球－管平衡。水分和电解质都存在这种现象。球－管平衡的机制目前主要有两种假说：

（1）球－管平衡与滤过分数假说：滤过分数的变化可以影响肾小管周围的静水压和胶体渗透压。滤过分数增加时，小管周围毛细血管静水压降低，胶体渗透压升高，促使细胞间液进入小管周围毛细血管增加，钠和水的回漏减少，从而使钠和水的重吸收增加。

（2）球－管平衡与致密斑反馈假说：当肾小球滤过率增加时，通过致密斑的钠负荷增加，使肾源性血管紧张素Ⅱ生成增加，入球小动脉收缩，肾小球滤过率降低，恢复球－管平衡。

2. 肾血流量

肾血流量减少可导致肾小球滤过减少，肾小管重吸收功能下降。肾小球血流的重新分配也对重吸收有调节作用。皮质肾单位的髓襻短，有的仅延伸至髓质外带，甚至不到达髓质，因此不利于水、钠的重吸收。髓旁肾单位髓襻长，一直伸展到髓质内带，有利于水、钠的重吸收。因此当肾血流从皮质向髓质转移时，有利于水、钠的重吸收，具有保水、保钠作用。休克时，肾血流从皮质向髓质转移，有利于水、钠的重吸收，对维持机体的血容量有一定意义。

3. 神经－体液因素

肾脏的交感神经可直接作用于肾小管，促进钠和水的重吸收，而不一定要通过肾脏血流动力学的变化，肾脏交感神经对各段肾小管钠和水的重吸收的影响是不同的，它主要是促进近端小管钠和水的重吸收。肾神经还可通过肾素、前列腺素等体液因素起作用。下丘脑和神经垂体合成和释放的抗利尿激素（ADH）和肾上腺皮质球状带分泌的醛固酮（aldosterone）等，经常调节肾小管的重吸收和再分泌功能，这对保持体内水、电解质的动态平衡、血浆渗透压的相对恒定以及细胞外液的容量稳定，均具有重要意义。

（1）抗利尿激素（ADH）：抗利尿激素是一种肽类激素（又称升压素），主要作用是抗利尿和升压。与 ADH 结合的受体有两类：一类为 V_1 受体，主要位于血管壁上，激活后可通过 Ca^{2+} 动员，引起血管收缩，它对 ADH 的亲和力较弱。另一类为 V_2 受体，主要位于肾小管细胞的管周膜上，激活后可通过环磷酸腺苷（cAMP）-蛋白激酶系统，使管腔膜蛋白磷酸化，改变细胞膜对水、尿素及某些离子的通透性，调节水盐的再吸收。V_2 受体对 ADH 亲和力强。ADH 作用于远曲小管和集合小管上的 V_2 受体，增强其对水的通透性，促进水的再吸收，起抗利尿效应。对稀释段肾小管可增加 NaCl 的再吸收，而不改变对水的通透性，从而它也调节髓质渗透压梯度和髓质高渗的形成。近年人们还发现，ADH 也可刺激肾小球系膜细胞，使之收缩，以减少有效滤过面积，从而减小超滤系数，使 GFR 减少，也起着抗利尿作用。ADH 释放的有效刺激主要是血浆晶体渗透压的增高和循环血量的减少：①血浆晶体渗透压的变化：下丘脑视上核与视上核周围区域有渗透压感受器，对血浆晶体渗透压的改变，即使仅是 1% ~2% 亦非常敏感。实验表明，电解质和蔗糖溶液对刺激渗透压感受器特别有效。当大量出汗、严重呕吐或腹泻，使体内水分丧失较多时，血浆晶体渗透压升高，刺激渗透压感受器，引起神经-垂体 ADH 释放增加，使远曲小管和集合小管对水的再吸收增强，尿量减少，从而保留了体内的水分。反之，大量饮水后，因血浆晶体渗透压降低，减少了对渗透压感受器的刺激，ADH 的分泌和释放减少，于是肾小管和集合小管对水的再吸收减少，尿量增加，排出体内过多的水分。大量饮清水后尿量增多的现象，称为水利尿，其机制即是上述作用。实验证明，正常成人一次饮入 1000mL 清水后，约半小时，尿量开始增加，第 1h 末达最高点，以后尿量逐渐减少，第 3h 可恢复到饮水前水平。倘若改饮等渗盐水（0.9%NaCl 溶液），则排尿量没有饮清水时的上述变化。②循环血量的改变，也能刺激有关感受器，影响 ADH 的释放。当血量增多时，心房和胸腔内的大静脉壁上的容量感受器受扩张刺激而兴奋，经迷走神经传入，抑制了下丘脑垂体后叶系统释放 ADH，从而引起利尿，以恢复正常血容量。反之，由于失血而使循环血量减少时，对心房和大静脉管壁容量感受器的刺激减弱，则迷走神经传入冲动减少，ADH 释放增多，促进肾小管和集合小管再吸收，使尿量减少，从而使血容量得以恢复。当严重失血时，ADH 不仅促进肾小管和集合小管对水分的再吸收，使血容量的减少得到部分代偿，而且 ADH 还可引起血管平滑肌收缩，使血管床的容量减少，外周阻力增加，因而血压不至于下降过多。此外，动脉血压升高，也可刺激颈动脉窦的压力感受器，反射性地抑制 ADH 分泌。疼痛的刺激和情绪紧张所引起的少尿现象和无尿现象，便是通过增加 ADH 的释放造成的。倘若下丘脑或下丘脑-垂体束神经发生病变，引起 ADH 释放障碍，即出现多尿现象，临床上称之为尿崩症。

（2）醛固酮：醛固酮是肾上腺皮质球状带分泌的一种激素，它对肾的作用是促进远曲小管和集合小管对 Na^+ 的主动再吸收，同时促进 K^+ 的排出，即促进远曲小管和集合小管的 Na^+-K^+ 交换或 H^+-Na^+ 交换，加强 K^+ 交换或 H^+-Na^+ 交换，加强 K^+

或 H^+ 的分泌（图 2-2）。醛固酮的分泌主要受肾素－血管紧张素－醛固酮系统以及血 K^+、血 Na^+ 浓度的调节。当血 K^+ 升高或血 Na^+ 降低时，可直接刺激肾上腺皮质球状带，使醛固酮分泌增加，导致肾保 Na^+ 排 K^+，从而维持了血 K^+ 与血 Na^+ 浓度的平衡。反之，血 K^+ 降低或血 Na^+ 升高时，则醛固酮分泌减少。醛固酮的分泌对血 K^+ 升高十分敏感，血 K^+ 仅增加 0.5～1.0mmol/L 就能引起醛固酮分泌，而血 Na^+ 则必须降低很多才能引起同样的反应。

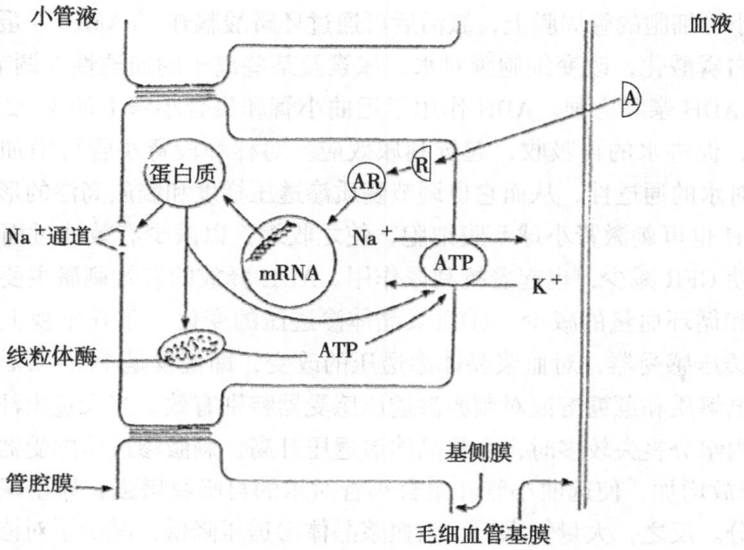

图 2-2　醛固酮作用机制示意图

（3）甲状旁腺素（PTH）：PTH 由甲状旁腺分泌，主要作用：①促进远曲小管和集合小管对 Ca^{2+} 的再吸收，因而减少 Ca^{2+} 从尿中排泄，并能抑制近曲小管对磷酸盐的重吸收，故有“保钙排磷”的作用。此外，PTH 还能抑制近曲小管对 Na^+、K^+、HCO_3^- 与氨基酸的重吸收。②促进肾小管对磷酸盐的排泄，主要是通过浅表皮质肾单位的肾小管细胞内 cAMP 浓度的变化来实现的。PTH 首先激活肾小管细胞膜上的 cAMP 酶，使细胞内 cAMP 浓度升高，而后除部分 cAMP 扩散进入小管液外，主要作用是促进小管细胞排泄无极磷酸盐入尿。PTH 的分泌主要受血浆 Ca^{2+} 浓度的调节，血 Ca^{2+} 降低时，PTH 分泌增加，血 Ca^{2+} 升高时，PTH 分泌减少。

（四）小儿肾小管和集合小管重吸收的特点

新生儿每日原尿量约为 14L，排尿量为 80～300mL。新生儿和婴幼儿肾小管重吸收功能低，对水、钠负荷调节较差，故易导致水肿，对营养物质的重吸收也不充分，故新生儿可有一过性生理性高氨基酸尿。

第三节　肾脏在水、电解质和酸碱平衡中的作用

机体的组织细胞必须处于适宜的内环境下才能维持正常代谢功能与生理功能。肾通过滤过和分泌，排泄各种代谢产物以及重吸收水、电解质、葡萄糖、氨基酸等机体所需要的物质，在体内水、电解质和酸碱平衡中起着非常重要的作用。

一、肾脏在水平衡中的作用

肾脏主要通过尿的浓缩与稀释来实现对水平衡的调节。当人体缺水或摄盐过多时，排出浓缩尿，可达 1200～1400 mmol/L，远远高于人血浆渗透压 300 mmol/L，被称为高渗尿，反之则称为低渗尿。如果肾的浓缩与稀释功能严重受损，则不论机体缺水或水过剩，尿的渗透压均接近于血浆，称为等渗尿。一般来说，尿的渗透压与其比重成正比。故可根据尿的渗透压和比重来了解肾对尿液的浓缩与稀释能力。目前有关尿的浓缩与稀释的机制主要以逆流系统学说来解释，它主要包括以下几个内容：

1. 髓质的逆流倍增机制及髓质高渗梯度的形成

近髓肾单位的髓襻呈“U”形，小管液在髓襻的降支和升支流动的方向相反，而且相邻的集合管也与髓襻平行并紧密靠近，构成逆流倍增的基础。

（1）外髓部高渗透梯度的形成：位于外髓部的髓襻升支粗段上皮细胞管腔膜载体能对小管液中的 K^+、Na^+、Cl^- 进行 Na^+：$2Cl^-$：K^+ 的耦联主动转运，其中细胞内 Na^+ 通过管周膜 Na^+ 泵转运进入管周组织间液，管周膜对 Cl^- 的通透性高，Cl^- 扩散到管周组织间液，K^+ 则扩散回小管液。而升支粗段对水和尿素的通透性很低。这样，在髓襻升支粗段内的 Na^+、Cl^- 不断被重吸收到达外髓部，升高外髓部的渗透压，这样外髓部形成了渗透梯度，愈靠近内髓部渗透压越高。

(2) 内髓部高渗梯度的形成：尿素在远端肾单位逐渐被浓缩是内髓部形成高渗梯度的关键：①远曲小管和外髓部集合管在 ADH 作用下，水重吸收增加，而对尿素不通透，导致管内尿素浓度逐渐升高。②内髓部集合管对水、Na^+ 和尿素均能通透，高浓度尿素向内髓组织间液扩散，参与内髓部高渗的形成，其中尿素约产生 45% 的渗透浓度。③髓襻降支细段对水通透，对 NaCl 和尿素相对不通透，由于尿素所形成的内髓部渗透浓度，因而降支内的小管液在流动过程中水不断渗透至组织间隙，使管内 NaCl 浓度逐渐升高，至襻弓处达到最大值。④髓襻升支细段对 NaCl 有高度通透性，管内 NaCl 顺浓度

差扩散至组织间液，与内髓部集合管扩散出的尿素构成内髓部间液的高渗梯度。

2. 髓质高渗梯度的维持

髓质高渗梯度的维持与直小血管相关。直小血管呈“U”形，与髓襻平行，升支与降支彼此靠近，对水和溶质具有高度通透性。当降支内的血液下流时，由于血中溶质浓度低于同水平髓质组织间液，组织间液的 NaCl 和尿素等扩散到管内，水则渗透到间隙，使得管内渗透浓度渐高，而在升支中，管内 NaCl 和尿素又扩散到间隙，水则渗透至管内。通过上述过程，避免了溶质被大量带走，又可将一部分水带回体循环。

3. 尿的浓缩与稀释

肾脏对尿的浓缩与稀释取决于两个方面：一是血浆中 ADH 的浓度，它在远曲小管和集合管对水的通透方面起着开关作用；另一方面决定于髓质高渗的作用。新生儿和幼婴对尿的浓缩功能不足，排出的尿为低渗尿，即使是在缺水的情况下，尿渗透压只有 600 ~ 700 mmol/L，主要是由于小儿肾髓质间液渗透梯度较成人低，这与小儿肾的特点有关：①髓襻的长度是随个体的生长发育而逐渐延伸的，新生儿和婴儿髓襻尚未发育成熟，髓襻很短，导致逆流倍增效率低，不能很好地形成肾髓质高渗梯度。②肾血流进入髓质部分较成人多，因而带走了较多的溶质，减弱了髓质高渗梯度的维持。③尿素的生成和尿素的循环较慢，影响内髓高渗梯度的形成。④血浆 ADH 水平和活性较低。新生儿及幼婴尿稀释功能接近成人，但因 GFR 较低，大量水负荷或输液过快时易出现水肿。

病理情况下，例如肾盂肾炎引起的肾髓质纤维化，肾囊肿引起肾髓质萎缩，均可使肾浓缩功能受到破坏，排出低渗尿和多尿。由于肾小管和集合管对ADH不敏感可致“肾性尿崩症”。下丘脑病变使 ADH 分泌减少时，可致“真性尿崩症”。

二、肾在电解质平衡中的作用

肾在血钠、钾、氯、钙、磷、镁等电解质的相对平衡中均发挥了重要的作用。这里主要介绍钠和钾的平衡与调节。

1. 钠的平衡与调节

一般情况下，钠的排出量与摄入量保持平衡，即多吃多排、少吃少排、不吃不排。由于钠主要从尿液中排出，这就意味着保持血钠浓度的相对恒定是通过调节尿钠的排出量与摄入量而实现的。

（1）肾小球滤过率和肾小管的重吸收：摄钠多时，血浆晶体渗透压升高，刺激下丘脑的渗透压感受器，引起渴觉和抗利尿激素释放，渴觉导致饮水，抗利尿激素的作用使血容量增加，肾小球滤过率增加。与此同时，血浆胶体渗透压的下降也使得肾小球滤过率增加，尿排钠量增加。

（2）醛固酮的调节：醛固酮具有保钠保水和排钾的作用。摄钠多时，血钠升高，血容量增多，两者均使肾素及血管紧张素分泌减少，醛固酮分泌受到抑制，因而肾小管重吸收钠减少，排钠增加。反之亦然。这是调节钠平衡最重要的途径。

（3）心房利钠肽：心房利钠肽为心房细胞合成分泌的具有强烈利尿钠作用的肽类激素。它可能通过以下几个方面增加钠的排出：①直接抑制肾小管重吸收钠。②舒张血管，增加肾血流量。③增加肾小球滤过率。④抑制肾素－血管紧张素－醛固酮系统。

此外，摄钠轻度增加时，前列腺素、缓激肽等的分泌也增加，减少集合管吸收钠。当大量摄入钠时，还可导致管周毛细血管压升高，血浆胶渗压降低，阻碍液体的重吸收，有利于溶质和水“回漏”到管腔，使排钠增加。

2.钾的平衡

与调节血钠一样，血钾平衡也依赖于调节钾的排出量与摄入量。尿钾的排出特点是多吃多排、少吃少排、不吃也排。故临床上不能进食的患者应当注意补钾。出生后前10天的新生儿，钾排泄能力较差，故血钾偏高。

肾小管对血钾是双向转运，既可重吸收又可分泌钾。由于肾小管重吸收钾相对恒定，故调节钾平衡主要是改变钾的分泌量。

（1）醛固酮水平：醛固酮水平升高可促进排钾，反之亦然。

（2）血钾浓度：血钾浓度升高时，直接促使肾小管上皮细胞摄钾增多，细胞内钾浓度升高，导致远曲小管泌钾增多。同时，也刺激肾上腺皮质分泌醛固酮增加，促进排钾。

（3）血 H^+ 浓度：酸中毒时，血 H^+ 浓度升高，H^+-Na^+ 交换加强，竞争性地使 H^+-K^+ 交换减弱，导致血钾升高。此时，小管细胞摄钾减少，细胞内钾浓度降低，排钾也减少。

（4）远曲小管液的 Na^+ 浓度：远曲小管重吸收 Na^+ 增加时，分泌 K^+ 也增加。反之亦然。

（5）血浆渗透压：注射高渗盐水或甘露醇可使血钾水平升高，且血钾水平升高的程度与渗透压的升幅有关。高渗导致高钾的机制尚不清楚。推测为高渗时胞内水转向胞外，同时带出一定的钾。另一原因可能是细胞在高渗下代谢受到影响，导致钾从胞内渗漏增加。

（6）胰岛素：胰岛素可刺激体内许多细胞摄钾。它与细胞膜上的特异性受体相结合，激活 Na^+-K^+-ATP 酶，使细胞出现超极化。此外，胰岛素尚可激活细胞膜上的 H^+-Na^+ 交换，导致细胞内碱化，激活磷酸果糖激酶，使钠内流增加，而增加的钠必须由 Na^+-K^+-ATP 酶将 Na^+ 泵出，从而引起血 K^+ 升高。许多研究还表明，胰岛素可增加细胞 Ca^{2+} 的外流，胞内的 Ca^{2+} 变化可能是胰岛素对钾作用的第二信使。

三、肾在维持酸碱平衡中的作用

正常人动脉血的pH波动于7.35～7.45，体液pH明显变化时，将影响蛋白质的结构、酶的活性及中枢神经系统的功能，因此维持体内正常的酸碱平衡是必须的。除了体液缓冲系统和肺脏外，肾在体内酸碱平衡调节中起重要作用。与成人相比，新生儿及婴幼儿易发生酸中毒，原因有：①肾保留 HCO_3^- 的能力差，碳酸氢盐的肾阈低。②泌 NH_3 和泌 H^+ 的能力低。③尿中排磷酸盐量少，故排出可滴定酸的能力受限。

1. 碳酸氢钠的重吸收

血浆中的 $NaHCO_3$ 是体内最重要的碱储。经肾小球滤过的 $NaHCO_3$ 99% 都被重吸收，其中 80% ~90% 在近端小管重吸收。10% 在远端肾小管重吸收，肾小管上皮细胞通过 Na^+ -H^+ 交换使 H^+ 进入小管液，进入小管液的 H^+ 与 HCO_3^- 结合生成 H_2CO_3，很快生成 CO_2 和水，这一反应由上皮细胞顶端膜表面的碳酸酐酶（CA）所催化，CO_2 为高度脂溶性，很快以单纯扩散方式进入上皮细胞内，在细胞内，CO_2 和水又在 CA 的催化下形成 H_2CO_3，后者很快解离成 H^+ 和 HCO_3^-。H^+ 则通过顶端膜上的 Na^+-H^+ 逆向转运进入小管液，再次与 HCO_3^- 结合形成 H_2CO_3。细胞内的大部分 HCO_3^- 与其他离子经联合转运方式进入细胞间隙；小部分通过 Cl^--HCO_3^- 逆向转运进入细胞外液。两种转运方式所需的能量均由基底侧膜上的 Na^+-K^+-ATP 酶提供。因此肾小管重吸收 HCO_3^- 是以 CO_2 的形式进行的。

2. 尿液的酸化

近端小管液的 pH 下降较少，流经远端小管后，尿液已明显酸化。近曲小管与远曲小管上皮细胞通过 Na^+ -H^+ 交换主动泌 H^+，但由于远曲小管侧膜缺乏 CA，不能催化管腔中形成的 H_2CO_3 分解成 CO_2 和 H_2O，故大量 H^+在远曲小管中堆积使小管液的 Na_2HPO_4 转变成 NaH_2PO_4，故尿呈酸性。在这个过程中，一方面排出了 H^+，而且形成的 NaH_2PO_4 为弱酸盐。缓冲了小管液 pH 的急剧下降，有利于肾小管持续泌 H^+。同时，远曲小管细胞中再次形成的 HCO_3^-与 Na^+一起重吸收到小管周围血液，给机体提供碱储。

3. NH_3 的分泌

远曲小管和集合管细胞中 60% 由谷氨酰胺脱氨、40% 由其他氨基酸脱氨生成 NH_3。NH_3 具有脂溶性，能通过细胞膜自由扩散。但由于小管液的 pH 较低，故 NH_3 较易向小管液中扩散，与小管细胞分泌的 H^+ 结合生成 NH_4^+，小管液中 NH_3 浓度因此下降，加速 NH_3 向小管液中扩散，NH_4^+再与小管液中的 Cl^- 或 SO_4^{2-} 结合成铵盐排出。故 NH_3 的分泌与 H^+ 分泌密切相关，H^+ 分泌增加促使 NH_3 的分泌增多。其次是小管液中的负离子以 Cl^- 最多，但小管液中只有 H^+ 与 Cl^- 结合成 HCl。因为 HCl 为强酸，可使肾小管液 pH 迅速降至 4.5 以下，阻碍肾小管进一步泌 H^+。而 H^+ 与 NH_3 结合形成的 NH_4^+ 再与 Cl^- 结合形成 NH_4Cl（酸性铵盐），可使肾小管持续分泌 H^+。而且，肾小管泌 H^+ 的同时也有一个新的 HCO_3^- 从肾小管细胞转运至血液，因而促进了 $NaCO_3$ 的重吸收，维持了血浆中 HCO_3^- 的正常浓度。

正常情况下，内源性固定酸（硫酸、磷酸、有机酸）的排出，2/3 以铵盐形式存在，1/3 以可滴定酸的形式（NH_2PO_4）存在。NH_3 的分泌发生在远曲小管和集合管。但在酸中毒时，近曲小管也分泌 NH_3。

4. 影响肾泌 H^+ 保碱的因素

（1）血浆 CO_2 分压：肾小管细胞泌 H^+ 的化学反应始于 CO_2 与 H_2O 结合成 H_2CO_3。上皮细胞中 CO_2 可来自管周毛细血管血浆和细胞内代谢产生，尤其以前者更为重要。因此，血浆 CO_2 分压的升降直接影响到肾小管细胞内的 H_2CO_3 生成及 H^+ 的分泌。任何能提高血浆 CO_2 分压的因素，如降低肺通气量或增加机体代谢率均可增加肾小管的分泌。所以，在呼吸性酸中毒时，泌 H^+ 作用增强，$NaHCO_3$ 的重吸收增加，反之亦然。

（2）血 K^+ 浓度：在远曲小管和集合管处存在 Na^+-H^+ 交换和 Na^+-K^+ 交换，两者之间有竞争。高血钾时，Na^+-K^+ 交换加强，排 K^+ 增多，而 Na^+-H^+ 交换减弱，H^+ 浓度增加可造成酸中毒。反之亦然。

（3）血 Cl^- 浓度：在肾小管中，大量的 Na^+ 是与 Cl^- 一起重吸收的。当由于呕吐或胃管引流导致盐酸大量丢失而引起低氯血症时，肾小管中大量 Na^+ 不能与 Cl^- 一起被重吸收，而必须通过 Na^+-H^+ 交换和 Na^+-K^+ 交换来增加 Na^+ 的重吸收，因此造成酸性尿和大量钾的丢失，血浆 $NaHCO_3$ 浓度增高而发生低氯性碱中毒。某些利尿引起低血氯时也出现同样的结果。

（4）盐皮质激素：醛固酮分泌亢进时（如 Cushing 综合征和 Conn 综合征），Na^+-H^+ 和 Na^+-K^+ 交换加强，则排 H^+、排 K^+ 增加，Cl^- 也可因 H^+、K^+ 排出增加而以 KCl 或 NH_4Cl 形式排出，引起低血氯。同时，$NaHCO_3$ 重吸收增加，易产生低钾低氯性碱中毒。但如果在醛固酮增加的同时适当补 K^+，则可不发生碱中毒，提示醛固酮对酸碱平衡的调节可能通过它对细胞外液量和 K^+ 的作用而实现。反之亦然。

（5）甲状旁腺激素：甲状旁腺激素可抑制肾小管对 HCO_3^- 的重吸收。

第四节　肾脏的内分泌功能

一、肾素－血管紧张素－醛固酮系统

1. 肾素

肾素主要由球旁细胞中的颗粒细胞分泌，除肾脏外，一些肾外组织，包括妊娠子宫、脑、肾上腺皮质及某些部位大动脉、大静脉等也可产生肾素。肾素是一种蛋白水解酶，人的肾素有 A、B、C 和 D 共 4 种形式，分子量为（39～42）$\times 10^3$，主要在肝脏灭活，经胆汁排出，半衰期为 30～90min。各种形式的肾素均能催化血浆中的血管紧张素原，使之生成血管紧张素Ⅰ（Ang Ⅰ），后者在转换酶的作用下又可转变为血管紧张素Ⅱ（Ang Ⅱ），Ang Ⅰ还可经氨肽酶的作用转化为Ang Ⅲ。

体内主要起生理作用的物质是Ang Ⅰ和Ang Ⅲ，肾素分泌主要受下列因素调节：

（1）肾脏压力感受器：肾小球旁器本身是压力感受器，它可以感受肾小球入球小动脉内压力和血容量的变化。当入球小动脉内压力降低，肾血流减少时，可刺激肾内压力感受器，使肾素分泌增加。

（2）致密斑感受器：致密斑是肾内的钠感受器，当体内钠量减少时，流经致密斑的钠量亦减少，可以刺激肾素的分泌。

（3）交感神经：电刺激交感神经、注射儿茶酚胺、低血糖、刺激心肺机械性感受器、颈动脉阻塞等激发交感神经兴奋时，均可引起肾素分泌增加。肾上腺素能受体，特别是 β 受体，参与该机制，且可能激活cAMP系统。肾小球旁器具有丰富的交感神经支配，刺激交感神经，通过 β 受体可促进肾素分泌。α 受体作用比较复杂，一般认为，α 受体兴奋可抑制肾素分泌，但在肾小球旁器 β 受体较多，它的作用占优势。

（4）前列腺素：前列腺素特别是 PGI_2、PGE_2 可刺激肾素的合成及释放。使用环氧化酶抑制剂，可抑制一些刺激肾素分泌物质的作用。前列腺素对肾素的作用主要是直接对球旁细胞的作用。目前认为，前列腺素可能在交感神经调节肾素释放中起关键作用。

（5）其他：肾素的分泌还可受到血管紧张素、醛固酮和血管升压素水平的反馈调节。血浆中钙、镁、钾离子亦可影响肾素的释放，高血钙、高血镁、低血钾等都可刺激肾素的分泌。

2. 血管紧张素

具有很强的血管收缩作用，参与机体多方面功能调节，主要通过分布于肾内的血管紧张素受体起作用。受体有两类：AT_1 和 AT_2，均为膜受体。成人主要的Ang Ⅱ受体亚型为 AT_1，以近端小管曲部分布最多。血管紧张素一方面直接作用于血管平滑肌使血管收缩，增加外周阻力，并提高血管平滑肌对升压物质的反应性，促进交感神经与肾上腺分泌儿茶酚胺；另一方面，血管紧张素又可直接作用于肾上腺皮质球状带，促进醛固酮的合成和分泌，促进远端小管和集合小管对水钠的重吸收。血管紧张素可引起肾血管收缩，减少肾血流量，但单个肾小球滤过率却无明显改变，原因在于血管紧张素主要是使出球小动脉收缩，造成出球小动脉阻力上升，虽然肾血浆流量降低，但毛细血管平均压升高，有效滤过压增大与它相互抵消，最终肾小球滤过改变不明显。此外，血管紧张素还可刺激ADH分泌，促进集合小管对水的重吸收。Ang Ⅱ还是一种生长因子，在肾脏生长方面起作用。

3. 醛固酮

醛固酮是肾上腺皮质球状带分泌的一种激素，有促进肾脏远端小管主动重吸收钠、同时促进钾排出的作用，即促进远端小管和集合小管的 $Na^+ - H^+$ 交换，故有“排钾保钠”的作用。醛固酮的分泌除受肾素－血管紧张素－醛固酮（RAA）系统调节外，还受血钾和血钠浓度的影响，血钾升高或血钠降低可直接刺激肾上腺分泌醛固酮。

二、花生四烯酸代谢产物

1. 环氧化酶产物

环氧化酶产物是花生四烯酸在肾脏代谢的主要产物，主要为前列腺素（PGs），包括PGE_2、PGI_2、PGD_2、PGF_2、血栓素A_2（TXA_2）等。其产生、释放受多种因素调节。ADH、缓激肽、血管紧张素Ⅱ、肾上腺素、内皮素、血小板活化因子、5-羟色胺、白介素-1、蛋白激酶C、脂多糖、缺血、缺氧等因素均可刺激环氧化酶产物的合成，cAMP可抑制PGE_2的合成。环氧化酶产物主要通过受体发挥生物效应，其生理作用有：$PGE_{2\alpha}$和PGI_2具有扩张血管的作用，而$PGF_{2\alpha}$和TXA_2具有收缩血管的作用；促进肾素释放；促进钠盐排泄；抑制肾脏的浓缩功能；促进系膜增殖、基质增生。

2. 脂氧化酶产物

脂氧化酶产物主要为白三烯（LTs）、脂氧素（LXs）。其肾脏合成的基础水平很低，在炎症等因素的刺激下合成显著增加。其肾脏效应通过受体介导。LTC_4和LTD_4可导致肾血管收缩，滤过率下降，并促进系膜细胞与肾小球细胞的黏附及系膜细胞和肾小球上皮细胞的增殖。LTB_4可引起轻度的血管扩张和利尿效应。LXs具有拮抗LTs的作用。另外脂氧化酶产物可能影响肾脏的水盐代谢。

3. 细胞色素P-450单氧化酶途径产物

细胞色素P-450单氧化酶途径产物主要有表氧化二十碳四烯酸（EETs）等，它们除能抑制近端小管Na^+-K^+-ATP酶活性，还可影响血管张力，并可能在肾脏细胞的生长调节中起重要作用。

三、激肽释放酶－激肽系统

肾激肽释放酶主要是由肾皮质近端小管上皮细胞分泌的一种蛋白酶组成的。组化分析法测定，激肽释放酶浓度越向肾组织深部越低，到肾乳突可几乎完全阙如。激肽释放酶作用于血浆中低分子量激肽原，产生一种十肽物质——赖氨酸缓激肽，也称胰激肽或血管舒张素。在氨基肽酶的作用下，血管舒张素失去赖氨酸成为缓激肽，缓激肽在激肽酶的作用下水解失活。血管舒张素和缓激肽是已知的最强烈的舒张血管物质，可使器官局部血管舒张，调节局部血流量。因此可增加肾血流量及肾对水、盐的排出。其次，参与动脉血压的调节，使血管舒张，动脉血压下降。另外，缓激肽在肾内还可促使PG的合成。PG和激肽释放酶激肽系统以及ANP一起对AngⅡ和NE在调节排Na^+、排水上起相互制约作用。

四、心房利钠肽

心房利钠肽（ANP）为心房肌合成的激素，脑、肺和肾也可合成，具有强烈的利尿和利尿钠作用，也称心钠素。循环中的 ANP 由 28 个氨基酸残基组成。已鉴定出的 ANP 受体主要有两种类型：清除型和环鸟嘌呤型。肾皮中 90%ANP 受体属于清除型，而环鸟嘌呤型受体大量存在于肾小管和集合小管中。ANP 作用机制包括：抑制集合小管对 NaCl 的重吸收，ANP 与集合小管上皮细胞基侧膜上的 ANP 受体结合，激活鸟苷酸环化酶，造成细胞内 cGMP 含量增加，后者使管腔膜上的 Na^+通道关闭，抑制 Na^+ 重吸收，增加 NaCl 的排出；使出球小动脉、入球小动脉，尤其是入球小动脉舒张，增加肾血管流量和肾小球滤过率；抑制肾素分泌；抑制醛固酮分泌；抑制 ADH 的分泌。

五、内皮素

内皮素（ET）是一个由 21 个氨基酸残基组成的酸性多肽家族，目前已发现至少包括 3 个成员，即 ET-1、ET-2 和 ET-3。内皮素的氨基酸顺序具有高度同源性，但其基因结构及其在染色体上的定位完全不同。内皮素具有强烈的缩血管效应，体内多种组织中有内皮素基因表达，在肾脏组织中，人们现已知道内皮素主要来源于肾小球毛细血管内皮细胞。此外，在人类中，内髓集合小管上皮细胞中也有内皮素产生。人们现已发现的内皮素受体有两类，A 型受体（ETA-R），对 ET-1 与 ET-2 有高亲和力，对 ET-3 亲和力低；B 型受体（ETB-R）对三者有相同的亲和力。在肾脏中，两种受体分布差异显著，ETA-R 局限于肾小球、直小血管和弓形血管，ETB-R 局限于内髓集合小管与肾小球。ET 直接作用于血管平滑肌上的特异受体发挥效应，ET-1 的缩血管效应比 Ang Ⅱ强 10 倍，肾脏对 ET-1 的缩血管效应比其他处血管敏感 10 倍。

内皮素对肾脏尿生成的影响与其浓度有关，内皮素可引起肾脏血管收缩，并且对入球小动脉及出球小动脉有相似的收缩效应。所以，小剂量给予内皮素时，可使 GFR 及 RBF 显著下降和尿钠排泄增加。现在人们认为，大剂量的内皮素引起利尿钠作用可能是通过刺激心肌细胞心房肽释放增加而引起的。肾动脉夹闭造成急性肾组织缺血，再灌注时血浆中 ET-1 水平升高，内皮素基因表达水平升高。用内皮素抗血清后，缺血引起的肾功能及肾组织损伤有明显改善，单个肾小球滤过率增加了 60%，肾血浆流量增加了 2 倍，肾小球毛细血管压升高及出球小动脉、入球小动脉阻力降低等。所以，有人认为内源性内皮素在很大程度上参与了急性缺血性肾衰竭的病理生理过程。

六、一氧化氮

一氧化氮（NO）被称为内源性血管舒张因子，人们现已知道 NO 来源于 L- 精氨酸（L-Arg），催化这个过程的关键酶被命名为一氧化氮合成酶（NOS），目前已经从不同动物的不同组织及内皮细胞中分离出多种 NOS 同工酶，不同的 NOS 同工酶间有很大差异，主要表现在催化功能基团、单体分子量、酶特异活性、对 Ca^{2+} 和钙调蛋白的依赖性等方面的差异。根据对 Ca^{2+} 及钙调蛋白的依赖性，NOS 被分为依赖于 Ca^{2+} 及钙调蛋白型 cNOS 和不依赖于 Ca^{2+} 及钙调蛋白型 iNOS。

在肾脏组织的不同细胞中，有 cNOS 及 iNOS 分布，cNOS 主要存在于内皮细胞和致密斑细胞，在细胞因子的诱导下，近端小管上皮细胞及内髓集合小管细胞可表达 iNOS。

NO 的作用主要通过其受体分子 SGC 发挥。SGC 是由两个亚单位，即长链 α 亚单位和短链 β 亚单位组成的异质二聚体。尽管 α 亚单位和 β 亚单位都含有 C 端催化位点，但二者形成二聚体时才能发挥催化作用，即使 GTP 转变成 cGMP。

NO 对肾脏血流动力学及尿的生成均有影响，研究者在大鼠肾脏离体灌注实验中发现，在灌注液中去除 L-Arg 后，肾脏灌流率、肾小球滤过率和尿流率明显下降，而滤过指数显著上升，肾脏绝对钠含量及葡萄糖重吸收较对照组显著下降，而对钾的处理及自由水重吸收没有影响。上述作用与 NO 合成抑制剂的效应完全相同，由此可知，L-Arg 在正常肾脏血流动力学和肾小管功能调节中有重要作用，而其作用通过 NO 完成。

NO 还与多种血管活性物质间有相互作用。肾内灌流 Ach 可产生明显的血管扩张及利尿利钠效应，NO 合成抑制剂可拮抗 Ach 的上述作用，提示 Ach 的血管扩张及肾脏效应可能是 NO 介导的。另外，NO 也是缓激肽血管扩张和利钠利尿作用的基础。

血管紧张素Ⅱ可使肾小球出球小动脉明显收缩，但对入球小动脉的收缩作用较弱，研究者对机制的研究发现，出球小动脉和入球小动脉对血管紧张素Ⅱ的敏感性差异是由于 NO 的关系。出球小动脉和入球小动脉 NOS 表达及合成可能存在局部差异，结果，NO 只拮抗了血管紧张素Ⅱ对入球小动脉的收缩作用，而对出球小动脉影响不明显。

研究者通过对大鼠肾脏缺血 - 再灌注后对肾脏内皮 cNOSmRNA 表达的影响的研究发现，正常情况下 cNOSmRNA 表达较低，但缺血后其表达显著增加，并持续高表达至少 1 周，提示肾脏缺血后 NO 需求增加，可能有助于肾血流动力学的恢复及水钠潴留的缓解。

七、促红细胞生成素

促红细胞生成素（EPO）为存在于血清中的糖蛋白，分子量因种属与检测方法不同而有较大差异，为 20000 ~ 70000。人 EPO 半衰期为 1 ~ 2d，主要在肝脏灭活。约 90% 以上的 EPO 由肾远曲小管和肾皮质及外髓部分小管周围毛细血管内皮细胞产生，不到 10% 由肾外组织产生。其作用主要为促使骨髓原始血细胞向原始红细胞分化，促进骨髓红细胞成熟以及血红蛋白的合成，促使骨髓网织红细胞释放入血。肾脏 EPO 的生成和释放主要受组织氧的供求比例来调节，缺氧可使肾脏产生红细胞生成因子，后者作用于血浆中肝脏产生的促红细胞生成素原，使之转变成有活性的 EPO。缺氧还可使肾脏释放一种“EP 脂质抑制物”的复合物，后者在血浆蛋白质因子的作用下离解出 EPO。缺氧能刺激肾脏直接产生 EPO。反之，高氧症、过量输血等则可抑制 EPO 生成。此外，血管紧张素、醛固酮、儿茶酚胺等可引起血管收缩，使组织缺氧，促进 EPO 产生。促肾上腺皮质激素、肾上腺皮质激素、甲状腺素、生长激素等可促进代谢，加强氧的利用，使 EPO 生成增加。雄激素可促进肝脏促红细胞生成素原的合成，增加组织代谢率，促进肾脏红细胞生成因子分泌，使 EPO 合成加速，红细胞生成增加。而雌激素作用则相反，使红细胞生成减少。

八、活性维生素 D_3

维生素 D 是调节机体钙、磷代谢的重要激素，其活性代谢产物为 1，25-（OH）$_2D_3$。维生素 D_3 在肝内进行 25 位羟化，产生 25-（OH）D_3。肾脏近端小管的上皮细胞线粒体内含 1α 羟化酶，可催化 25-（OH）D_3 转变成 1，25-（OH）$_2D_3$。1，25-（OH）$_2D_3$ 通过调节小肠黏膜上皮细胞内的肠钙蛋白，促进肠道内钙、磷的吸收，促使骨髓造血祖细胞向破骨细胞分化，释放破骨细胞活性刺激因子，促进骨钙动员，还能促进肾小管钙、磷重吸收，并抑制甲状旁腺素分泌。最终导致细胞外钙、磷浓度升高，促进骨样组织和软骨钙化。低血钙、低血磷可促使 1,25-$(OH)_2D_3$ 的生成；高血钙、高血磷则使之生成减少。甲状旁腺素通过激活 1α 羟化酶而刺激 1，25-（OH）$_2D_3$ 的产生，而 1，25-（OH）$_2D_3$ 浓度增加时可抑制 1α 羟化酶，进行自身负反馈调节，使其生成减少。

【参考文献】

[1] 刘光陵，夏正坤，高远赋 . 临床小儿肾脏病学 [M]. 上海：第二军医大学出版社，2003.
[2] 石毓澍，马腾骧 . 临床肾脏病学 [M]. 天津：科学技术出版社，1982.
[3] 余元勋 . 中国分子肾脏病学 [M]. 合肥：安徽科学技术出版社，2017.
[4] 刘伏友 . 孙林 . 临床肾脏病学 [M]. 北京：人民卫生出版社，2018.
[5] 吕家驹，傅强 . 临床实用肾脏外科学 [M]. 北京：军事医学科学出版社，2010.
[6] 王海燕 . 肾脏病学 [M].2 版 . 北京：人民卫生出版社，1996.

第三章

小儿肾脏病理学

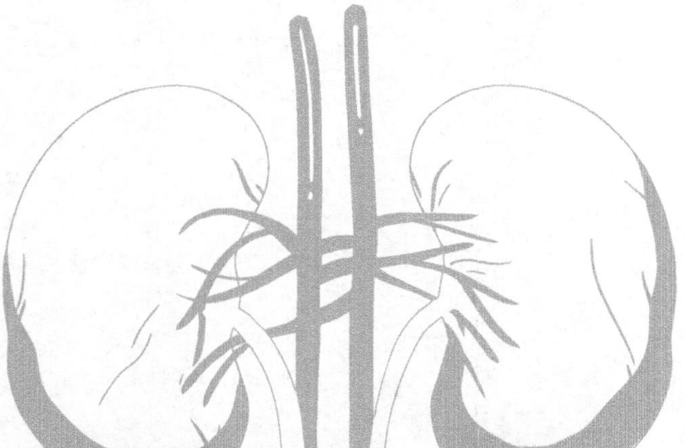

一、肾脏病理研究方法

1. 传统病理学技术

临床使用通过肾穿刺活检技术获得的肾组织进行肾小球疾病的病理诊断，除普通苏木素伊红（HE）染色外，还要进行过碘酸 Schiff（PAS）染色才可以显示基膜和系膜基质、过酸六胺银（PASM）染色可以更加清晰地显示基膜，Masson 三色染色可以显示包括免疫复合物在内的特殊蛋白性物质，Fibrin 染色可以显示血栓和纤维素样坏死，针对一些特殊化学成分，可利用组织化学技术进行特殊染色，如苏丹Ⅲ可显示脂肪滴，普鲁士蓝可显示含铁血黄素颗粒等。除进行光镜观察外，还要进行免疫荧光和透射电镜检查。免疫荧光可以检测到免疫球蛋白（IgG、IgA、IgM 等）和补体（C3、C4、C1q 等）沉积，透射电镜可以观察肾脏超微结构改变以及免疫复合物沉积的状况及部位。

2. 现代病理学技术

显微切割技术（micro-desection）：可以从构成复杂的组织中切割下一定量的某特定同类细胞群，多用于肿瘤的克隆性分析、肿瘤发生和演变过程中细胞基因改变的比较等分子生物学研究。

流式细胞术（flow cytometry，FCM）：可以对细胞或亚细胞结构进行快速测量的新型细胞分析技术和精确分选技术。具有准确、快速和高分辨率的特点，用于分析细胞周期，研究细胞增殖动力学，分析细胞增殖与凋亡；分析细胞分化，辅助鉴别良恶性肿瘤；进行细胞快速筛选和收集；细胞多耐药基因检测，分析药物在细胞内含量、分布和作用机制。

免疫组织化学技术（immunohistochemistry，IHC）：结合了免疫学和组织化学技术利用抗原抗体反应检测或定位化学物质，具有较高的敏感性和特异性。

核酸原位杂交技术（in situ hybridization，ISH）：将组织化学和分子生物学结合，用以检测和定位核酸，可分为 DNA-DNA 杂交、DNA-RNA 杂交、RNA-RNA 杂交。应用于细胞特异性 mRNA 转录定位，用于基因图谱、基因表达研究，受感染组织中病毒的核酸检测定位，癌基因抑癌基因转录水平的表达以及变化，基因在染色体上的定位，染色体数量异常和染色体易位的检测，分裂间期细胞遗传学的研究。

原位聚合酶链反应技术（in situ polymerase chain reaction，in situ PCR）：结合了聚合酶链反应 PCR 和核酸原位杂交 ISH，在冰冻切片或石蜡包埋组织切片、细胞涂片或培养细胞玻片上对核酸进行检测和定位的技术。用于对低拷贝内源性基因进行检测和定位。

比较基因组杂交技术（comparative genomic hybridization，CGH）：利用不同荧光染料标记肿瘤细胞 DNA 和正常细胞 DNA，通过一次杂交可对某肿瘤全基因组染色体拷贝数量的变化进行检测，主要用于肿瘤发病的分子机制研究。

第二代测序技术（next-generation sequencing，NGS）：具有大规模、高通量、短时间、低成本的特点，一次性可以完成上百万条 DNA 分子的测序，在全基因组和转录组测序中得到广泛应用。NGS 还可以用于诊断疾病，研究疾病发病机制，可为临床提供突变特征、药物靶点选择等综合信息，辅助肿瘤个体化治疗的实施。

生物芯片技术：包括基因芯片、蛋白质芯片和组织芯片。基因芯片（gene chip）：又称作 DNA 芯片，把大量靶基因或寡核苷酸片段有序高密度地排列在硅片、玻璃片、尼龙膜等载体上，形成 DNA 微点阵。在基础医学领域，主要用于基因表达谱分析、肿瘤基因分型、基因突变检测、新基因寻找，遗传作图等，在临床医学领域，主要用于抗生素和抗肿瘤等药物的筛选和疾病的诊断。

蛋白质芯片（protein chip）：把不同种类的蛋白质分布于某一载体上，用荧光标记的已知抗体或配体和待测样本的抗体或配体一起同芯片上的蛋白质竞争结合，利用荧光扫描仪测定芯片上各点阵的荧光强度。用于蛋白质表达的大规模、多种类筛查，或多种感染因素的筛查以及肿瘤的诊断。

组织芯片（tissue chip）：把数十至数百个组织片整齐排列在某一载体上，形成微缩组织切片。可单独使用或结合基因芯片使用，用于基因及其蛋白表达产物的分析和基因功能的研究，用于基因探针的筛选，抗体等生物制剂的鉴定，组织学和病理学实习教材和外科病理学微缩图谱。

3. 学科融合技术

激光扫描共聚焦显微镜 LSCM：结合光学显微镜、激光扫描技术和计算机图像处理技术。横向和纵向分辨率均明显高于传统光学显微镜。进行组织细胞观察，最常使用苏木素 - 伊红染色（HE）染色。

病理图像采集技术：数字切片 / 虚拟切片，系统通过计算机控制自动显微镜，对观察到的病理切片进行全自动聚焦扫描，逐幅自动采集数字化显微图像，高精度多视野无缝隙自动拼接成一幅完整切片的数字图像。具有高清晰度、高分辨率、色彩逼真、操作便捷、易于保存、便于检索和管理等优点。可应用于病理科信息管理、病理学教学和科研、远程会诊等多方面领域。

病理图像分析技术：弥补了病理形态学的定性观察，具有更加客观的定量标准，主要用于肿瘤细胞核形态参数的测定，组织病理学分级和预后判断，或用于 DNA 倍体测定和 IHC 显色反应半定量。

生物信息技术（bioinformatics）：涉及生物学、数学、物理学、计算机科学和信息科学，以计算机网络为工具，以数据库为载体，建立各种计算模型，对大量生物学数据进行收集、储存、集成、查询、处理和分析。

人工智能技术（artificial intelligence，AI）是研究解释和模拟人类智能、行为及其规律的一门学科，可用于病理形态数据分析，整合免疫组织化学，分子检测数据和临床信息，综合得出的病理诊断报告，为患者提供预后信息和精准药物治疗。

二、肾小球疾病

（一）发病机制

肾小球疾病的主要发病原因是抗原抗体反应。其中，抗原可分为内源性抗原和外源性抗原（包括各种病原微生物、药物、外源性凝集素、异种血清等）两类，内源性抗原又可分为肾小球源性抗原（包括肾小球基膜抗原、足细胞、内皮细胞和系膜细胞膜抗原等）和非肾小球源性抗原（包括DNA、核蛋白、免疫球蛋白、肿瘤抗原和甲状腺球蛋白等）。抗体与血液循环中的外源性抗原或非肾小球源性抗原结合形成循环免疫复合物，与肾小球源性抗原结合形成原位免疫复合物，进而激活多种炎症介质，损伤肾脏。

1. 免疫复合物沉积

A. 循环免疫复合物沉积（图3-1）：

抗原为外源性或内源性非肾小球性。系膜区、内皮细胞与基膜之间，构成内皮下沉积物，基膜与足细胞之间，构成上皮下沉积物。

（1）转归：可被巨噬细胞和系膜细胞吞噬降解，少量抗原作用一过性存在，炎症很快消退，大量抗原持续性存在，免疫复合物不断形成和沉积，引起肾小球慢性炎症。

（2）影响因素：免疫复合物分子大小：大分子复合物常被血液中的吞噬细胞清除，小分子复合物易通过肾小球滤过膜，均不易在肾小球内沉积，只有中分子复合物易沉积在肾小球内。免疫复合物携带的电荷：含阳离子的复合物可穿过基膜，易沉积于上皮下；含阴离子的复合物不易通过基膜，常沉积在内皮下；中性电荷复合物易沉积于系膜区。其他影响因素：肾小球血流动力学、系膜细胞功能、滤过膜电荷状况等。

B. 原位免疫复合物沉积（图3-2）：

抗体直接与肾小球本身的抗原成分或经血液循环植入肾小球抗原发生反应，在肾小

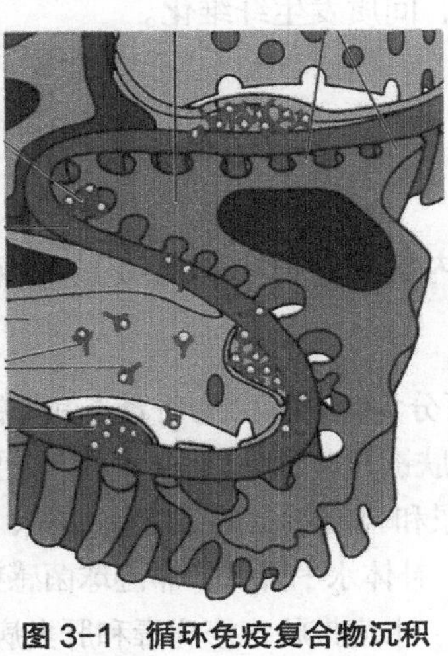

图3-1　循环免疫复合物沉积

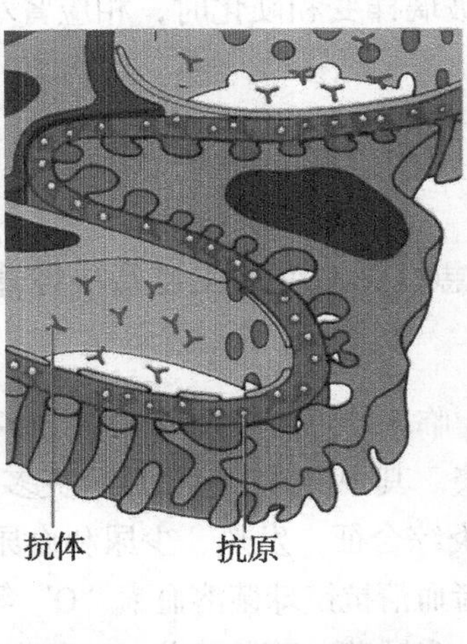

图3-2　原位免疫复合物沉积

球内形成原位免疫复合物。

2. 肾小球损伤

在肾小球内形成的抗原抗体复合物（体液免疫）或产生致敏T淋巴细胞（细胞免疫）后，经补体－白细胞介导，通过抗肾小球细胞抗体的作用及单核细胞和巨噬细胞、血小板、肾小球固有细胞等介质参与，引起肾小球损伤，导致各种肾小球疾病的发生。

（二）基本病理变化

1. 肾小球病变

细胞增多（hypercellularity）：肾小球细胞数量增多，系膜细胞和内皮细胞增生或肥大，并可有中性粒细胞、单核细胞及淋巴细胞进群，壁层上皮细胞增生可导致肾球囊内新月体形成。

基膜增厚（basement membrane thickening）：光镜：使用PAS和PASM染色可显示基膜增厚；电镜：表现为基膜本身增厚或内皮下、上皮下、基膜内免疫复合物沉积。

炎性渗出（inflammatory exudation）和坏死（necrosis）：炎细胞浸润和纤维素渗出，毛细血管壁纤维素样坏死，血栓形成。

玻璃样变（hyalinization）和硬化（sclerosis）：光镜：HE染色表现为均质嗜酸性物质沉积；电镜：细胞外出现无定形物质，成分为沉积的血浆蛋白，增厚的基膜和增多的系膜基质。严重时毛细血管管腔狭窄和闭塞，肾小球固有细胞减少甚至消失，胶原纤维增加，最后导致节段性或整个肾小球硬化，肾小球玻璃样变和硬化是各种肾小球病变发展的最终结果。

2. 肾小管和间质病变

由于肾小球血流和滤过性状改变，肾小管上皮细胞常发生变性，管腔内可出现由蛋白质、细胞或细胞碎片浓聚形成的管型，肾间质可发生充血、水肿和炎细胞浸润，肾小球发生玻璃样变和硬化时，相应肾小管萎缩或消失，间质发生纤维化。

（三）常见病理类型

1. 急性弥漫性增生性肾小球肾炎/毛细血管内增生性肾小球肾炎）/感染后肾小球肾炎

（1）临床特点：常见于儿童，多与感染有关，可分为链球菌感染后肾炎和非链球菌感染后肾炎。其中链球菌感染后肾炎多发生于咽部或皮肤链球菌感染后1～4周，主要表现为急性肾炎综合征，发热、少尿和血尿，可出现管型尿和轻度蛋白尿，常伴水肿、高血压。多数患者血清抗链球菌溶血素“O”等抗体滴度升高，补体水平降低。非链球菌感染后肾炎主要由肺炎球菌、葡萄球菌、腮腺炎病毒、麻疹病毒、水痘带状疱疹病毒和肝炎病毒引起。

随着抗生素的广泛使用，典型链球菌感染后肾炎已经相对少见，而病毒感染相关性肾炎逐年增加。儿童预后较好，绝大多数具有自限性，极少数可转变为慢性肾炎，成人预后较差。

（2）病变特点：弥漫性毛细血管内皮细胞和膜细胞增生，伴中性粒细胞和巨噬细胞浸润。

（3）病理表现：

- 大体标本（图 3–3）：大红肾 / 蚤咬肾。双肾轻中度肿大，被膜紧张，肾脏表面充血，表面可见散在粟粒大小的出血点。
- 光镜：肾小球体积增大，内皮细胞和系膜细胞增生，内皮细胞肿胀，可见中性粒细胞和单核细胞浸润，毛细血管腔狭窄或闭塞，肾小球血量减少，病变严重处血管壁发生纤维素样坏死，局部出血，伴血栓形成。部分病例伴有壁层上皮细胞增生，近曲小管上皮细胞变性。肾小管管腔内出现蛋白管型，红细胞或白细胞管型及颗粒管型，肾间质充血水肿，并有炎细胞浸润。
- 免疫荧光：肾小球内颗粒状 IgG、IgM 和 C3 沉积。
- 电镜（图 3–4）：电子密度较高的沉积物，呈驼峰状，多位于脏层上皮细胞和肾小球基膜之间。也可位于内皮细胞下、基膜内、系膜区。

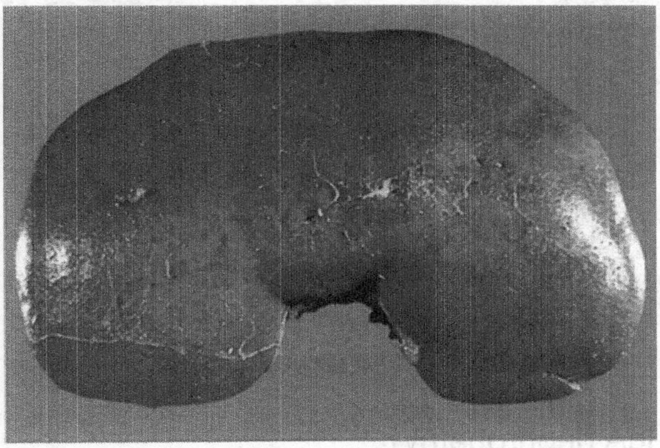

图 3–3　急性肾小球肾炎的大体标本，大红肾

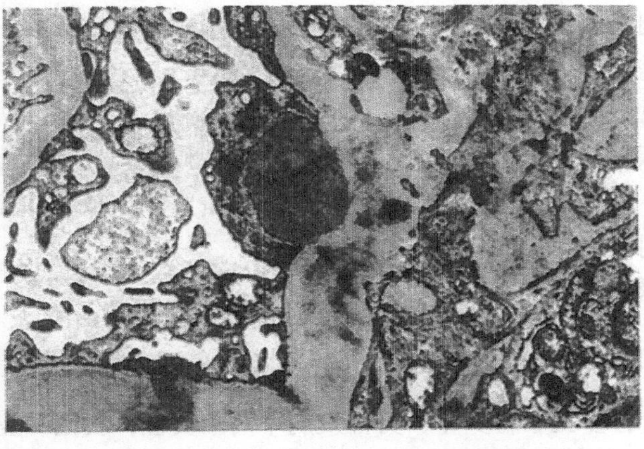

图 3–4　急性弥漫性增生性肾小球肾炎的电镜表现

2. 微小病变性肾小球肾炎 / 微小病变性肾小球病 / 脂性肾病

（1）临床特点：多见于儿童，主要表现为肾病综合征。常有上呼吸道感染或免疫接种史，糖皮质激素对绝大部分患者的疗效明显，少数近期激素依赖或激素抵抗，然而远期预后仍然较好，青春期后通常可以缓解。

（2）病理表现：

- 光镜：肾小球结构基本正常，近曲小管上皮细胞内出现大量脂滴和蛋白小滴。
- 免疫荧光：荧光阴性，无免疫球蛋白或补体沉积。
- 电镜（图 3–5）：肾小球基膜正常，无沉积物，弥漫性脏层上皮细胞足突消失，胞体肿胀，胞质内常有空泡形成，细胞表面微绒毛增多。

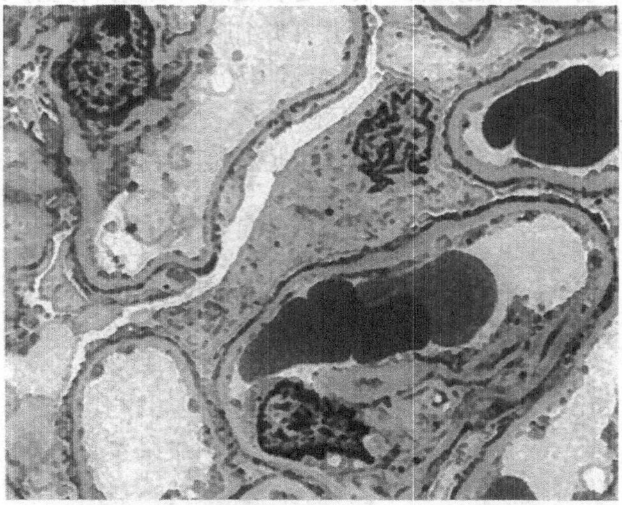

图 3–5 微小病变性肾小球病的电镜表现

3. IgA 肾病（IgA nephropathy）

（1）临床特点：多见于儿童和青少年，常有上呼吸道、胃肠道或泌尿系感染史，表现为反复发作的肉眼或镜下血尿，可为原发性，也可由过敏性紫癜、肝脏疾病、肠道疾病等继发。预后差异较大。

（2）病理表现：

- 光镜：系膜增生性病变，或局灶节段性增生或硬化，有新月体形成。
- 免疫荧光：系膜区 IgA 沉积，可伴有 C3 和备解素，或伴少量 IgG 和 IgM，通常无补体早期成分。
- 电镜：系膜区有电子致密物沉积。

4. 系膜增生性肾小球肾炎

（1）临床特点：多见于青少年，男性发病率高于女性，我国和亚太地区多见，欧美国家少见，主要表现为肾病综合征或无症状性血尿 / 蛋白尿。

(2) 病理表现

- 光镜：弥漫性系膜细胞增生和系膜基质增多。
- 免疫荧光（图 3-6）：IgG（我国较常见）/IgM（国外较常见），C3 沉积。
- 电镜：弥漫性系膜细胞增生，系膜基质增多，系膜区有电子致密物沉积。

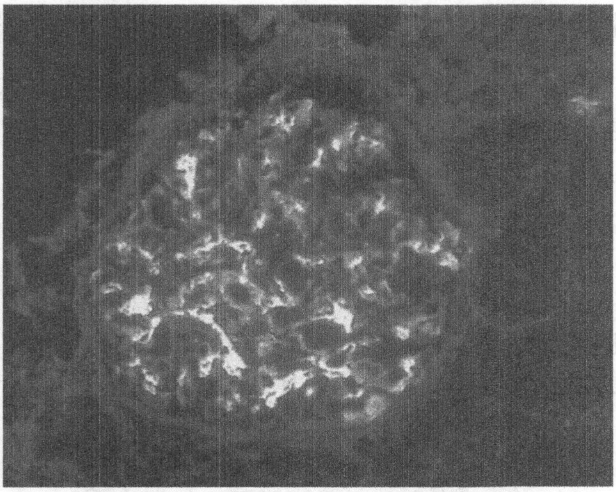

图 3-6　系膜增生伴免疫复合物沉积

5. 膜增生性肾小球肾炎 / 系膜毛细血管性肾小球肾炎

(1) 临床特点：多发生于儿童或青少年，主要表现为肾病综合征，可伴有血尿。疾病慢性进展。预后较差。

(2) 病变特点：肾小球体积增大，系膜细胞和内皮细胞数量增多，可有白细胞浸润，部分病例有新月体形成。沿毛细血管内皮细胞下向毛细血管基底膜广泛插入。导致毛细血管基底膜弥漫增厚，血管球小叶分隔增宽，呈分叶状。

(3) 病理表现

- 光镜（图 3-7）：肾小球体积增大，系膜细胞和内皮细胞数量增多，可有白细胞浸润。

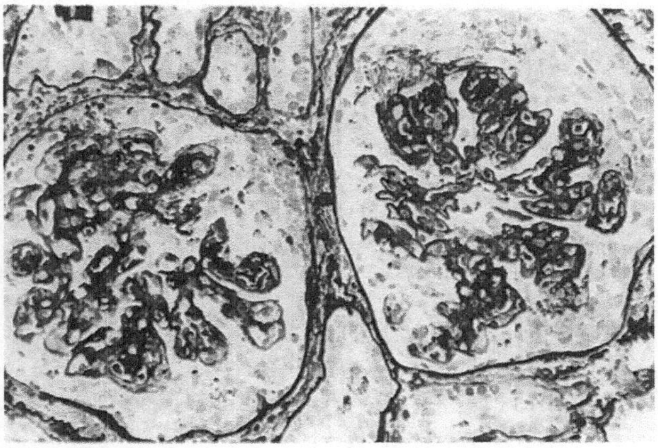

图 3-7　膜增生性肾小球肾炎 PASM 染色，双轨征

- 免疫荧光：Ⅰ型：C3 颗粒状沉积，并可出现 IgG 及 C1q 和 C4 等早期补体成分。Ⅱ型：C3 沉积，通常无 IgG、C1q 和 C4 的出现。
- 电镜：Ⅰ型：系膜区和内皮细胞下出现电子致密物沉积。Ⅱ型：大量块状电子密度极高的沉积物在基膜致密层呈带状沉积。

6. 快速进行性肾小球肾炎 / 急进型肾小球肾炎 / 新月体性肾小球肾炎

（1）临床特点：表现为急进型肾炎综合征，蛋白尿、血尿等症状迅速发展为少尿和无尿，未经及时治疗者可在数周至数月内发展为急性肾衰竭，严重者导致死亡，预后较差。

（2）病变特点：肾小球球囊内有新月体形成。

（3）病理表现

- 大体标本：双肾体积增大、颜色苍白，表面可有点状出血，切面见肾皮质增厚。
- 光镜（图 3-8、图 3-9）：增生的壁层上皮和深处的单核细胞构成，或伴中性粒细胞和淋巴细胞浸润附着于球囊壁层，纤维素渗出于细胞间，在毛细血管球外侧形成新月体或环状结构。早期细胞性新月体以细胞成分为主，中期胶原纤维增多，

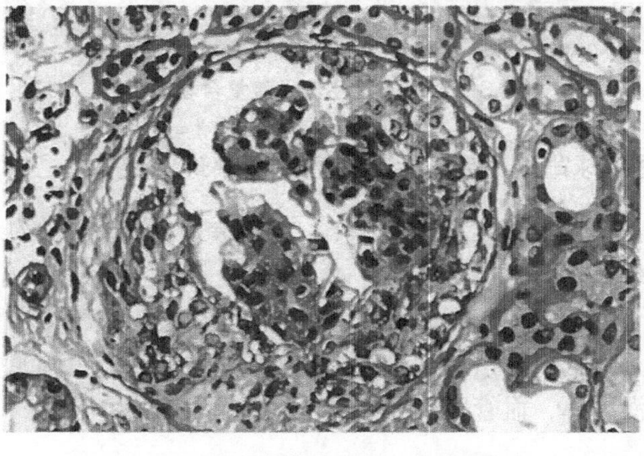

图 3-8　新月体肾炎早期，细胞新月体

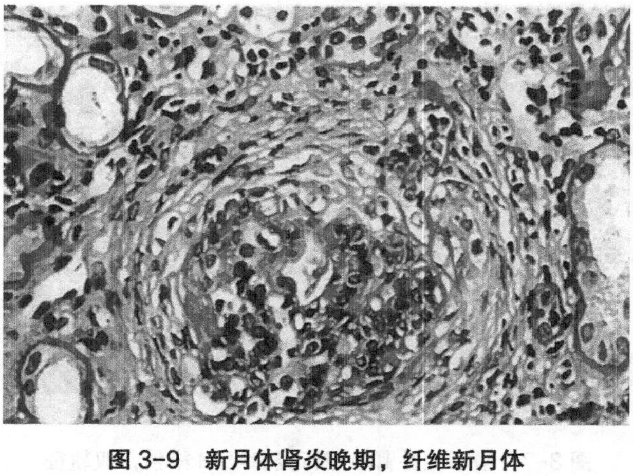

图 3-9　新月体肾炎晚期，纤维新月体

形成纤维－细胞性新月体，晚期形成纤维性新月体，导致肾小球球囊腔变窄，压迫毛细血管丛。肾小管上皮细胞变性，吸收蛋白导致细胞玻璃样变，部分肾小管上皮细胞萎缩甚至消失。肾间质早期出现水肿，炎细胞浸润，晚期可发生纤维化。

- 免疫荧光：Ⅰ型：线性荧光，以 IgG 沉积为主，或伴有补体 C3 沉积。Ⅱ型：颗粒状荧光。Ⅲ型：荧光阴性，无免疫球蛋白或补体沉积。
- 电镜：Ⅰ型：肾小球基膜缺损或断裂。Ⅱ型：有电子致密物沉积。
- 分型：

Ⅰ型：由原位免疫复合物引起：抗肾小球基膜（GBM）抗体。免疫荧光：线性荧光，以 IgG 沉积为主，或伴有补体 C3 沉积。

Ⅱ型：由循环免疫复合物引起：抗原抗体复合物，由感染后肾炎、IgA 肾病、系统性红斑狼疮、过敏性紫癜等疾病发展而来。免疫荧光：颗粒状荧光。电镜：有电子致密物。

Ⅲ型：免疫缺乏，免疫荧光和电镜检查均不能显示病变肾小球内有抗 GBM 抗体和抗原抗体复合物沉积。

7. 局灶节段性肾小球硬化

（1）临床特点：主要表现为肾病综合征，非选择性蛋白尿，多伴有血尿、高血压和肾小球滤过率降低，糖皮质激素治疗效果较差，多发展为慢性肾炎，儿童预后相对较好。

（2）病变特点：部分肾小球的部分小叶发生硬化。

（3）病理表现

- 光镜：局灶性分布，早期累及皮髓交界处肾小球，以后波及皮质全层，病变肾小球部分毛细血管襻内系膜基质增多，基膜塌陷，严重者管腔闭塞。随着病情的进展，受累肾小球逐渐增多，最终整个肾脏肾小球出现硬化，并伴随肾小管萎缩和间质纤维化等改变。
- 免疫荧光：病变部位 IgM，C3 沉积。
- 电镜：弥漫性脏层细胞足突消失，部分上皮细胞从肾小球基膜剥脱。

8. 膜性肾小球病 / 膜性肾病

（1）临床特点：多见于成人，主要表现为肾病综合征，或伴有血尿和轻度高血压，伴肾小球硬化者预后不佳。

（2）病理表现

- 大体标本（图 3–10）：大白肾。双肾肿大，颜色苍白。
- 光镜（图 3–11）：肾小球毛细血管壁弥漫性增厚，增厚的基膜可使毛细血管管腔缩小，导致肾小球硬化。近曲小管上皮细胞内常有被吸收的蛋白小滴，间质有炎细胞浸润。
- 免疫荧光：免疫球蛋白和补体沉积，表现为颗粒状荧光。
- 电镜（图 3–12）：上皮细胞肿胀，足突消失，基膜与上皮之间有大量电子致密物。沉积物之间基膜样物质增多，形成钉状突起。PASM 染色将基膜染成黑色，增厚的基膜与钉突呈梳齿样。钉突向沉积物表面延伸并将其覆盖，使基膜明显增厚，沉积物被溶解吸收后形成空隙呈虫蚀样。

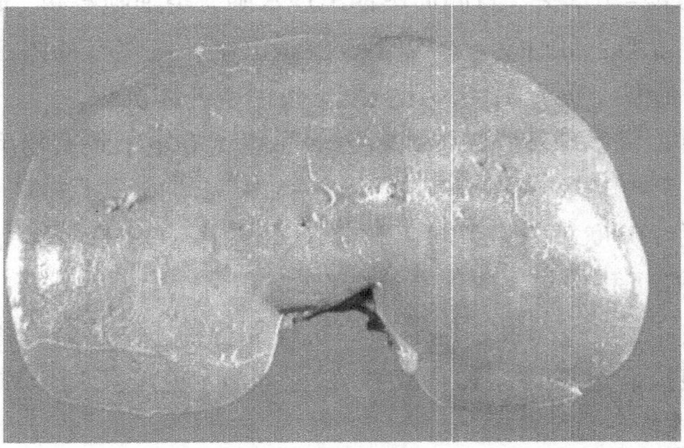

图 3-10　膜性肾小球病的大体标本，大白肾

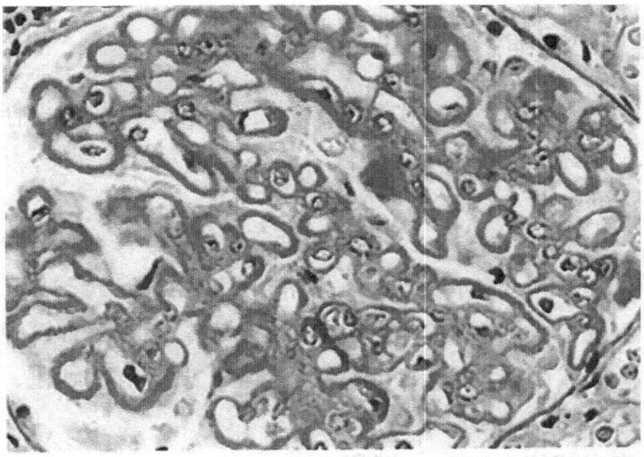

图 3-11　膜性肾病的 PAS 染色

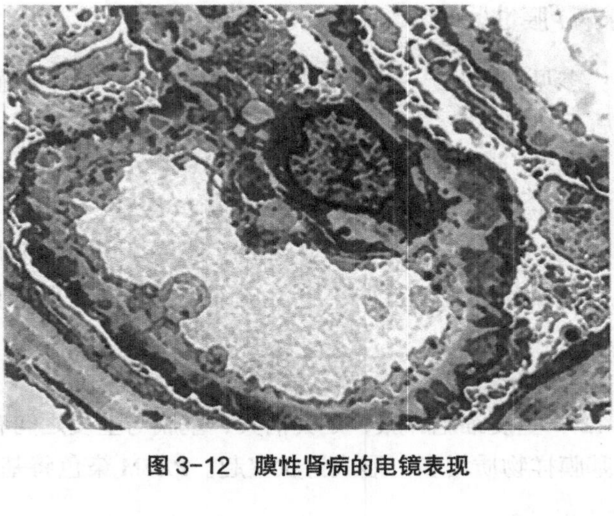

图 3-12　膜性肾病的电镜表现

9. 慢性肾小球肾炎 / 慢性硬化性肾小球肾炎

（1）临床特点：起病隐匿，多有其他类型肾炎病史，早期主要表现为食欲差、贫血、呕吐、乏力、疲倦等症状，或见蛋白尿、高血压、氮质血症、水肿等，晚期主要表现为慢性肾炎综合征。预后较差，未及时进行肾脏替代治疗者多因发展为代谢废物累积引起的尿毒症、高血压引起的心力衰竭或脑出血而死亡。

（2）病理表现

- 大体标本（图 3-13）：继发性颗粒性固缩肾。双肾体积缩小，表面呈弥漫性细颗粒状，切面皮质变薄，皮髓质界限不清。
- 光镜（图 3-14）：大量肾小球发生玻璃样变和硬化，肾小管萎缩或消失，间质纤维化，伴有淋巴细胞及浆细胞浸润。病变轻的肾单位出现代偿改变，肾小球体积增大，肾小管扩张，腔内可出现各种管型。
- 免疫荧光、电镜：多与原发疾病的类型有关。

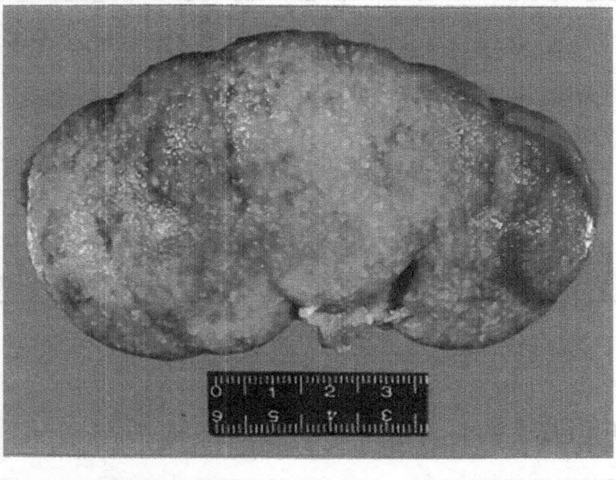

图 3-13　慢性肾小球肾炎的大体标本，继发性颗粒性固缩肾

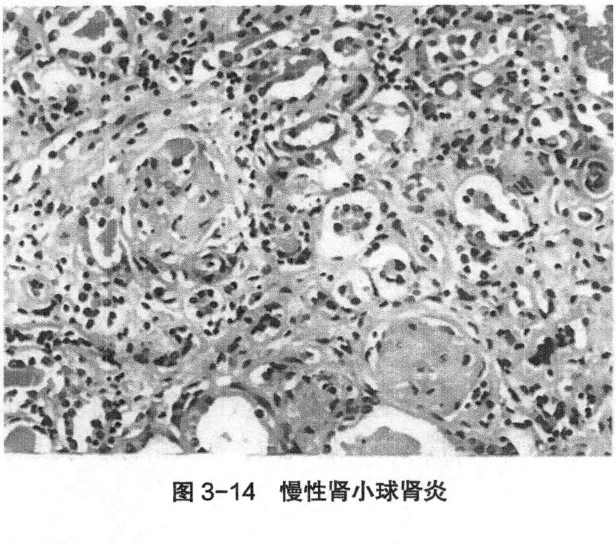

图 3-14　慢性肾小球肾炎

原发性肾小球疾病的病理特点见表 3-1。

表 3-1 原发性肾小球疾病的病理特点

类型	亚型	光镜	免疫荧光	电镜	临床表现
急性肾小球肾炎		弥漫性系膜细胞和内皮细胞增生	基膜和系膜区颗粒状 IgG+C3 沉积	上皮下驼峰状沉积物	急性肾炎综合征
急进性肾小球肾炎	Ⅰ型	新月体形成	线性 IgG+C3	无	急进性肾炎综合征
	Ⅱ型		颗粒状	有沉积物	
	Ⅲ型		无	无	
微小病变性肾小球病		肾小球正常 肾小管脂质沉积	阴性	上皮足突消失，无沉积物	肾病综合征
局灶阶段性肾小球硬化		局灶阶段性玻璃样变或硬化	局灶性 IgM+C3	上皮足突消失，上皮细胞脱落	蛋白尿 / 肾病综合征
慢性肾小球肾炎		肾小球玻璃样变性和硬化	与原发疾病类型有关	与原发疾病类型有关	慢性肾炎综合征 / 肾衰
IgA 肾病		局灶阶段性系膜增生或弥漫性系膜增宽	系膜区 IgA 沉积，可有 C3、IgG、IgM	系膜区沉积物	血尿 / 蛋白尿
系膜增生性肾小球肾炎		系膜细胞增生，系膜基质增多	系膜区 IgG	系膜区沉积物	血尿 / 蛋白尿 / 肾病综合征
膜性肾小球病		弥漫性基膜增厚，钉突形成	基底膜颗粒状 IgG+C3 沉积	上皮下沉积物，基膜增厚	肾病综合征
膜增生性肾小球肾炎	Ⅰ型	系膜细胞增生，基膜增厚，双轨征	IgG+C3，C1q+C4	内皮下沉积物	血尿 / 蛋白尿 / 肾病综合征 / 肾衰
	Ⅱ型		C3，C1q/C4	基膜致密沉积物	

（四）肾小管间质疾病

1. 感染性

A. 急性肾盂肾炎

（1）肾脏体积增大，表面充血，有散在稍隆起的黄白色小脓肿，周围可见紫红色充血带。病灶可呈弥漫性或局限性，多个病灶可相互融合，形成大脓肿，切面肾髓质内见黄色条纹，并向皮质延伸。肾盂黏膜充血水肿，表面有脓性渗出物，严重时，肾盂内有脓液蓄积。

（2）病理特征：灶状间质性化脓性炎症或脓肿形成、肾小管腔内中性粒细胞集聚和肾小管坏死。上行性感染引起单侧病变或双侧病变。首先累及肾盂，局部黏膜充血，组织水肿并有大量中性粒细胞浸润。早期中性粒细胞局限于肾间质，随后累积肾小管，导致肾小管结构破坏，脓肿形成。肾小管为炎症扩散的通道，管腔内可出现中性粒细胞管型。下行性感染引起双侧病变，常先累及肾皮质，病变由肾小球及周围间质逐渐扩展至肾盂。

(3) 并发症：肾乳头坏死，肾盂积脓，肾周脓肿。

B. 慢性肾盂肾炎

慢性反流性肾盂肾炎；慢性阻塞性肾盂肾炎。

(1) 病变特点：慢性间质性炎症，纤维化，瘢痕形成。常伴有肾盂和肾盏的纤维化和变形。上皮间质转化参与了纤维化和瘢痕的形成。

(2) 大体改变：一侧或双侧肾脏体积缩小，出现不规则的瘢痕，不对称。切面皮髓质界限不清，肾乳头萎缩，肾盏和肾盂因瘢痕收缩而变形，肾盂黏膜粗糙，肾脏瘢痕数量多少不等，分布不均，多见于肾的上下极。

(3) 镜下（图 3–15）：局灶性淋巴细胞、浆细胞浸润，间质纤维化。部分区域肾小管萎缩，部分区域扩张，扩张的肾小管内可出现均质红染的胶样管型。

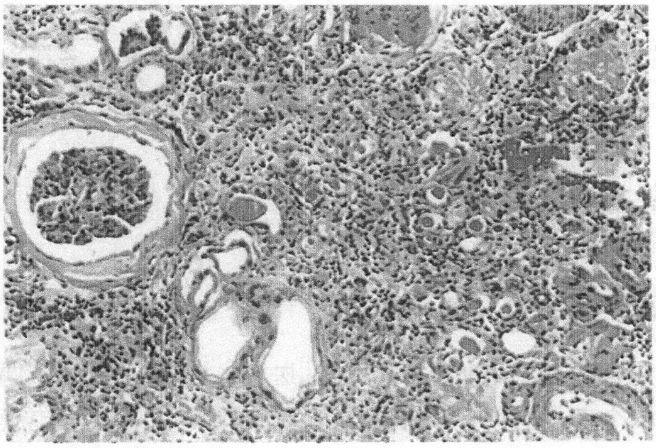

图 3–15　慢性肾盂肾炎

2. 药物、中毒性

A. 急性药物性间质性肾炎：

(1) 病因：服用抗生素、利尿药、非甾体类抗炎药或其他药物引起。

(2) 临床表现：用药后 2～40 天出现发热、一过性嗜酸性粒细胞增高等症状，可伴有皮疹。肾脏病变可引起血尿、轻度蛋白尿、白细胞尿，严重者出现血清肌酐水平增高、少尿等急性肾衰竭的症状。

(3) 发病机制：药物作为半抗原与肾小管上皮细胞胞质或细胞外成分结合，产生抗原性，引起 IgE 形成或细胞介导的免疫反应，导致肾小管上皮细胞和基膜的免疫损伤和炎症反应。

(4) 病变特点：肾间质出现严重水肿、淋巴细胞和巨噬细胞浸润，并有大量嗜酸性粒细胞和中性粒细胞，可有少量浆细胞和嗜碱性粒细胞。肾小管出现不同程度的变性、坏死，一般不累及肾小球。新型青霉素和噻嗪类利尿药等可引起具有巨细胞的间质肉芽肿改变。非甾体类抗炎药可伴有微小病变性肾小球病和肾病综合征等病理表现。

B. 镇痛药性肾炎 / 镇痛药性肾病

(1) 病因：混合服用镇痛药引起。

（2）临床表现：大量服用至少两种镇痛药后出现慢性肾衰竭、高血压和贫血，肾乳头坏死可引起肉眼血尿和肾绞痛。

（3）病变特点：慢性肾小管间质性炎症，伴有肾乳头坏死。大体标本：双肾体积正常或轻度缩小，肾乳头发生不同程度的坏死、钙化和脱落。肾皮质厚薄不一，坏死乳头表面皮质下陷。镜下：肾乳头灶状坏死，严重者整个肾乳头坏死，局部结构破坏，仅见残存的肾小管轮廓，并有灶状钙化，部分肾乳头可从肾脏剥脱，皮质肾小管萎缩，间质纤维化，并有淋巴细胞和巨噬细胞浸润。

C. 马兜铃酸肾病 / 中草药肾病

（1）病因：服用含有肾毒性成分（马兜铃酸等）的中草药引起。

（2）急性马兜铃酸肾病：起病急骤，表现为急性肾衰竭，肾小管坏死或肾小管功能障碍、酸中毒。

（3）慢性马兜铃酸肾病：起病隐匿，部分患者进展迅速，多在出现尿检异常后 1 年内发生尿毒症。

（五）肾脏肿瘤

1. 肾母细胞瘤

肾母细胞瘤是儿童时期最常见的肾脏恶性肿瘤，多见于儿童，偶见于成人，起源于后肾胚基组织，为单个实性肿物，体积较大，边界清楚，可有假包膜，部分可为双侧多灶性。

（1）主要症状：腹部肿块，可伴腹痛、血尿、肠梗阻、高血压等症状。可侵袭肾脏周围脂肪组织或静脉，远端转移可至肺脏等部位。

（2）大体标本：肿瘤质软，切面呈灰白色或灰红色鱼肉状，可有灶状出血、坏死或囊性变。

（3）镜下：可见不同发育阶段肾脏组织，包括间叶细胞、上皮样细胞和幼稚细胞。上皮样细胞为体积小，圆形、多边形或立方形细胞，形成小管或小球样结构，可分化成鳞状上皮。间叶细胞多为纤维性或黏液性，体积较小的梭形或星状细胞，可分化成横纹肌、骨、软骨和脂肪。幼稚细胞较小，为胞质较少的小圆形或卵圆形的原始细胞。

2. 肾细胞癌 / 肾腺癌

肾细胞癌 / 肾腺癌为最常见的肾脏恶性肿瘤，多见于成人，男性高于女性，与吸烟、肥胖、高血压以及职业接触石棉、石油、重金属等有关，多为单个肿物，直径 3 ~ 15cm，单个儿童罕见，多与遗传有关，多为双侧多灶性。

（1）主要症状：腰痛、肾区肿块和血尿。可出现副肿瘤综合征，近端蔓延至肾盂、肾盏、输尿管，或侵犯肾静脉、下腔静脉甚至右心。远端转移可至肺脏和骨骼，亦可出现肝脏、肾上腺以及脑转移。

（2）大体标本：圆形肿块，切面淡黄色或灰白色，伴灶状出血、坏死、软化或钙化。

（3）镜下：肿瘤细胞体积较大，呈圆形或多边形，胞质丰富，透明或呈颗粒状，间质具有丰富的毛细血管和血窦。

【参考文献】

[1] Agnes B，Fogo MD. 肾脏病理诊断图谱 [M].1 版 . 北京：北京大学医学出版社，2007.

[2] 步宏，李一雷 . 病理学 [M].9 版 . 北京：人民卫生出版社，2018.

第四章

小儿肾脏病症状学

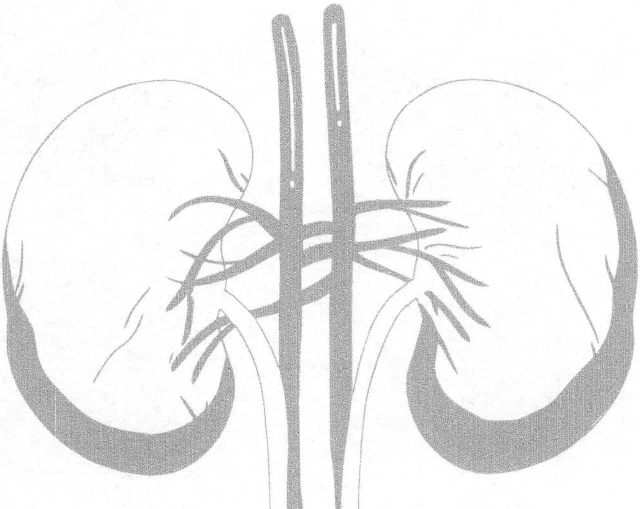

一、西医部分

（一）尿量改变

1. 正常尿量

新生儿：400mL/24h，婴幼儿：400～600mL/24h，学龄前期：600～800mL/24h，学龄期：800～1400mL/24h。

2. 尿液生成过程

肾小球的滤过作用：血液流经肾小球毛细血管使血浆中的部分水、电解质和有机物通过肾小球滤过膜进入肾小囊。血液经过肾小球的滤过作用，形成原尿。受肾小球滤过膜的通透性、滤过面积、有效滤过压以及肾血流量等因素的影响。炎症、缺氧可增加滤过膜的通透性，导致尿量增多；肾实质损害可减少滤过面积，导致尿量减少；休克、心衰可降低肾血流量，导致尿量减少。

肾小管和集合管的重吸收作用和分泌作用：肾小管对原尿中的葡萄糖、氨基酸、Na^+、K^+、Ca^{2+}等物质主动重吸收，对水、Cl^-、尿素等物质被动重吸收。浓度超过重吸收限度，可引起渗透压增高，影响水的重吸收，导致尿量增多。机体代谢产物 H^+、K^+、NH_4^+、肌酐、外来物质 I、酚磺酞、青霉素等，由肾小管分泌排出体外。原尿经过肾小管和集合管的分泌和重吸收，形成终尿。

3. 尿液生成调节

球管平衡：肾小球滤过率和肾小管重吸收率密切相关，可保持平衡。

神经体液调节：自主神经通过血管收缩舒张调节肾血流量，从而控制尿量。下丘脑合成神经垂体分泌的抗利尿激素（ADH）、肾上腺皮质球状带合成分泌的醛固酮、肾脏分泌的肾素、激肽等。

4. 尿量减少

成人尿量＜400mL/24h 或＜17mL/h，儿童尿量＜300mL/24h 或＜15mL/h，称作少尿；成人尿量＜100mL/24h，儿童尿量＜50mL/24h，称作无尿。

A. 分类

按病因可分为肾前性（pre-renal）少尿或无尿；肾性（renal）少尿或无尿；肾后性（post-renal）少尿或无尿。

B. 年龄特点

新生儿：先天畸形、肾发育不全、严重感染、重症肺炎、肾静脉血栓等。

婴儿：肾病综合征、尿路梗阻伴感染、溶血性尿毒症综合征等。

儿童：肾小球肾炎、外伤、中毒等。

C. 发生机制与鉴别诊断

（1）肾性少尿或无尿：多由肾脏疾病实质损害引起。见于严重肾脏疾病，如重症急性肾炎、急进性肾炎、慢性肾炎因严重感染、血压持续升高或肾毒性药物（表 4-1）作用引起肾功能急剧恶化等肾小球病变，急性药物性或感染性间质性肾炎，中毒所致的急性肾小管坏死，严重肾盂肾炎伴肾乳头坏死等肾小管病变。少尿伴血尿、蛋白尿、高血压和水肿，多见于急性肾炎、急进性肾炎；少尿伴有发热、腰痛、尿频、尿急、尿痛，多见于急性肾盂肾炎。少尿伴乏力、食欲减退、腹腔积液和皮肤黄染见于肝肾综合征。

（2）肾前性少尿：多由肾脏灌注不足引起。见于①有效血容量减少：各种原因引起的休克，重度失水（呕吐、腹泻、大量出汗、烧伤等），出血，引起体液大量流失、肾病综合征、肝肾综合征，由于大量水分渗入组织间隙和浆膜腔，有效循环血量减少，肾血流量减少。②心脏排血功能下降：各种原因引起的心力衰竭、严重心律失常、心肺复苏后体循环功能不稳定，由于血压下降，肾血流量减少。③肾血管病变：肾血管狭窄或炎症，导致肾血流量减少。

（3）肾后性少尿：多由尿路阻塞狭窄引起。见于①阻塞性因素：尿路梗阻，如结石、血块、坏死组织阻塞输尿管、膀胱进出口或后尿道。尿路受压，如肿瘤、腹膜后淋巴瘤，腹膜后纤维化，前列腺增生等。尿路狭窄，输尿管手术后，泌尿系结核，溃疡愈合后瘢痕挛缩，肾下垂或游走肾所致的肾扭转等。②精神性因素：神经源性膀胱等。少尿伴肾绞痛，多见于肾动脉血栓形成或栓塞（肾前）、肾结石（肾后）；少尿伴心悸、气促、胸闷、不能平卧，多见于心功能不全（肾前）；少尿伴有排尿困难，多见于前列腺增生（肾后）。

表 4-1　常见引起肾脏损伤的药物和毒物

药物	第一代头孢菌素、氨基糖苷类、新霉素、杆菌肽、多黏菌素、两性霉素 B、四环素、异烟肼、利福平、磺胺类、巴比妥类、水杨酸类、奎宁等
生物毒素	细菌毒素、蛇毒、蜂毒、毒蕈、斑蝥、蜘蛛毒素等
重金属	汞、铋、磷、铅、铜、砷、镉等
有机物	有机氯（DDT 等）、有机磷（DDVP 等）、四氯化碳、煤酚、甲醇、氯仿等
其他	一氧化碳

5. 尿量增多

成人尿量＞ 2500mL/24h，称作多尿。

（1）肾性多尿：由肾小管功能障碍引起，见于①肾脏远曲小管和集合管缺陷；对抗利尿激素反应性降低，远端小管和集合管对水分吸收减少，多尿伴有烦渴、多饮，肾性尿崩症。②肾小管浓缩功能不全：见于慢性肾炎、慢性肾盂肾炎、肾小球硬化、肾小管酸中毒、药物或中毒造成的肾小管损害、急性肾衰竭多尿期等。

（2）内分泌性多尿：抗利尿激素分泌减少，远端小管和集合管对水分的吸收减少，尿量增多，低尿比重，见于中枢性尿崩症。

(3) 醛固酮或甲状旁腺激素分泌过多：见于原发性或继发性（Bartter 综合征）醛固酮增多症、甲状旁腺功能亢进。

(4) 糖代谢紊乱：血糖增高产生渗透性利尿，见于糖尿病。

(5) 精神神经因素：饮入过多水分导致多尿。

(6) 应用药物影响：使用利尿剂、扩血管药物、抗胆碱药物等。

- 多尿伴有酸中毒、骨痛和肌麻痹，见于肾小管酸中毒。
- 多尿伴有烦渴、多饮，见于尿崩症。
- 多尿伴有多饮、多食和消瘦，见于糖尿病。
- 多尿伴有高血压、低血钾和周期性瘫痪见于原发性醛固酮增多症。

（二）尿液性状改变

1. 血尿

尿红细胞超过 3 个 /HP，表现为镜下血尿。尿液含有大量红细胞，含血量超过 0.5mL/L，呈现深红色或有凝块，表现为肉眼血尿。

A. 发生机制

(1) 免疫损伤：免疫复合物沉积，损伤肾小球。

(2) 直接损害：感染、结石、肿瘤，或药物、毒物可损伤泌尿系统，产生血尿。

(3) 遗传因素：多囊肾，肾积水等先天发育异常以及遗传性肾炎（Alport 综合征）、家族性再发性血尿（薄基底膜病）等可引起血尿。

(4) 血液系统：免疫性血小板减少症（immune thrombocytopenia, ITP）再生障碍性贫血，白血病等导致血小板减少、毛细血管通透性增加，血友病等导致凝血功能障碍。

(5) 其他：充血性心力衰竭（congestive heart-failure，CRF）导致肾淤血，亚急性心内膜炎（subacute endocarditis）细菌栓子导致肾栓塞，均可引起血尿的发生。

B. 诊断要点

(1) 判断血尿真假（表 4-2）：尿中存在大量氧化性物质（如血红蛋白、肌红蛋白、细菌过氧化物酶等）可出现假阳性；存在大量还原性物质（如维生素 C 等）可出现假阴性。此外，还需要排除周围出血混入尿液引起的假性血尿。

表 4-2 真假血尿鉴别

类别	外观	镜检红细胞	联苯胺试验
血尿	色鲜红或暗红，浑浊，振荡时可似云雾，静置后可有沉淀	阳性	阴性
血红蛋白尿	色暗红，均匀，振荡时不似云雾，静置后没有沉淀	阴性	阳性
色素染色尿	色深黄或深红	阴性	阴性

(2) 判断血尿部位：上尿路出血，血尿混合均匀，颜色暗红；下尿路出血，血尿

混合不均匀，颜色鲜红，可有血凝块。尿三杯试验：前段尿有血，中、后段尿无血，病变位于前尿道出血。后段尿有血，前、中段尿无血，病变位于后尿道出血。全程尿有血，病变位于膀胱颈部以上部位。尿红细胞形态学检查：肾小球性血尿，尿中变形红细胞＞30%；非肾小球性血尿，尿中变形红细胞＜30%。

C. 鉴别诊断

肾性血尿

（1）肾小球疾病：原发性：急性肾小球肾炎、急进性肾小球肾炎、肾炎型肾病、慢性肾小球肾炎、IgA 肾病等；继发性：紫癜性肾炎、狼疮性肾炎、乙型肝炎相关性肾炎以及结节性多动脉炎、皮肌炎、类风湿关节炎、系统性硬化症引起的肾脏损害等；遗传性：遗传性肾炎（Alport 综合征）、家族性再发性血尿（薄基底膜病）等。

（2）肾小管间质性疾病：感染性 / 药物性间质性肾炎、肾结核等。

（3）肾血管疾病：左肾静脉压迫综合征（胡桃夹现象）、肾静脉血栓形成。

（4）其他原因引起血尿：

- 生理因素：平素运动较少，突然大量运动后出现血尿，属于功能性（运动性）血尿。无须进行特殊治疗。体型瘦高的青少年直立位出现血尿，卧位休息后血尿消失，属于体位性（直立性）血尿，多由左肾静脉压迫综合征（胡桃夹现象）引起。可随访观察，若转变为持续性蛋白尿应进行肾活检。
- 药物因素：使用环磷酰胺可引起出血性膀胱炎，导致血尿。结构异常：尿路憩室、尿路息肉等可引起血尿。全身感染：脓毒血症，肾综合征出血热、钩端螺旋体病，多伴全身炎症反应，丝虫病，多伴有乳糜尿。
- 血液系统疾病：血小板减少性紫癜、再生障碍性贫血、白血病等疾病出现血小板减少，血友病或使用肝素等出现凝血功能障碍，多伴有皮肤黏膜等其他部位出血。
- 心脏疾病：亚急性感染性心内膜炎、急进型高血压、慢性心力衰竭等。
- 血管疾病：肾动脉栓塞、肾静脉血栓形成等。
- 血尿伴肾绞痛，多见于肾结石；血尿伴尿流中断，多见于膀胱和尿道结石。
- 血尿伴尿线细和排尿困难，多见于前列腺炎和前列腺癌；血尿伴尿频、尿急、尿痛，同时腰痛、高热、畏寒，多见于肾盂肾炎；血尿伴尿频、尿急、尿痛，不伴腰痛，见于膀胱炎、尿道炎；血尿伴有水肿、高血压、蛋白尿，见于肾小球肾炎；血尿伴肾脏肿块，单侧肿大见于肾肿瘤、肾积水、肾囊肿，双侧肿大见于多囊肾、肾下垂、游走肾。

2. 脓尿

尿液中含有脓液，或尿白细胞＞5 个 / 高倍视野，称为镜下脓尿；尿液含有大量白细胞或者脓细胞，呈现乳白色或有脓块，称为肉眼脓尿。

A. 发生机制

细菌通过多种途径到达泌尿系统。①上行性感染，细菌通过尿道至膀胱。②血行性感染，呼吸系统感染后，细菌经过血液循环到达肾脏。③淋巴性感染，肠道感染经过淋巴系统造成泌尿系统感染。④直接蔓延：泌尿系统周围感染可直接蔓延引起泌尿系统感染。

B. 诊断要点

（1）判断脓尿真假（表 4–3）：磷酸盐、尿酸盐、碳酸盐、乳糜尿可使尿液浑浊，周围脓性分泌物污染可引起尿液白细胞增多。

表 4–3　真假脓尿鉴别

分类	镜检白细胞	加热、加酸	加碱、稀释
脓尿	阳性	—	白细胞破坏
磷酸盐、尿酸盐、碳酸盐、乳糜尿	阴性	尿液变为澄清	—

（2）判断产生部位：尿三杯试验：前段尿有脓，中、后段尿无脓，病变位于前尿道；后段尿有脓，前、中段尿无脓，病变位于后尿道；全程尿有脓，病变位于膀胱颈以上部位。肾性脓尿见于急慢性肾盂肾炎、肾脓肿、肾积脓、肾结核。

C. 鉴别诊断

膀胱尿道疾病：见于膀胱炎、膀胱憩室感染、尿道炎等。邻近器官组织感染见于阑尾周围脓肿等。

3. 蛋白尿

正常儿童尿蛋白≤ 100mg/24h，尿蛋白定性为阴性，定量＞ 150mg/24h，称作蛋白尿，其中尿蛋白定量＞ 3.5g/24h 或≥ 50mg/（kg · 24h），称作大量蛋白尿。尿蛋白主要来自血浆白蛋白以及少量球蛋白、Tamm–Horsfall（TH）蛋白。

A. 分类

（1）按照尿蛋白种类，可分为：高分子量蛋白，相对分子质量＞ 90000，Ig、NAG、TH 蛋白等；中分子量蛋白，相对分子质量 40000 ~ 90000，白蛋白、转铁蛋白等；低分子量蛋白，相对分子质量＜ 40000，溶菌酶、视黄醇结合蛋白（RBP）、β2 微球蛋白（β2–MG）、α1 微球蛋白（α1–MG）、血红蛋白、肌红蛋白等。

（2）按照尿蛋白多少，可分为：轻度蛋白尿，尿蛋白定量＜ 0.5g/24h；中度蛋白尿，尿蛋白定量 0.5 ~ 2.0g/24h；重度蛋白尿，尿蛋白定量＞ 2.0g/24h。

B. 诊断要点

（1）判断蛋白尿真假：尿液中混入血液、脓液、分泌物，放置时间过长或受到药物影响、高浓缩尿、强碱性尿等可出现一过性蛋白尿。复查尿常规可鉴别。

（2）判断蛋白尿产生部位

- 肾小球性蛋白尿：肾小球滤过膜机械屏障和电荷屏障破坏，通透性增高，导致血液中白蛋白和高分子量蛋白质进入尿液。主要见于急性肾炎、肾脏缺血。其标志性蛋白包括清蛋白、抗凝血酶、转铁蛋白、前清蛋白、IgG、IgA、IgM、补体 C3 等。
- 肾小管性蛋白尿：肾小管功能缺陷主要见于肾盂肾炎、感染或药物中毒性间质性肾炎以及肾移植术后。其标志性蛋白包括：α1-MG、β2-MG、视黄醇结合蛋白、胱抑素C、β-NAG。

- 混合型蛋白尿：肾小球和肾小管功能同时损伤，见于糖尿病肾病和狼疮性肾炎等。其标志性蛋白包括：清蛋白、α1-MG、总蛋白。
- 组织性蛋白尿：肾组织破坏或受炎症或药物刺激肾小管产生。其标志性蛋白为TH蛋白。

C. 鉴别诊断

（1）生理因素：剧烈活动或劳累、受寒、发热、精神紧张状态下出现蛋白尿，属于功能性蛋白尿。体型瘦高的青少年直立位出现蛋白尿，卧位休息后蛋白尿消失，属于体位性（直立性）蛋白尿，多由左肾静脉受压综合征（胡桃夹现象）引起。

（2）溢出性蛋白尿：血液中免疫球蛋白轻链或血红蛋白大量增加，肾小球滤过膜和肾小管重吸收功能正常。见于溶血性贫血、挤压综合征、多发性骨髓瘤等。

（三）水肿（edema）

人体组织间隙存在过多体液积聚，称作水肿。

1. 年龄特点

新生儿：新生儿溶血症、新生儿硬肿症、先天性心脏病等；婴幼儿：低蛋白性水肿、肾病综合征、先天性心脏病、血管神经性水肿等；儿童：急慢性肾小球肾炎、肾病综合征、心力衰竭、肝脏疾病、静脉回流阻塞性水肿、血管神经性水肿等。

2. 发病机制

肾源性水肿

（1）肾小球滤过率降低：肾脏疾病使肾脏排钠排水能力降低，如急性肾小球肾炎，由于毛细血管内皮肿胀，毛细血管腔内血栓形成，炎症渗出物及增生的细胞压迫毛细血管，使毛细血管狭窄甚至闭塞，肾血流量减少；急进性肾小球肾炎，肾小球囊腔内纤维蛋白和细胞堆积，大量新月体形成；慢性肾小球肾炎，大量肾单位被破坏，有滤过功能的肾单位显著减少，滤过面积减少。

（2）肾小管对钠水重吸收增多：组织液生成增多或回收减少，毛细血管壁通透性增高，毛细血管流体静压增高，血浆胶体渗透压下降，淋巴回流受阻。

3. 鉴别诊断

A. 全身性水肿

（1）心源性水肿（cardiac edema）：有效循环血量减少，导致肾脏血流量减少，动脉血压降低，通过颈动脉窦和主动脉弓压力感受器，反射性引起交感—肾上腺髓质系统兴奋，肾血管收缩，肾脏血流量减少（图4-1）。水肿程度可因心力衰竭程度不同而有所不同，可自轻度的踝部水肿直至严重的全身性水肿。水肿首先出现于身体低垂部位（静水压较高

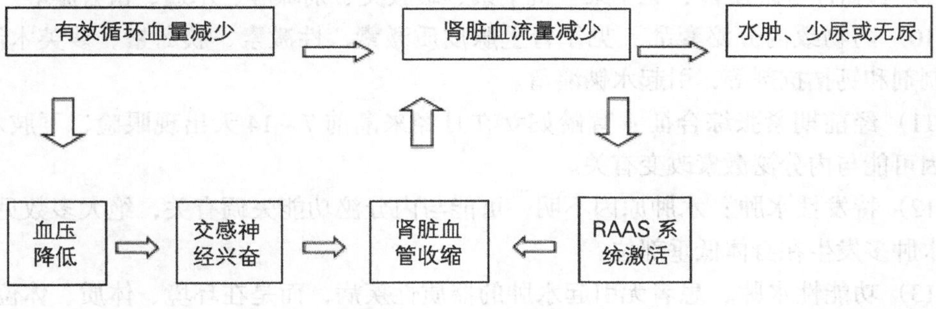

图 4-1　有效循环血量引起水肿、少尿或无尿

的部位)，能起床活动者，最早出现于踝部内侧，活动后明显，休息后减轻，经常卧床者，水肿腰骶部为重。颜面大多不肿，水肿为对称性、凹陷性，通常伴有静脉怒张、肝大、静脉压升高，严重时还可出现体腔积液等其他右心衰竭的表现。主要见于右心衰竭，亦可由于心包、心肌或心内膜的广泛病变，导致心肌顺应性降低、心脏舒张受限、静脉回流受阻、静脉淤血、静脉压增高，从而出现腹腔积液、胸腔积液及肢体水肿。见于缩窄性心脏疾病，如缩窄性心包炎、心包积液或积血，心肌或心内膜纤维组织增生及心肌硬化等。

(2) 肝源性水肿（ hepatic edema)：门静脉高压，低蛋白血症，肝淋巴液回流障碍、继发醛固酮增多等因素是水肿与腹腔积液形成的主要机制。多表现为腹腔积液，也可以踝部水肿为首发症状，逐渐向上蔓延，头面上肢通常不肿，多见于肝硬化。

(3) 内分泌代谢疾病所致水肿

- 甲状腺功能减退症：由于组织间隙亲水物质增加而引起黏液性水肿。非凹陷性水肿不受体位影响，水肿部位皮肤增厚、粗糙、苍白、温度减低。
- 甲状腺功能亢进症：蛋白质分解加速，导致低蛋白血症，组织间隙黏多糖、黏蛋白等胶体物质沉积。表现为凹陷性水肿及局限性黏液性水肿。库欣综合征，面部及下肢轻度水肿，其原因是肾上腺皮质激素分泌过多，引起水钠潴留。
- 腺垂体功能减退症：表现为面部黏液性水肿，伴上肢水肿。糖尿病，水肿可发生在心肾并发症之前。

(4) 营养不良性水肿（ nutritional edema)：由于摄入不足或慢性消耗性疾病导致长期营养缺乏、蛋白丢失性胃肠病、重度烧伤等所致低蛋白血症或维生素 B_1 缺乏症，可产生水肿。其特点是水肿发生前常有体重减轻的表现。皮下脂肪减少所致组织松弛，组织压降低，加重了水肿液的潴留。水肿常从足部开始逐渐蔓延至全身。

(5) 妊娠性水肿：多数妇女在妊娠的后期因水钠潴留，血浆胶体渗透压降低，静脉和淋巴回流障碍，可出现不同程度的水肿，其中多数属于生理性水肿渐蔓延至全身，分娩后水肿可自行消退，部分水肿为病理性。

(6) 结缔组织疾病所致水肿：可见于系统性红斑狼疮、硬皮病、皮肌炎等。

(7) 变态反应性水肿：常见致敏原有致病微生物、异种血清、动植物毒素、某些食物、动物皮毛等。

(8) 药物所致水肿：药物过敏反应，常见于解热镇痛药、磺胺类、抗生素等。

(9) 药物性肾脏损害：见于某些抗生素、磺胺类、别嘌醇、木通、雷公藤等。

(10) 药物致内分泌紊乱：见于肾上腺皮质激素、性激素、胰岛素、萝芙木制剂、甘草制剂和钙拮抗剂等，引起水钠潴留。

(11) 经前期紧张综合征：育龄妇女在月经来潮前7～14天出现眼睑、下肢水肿，其原因可能与内分泌激素改变有关。

(12) 特发性水肿：水肿原因不明，可能与内分泌功能失调有关，绝大多数见于女性，水肿多发生在身体低垂部位。

(13) 功能性水肿：患者无引起水肿的器质性疾病，而是在环境、体质、体位等因素的影响下，使体液循环功能发生改变而产生的水肿，称为功能性水肿。包括高温环境引起的水肿；肥胖性水肿、老年性水肿、旅行者水肿、久坐椅者水肿等。

- 水肿伴肝大可为心源性、肝源性与营养不良性，而同时有颈静脉怒张者则为心源性。
- 水肿伴消瘦、体重减轻可见于营养不良。
- 水肿伴蛋白尿多为肾源性，而轻度蛋白尿也可为心源性。
- 水肿伴呼吸困难与发绀常与心脏病、上腔静脉阻塞综合征等有关。
- 水肿伴心跳缓慢、血压偏低可见于甲状腺功能减退症。
- 水肿与月经周期有明显关系可见于经前期综合征。

B. 局限性水肿：多与静脉、淋巴回流受阻有关。

(1) 炎症性水肿：见于蜂窝织炎、疖肿、痈、丹毒、高温化学灼伤等因素。

(2) 淋巴回流障碍性水肿：见于非特异性淋巴管炎、淋巴结切除术后、丝虫病等。

(3) 静脉回流障碍性水肿：见于静脉曲张、静脉血栓和血栓性静脉炎、上腔静脉阻塞综合征、下腔静脉阻塞综合征等。

(4) 血管神经性水肿、神经源性水肿、局部黏液性水肿。

(四) 膀胱刺激症状

以尿频、尿急、尿痛为主要表现。

1. 尿频

正常成人日间排尿4～6次，夜间排尿0～2次。单位时间排尿次数增多，称作尿频。

A. 诊断要点

(1) 生理性尿频：见于饮水过多、精神紧张、气候寒冷，或为习惯性尿频。尿量正常，不伴尿急、尿痛等其他症状。

(2) 病理性尿频：尿频伴尿量增多。多尿性尿频：尿频而每次尿量不少，全日总尿量增多，不伴尿急尿痛，常见于糖尿病，尿崩症，精神性多饮，肾衰竭的多尿期等。

(3) 尿频不伴尿量增多：神经性尿频。尿频而每次尿量少，不伴尿急、尿痛，尿液镜检未见炎症细胞，多见于中枢及周围神经病变、癔症、神经源性膀胱等。

B. 鉴别诊断

(1) 炎症性尿频：尿频而每次尿量少，伴有尿急、尿痛，尿液镜检可见炎症细胞，多见于膀胱炎、尿道炎、前列腺炎和尿道旁腺炎等。

(2) 容量减少性尿频：膀胱占位性病变，妊娠子宫增大或卵巢囊肿压迫膀胱，膀胱结核膀胱纤维性缩窄等。

- 尿道口周围病变多见于尿道口息肉、处女膜伞和尿道旁腺囊肿刺激。
- 尿频伴尿急、尿痛，膀胱刺激征明显，多见于膀胱炎和尿道炎。
- 尿频伴尿急、尿痛，膀胱刺激征存在但不剧烈，伴双侧腰痛，多见于肾盂肾炎。
- 尿频伴腹股沟、会阴部、睾丸胀痛见于急性前列腺炎。
- 尿频、尿急伴血尿、午后低热、乏力、盗汗，多见于膀胱结核。

2. 尿急

一有尿意即迫不及待需要排尿，难以控制者，称作尿急。

发病机制

(1) 局部刺激：炎症，如急性膀胱炎、尿道炎，特别是膀胱三角区和后尿道炎症，多伴随尿频、尿痛；急性前列腺炎；慢性前列腺炎，多伴排尿困难、尿线细、排尿中断等症状。

(2) 结石和异物：膀胱和尿道结石或异物刺激黏膜。

(3) 肿瘤：膀胱癌、前列腺癌。

(4) 酸性尿液：多由高温环境下尿液高度浓缩导致。

(5) 精神因素：神经源性膀胱。

3. 尿痛

排尿时感觉尿道内、会阴部或耻骨上区疼痛或烧灼者，称作尿痛。意义与尿急相似，临床尿急、尿痛常相伴出现，亦可单独出现。排尿开始时尿痛，多为前尿道炎；终末性尿痛，多为后尿道炎、膀胱炎、前列腺炎。

(五) 尿失禁 (incontinence of urine)

膀胱括约肌损伤或神经功能障碍导致排尿自控能力下降或丧失，使尿液不自主流出者，称作尿失禁。

1. 病因

先天异常如尿道上裂等；创伤、手术如妇女分娩创伤，骨盆骨折，儿童多为后尿道瓣膜手术等，成人多为前列腺手术、尿道狭窄修补术等；精神因素如神经源性膀胱等。

2. 分类

A. 按病程可分为：

(1) 暂时性尿失禁：见于尿路感染、急性精神错乱性疾病、药物反应和心理性忧郁症等。

（2）长期性尿失禁：见于脑卒中痴呆、骨盆外伤损伤尿道括约肌、骨髓炎和慢性前列腺增生。

B. 根据症状表现形式和持续时间

（1）持续性溢尿：尿道阻力完全丧失，膀胱内不能储存尿液而连续从膀胱中流出，膀胱呈空虚状态。常见于外伤、手术或先天性疾病引起的膀胱颈和尿道括约肌的损伤。还见于尿道口异位和女性膀胱阴道瘘等引起的完全性尿失禁。

（2）间歇性溢尿：膀胱过度充盈而造成尿不断溢出，膀胱呈膨胀状态。下尿路存在严重的机械性或功能性梗阻引起慢性尿潴留，当膀胱内压上升到一定程度并超过尿道阻力时，尿液不断地自尿道中滴出。上运动神经元发生病变时，影响脊髓排尿反射，也可见不自主间歇溢尿，患者排尿时无感觉，多伴有肢体瘫痪、肌张力增高、腱反射亢进、病理反射等症状。

（3）急迫性溢尿：强烈尿意，迫不及待排尿意愿，尿液自动流出。流出的尿量较多，甚至可以完全排空，多伴有尿频、尿急等膀胱刺激症状和下腹部胀痛。见于由部分性上运动神经元病变或急性膀胱炎等因强烈的局部刺激引起，由于逼尿肌强烈的收缩而发生尿失禁。

（4）压力性溢尿：当腹压增加时即有尿液自尿道流出，主要见于经历多次分娩或产伤的女性。

（六）遗尿（enuresis）

正常小儿在 1～2.5 岁白天可以控制排尿、夜间仍可有无意识排尿。儿童到了能够排尿的年龄但仍不能从夜间睡眠中醒来所发生的无意识排尿行为，称作遗尿。3 岁以后经常发生或 5 岁以上有时发生（至少每个月 1 次），属于遗尿。

1. 发生机制

（1）抗利尿激素分泌异常：夜间抗利尿激素分泌高峰下降，分泌节律消失或水通道蛋白对抗利尿激素的敏感性下降而引起尿量增多，表现为单一症状性遗尿，不伴有尿频、尿急等症状。

（2）膀胱功能障碍：膀胱容量减少、逼尿肌不稳定、下尿路梗阻致逼尿肌过度收缩，不能控制排尿，表现为非单一症状性遗尿，多伴有尿频、尿急等症状。

（3）睡觉觉醒障碍：儿童在睡眠中不能感受膀胱充盈刺激而从睡眠状态中觉醒，多伴有发育延迟或障碍。

2. 分类

根据病因可分为：

（1）原发性遗尿：没有 6 个月以上能控制排尿的间歇期，不伴有其他系统疾病。

（2）继发性遗尿：有 6 个月以上能控制排尿的间歇期，再次出现遗尿，伴有其他系统疾病。

（3）泌尿系统疾病：下尿路畸形或梗阻合并泌尿系感染、肾脏疾病。

（4）神经系统疾病：脑发育不全、脊膜膨出、脊髓栓系综合征等。

（5）其他疾病：糖尿病、尿崩症、镰状红细胞贫血、便秘、部分食物过敏等，精神心理因素。

（七）尿潴留（retention）

按发生机制可分为

（1）阻塞性排尿困难：

- 尿道疾病：阴茎包皮嵌顿、尿道炎症、异物、狭窄、结石、肿瘤等。
- 前列腺疾病：前列腺炎症、增生、肿瘤等。
- 膀胱颈部病变；阻塞、受压、狭窄。

（2）功能性排尿困难：神经受损，如中枢神经受损，膀胱神经压力感受不能上传。周围神经受损，下腹部手术或麻醉可暂时性或永久性损伤腹下神经（支配膀胱逼尿肌）、盆神经（支配内括约肌）、阴部神经（支配外括约肌）、膀胱平滑肌和括约肌。

（八）腰背痛

1. 诊断要点

肾炎、肾盂肾炎、泌尿系结石、结核、肿瘤、肾下垂、肾积水等疾病均可引起腰背痛。肾炎引起腰肋三角区深部胀痛，叩痛轻微；肾盂肾炎所引起的腰痛及叩痛较为明显；肾脓肿多表现为单侧腰痛、局部压痛和肌紧张。肾结石多为绞痛及剧烈叩痛。肾肿瘤腰背疼痛表现多样，常为钝痛或胀痛，亦可呈绞痛。

2. 鉴别诊断

（1）盆腔器官疾病：男性下腰骶部疼痛伴尿频、尿急、排尿困难，多见于前列腺炎和前列腺癌等疾病。女性下腰骶部疼痛伴下腹坠胀、盆腔压痛，或有月经异常、痛经、白带过多等，多见于慢性附件炎、宫颈炎、子宫脱垂和盆腔炎等疾病。

（2）消化系统疾病：消化系统疾病疼痛可通过脊神经传导可引起腰背相应部位感应性疼痛。消化性溃疡后壁慢性穿孔可直接刺激上胸下腰部肌肉痉挛疼痛，急性胰腺炎疼痛可放射至左侧腰背部。部分胰腺癌可见腰背痛，前倾坐位时可缓解，仰卧位时可减轻。溃疡性肠病，亦可见下腰部疼痛。

（3）呼吸系统疾病：胸膜炎、肺结核、肺癌可引起胸背部疼痛，同时伴有呼吸系统的临床表现，其中，伴深呼吸时加重，多为胸膜病变。

（4）脊柱脊髓疾病：脊椎病变，如椎间盘突出、脊椎骨折、炎症、肿瘤等。

（5）脊柱旁组织病变：腰肌劳损、腰肌纤维炎。脊神经根病变：脊髓压迫症，蛛网膜下腔出血，腰骶神经根炎。腰痛伴自幼脊柱畸形，见于先天性脊柱疾病，外伤后腰痛伴脊柱畸形多因脊柱骨折错位，缓慢起病多见于脊柱结核、强直性脊柱炎。

（九）肾脏疾病常见综合征

（1）肾病综合征：各种原因所致的大量蛋白尿，低白蛋白血症，明显水肿，高脂血症。

（2）肾炎综合征：以血尿、蛋白尿、水肿、高血压为特点，按起病急缓和病情转归，分为急性肾炎综合征、急进性肾炎综合征、慢性肾炎综合征。

（3）无症状尿检异常：包括无症状血尿和无症状蛋白尿，血尿/蛋白尿呈轻中度，不伴水肿、高血压等症状

（4）急性肾衰竭综合征：急性肾损伤（acute kidney injury，AKI）指各种原因引起的血清肌酐在48h内绝对值升高≥26.4μmol/L，或较基础值增高50%或尿量＜0.5mL/（kg·h），持续超过6h。严重阶段的AKI称为急性肾衰竭，临床表现为尿量减少，含氮代谢产物潴留，水电解质、酸碱平衡紊乱等。

（5）慢性肾衰竭综合征：慢性肾脏病（chornic kidney disease，CKD）指肾脏损伤或肾小球滤过率＜60mL/（min·1.73m^2），超过3个月，严重阶段的CKD称为慢性肾衰竭，临床表现为消化道症状、心血管并发症、贫血、肾性骨病等。

二、中医部分

1. 尿血

尿液中混有血液，甚至伴有血块，而不伴小便时疼痛。多因火热熏灼迫血妄行，气虚不摄，血溢脉外。病位在肾和膀胱，与脾相关。

新病尿血，多属实证。颜色鲜红，小便黄赤灼热，伴心烦口渴，面赤口疮，夜寐不安，舌红，脉数，多为湿热下注所致。

久病尿血，多属虚证。若小便短赤，伴头晕耳鸣，神疲，颧红潮热，腰膝酸软，舌红，脉细数，多为阴虚火旺所致；若颜色淡红，伴头晕耳鸣，神疲，腰背酸痛，舌淡，脉沉弱，多为肾气不固所致；若兼见齿衄、肌衄，伴食少体倦、神疲乏力，气短声低，面色不华，舌淡，脉细弱，多为脾不统血所致。

2. 尿浊

小便浑浊，白如泔浆，无涩痛不利感。多因湿热下注，脾肾亏虚。

初起多因湿热内盛，属实证，病久多致脾肾亏虚，属虚证或虚实夹杂证。

3. 遗尿

小儿睡中小便自遗，醒后方觉。多由先天禀赋不足，后天发育迟滞，肺、脾、肾三

脏功能失调，或心肾不交，肝经湿热下注，导致三焦气化失司，膀胱约束不利。

遗尿日久，量多次频，伴形寒肢冷，神疲乏力，体虚汗多为虚寒；遗尿初起，尿黄短涩，量少灼热，形体壮实，急躁梦多，睡眠不宁多为实热。

4. 癃闭

排尿困难，尿量明显减少，点滴而出，甚则闭塞不通。多由肾与膀胱气化功能失调，尿液生成或排泄障碍所致。病理因素为湿热、热毒、气滞、瘀血。病位在肾和膀胱，与肺、脾、肝关系密切。

(1) 辨虚实：实证有湿热、肺热、肝郁、浊瘀；虚证有脾虚、肾虚，阴虚、阳虚。

(2) 分轻重：水蓄膀胱，小便闭塞不通者为病急；小便量少，点滴能出，无水蓄膀胱者为病缓。由癃转闭，病情加重，由闭转癃，病情减轻。

5. 尿频、尿急、尿痛

属于淋证范畴。小便频涩，滴沥刺痛，小腹拘急引痛。外因感受湿热邪毒，或内有积滞化为湿热；内因先天禀赋，或后天失养，导致脾肾亏虚，病位在肾和膀胱。

(1) 分六淋：小便赤热，起病急骤，灼痛，或伴发热，腰痛拒按，多为热淋。小便排出砂石，或排尿中断，尿道窘迫疼痛，或腰腹绞痛难忍，多为石淋。小腹胀满明显，小便艰涩疼痛，尿后余沥不尽，多为气淋。小便有血而痛，多为血淋。小便浑浊如米泔，或滑腻如膏脂，多为膏淋。小便赤涩疼痛不甚，淋漓不已，时作时止，遇劳加重，多为劳淋。

(2) 辨虚实：病程短、起病急，小便频数短赤，尿道灼热疼痛，或见发热恶寒、烦躁口渴、恶心呕吐，舌红苔黄，脉实数，多因湿热下注，膀胱气化不利所致。多属于实证。

病程长、起病缓，小便频数淋漓不尽，痛涩不甚，若伴神疲乏力、面白形寒，手足不温，眼睑水肿，舌淡苔薄，脉细软，多因脾肾气虚所致；若伴低热盗汗、五心烦热，舌红少苔，脉细数，多因阴虚内热所致。多属于虚证。

6. 水肿

水液疏布失调，泛溢肌肤。多因肺失通调，脾失转输，肾失开阖，三焦气化不利，导致水液潴留。病理因素：风邪、水湿、疮毒、瘀血。病位在肺、脾、肾。

(1) 辨阴阳：阳水，发病较急，病程较短。面目先肿，自上而下，继及全身，肿处皮肤绷紧光亮，按之凹陷，抬手复起，病位在肺脾，多兼表证。阴水，起病较缓，病程较长。足踝先肿，自下而上，继及全身，肿处皮肤松弛，按之凹陷，不易恢复，甚至按之如泥，病位在脾肾，多属里证、虚证或虚实夹杂证。

(2) 分脏腑：在肺，多兼咳嗽气喘；在脾，多兼脘腹满闷；在肾，多兼腰膝酸软；在心，多兼心悸怔忡。

7. 腰痛

腰脊或其两旁部位疼痛，多因外感内伤或挫闪导致腰部气血运行不畅，或失于濡养所致。腰部冷痛重着，转侧不利，逐渐加重，静卧时病痛不减，寒冷或阴雨天加重，多属寒湿；腰部疼痛重着而热，暑湿或阴雨天症状加重，身体困重，小便短赤，多属湿热；腰部刺痛，固定拒按，昼轻夜重，轻者不能俯仰，重者不能转侧，多属瘀血；腰部隐痛，酸软无力，病程缠绵，多属肾虚。

【参考文献】

[1] 万学红，卢雪峰 . 诊断学 [M].9 版 . 北京：人民卫生出版社，2018.
[2] 葛均波，徐永健，王辰 . 内科学 [M].9 版 . 北京：人民卫生出版社，2018.
[3] 廖清奎 . 儿科症状鉴别诊断学 [M].3 版 . 人民卫生出版社，2016.
[4] 孙锟，沈颖 . 小儿内科学 [M].5 版 . 北京：人民卫生出版社，2014.
[5] 吴勉华，王新月 . 中医内科学 [M].9 版 . 北京：中国中医药出版社，2013.
[6] 汪受传，虞坚尔 . 中医儿科学 [M].9 版 . 北京：中国中医药出版社，2013.

第五章

小儿肾脏病的实验室检查

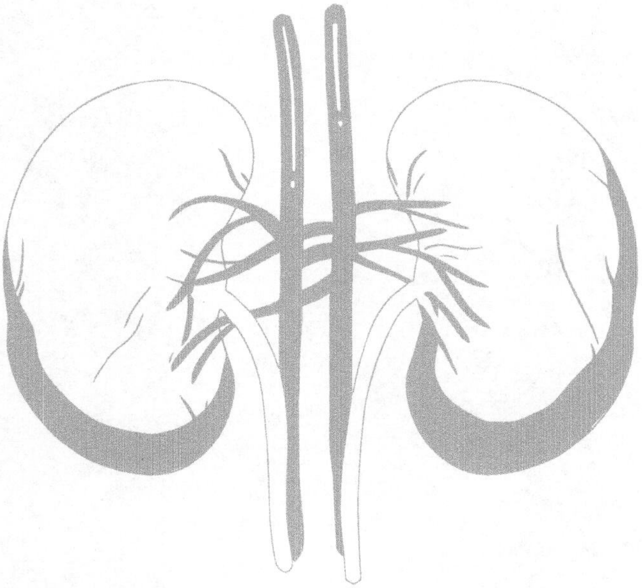

肾脏位于腹膜后脊柱两侧，左右各一，形似蚕豆。肾脏上极约平第 12 胸椎，下极约平第 3 腰椎，右肾略低。肾脏长度足月儿约 6cm，至成人时长 12cm。婴儿期肾位置较低，下极可低至髂峰以下第 4 腰椎水平，2 岁后才达髂嵴以上。肾脏的生理功能主要为排泄体内的代谢产物如尿素、有机酸等，调节水、电解质和酸碱平衡，维持内环境稳定，分泌激素和生物活性物质如肾素、前列腺素、促红细胞生成素等。同时也兼有内分泌功能，如产生肾素、红细胞生成素、活性维生素 D 等，以实现调节血压、钙磷代谢和红细胞生成的功能。肾脏完成其生理活动，主要通过肾小球的滤过和肾小管的重吸收、分泌和排泄作用。小儿肾脏虽具备大部分成人的功能，但发育尚未成熟，整个肾脏的调节能力较弱，储备能力差，1 ~ 2 岁时小儿肾脏形态及功能才达到成人水平。

肾有强大的贮备能力，早期肾脏病变往往没有或极少有症状和体征，故早期诊断很大程度上要依赖于实验室检测。肾脏病变常用的实验室检查可分为尿液的检查、肾功能的检查和肾活检病理检查三部分，本章主要介绍尿液检查和肾功能的检查。

一、尿液的检查

尿液是血液经过肾小球滤过、肾小管和集合管重吸收和排泄所产生的终末代谢产物，是机体内具有重要意义的体液。尿液的组成和性状反映了机体的代谢情况。尿液常规检查是临床常规检查的重要内容之一，是诊断肾脏疾病的首选检验项目之一，广泛应用于肾脏疾病的早期筛选与长期随访。尿液常规检查普及程度高，有着操作简便、快速、易取、无痛、费用低廉等优点。《中华检验医学大辞典》将其定义为："用目测、理学、化学、显微镜及其他仪器对尿液标本进行分析，以达到对泌尿、循环、肝、胆、内分泌系统等疾病进行诊断、疗效观察及预后判断等的目的"。

［一般性状检测］

1. 尿量

正常成人 24h 尿量为 1000 ~ 2000mL，小儿尿量个体差异较大，出生后最初 2 日内每日尿量 30 ~ 60mL，婴儿每日尿量为 400 ~ 500mL，幼儿每日尿量为 500 ~ 600mL，学龄前儿童每日尿量为 600 ~ 800mL，学龄儿童童每日尿量为 800 ~ 1400mL。

临床意义：①尿量增多：成人 24h 尿量超过 2500mL 即为多尿。因水摄入过多、应用利尿剂等造成的多尿为暂时性多尿；如糖尿病、慢性肾盂肾炎、急性肾衰竭多年期等疾病也可造成多尿。②尿量减少：新生儿每小时尿量小于 1.0mL/kg 体重即为少尿，小于 0.5mL/kg 体重即为无尿。婴幼儿 24h 尿量少于 200mL，学龄前儿童 24h 尿量少于 300mL，学龄儿童 24h 尿量少于 400mL 均为少尿。24h 尿量少于 50mL 为无尿。

2. 外观

正常小儿新鲜尿可呈淡黄色、透明。出生后几天内含尿酸盐较多，放置后有褐色沉淀。寒冷季节尿排出后变为白色浑浊，为盐类结晶。

（1）血尿：指尿液内含有一定量的红细胞。仅在显微镜下查出红细胞为镜下血尿；若出血量超过 1mL，尿可呈淡红色、洗肉水色或血样，称肉眼血尿。临床意义：血尿见于肾小球肾炎、泌尿系结核、感染、多囊肾、结石、肿瘤、创伤、血管病、血小板减少等疾病，剧烈运动偶可致一过性血尿。

（2）乳糜尿和脂肪尿：尿中混有淋巴液而呈乳糜状，并同时混有血液称乳糜血尿，尿中出现脂肪小滴称脂肪尿。临床意义：①乳糜尿及乳糜血尿，见于丝虫病、腹腔淋巴结核等。②脂肪尿见于脂肪挤压伤、骨折、肾病综合征、肾小管变性等。

3. 酸碱度（pH）

出生后头 2～3 天因尿内含尿酸盐多而呈强酸性，以后一般为中性或弱酸性，pH 多为 5～7。尿液的酸碱改变受疾病、用药及饮食影响很大，pH 波动在 4.5～8.0 之间。尿液放置久，里面的细菌会分解尿素，使尿液呈碱性。

4. 气味

正常尿液的气味来自尿液中含有的挥发性酸性物质。尿液久置后，尿素的分解会出现氨臭味。慢性膀胱炎和尿潴留等会造成新鲜尿液即有氨味。糖尿病酮症酸中毒时尿液呈烂苹果气味，苯丙酮尿症者尿液有鼠臭味。

5. 尿渗透压和尿液比密

新生儿尿液渗透压平均为 240mmol/L，婴儿尿液渗透压为 50～600mmol/L，儿童尿液渗透压为 500～800mmol/L。尿液比密是指在 4℃条件下尿液与同体积纯水的重量之比。尿液比密受尿液中可溶性物质的量和尿量的影响。新生儿尿液比密为 1.006～1.008，随着年龄增长逐渐升高，儿童尿液比密为 1.006～1.008，成人正常值在 1.015～1.025 之间，晨尿最高，一般大于 1.020。临床意义：①尿液比密增高，糖尿病、急性肾小球肾炎、肾病综合征、血容量不足导致的肾前性少尿等可致尿液比密增高。②尿液比密降低，大量饮水、慢性肾小球肾炎、慢性肾衰竭等可致尿液比密降低。

[化学检测]

1. 蛋白质

正常小儿尿蛋白定性试验是阴性，24h 尿蛋白定量不应超过 $100mg/m^2$。尿蛋白定性试验呈阳性反应或定量试验＞ 150mg/24h 或＞ 100mg/L 即称蛋白尿。临床意义：①肾小球性蛋白尿：见于肾小球肾炎、肾病综合征等。②肾小管性蛋白尿：见于肾盂肾炎、间质性肾炎等。③混合性蛋白尿：见于肾小球肾炎或肾盂肾炎后期、糖尿病、系统性红斑狼疮等。④溢出性蛋白尿：见于多发性骨髓瘤、巨球蛋白血症、严重骨骼肌创伤、急性血管内溶血等。⑤组织性蛋白尿：肾组织破坏或肾小管分泌蛋白增多所致的蛋白尿，多为低分子量蛋白尿。肾脏炎症、中毒时排出量增多。⑥假性蛋白尿：又称偶然性蛋白尿，肾脏以下泌尿道疾病导致大量脓、血、黏液等混入尿中，或阴道分泌物掺入尿中，均可导致蛋白定性试验阳性。⑦生理性蛋白尿：指泌尿系统无器质性病变，尿液内暂时出现蛋白，程度轻，时间短，解除诱因后即消失。

2. 尿糖

正常人尿内可有微量葡萄糖，定性试验为阴性；定量为 0.56 ~ 5.0mmol/24h 尿。当血糖浓度超过肾糖阈（一般为 8.88mm/L 或 160mg/d）或血糖虽未升高但肾糖阈降低时，将导致尿中出现大量的葡萄糖，则定性检测尿糖呈阳性，称为糖尿。常用的尿糖定性检测方法有班氏法、试纸条法；定量检测方法有邻甲苯胺法和葡萄糖氧化酶法等。临床意义如下：

A. 暂时性糖尿

(1) 生理性糖尿：如短时间内摄入大量糖或静注大量葡萄糖后，可有一过性血糖增高，尿糖阳性。

(2) 应激性糖尿：见于强烈精神刺激、全身麻醉、颅脑外伤、急性脑血管病等，可出现暂时性高血糖和糖尿，急性心肌梗死时，肾上腺素或胰高血糖素分泌过多或延脑血糖中枢受到刺激，也可出现暂时性高血糖和糖尿。

B. 血糖增高性糖尿：血糖超过肾糖阈为主要原因

(1) 糖尿病最为常见，因胰岛素分泌量相对不足或绝对不足，使体内各组织对葡萄糖的利用率降低，血糖升高，超过肾糖阈出现糖尿。尿糖除了可作为糖尿病的诊断依据外，还可作为病情严重程度及疗效监测的指标。

(2) 内分泌疾病，如库欣综合征、甲状腺功能亢进、嗜铬细胞瘤、肢端肥大症等均可出现糖尿，又称为继发性高血糖性糖尿。

(3) 其他：肝硬化、胰腺炎、胰腺癌等。

C. 血糖正常性糖尿

血糖浓度正常，由于肾小管病变导致葡萄糖的重吸收能力降低所致即肾糖值下降产生的糖尿，又称肾性糖尿。常见于慢性肾炎、肾病综合征、间质性肾炎和家族性糖尿等。

D. 其他糖尿

乳糖、半乳糖、果糖、甘露糖及一些戊糖等，进食过多或体内代谢失调使血中浓度升高时，可出现相应的糖尿。

E. 假性糖尿

尿中很多物质具有还原性，如维生素 C、尿酸、葡萄糖醛酸或一些随尿液排出的药物如异烟肼、链霉素、水杨酸、阿司匹林等，可使班氏定性试验出现假阳性反应。

3. 尿酮体

酮体是 β – 羟丁酸、乙酰乙酸和丙酮的总称。三者是体内脂肪代谢的中间产物。当体内糖分解代谢不足时，脂肪分解活跃但氧化不完全可产生大量酮体，从尿中排出形成酮尿。酮体的检测实际上是测定丙酮和乙酰乙酸。常用的检测方法有朗格（Lange）法、酮体粉法和试纸条法。尿中酮体量（以丙酮计）为 0.34 ~ 0.85mmol/24h（20 ~ 50mg/24h），一般检查法为阴性。尿酮体阳性见于糖尿病酮症酸中毒、妊娠剧吐、重症不能进食等脂肪分解增强的疾病。临床意义如下：

(1) 糖尿病性酮尿：常伴有酮症酸中毒，酮尿是糖尿病性昏迷的前期指标，此时多伴有高糖血症和糖尿，而对接受苯乙双胍（降糖灵）等双胍类药物治疗者，虽然出现酮尿，但血糖、尿糖正常。

(2) 非糖尿病性酮尿：高热、严重呕吐、腹泻、长期饥饿、禁食、过分节食、妊娠剧吐、酒精性肝炎、肝硬化等，因糖代谢障碍而出现酮尿。

4. 尿胆红素与尿胆原

由于肝及胆道内外各种疾病引起胆红素代谢障碍，使非结合胆红素及结合胆红素在血中潴留，后者能溶于水，部分可从尿中排出为尿胆红素；结合胆红素排入肠道转化为尿胆原，从粪便中排出为粪胆原，大部分尿胆原从肠道被重吸收经肝转化为结合胆红素再排入肠道，小部分尿胆原从肾小球滤出和肾小管排出后即为尿中尿胆原。尿胆原与空气接触变成尿胆素。尿胆红素、尿胆原和尿胆素三者共称尿三胆，前两者称尿二胆，是目前临床上常用的检测项目，常用的检测方法是试纸条法。尿胆红素定性为阴性，定量≤ 2mg/L；尿胆原定性为阴性或弱阳性，定量≤ 10mg/L。临床意义如下：

(1) 尿胆红素阳性或增高见于：急性黄疸型肝炎、胆汁淤积性黄疸；门脉周围炎、纤维化及药物所致的胆汁淤积；先天性高胆红素血症综合征和 Rotor 综合征。

(2) 尿胆原阳性或增高见于肝细胞性黄疸和溶血性黄疸。尿胆原减低见于胆汁淤积性黄疸。

[尿沉渣镜检]

尿沉渣检查是对尿液离心沉淀物中有形成分的鉴定。

1. 尿内常见各种细胞

A. 红细胞

正常红细胞为定量检查 0～5 个 /μL，0～3 个 /HP（高倍视野），≥ 3 个 /HP 为镜下血尿，≥ 50 个 /HP 多为肉眼血尿。尿沉渣中不染色红细胞典型形状为浅黄色双凹盘状。但受 pH、渗透压及红细胞来源的影响，可发生变化。碱性尿中红细胞的边缘不规则，高渗尿中红细胞因脱水皱缩，呈表面带刺、颜色较深的桑葚状；低渗尿中红细胞因吸水胀大，并可有血红蛋白溢出，呈大小不等的空环形，称红细胞淡影。肾小球源性血尿时，红细胞通过肾小球滤过膜时，受到挤压损伤，在肾小管中受到不同 pH 和渗透压变化的影响，呈多形性改变。非肾小球源性血尿时，红细胞形态类似外周血中的红细胞，呈双凹盘形。临床意义如下：病理性血尿见于各类肾小球肾炎、肾盂肾炎、肾结核、肾结石、尿路结石等。

B. 白细胞和脓细胞

正常白细胞为 0～5 个 /HP，若≥ 5 个 /HP，排除假性脓尿，多见于尿路感染、肾结核、肾脓肿等。新鲜尿中，白细胞外形完整，无明显的退行性改变，胞质内颗粒清晰可见，胞核清楚，常分散存在。尿中以中性粒细胞较多见，也可见到少量淋巴细胞和单核细胞。脓细胞系指在炎症过程中破坏或死亡的中性粒细胞，外形多不规则，结构模糊，胞质内充满粗大颗粒，核不清楚，细胞常成堆簇集，细胞间界限不明显。

C. 上皮细胞

尿液中上皮细胞来自肾至尿道的整个泌尿系统，包括肾小管上皮细胞亦称肾细胞、移行上皮细胞和复层扁平上皮细胞。正常小儿尿液中偶见鳞状上皮细胞和移行上皮细胞，尿路感染时可见较多移行上皮细胞。正常尿液中不应见到肾小管上皮细胞，若出现则提示有肾实质损害。

（1）肾小管上皮细胞：来自远曲和近曲肾小管，由于受损变性，形态往往不规则，多为多边形略大于白细胞，含有一个较大的圆形细胞核，核膜很厚，胞质中可有不规则颗粒和小空泡。如在尿中出现，常提示肾小管病变。在某些慢性炎症时，可见肾小管上皮细胞发生脂肪变性，胞质中充满脂肪颗粒，称为脂肪颗粒细胞。观察尿中的肾小管上皮细胞，对肾移植术后有无排斥反应亦有一定意义。

（2）移行上皮细胞：因部位不同，其形态可有较大差别。表层移行上皮细胞，主要来自膀胱，体积为白细胞的4～5倍，多为不规则的类圆形，胞核居中，又称大圆上皮细胞。中层移行上皮细胞，主要来自肾盂，为大小不一的梨形、尾形，故又称尾形上皮细胞，核较大，呈圆形或椭圆形。底层移行上皮细胞，来自输尿管、膀胱和尿道，形态圆形，胞核较小。正常尿中无或偶见移行上皮细胞，在输尿管、膀胱、尿道有炎症时可出现。大量出现应警惕移行上皮细胞癌。

（3）鳞状上皮细胞：亦称复层扁平上皮细胞，呈大而扁平的多角形，胞核小，圆形或椭圆形，来自尿道前段。尿中大量出现或片状脱落且伴有白细胞、脓细胞，见于尿道炎。

2. 管型

管型是蛋白质、细胞或碎片在肾小管、集合管中凝固而成的圆柱形蛋白聚体。

管型的形成条件：①蛋白尿的存在。②肾小管仍有浓缩和酸化尿液的功能，前者可使形成管型的蛋白等成分浓缩，后者则促进蛋白变性聚集。③仍存在可交替使用的肾单位，处于休息状态的肾单位尿液淤滞，有足够的时间形成管型。当该肾单位重新排尿时，已形成的管型便随尿排出。正常尿液离心后沉渣检查可偶见透明管型。透明管型增多见于急性肾小球肾炎早期及恢复期、急性肾盂肾炎等；红细胞管型提示存在肾实质病变，如急性肾小球肾炎、过敏性紫癜性肾炎等；白细胞管型多见于肾脏有细菌性炎症或免疫性炎症反应；肾小管上皮细胞管型提示有肾小管坏死，如急性肾小球肾炎极期、急性肾功能不全或慢性肾炎晚期。

（1）透明管型：偶见于健康人，少量出现见于剧烈运动、高热等；明显增多提示肾实质病变，如肾病综合征、慢性肾炎等。

（2）细胞管型：

- 红细胞管型：见于急性肾炎、慢性肾炎急性发作、狼疮性肾炎、肾移植术后急性排斥反应等。

- 白细胞管型：提示肾实质感染性疾病，见于肾盂肾炎、间质性肾炎。
- 肾小管上皮细胞管型：提示肾小管病变，见于急性肾小管坏死、慢性肾炎晚期、肾病综合征等。

（3）颗粒管型

- 粗颗粒管型：见于慢性肾炎、肾盂肾炎、药物毒性所致的肾小管损害。
- 细颗粒管型：见于慢性肾炎、急性肾炎后期。

（4）蜡样管型：提示肾小管病变严重，预后不良。见于慢性肾炎晚期、慢性肾衰竭肾淀粉样变性。

（5）脂肪管型：见于肾病综合征、慢性肾炎急性发作等。

（6）肾衰竭管型：常出现于慢性肾衰竭少尿期，提示预后不良；急性肾衰竭多尿早期也可出现。

3. 菌落计数

无菌操作取清洁中段尿，做尿液直接涂片镜检或细菌定量培养是检查尿液中病原体的主要检测手段。尿细菌定量培养，尿菌落计数＞10^5 / mL 为尿菌阳性，提示尿路感染；菌落计数＜10^4/mL 为污染（假阳性）；尿菌落计数在 1×10^4～1×10^5/mL 者不能排除感染，应结合临床判断。

4. 结晶

尿液经离心沉淀后，在显微镜下可观察到各种形态的盐类结晶。若新鲜尿液中经常出现结晶并伴有较多红细胞应怀疑存在肾结石的可能。

二、肾功能检查

肾功能检测代表肾脏的最重要的功能，包括肾小球滤过功能，肾小管重吸收、酸化等功能。肾功能检查是判断肾脏疾病严重程度和预测预后、确定疗效、调整某些药物剂量的重要依据。

［肾小球功能检查］

肾小球功能检查包括内生肌酐清除率（CCr）、血尿素氮（BUN）、血肌酐（SCr）、肾小球滤过率（GFR）、肾小球滤过分数（FE）、血清胱蛋白酶抑制剂 C、血中 β_2 微球蛋白（β_2-MG）测定及放射性核素肾图等。

肾小球的主要功能是滤过，评估滤过功能最重要的参数是肾小球滤过率（GFR）。正常成人每分钟流经肾脏的血液量为 1200～1400mL，其中血浆量为 600～800mL/min，有 20% 的血浆经小球滤过，产生的滤过液（原尿）为 120～160mL/min，此即单位时间内（min）经肾小球滤过的血浆液体量，称为肾小球滤过率。为测定 GFR，临床上设计了各种物质的肾血浆清除率（clearance）试验。肾血浆清除率系指双肾于单位时间内，能将若干毫升血浆中所含的某物质全部加以清除，结果以毫升 / 分（mL/min）或 L/24

小时（L/24h）表示，计算式为：

$$清除率=\frac{某物质每分钟在尿中排出的总量}{某物质在血浆中的浓度}$$

$$即 C=\frac{U\times V}{P}$$

C 为清除率（mL/min）；*U* 为尿中某物质的浓度；*V* 为每分钟尿量（mL/min）；*P* 为血浆中某物质的浓度。

利用清除率可分别测定 GFR、肾血流量、肾小管对各种物质的重吸收和分泌作用。

各种物质经肾排出的方式大致分 4 种：

（1）全部由肾小球滤过，肾小管既不吸收也不分泌。如菊粉，可作为 GFR 测定的理想试剂，能完全反映 GFR。

（2）全部由肾小球滤过，不被肾小管重吸收，很少被肾小管排泌，如肌酐等，可基本代表 GFR。

（3）全部由肾小球滤过后又被肾小管全部重吸收。如葡萄糖，可作为肾小管最大吸收率测定。

（4）除肾小球滤过外，大部分通过肾小管周围毛细血管向肾小管分泌后排出，如对氨马尿酸碘锐特可作为肾血流量测定试剂。

1. 血肌酐（Cr）测定

血液中的肌酐（creatinine，Cr）是由外源性和内生性两类组成的。机体每 20g 肌肉每天代谢产生 1mg Cr，产生速率为 1mg/min，每天 Cr 的生成量相当恒定。血中 Cr 主要由肾小球滤过排出体外，肾小管基本不重吸收且排泌量也较少，在外源性肌酐摄入量稳定的情况下，血液中的 Cr 浓度取决于肾小球的滤过能力，当肾实质损害，GFR 降低至正常人的 1/3 时，血 Cr 浓度就会明显上升，故测定血中 Cr 浓度可作为 GFR 受损的指标。血 Cr 的敏感性较血尿素氮（BUN）好，但并非早期诊断指标。

参考值：全血 Cr：88 ~ 177μmoL。血清或血浆 Cr：男性 53 ~ 106μmo/L，女性 44 ~ 97μmo/L。儿童 Cr：16 ~ 73μmoL。

临床意义：

A. 评价肾小球滤过功能

血 Cr 增高见于各种原因引起的肾小球滤过功能减退：①急性肾衰竭，血 Cr 明显的进行性升高为器质性损害的指标，可伴少尿或非少尿。②慢性肾衰竭，血 Cr 升高程度与病变严重性一致：肾衰竭代偿期，血 Cr ≤ 178μmol/L；肾衰竭失代偿期，血 Cr ≥ 178μmol/L；肾衰竭期，血 Cr 明显升高（可大于 445μmol/L）。

B. 鉴别肾前性和肾实质性少尿

（1）肌酐：器质性肾衰竭，血 Cr 常超过 200μmol/L；肾前性少尿，如心力衰竭、脱水、肝脏综合征、肾病综合征等所致的有效血容量下降，使肾血流量减少，血 Cr 浓度上升多不超过 200μmol/L。

（2）BUN/ Cr（单位为 mg/d）比值：器质性肾衰竭，BUN 与 Cr 同时增高，因此 BUN/Cr ≤ 1：10；肾前性少尿，肾外因素所致的氮质血症，BUN 可较快上升，但血 Cr 不相应上升，此时 BUN/ Cr 常≥ 10：1。

C. 生理变化

老年人、肌肉消瘦者 Cr 可能偏低，因此一旦血 Cr 上升，就要警惕肾功能减退，应进一步做内生肌酐清除率（Ccr）检测。

D. 药物影响

当血 Cr 明显升高时，肾小管肌酐排泌增加，致 Ccr 超过真正的 GFR。此时可用西咪替丁抑制肾小管对肌酐分泌。

2. 内生肌酐清除率（Ccr）测定

肌酐是肌酸的代谢产物，在成人体内含 Cr 约 100g，其中 98% 存在于肌肉内，每天约更新 2%。肌酸在磷酸激酶的作用下，形成带有高能键的磷酸肌酸，为肌肉收缩时的能量来源和储备形式，磷酸肌释放出能量再经脱水而变为肌酐，由肾排出。人体血液中肌酐的生成可有内源性、外源性两种，如在严格控制饮食条件和肌肉活动相对稳定的情况下，血 Cr 的生成量和尿的排出量较恒定，其含量的变化主要受内源性肌酐的影响，而且肌酐的相对分子质量为 113，大部分从肾小球滤过，不被肾小管重吸收，排泌量很少，故肾脏在单位时间内把若干毫升血液中的内在肌酐全部清除出去，称为内生肌酐清除率（endogenous creatinine clearance rate，Ccr）。

内生肌酐清除率（Ccr）是指肾脏在单位时间内把若干毫升血浆中的内生肌酐全部清除出去。Ccr 是测定肾小球滤过功能最常用的方法，也是反映肾小球滤过功能的主要指标。因肌酐绝大部分经肾小球滤过，几乎不被肾小管排泌和重吸收，故 Ccr 大致等于 CFR。

血肌酐计算法

$$\text{Ccr（mL/min）} = \frac{\text{（140− 年龄）× 体重（kg）}}{\text{72 × 血肌酐浓度（mg/dL）}}\text{（男性）}$$

$$\text{Ccr（mL/min）} = \frac{\text{（140− 年龄）× 体重（kg）}}{\text{85 × 血肌酐浓度（mg/dL）}}\text{（女性）}$$

参考值：成人（体表面积以 $1.73m^2$ 计算）80 ~ 120mL/min，男童 98 ~ 150 mL/min，女童 95 ~ 123 mL/min，老年人随着年龄增长，有自然下降的趋势。

临床意义：

（1）判断肾小球损害的敏感指标：当 GFR 降低至正常值 50% 时，Ccr 测定值可低至 50mL/min，但血肌酐、血尿素氮测定仍可在正常范围内，故 Ccr 能较早地反映 GFR。

（2）评估肾功能损害的程度：根据 Ccr 一般可将肾功能分为 4 期：①肾衰竭代偿期：Ccr 51 ~ 80mL/min。②肾衰竭失代偿期：Ccr 50 ~ 20mL/min。③肾衰竭期（尿毒症早期）：Ccr 19 ~ 10mL/min。④肾衰竭终末期（尿毒症晚期）：Ccr ＜ 10mL/min。另一种分类是：轻度损害 Ccr 在 51 ~ 70mL/min；中度损害 Ccr 在 31 ~ 50mL/min；Ccr ＜ 30mL/

min：为重度损害。

(3) 指导临床用药。

3. 血清尿素氮（BUN）测定

血尿素氮（ blood urea nitrogen，BUN）是蛋白质代谢的终末产物，体内氨基酸脱氨基分解成 α 酮基和 NH_3，NH_3 在肝脏内和 CO_2 生成尿素，因此尿素的生成量取决于饮食中蛋白质的摄入量、组织蛋白质分解代谢及肝功能状况。尿素主要经肾小球滤过随尿排出，正常情况下 30%～40% 被肾小管重吸收，肾小管有少量排泌。当肾实质受损害时，GFR 降低，致使血尿素浓度增加，因此目前临床上多测定尿素氮，粗略观察肾小球的滤过功能。

血清尿素氮（BUN）是血中非蛋白氮类物质的主要成分，约占 50%。90% 的 BUN 经肾小球滤过，随尿排出体外，当肾实质受损害时，CFR 降低，使 BUN 增高。BUN 测定能反映肾小球滤过功能，但不是敏感性指标和特异性指标。

参考值：成人 3.2～7.1mmol/L；婴儿、儿童 1.8～6.5mmol/L。

临床意义：

BUN 增高见于以下几种情况：

(1) 肾前性因素：肾血流量减少，严重脱水、大量腹水、心脏循环功能衰竭、肝肾综合征等导致的血容量不足、肾血流量减少灌注不足至少尿。此时 BUN 升高，但肌酐升高不明显，BUN/Cr（mg/dL）＞ 10：1，称为肾前性氮质血症。经扩容尿量多能增加，BUN 可自行下降。

(2) 蛋白质分解或摄入过多：增加见于急性传染病、高热、上消化道出血、大面积烧伤、严重创伤、大手术后、甲状腺功能亢进、高蛋白饮食等，但血肌酐一般不升高。矫正以上情况后，血 BUN 可以下降。

(3) 器质性肾功能损害：①各种原发性肾小球肾炎、肾盂肾炎、间质性肾炎、肾肿瘤、多囊肾等所致的慢性肾衰竭。②急性肾衰竭、肾功能轻度受损时，BUN 可无变化，但 GFR 下降至 50% 以下，BUN 才能升高。因此血 BUN 测定不能作为早期肾功能指标。但对慢性肾衰竭，尤其是尿毒症 BUN 增高的程度一般与病情严重性一致：肾衰竭代偿期 GFR 下降至 50mL/min，血 BUN ＜ 9mmol/L；肾衰竭失代偿期，血 BUN ≥ 9mmol/L；肾衰竭期，血 BUN ≥ 20mmol/L。BUN 增高的程度与尿毒症病情的严重性成正比，故 BUN 测定对尿毒症的诊断及预后估计有重要意义。

(4) 肾后性因素：见于尿路结石、前列腺增生、泌尿系肿瘤等引起的尿路梗阻。

4. 肾小球滤过率（GFR）测定

^{99m}Tc—二乙三胺五醋酸（^{99m}Tc—DTPA）几乎完全经肾小球滤过而清除，其最大清除率即为肾小球滤过率（GRF）。用 SPECT 测定弹丸式静脉注射后两肾放射性计数率的降低，用 Gates 法计算双肾 GFR，灵敏度高，可与菊粉清除率媲美。

参考值：男性为（125±15）mL/min；女性约低 10%。

临床意义：肾小球滤过率是判断肾小球功能的敏感指标。

（1）GFR 的影响因素：GFR 与年龄、性别、体重有关，因此需注意这些因素。30 岁后每 10 年 GRF 下降 10mL/（min·1.73m^2），男性比女性 GRF 高约 20mL/min，妊娠时 GRF 明显增加，第 3 个月增加 50%，产后降至正常。

（2）GFR 减低：常见于急性肾衰竭和慢性肾衰竭、肾小球功能不全、肾动脉硬化及肾盂肾炎（晚期）、糖尿病（晚期）、高血压病（晚期）、甲状腺功能减退、肾上腺皮质功能不全、糖皮质激素缺乏。

（3）GFR 增高：常见于肢端肥大症、巨人症、糖尿病肾病早期等。

（4）可同时观察左右肾位置、形态和大小，也可结合临床初步提示肾血管有无栓塞。

5. 血 β_2- 微球蛋白（β_2-MG）测定

β_2- 微球蛋白（β_2-microglobulin，β_2-MG）是体内有核细胞包括淋巴细胞、血小板、多形核白细胞产生的一种小分子球蛋白；与同种白细胞抗原（HLA）亚单位是同一物质；与免疫球蛋白稳定区的结构相似。其分子量为 11800，由 99 个氨基酸组成的单链多肽。β_2-MG 主要分布在血浆、尿、脑脊液、唾液及初乳中。正常人血中 β_2-MG 浓度很低，可自由通过肾小球，然后在近端肾小管内几乎全部被重吸收。在 GFR 下降时，血中 β_2-MG 增高，故 β_2-MG 测定可反映肾小球的滤过功能。

参考值：正常人血浆中 β_2-MG 为 0.8～2.4mg/L，血清中 β_2-MG 为 2.14～4.06mg/L。

临床意义：

（1）评价肾小球功能：血 β_2-MG 测定是反映肾小球滤过功能减低的敏感指标。肾小球滤过功能受损 β_2-MG 潴留于血中。在评估肾小球滤过功能上，血 β_2-MG 升高比血肌酐更灵敏，在 Ccr 低于 80mL/min 时即可出现，而此时血肌酐浓度多无改变。若同时出现血和尿 β_2-MG 升高，血 β_2-MG ＜ 5mg/L，则可能肾小球和肾小管功能均受损。

（2）任何使 β_2-MG 合成增多的疾病也可导致 β_2-MG 增高，如恶性肿瘤、IgG 肾病及各种炎症性疾病。

（3）近端肾小管功能受损时，对 β_2-MG 重吸收减少，尿液中的 β_2-MG 排出量增加。

6. 血清胱抑素 C 测定

胱抑素 C（cystatin C，CysC）是半胱氨酸蛋白酶抑制蛋白 C 的简称。它是一种非糖基化碱性蛋白。人体内几乎各种有核细胞均可表达，且每日分泌量较恒定，相对分子质量仅为 13000，故能自由透过肾小球滤膜。原尿中的 CysC 在近曲小管几乎全部被上皮细胞摄取、分解，不回到血液中，尿中仅微量排出，因此，血清 CysC 水平是反映肾小球滤过功能的一个灵敏且特异的指标。

参考值：正常血清 0.51～1.09mg/L。儿童血清 CysC 不同年龄段之间变化较大，临床应用 CysC 评价儿童肾功能时应考虑年龄因素。

临床意义：

同血肌酐、尿素氮及内生肌酐清除率。与血肌酐、尿素氮相比，在判断肾功能早期损伤方面，血清 CysC 水平更为灵敏。

[肾小管功能检查]

1. 近端肾小管功能检测

A. 尿 β_2-MG 微球蛋白测定

β_2-MG 是体内除成熟红细胞和胎盘滋养层细胞外的所有细胞，特别是淋巴细胞和肿瘤细胞膜上组织相容性抗原（HLA）的轻链蛋白组分，分子量仅 11800，电泳时出现于 β_2 区带而得名。随 HLA 的更新代谢降解释放入体内，正常人 β_2-MG 的生成量较恒定，150～200mg/d。由于分子量小且不和血浆蛋白结合，可自由经肾小球滤过入原尿，但原尿中 99.9% 的 β_2-MG 在近端肾小管内被重吸收，并在肾小管上皮细胞中分解破坏，仅微量自尿中排出。因为 β_2-MG 在酸性尿中极易被分解破坏，故尿收集后应及时测定。尿 β_2-MG 测定可反映近端肾小管的重吸收功能。

参考值：正常成人尿 β_2-MG ＜ 0.3mg/L，或以尿肌酐校正＜ 0.2mg/g 肌酐。

临床意义：

（1）根据 β_2-MG 的肾排泄过程，尿 β_2-MG 增多较灵敏地反映了近端肾小管重吸收功能受损，见于肾小管—间质性疾病、药物或毒物所致的早期肾小管损伤、肾移植后急性排斥反应早期。肾移植术后若仍出现尿 β_2-MG 增多，表明排斥反应未能有效控制。

（2）应同时检测血和尿 β_2-MG：只有血 β_2-MG ＜ 5mg/L 时，尿 β_2-MG 增高才反映肾小管损伤。

B. α_1- 微球蛋白测定

α_1- 微球蛋白（α_1-microglobulin，α_1-MG）为肝细胞和淋巴细胞产生的一种糖蛋白，分子量仅 26000。血浆中 α_1-MG 可以游离或 μL 与 IgG、白蛋白结合的两种形式存在。游离 α_1-MG 可自由透过肾小球，但原尿中 α_1-MG 约 99% 被近曲小管上皮细胞以胞饮方式重吸收并分解，故仅微量从尿中排泄。

参考值：成人尿 α_1MG ＜ 15mg/24h，或＜ 10mg/g 肌酐；血清游离 c1MG 为 10～30mg/L。

临床意义：

（1）近端肾小管功能损害：尿 α_1-MG 升高，是反映各种原因包括肾移植后排斥反应所致早期近端肾小管功能损伤的特异性、灵敏性指标。与 β_2-MG 比较，α_1-MG 不受恶性肿瘤影响，酸性尿中不会出现假阴性，故更可靠。

（2）评估肾小球滤过功能：根据前述 α_1-MG 排泄方式，血清 α_1-MG 升高提示 GFR 降低所致的血潴留。其比血 Cr 和 β_2-MG 检测更灵敏，在 Ccr ＜ 100mL/min 时，血清 α_1-MG 即出现升高。血清和尿中 α_1-MG 均升高，表明肾小球滤过功能和肾小管重吸收功能均受损。

（3）其他：血清 α_1-MG 降低见于严重肝实质性病变所致生成减少，如重症肝炎、肝坏死等。在评估各种原因所致的肾小球和近端肾小管功能特别是早期损伤时，β_2-MG 和 α_1-MG 均是较理想的指标，尤以 α_1-MG 为佳。

C. 视黄醇蛋白测定

视黄醇结合蛋白（retinol–binding protein，RBP）是视黄醇（维生素 A）转运蛋白，由肝细胞合成。RBP 广泛存在于人体血液、尿液及体液中，游离的 RBP 由肾小球滤出，大部分由近端小管上皮细胞重吸收，并被分解成氨基酸供体内合成利用，仅有少量从尿中排泄。当肾小管重吸收功能障碍时，尿中 RBP 浓度升高，血清 RBP 浓度下降。因此，尿中 RBP 测定是诊断早期肾功能损伤和疗效判定的灵敏性指标。

参考值：血清 RBP 约为 45mg/L，尿液约为（0.11±0.07）mg/L，男性高于女性，成人高于儿童。

临床意义：

尿液 RBP 升高可见于早期近端肾小管损伤。血清 RBP 升高常见于肾小球滤过功能减退、肾衰竭。另外，RBP 可特异地反映机体的营养状态，血清 RBP 水平是一项诊断早期营养不良的灵敏指标。

2. 远端肾小管功能检测

A. 昼夜尿比密试验（莫氏试验）

正常尿生成的过程中，远端肾小管对原尿有稀释功能，而集合管则具有浓缩功能。检测尿比密可间接了解肾脏的稀释—浓缩功能。生理情况下，夜间水摄入及生成减少，肾小球滤过量较白昼低，而稀释—浓缩功能仍同样进行，故夜尿较昼尿量少而比密高。受检者在正常饮食的情况下，24h 内多次测量尿量、尿比密，以观察肾脏调节水液平衡的功能，即昼夜尿比密试验（莫氏试验）。莫氏试验可了解肾脏的稀释—浓缩功能，是反映远端肾小管和集合管功能状态的敏感试验。

试验方法：检查当日受检者正常饮食，每餐含水量为 500～600mL，此外不再另外饮任何液体。检查当日晨起 8 点排空膀胱，于 10 点、12 点、14 点、16 点、18 点、20 点各收集一次尿液，共 6 次（昼尿）；然后将 20 点以后到次晨 8 点的尿液收集到一个容器内（夜尿）。分别测定 7 份尿液标本的尿量、尿比密。

参考值：成人尿量 1000～2000mL/24h，其中夜尿量＜750mL，昼尿量和夜尿量比值一般为 3～4，夜尿或昼尿中至少 1 次尿比密＞1.018，昼尿中最高与最低尿比密差值＞0.009。

临床意义：

莫氏试验用于诊断各种疾病对远端肾小管稀释—浓缩功能的影响。

（1）尿少、比密高：肾前性少尿见于各种原因引起的肾血容量不足。肾性少尿见于急性肾炎及其他影响 GFR 的情况。因此时 GFR 下降，原尿生成减少，而肾小管重吸收功能相对正常，致使尿量减少而尿比密增加。

（2）夜尿多、尿比密低：提示肾小管功能受损，见于慢性肾炎、间质性肾炎、高血压肾病等。

（3）尿比密低而固定：尿比密固定在 1.010～1.012，称为等渗尿，见于肾脏病变晚期，提示肾小管重吸收功能很差，浓缩稀释功能丧失。

（4）尿量明显增多（＞4L/24h）而尿比密均＜1.006，为尿崩症的典型表现。

B. 尿渗透压（尿渗量）测定

尿渗量（osmolality，Osm）指尿液中具有渗透活性的全部溶质微粒总数量，与颗粒大小及所带电荷无关，反映溶质和水的相对排出速度，蛋白质和葡萄糖等大分子物质对其影响较小，是评价肾脏浓缩功能较好的指标。

参考值：禁饮后尿渗量为 600 ~ 1000mOsm/（kg · H_2O），平均 800mOsm/（kg · H_2O）；血浆 275 ~ 305mOsm/（kg · H_2O），平均 300mOsm/（kg · H_2O）。尿 / 血浆渗量比值为（3 ~ 4.5）：1。

临床意义：

（1）判断肾浓缩功能：禁饮尿渗量在 300mOsm/（kg · H_2O）左右时，即与正常血浆渗量相等，称为等渗尿；若 < 300mOsm/（kg · H_2O），称低渗尿；正常人禁饮 8h 后尿渗量 < 600mOsm/（kg · H_2O），且尿 / 血浆渗量比值 ≤ 1，表明肾浓缩功能障碍。见于慢性肾盂肾炎、多囊肾、尿酸性肾病等慢性间质性病变，也可见于慢性肾炎后期以及急性肾衰竭、慢性肾衰竭累及肾小管和间质。

（2）一次性尿渗量检测用于鉴别肾前性少尿、肾性少尿。肾前性少尿时，肾小管浓缩功能完好，尿渗量较高，常大于 450mOsm/（kg · H_2O）；肾小管坏死致肾性少尿时，尿渗量降低，常小于 350mOsm/（kg · H_2O）。

C. 血尿酸测定

尿酸（UA）为核蛋白和核酸中嘌呤代谢的终末产物，既可来自体内，亦可来自食物中嘌呤的分解代谢。肝脏是 UA 生成的主要场所，除小部分被肝脏分解或随胆汁排泄外，剩余的均从肾脏排泄。UA 可自由经肾小球滤过入原尿，亦可经肾小管排泌，但原尿中 90%左右的 UA 在近端肾小管处被重吸收回到血液中，故正常情况下 UA 排出率很低。因此，血尿酸浓度受肾小球滤过功能和肾小管重吸收功能的影响。血清尿酸常用磷钨酸还原比色法或酶法测定。

参考值：磷钨酸盐法：男性 268 ~ 488 μmol/L，女性 17 ~ 387 μmol/L。

临床意义：

（1）血 UA 增高：①肾小球滤过功能损伤，见于急性或慢性肾炎、肾结核等。②痛风，血 UA 明显增高是诊断痛风的主要依据，主要是由于代谢紊乱而使体内 UA 生成异常增多所致。③恶性肿瘤：各种恶性肿瘤均可有 UA 增高，是由于体内核酸分解代谢旺盛，使内源性 UA 增多所致。④其他：糖尿病、长期禁食等，可因 UA 排泄障碍而使血 UA 增高。

（2）血 UA 减低：各种原因所致的肾小管重吸收 UA 功能损害，尿中大量尿酸丢失，以及肝功能严重损害，尿酸生成减少。如 Fanconi 综合征、急性重型肝炎、肝豆状核变性等。慢性镉中毒、使用磺胺及大剂量糖皮质激素、参与尿酸生成的黄嘌呤氧化酶、嘌呤核苷酸化酶先天性缺陷等，亦可致血尿酸降低。

（3）若能严格禁食含嘌呤丰富食物 3 天，排除外源性尿酸的干扰再采血，血尿酸水平改变即较有意义。

【参考文献】

[1] 邝贺龄 . 内科疾病鉴别诊断学 [M]. 5 版 . 北京：人民卫生出版社，2006.
[2] 胡申江 . 循环系统症状鉴别诊断学 [M]. 北京：人民卫生出版社，2009.
[3] 张树基，罗明绮 . 内科症状鉴别诊断学 [M]. 3 版 . 北京：科学出版社，2011.
[4] 欧阳钦 . 临床诊断学 [M]. 2 版 . 北京：人民卫生出版社，2010.
[5] 苏纯闺 . 贝氏身体检查指南 [M]. 6 版 . 天津：天津科学技术出版社，2000.
[6] 王鸿利 . 实验诊断学 [M]. 北京：人民卫生出版社，2005.
[7] 邱谷，黄桥林，陈红梅，等 . 健康人群血清 Cystatin C 参考值调查及其对糖尿病肾损害诊断的作用 [J]. 现代检验医学杂志，2007，22（4）：94–95.
[8] 董怀平，李庆敏，张延强 . 胱抑素 C、血清肌酐和内生肌酐清除率在糖尿病肾病早期诊断中的效能比较 [J]. 国际检验医学杂志，2008，29（2）：177–178.
[9] 万学红，卢雪峰 . 诊断学 [M]. 8 版 . 北京：人民卫生出版社，2013.
[10] 孙兆林，查艳，黄山 . 肾脏标志物临床与检验 [M]. 人民军医出版社，2014.

第六章

中医“肾”的生理病理

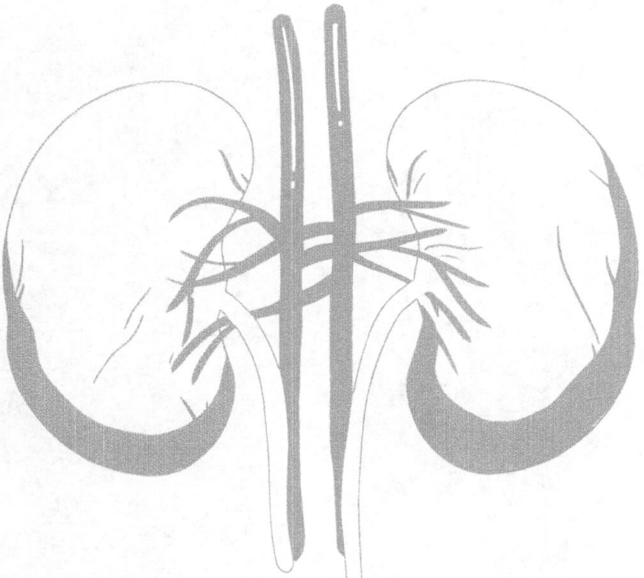

肾是中医藏象学中重要的一脏，为先天之本，主水、藏精，主纳气，主骨生髓。中医所说的“肾”与西医学所说的“肾脏”在概念上既有相同之处，又有不同的地方。西医所说的“肾脏”是解剖学上的肾脏，以泌尿为主要功能；而中医所说的“肾”，除了泌尿功能之外，还包括了其他许多内涵。下面主要从肾脏的解剖部位、生理和病理3个方面加以介绍。

一、解剖部位

1. 解剖学

肾位于腰部，脊柱两侧，左右各一，左微上，右微下。外形椭圆弯曲，状如豇豆。其外有黄脂包裹。古代中医对肾脏位置的认识及大体解剖已经有了较为深刻的了解。如《黄帝内经·素问·脉要精微论》说：“腰者肾之府，转摇不能，肾将惫矣。”清楚地说明了肾脏的位置就在腰部，当肾脏损害严重时，可影响腰的活动。《难经·四十二难》中说：“肾有两枚，重一斤一两。”当时的一斤一两相当于现在的250~500g，这个记载不仅说明古代医家知道肾脏有两个，而且确定了肾脏的重量。所以我们可以确定，《难经》中记载的肾，就是现在所说的肾脏。在色泽上，《灵枢·五味》说：“肾色黑。”明·李延《医学入门》）中说：“肾有两枚，重各九两……里白外紫，如虹豆兮，相合若环。”这段叙述进一步阐明了肾脏的形状和重量，并做了肾脏的解剖，看到了肾脏分紫和白两层，也就是现代医学所谓的肾脏皮质和髓质部。

古人不仅对肾的解剖有了较为详尽的了解，而且把与肾相关的膀胱与输尿管进行了一定程度的描述。医宗金鉴引张景岳云：“肾有二枚，形如豇豆，相并而曲，附于脊之两旁，相去各一寸五分，外有黄脂包裹，各有带二条”，将肾与输尿管的关系描述得很清楚。《难经·四十二难》中说：“膀胱重九两二铢，纵广九寸，盛溺九升九合。”尽管我们不知道古人是怎样量的膀胱，但可以说古人对膀胱做了较多的研究工作。《黄帝内经·素问·灵兰秘典论》中说：“膀胱者，州都之官，津液藏焉，气化则能出矣。”这说明膀胱为水腑，是人体水液排出体外之前蓄积的地方。这段文字不仅说明了膀胱的解剖，也简单说明了膀胱的生理功能。

2. 经穴

经穴是中医学的特殊内容，全世界已有很多医学家对经穴进行了深入的研究。

肾经穴位共27个，古人编诸经穴歌：足少阴，穴二十七，涌泉流于然谷，太溪、大钟兮水泉缘。照海、复溜兮交信续，从筑宾兮上阴谷。撩横骨兮大赫麓，气穴、四满兮中注，肓俞上通于商曲，守石关兮阴都宁，闭通谷兮幽门肃，步廊神封而灵墟存，神藏彧中而俞府足。

说到有关于肾的经穴，必须要提的就是命门。有关命门的说法，古代医家见解迥异，有的认为，“命阴乃无形之火”“生命之根”，有的主张命门有其具体解剖部位，如《难经》：“肾两者，非皆肾也，其左为肾，右者为命门。”赵献可：“命门在人身之中，对脐附脊背，自上数下则为十四椎，自下数上则为七椎。”李中梓认为命门处于两肾之间，虞抟主张两肾均为命门，近人有认为命门即指肾上腺或腰部神经节者。

二、中医对肾生理的认识

肾为先天之本，肾阴肾阳是其他脏腑阴阳的根本，为生命活动之根。肾与膀胱、骨、髓、脑、发、耳等构成肾系统。肾在五行中属水，在五脏阴阳中属阴中之阴。肾主藏精，主水液，主纳气，肾气与四时之冬相应。中医把肾的生理功能简称为肾气，即肾精化生之气。肾精是指肾中所藏有的精华物质。各种精华物质产生各种不同的生理功能。由于西医对肾脏内分泌的研究，才逐步认识到中医对肾脏功能认识的正确性。与现代医学相类似的部分大体上有以下几种：

1. 肾主水

是指肾具有调节水液代谢的作用，故肾又有“水脏”之称。肾主水液的功能是靠肾阳对水液的气化作用来实现的。

中医认为，肾为水脏，且寓元阴、元阳，藏精、司二阴，与膀胱互为表里。《素问·上古天真论》中说：“肾者主水……”。《素问·逆调论》中说：“肾者，水脏，主津液。肾者，胃之关也。”元阴即肾阴，是人体阴液之根本，对机体有滋养和濡润的作用，为人体生长发育的物质基础。元阳即肾阳，是人体阳气之根本，对各个脏腑起到温煦和推动的作用，为人体发育的动力基础。元阴元阳相互协调，共同完成机体的水液代谢。

肾主水，即是通过肾中阳气的蒸腾作用，将胃受纳的水液，经过脾脏的运输转化、肺脏的宣发肃降、三焦的“决渎”之力，浊者通过小肠的泌别清浊，经膀胱排出体外。清者复归于肺，如《素问·水热穴论》中说：“帝曰：少阴何以主肾？肾何以主水？岐伯对曰：肾者至阴也，至阴者盛水也，肺者太阴也，少阴者冬脉也，故其本在肾，其末在肺，皆积水也。帝曰：肾何以能聚水而生病？岐伯曰：肾者胃之关也，关门不利，故聚水而从其类也。上下溢于皮肤，故为胕肿。胕肿者，聚水而生病也。”古人对肾脏主水、主津液的认识涵义很深，如清·俞昌《医门法律》中说：“肾者，胃之关也，肾司开阖，肾气从阳则开，阳太盛则关门大开，水直下而为消，肾气从阴则阖，阴太盛则关门常阖，水不通而为肿，经又以肾本肺标，相输俱受为言，然则水病，以肺、脾、肾为三纲矣。”说明水的排与不排，主要靠肺、脾、肾三脏，肺通调水道，将水液输布，继而化为泪、涕、唾、涎；中焦脾胃则是升清降浊转输的枢纽，三焦是人体内外、上下水液转输的通道；而肾的气化则贯穿水液代谢的全过程，这充分说明肾在水液代谢过程中的主宰和调节作用。

肾主持和调节水液代谢的作用，亦称肾的气化作用。人体的水液代谢包括两个方面：一是将食物中具有濡润滋养作用的津液吸收并输布周身；二是将各脏腑组织代谢利用后的浊液排出体外。这两方面，均依赖肾的气化作用才能完成。在正常情况下，水饮由脾的运化和转输而上输于肺，肺的宣发和肃降而通调水道，使渣者（有用的津液）

通过三焦通道输布全身，发挥其濡润和滋养作用；浊者（代谢后的津液）则分别化为尿液、汗液和气等通过尿道汗孔和呼吸道等排出体外，从而维持体内水液代谢的相对平衡。在整个代谢过程中，肾阳温煦、蒸腾气化作用一方面使肺脾、膀胱等脏腑发挥各自在水液代谢中的作用；另一方面，直接关系到尿液的生成和排泄，在维持水液代谢平衡中起着极其重要的作用。被组织利用后的水液经三焦下归于肾，经肾的气化作用分为清浊两部分。清者再经三焦上升复归于肺而布散全身；浊者化为尿液，下输膀胱，从尿道排出体外。如此，循环往复，维持和调节人体的水液代谢平衡。另外，正常生理状况下的肾阴和肾阳的平衡，使肾对水液的开阖保持协调。开则水液输出和排泄，阖则关闭，从而保持体内津液相对恒定的贮存量，调节水液代谢平衡。可见，人体的水液代谢与肺、脾、胃、肝、小肠大肠、膀胱、三焦等许多脏腑有密切关系，而肺的宣发和肃降，脾的运化和转输，肾的蒸腾和气化是调节水液代谢平衡的中心环节，尤以肾的作用贯穿始终，居于极其重要的地位。所以说“肾者水脏，主津液”《素问·调论》。在病理上，肾主水液的功能失调，气化失职，开阖失度，就会引起水液代谢障碍。气化失常阖多开少，关门不利，尿液的生成和排泄发生障碍则可见尿少水肿等病变；而气化失常，开多阖少，关门失控，尿液的生成和排泄太过又可见尿清长、尿量多、尿频等病变。

而西医所指的肾脏，是人体内的泌尿器官，具有生成、排泄尿液，根据人体对水的需求而有自动浓缩、稀释尿液的功能，以增加或减少尿液的排泄。这主要依赖肾小球对水的滤过、分泌，99% 的水液经过肾小管的重吸收，最终排泄，剩余 1% 的水分，用来维持水电解质、酸碱离子的动态平衡，排泄体内毒物、药物，起到净化体内环境的作用。此外，肾素—血管紧张素—醛固酮系统，具有多种生物活性的作用，其中醛固酮具有保钠排钾作用，对水钠代谢影响较大，能调节水液平衡。

从上述可知，中医的肾主水靠肾阳的气化蒸腾、温煦转化，对肺、脾、三焦、膀胱、小肠参与水液代谢起主导作用。因为阳主开，所以现在临床常用的助阳利水、通阳利水等治法，就是在这个理论指导下而设立的。而西医的肾功能主要体现在排泄尿液毒素、调节水电解质，维持酸碱平衡，并具有自身调节水液平衡的球管系统上，是人体水液代谢的最主要的器官。我们可以说，肾主水的理论概要蕴涵了西医肾脏参与水液代谢的功能。

2. 肾藏精

肾藏精是指肾具有封藏和贮存人体之精气的作用。《素问·六节藏象论》说：“肾者，主蛰，封藏之本，精之处也。”精藏于肾而不无故流失，是其发挥正常生理效应的重要条件。《黄帝内经》认为五脏皆藏精气，《灵枢·本神》指出，“五藏主藏精者也，不可伤，伤则失守而阴虚”，《素问·五藏别论》说，“所谓五藏者，藏精气而不泻也”，这说明五脏皆有封藏精气的功能，且精气宜藏不宜泄，藏则体充而用灵，泄则体虚而用衰。《灵枢·本神》说：“肝藏血……脾藏营……心藏脉……肺藏气……肾藏精。”《灵枢·九针论》也有“肾藏精”的记载，一方面既说五脏皆主藏精，另一方面又言肾为封藏之本，精之处也，我们该如何理解？

五脏皆主藏精，是强调五脏功能特点上的共性，意在与六腑“传化物而不藏”的特点相区别。肾藏精，为封藏之本，旨在说明肾藏精的特点和功能上与其他四脏相比，又有其特殊性。

肾藏精与五脏藏精相比，其特殊性主要在于：

第一，肾之外的其他四脏所藏的先天之精在后天之精的培育滋养下，产生的各种功能活动，都体现在自身的生命活动中，而肾所藏的先天之精在后天之精的培育滋养下，除不断化为元气、肾气、肾阴、肾阳的功能体现在自身的生命活动中以外，还能在机体发育至一定的年龄阶段，产生出“天癸”物质，促使女子“任脉通，太冲脉盛，月事以时下”，男子“精气溢泻”，使机体具备了生育能力，阴阳相合则能繁育后代，从而使自体的生命活动延续到新的个体之中，故中医学又称肾所藏的先天之精为“生殖之精”。

第二，肾中精气为一身精气的总根本，肾具有贮藏调节诸脏腑精气的作用。人的生命活动存在着各种不平衡：一是五脏中有盛有衰，其化生精气的能力或强或弱，或在某一段时间内各不相同；二是人的整体活力在不同的状态下有不同的水平，例如，人在患病时，其生命活力变弱，精气的化生亦有相对不足。如果没有一定的调节机制，这种不平衡就会造成脏腑的失调和功能的衰弱，但是一定限度内，人体并不发生精气的失调，而是保持着相对的动态平衡。其原因在于肾脏对五脏之精，存在着藏蓄、调节能力，如《素问·上古天真论》说“肾者主水，受五脏六腑之精而藏之，故五脏盛乃能泻”，就是说五脏精气旺盛，肝心脾肺四脏有余的精气被肾所藏。肾一方面拥有先天之精，获得后天水谷之精，另一方面又获得其他四脏有余的精气，充分体现了肾藏精的生理特点。肾脏不仅藏蓄五脏之精，而且调节脏腑的不平衡倾向，随时补充脏腑的不足。故肾精充足之人，他脏之精虽虚亦易复，若他脏虚损至极，也必然会影响到肾精的充盈，这也就是《景岳全书》所说的“五脏之伤，穷必及肾”。另一方面，肾精内蓄，还可应时而动，以调节不同时间的失衡，如春天阳气升发，精气易耗，若冬日精足，则可补充春天的匮乏，故有“冬藏于精，春不病温”之说。

第三，肾中精气能够泄之于体外。肾的泄精作用是指通过肾气的推动，肾阳的激励，以开启精关，促使肾精向外排泄的作用。泄精是机体生殖生理的一种基本现象，女子二七，男子二八以后，充盈的肾中精气，不断地化生“天癸”物质，促进生殖器官迅速发育成熟，在此基础上，肾精开始盈满并能溢泻，即具备排精、排卵的功能，这时两性通过交合就可完成生殖繁衍，因此肾的泄精作用是保证机体能够正常生殖繁衍的基本条件，这有别于其他脏腑。

肾藏精的这个精绝不是指生殖之精，而是指肾脏本身藏有的精华物质，也就是起着“元阴元阳”作用的各种物质。此精涵义既广又深，它与现代医学家在研究肾脏中所发现的肾脏中的内分泌物质相似。比如《素问·生气通天论》中说：“阴平阳秘，精神乃治，阴阳离决，精气乃绝。”近代中医界多认为：“气是功能”“肾阴与肾阳依附为用，肾阴不足，肾阳就会亢奋。”这些论述类似肾脏中的“缓激肽酶”“前列腺素”（肾阴作用）与“肾素”（肾阳作用）之间的互相依附关系。即肾素—血管紧张素—醛固酮系统的升血压作用，常常又要依赖缓激肽酶、前列腺素系统的降压作用来调节；相反缓激肽酶、前列腺素系统的降压作用又要肾素—血管紧张素—醛固酮系统的升压作用来调节，这样才使血压处于不高不低的类似阴平阳秘的生理状态，若失掉降压系统，则可能出现血压过高，若没有升压系统，则出现血压过低的类似阴阳离决的危险状态。

精的含义有广义和狭义之分。广义之精，泛指构成人体和维持人体生长、发育、生殖和脏腑功能活动的精微物质的统称。它包括禀受于父母的生命物质即先天之精，后天获得的水谷之精即后天之精以及气、血、津液等。狭义之精，是禀受于父母而贮藏于肾的具有生殖繁衍作用的精微物质，又称生殖之精。

就精的来源而言，主要分为先天之精和后天之精两类。先天之精又称肾本脏之精，是禀受于父母，与生俱来的，构成人体的原始生命物质。在胚胎发育过程中，精是构成胚胎的原始物质，为生命的基础，故称“先天之精”。先天之精藏于肾中，出生之后，得到后天水谷之精的不断充养，成为人体生育繁殖的基本物质，故又称为“生殖之精”。先天之精的盛衰决定着子代的禀赋，对子代的体质具有重要的影响。后天之精又称五脏六腑之精，是由脾胃化生并灌溉五脏六腑的水谷之精。人出生之后，经胃的受纳腐熟和脾的运化而化生的水谷之精，转输到五脏六腑，成为脏腑之精，供给脏腑生理功能活动之需；其剩余部分则贮藏于肾，以备不时之需。当脏腑功能活动需要时，肾又把所藏之精，重新输出供给。这样肾不断贮藏，又不断供给，循环往复而生生不息。这就是肾藏五脏六腑之精的过程和作用。

由此可见，后天之精是维持人体生命活动，促进机体生长发育的基本物质。先天之精和后天之精的来源虽然不同，但却同藏于肾，二者相互依存，相互为用，在肾中密切结合而成为肾精。先天之精为后天之精的生成准备了物质基础，后天之精源源不断地产生又充养和培育了先天之精。先天之精只有得到后天之精的补充和滋养，才能充分发挥其生理效应；后天之精也只有得到先天之精的活力资助，才能源源不断地化生。即所谓“先天生后天，后天养先天”。肾为先天之本，受五脏六腑之精而藏之。脏腑之精充盛，肾精的生成、贮藏和排泄方能正常。肾所藏之精，又称为肾中精气，具有促进机体的生长、发育和生殖，参与血液生成和提高机体抗病能力的生理作用。

肾精的作用如下：

A. 主生长发育与生殖

主生长发育与生殖指肾精、肾气促进机体生长发育与生殖功能成熟的作用。《素问·上古天真论》记述了肾气由稚嫩到充盛，由充盛到衰少继而耗竭的演变过程，说：“女子七岁，肾气盛，齿更发长。二七而天癸至，任脉通，太冲脉盛，月事以时下，故有子。三七，肾气平均，故真牙生而长极。四七，筋骨坚，发长极，身体盛壮。五七，阳明脉衰，面始焦，发始堕。六七，三阳脉衰于上，面皆焦，发始白。七七，任脉虚，太冲脉衰少，天癸竭，地道不通，故形坏而无子也。丈夫八岁，肾气实，发长齿更。二八，肾气盛，天癸至，精气溢泻，阴阳和，故能有子。三八，肾气平均，筋骨劲强，故真牙生而长极。四八，筋骨隆盛，肌肉满壮。五八，肾气衰，发堕齿槁。六八，阳气衰竭于上，面焦，发鬓斑白。七八，肝气衰，筋不能动，天癸竭，精少，肾藏衰，形体皆极。八八，则齿发去。

肾藏精义精化气，肾精足则肾气充，肾精亏则肾气衰。机体生、长、壮、老、已的生命过程，可幼年期、青年期、壮年期和老年期等若干阶段，而每一阶段的机体生长发育状态，均取决于肾精及肾气的盛衰，并从“齿、骨、发”的变化中体现出来。生、长、壮、老、已是人类生命的自然规律。一般把生长壮老已这一生命过程，按年龄分为少年，青年，中年和老年4期。中医对人体生命历程的划分，按《素问·上古天真论》的记载，以男八女七为单位划分为4个阶段。第一阶段为发育阶段，即男子出生至16岁，女子出生至14岁；第二阶段为身体壮盛阶段，即男子16~40岁，女子14~35岁；第三阶段为身体渐衰阶段，即男子40~64岁，女子35~56岁；第四阶段为身体衰老阶段，即男子64岁以后，女子56岁以后在整个生命过程中，从幼年开始，肾精逐渐充盛，出现齿更发长等生理现象。到了青壮年肾精进一步充盈，乃至达到极点，机体则随之发育到壮盛时期，表现为真牙生而长极，筋骨强劲，肌肉满壮等生理现象。此后，肾中精气逐渐衰少，机体也逐渐衰弱，出现牙齿枯槁无华、发脱、鬓白、面焦、筋骨活动不灵活等生理现象，人体开始衰老。男子64岁、女子56岁以后，人体则进入了衰老阶段，肾中精气亏损，表现为齿脱，鬓发皆白而且脱落严重，面憔悴，筋骨软弱，活动不便等一派老态龙钟之象。由此可见，肾精决定着机体的生长发育，为人体生长发育之根。如果肾精亏损不足，则会出现生长发育障碍，在儿童可见“五迟”“五软”等病症；在青少年则可见发育迟缓、筋骨萎软、肌肉瘦削无力等情况；在成年则见未老先衰，牙齿早脱，头发早白、脱落等情况。所以，临床上补肾填精是延缓衰老和治疗早衰早老以及老年病的重要手段。惜肾固精也是养生的一个重要原则。

机体生殖器官的发育，性功能的成熟与维持以及生殖能力等，同样取决于肾精及肾气的盛衰。出生之后，由于肾精及肾气的不断充盈，天癸随之产生。天癸，是肾精及肾气充盈到一定程度而产生的，具有促进人体生殖器官发育成熟和维持人体生殖功能作用的一种精微物质。天癸来至，女子月经来潮，男子精气溢泻，说明性器官发育成熟，具备了生殖能力。其后，肾精及肾的日趋充盈维持着机体日益旺盛的生殖功能。中年以后，肾精及肾气逐渐衰少，天癸亦随之衰减，以至竭绝，生殖功能逐渐衰退，生殖器官日趋萎缩。最后，丧失生殖功能而进入老年期。临床上，防治某些先天性疾病、生长发育迟缓、生殖功能低下或一些原发性不孕、不育症以及优生优育、养生保健、预防衰老等，也多从补益肾精、肾气着手。

B. 主脏腑气化

主脏腑气化是指肾气及其所含的肾阴、肾阳主司脏腑气化过程。脏腑气化，指脏腑之气的升降出入运动推动和调控各脏腑形体官窍的功能，进而推动和调控机体精、气、血津液新陈代谢的过程。

肾气含有肾阴、肾阳：肾阴具有凉润、宁静、抑制等作用，肾阳具有温煦、推动、兴奋等作用。阴与阳对立统一，相反相成，平衡协调，则肾气冲和。

肾阳为一身阳气之本，“五脏之阳气，非此不能发”，能推动和激发脏腑的各种功能，温煦全身脏腑形体官窍。肾阳充盛，脏腑形体官窍得以温煦，各种功能旺盛，精神振奋。若肾阳虚衰，推动、温煦等作用减退，则脏腑功能减退，精神不振，发为虚寒性病证。

肾阴为一身阴气之本，“五脏之阴气，非此不能滋”，能宁静和抑制脏腑的各种功能，凉润全身脏腑形体官窍。肾阴充足，脏腑形体官窍得以凉润，其功能健旺而又不至于过亢，精神内守。若肾阴不足，抑制、宁静、凉润等作用减退，则致脏腑功能虚性亢奋，精神虚性躁动，发为虚热性病症。

C. 化生血液

肾藏精，精能生髓，精髓又可化血。精血同源，肾精充足，则血液不亏。故有“血之源头在于肾”之说。临床上治疗血虚也常用补肾益精填髓的方法。抵御外邪：肾精还具有抵御外邪而使人免于疾病的作用。精是人体生命活动的基本物质，属正气的一部分。精充则生命力强，卫外固密，适应力强，抗邪力强，邪不易侵而不病。故有“藏于精者，春不病温”和“冬不藏精，春必病温”（《素问·金匮真言论》）之说。

3. 肾主纳气

纳，即受纳、固摄之意。肾主纳气是指肾具有摄纳肺所吸入的清气而调节呼吸的作用。人的呼吸运动，总为肺所主。但肺吸入之清气，必须下归于肾，由肾加以摄纳才能保持呼吸畅通，并可防止呼吸表浅。肾的纳气作用是肾气的封藏作用在呼吸运动中的体现。只有肾气充沛，摄纳正常，才能使肺的呼吸匀调，气道通畅，呼吸达一定深度，从而保证机体内外的气体正常交换。如果肾气亏虚，摄纳无权，吸入之清气不能下归于肾而加以摄纳，就会出现呼吸不匀，呼多吸少，呼吸表浅，动则气喘等肾不纳气的病理变化。因此，正常的呼吸运动是肺与肾之间相互协调的结果。“肺为气之主，肾为气之根，肺主出气，肾主纳气阴阳相交，呼吸乃和。”（《类证治裁·卷之二》）肺主气，司呼吸。气的形成、敷布、运行以及升降出入无不与肺脏的功能有关，故《素问·六节藏象论》说：“肺者，气之本。”然而，肺主气的功能必须有肾气的参与，尤其在呼吸方面。正如《黄帝内经·博义》所说：“肺居上焦，肾居下焦；肺主降，肾主升；肺主呼，肾主吸；肾主纳气，肺主出气。”又如《难经·四难》所说：“呼出心与肺，吸入肾与肝。”清代林珮琴在《类证治裁·喘证》中亦说：“肺为气之主，肾为气之根，肺主出气，肾主纳气，阴阳相交，呼吸乃和，若出纳升降失常，斯喘作矣。”可见，呼吸运动虽然由肺完成，但肺吸入之气，必须下达于肾，与肾中精气交接，才能平稳深沉，和缓有力，这是肾脏纳气功能的体现。何梦瑶在《医碥》中说得更加生动，他说：“气根于肾，亦归于肾，故曰肾纳气，其息深深。”其实，肾主纳气的功能，就是肾主封藏功能在呼吸运动中的具体表现。其物质基础乃是肾中之精气。若肾气不足，肾不纳气，根本不固，则会出现呼吸短促，动则喘甚等病理表现，称为“肾不纳气”。

肺主出气（呼气），肾主纳气（吸气），肺为气之主，肾为气之根，二者不可偏废。只有出纳协调，呼吸才能平稳。若只出不纳，或只纳不出，呼吸活动都会停止。相对而言，纳气功能容易受到损害，因此许多医家都非常重视肾主纳气的功能。如《慎斋遗书》说：“人之生死关乎气，气纳则为宝，气纳则归肾，气不纳则不归肾。气不归肾者，谓脾胃之气不到肾也。”

肾纳气的功能对机体的呼吸运动起着重要的调节作用，而人体是一个有机的整体，五脏六腑的气机都随着呼吸运动有规律地升降出入，也就是五脏六腑气机的正常运动受肾主纳气功能的调节。所以“肾主纳气”中的“气”我们可以从广义的角度来解释，即不仅包括呼吸之气，更指全身脏腑气机的升降出入活动。五脏之气根于肾，肾气充足，纳气适时，则脏腑气机才会升中有降，降中有升，升降出入不乱，方可维持其正常的生理功能。肾主纳气，脏腑气机只有在肾气充足、纳气功能旺盛的情况下才能和谐一致地运动变化，同时，肾的纳气功能正常，五脏六腑之精气也才会下藏于肾，补充肾气。因此，若肾虚不能纳气便导致五脏之气上逆为病。反之，五脏六腑的病变也可影响及肾产生肾的病变，故中医有久病及肾之说。

4. 肾主骨生髓，其华在发

中医肾的生理功能极其广泛，其中与人体骨骼生长发育密切相关的即“肾主骨、生髓充脑”之作用。《素问·宣明五气篇》中说“肾主骨……”。《素问·五脏生成篇》中说“肾之合骨也”。可知古人把肾与骨的关系看得特别密切，就病理环节而言，《素问·痿论》说：“肾气热，则腰脊不举，骨枯而髓减，发为骨痿。”《灵枢·五癃津液别》说：“阴阳不和，则使液溢而下流于阴，髓液皆减而下，下过度则虚，虚故腰背痛而胫酸。”《素问·痿论》说：“肾热者色黑而齿槁。”《素问·生气通天论》说：“因而强力，肾气乃伤，高骨乃坏。”由于肾主骨、髓藏于骨中，故曰肾主骨、生髓。

现代医学发现肾脏中分泌的 1α-羟化酶，对 25-（OH）D_3 转化为维生素 D 的活性形式 1，25-（OH）$_2D_3$ 起着决定性作用，这与肾主骨很相似。当肾衰竭时，磷排出减少，抵抗了 1α-羟化酶的生成，进而 1,25-（OH）$_2D_3$ 的形成缺少，钙的吸收受到影响，从而会发生骨质疏松的肾性骨病。这也是肾衰竭则不能主骨的一个证明。

发，指头发。发的生长，赖血以养，故称“发为血之余”。由于肾藏精，精生血，精血旺盛，则毛发粗壮、浓密而润泽，故说发的生机根于肾。《素问·六节藏象论》说：“其……华在发。”《素问·五藏生成》说：“肾……其荣，发也。”肾精、肾气的盛衰，可从头发的色泽、疏密等表现出来。青壮年肾精、肾气旺盛，发长而润泽；老年人肾精、肾气衰少，发白而脱落，皆属常理。

5. 生理特性

A. 肾主闭藏

闭藏亦称封藏，封闭贮藏之意。肾为先天之本，生命之根，藏真阴阳，为水火之脏。人之生身源于肾，生长发育基于肾，生命活动赖于肾。肾是人体阴精之所聚，肾精充则化源足；肾又是人体阳气之源，肾气旺则生命力强。精充气旺，阴阳相济则生化无穷，机体强健。肾主封藏是对肾的生理功能的高度概括。它体现于肾的藏精、主水、纳气、固胎等各方面的作用。如精藏于肾，气纳于肾以及妇女月经的应时而下，胎儿的孕育，二便的排泄等均为肾主封藏之所及。肾藏精，肾精宜藏不宜泄；肾主命门火，真火宜潜不宜露。肾精不可泄，肾火不可伐，犹如木之根，水之源。木根不可断，水源不可竭，灌其根枝叶茂，澄其源流自清。基于这一生理特性，前人有提出“肾无实不可泻”的学术观点。故治肾多言其补，不论其泻，或以补为泻？然肾病非绝对无实而不可泻，确有实邪亦当泻。肾主蛰伏闭藏，故其病虚多实少，纵然有实邪存在，亦是本虚标实。所以治肾病以多补少泻为宜。肾主闭藏的理论对养生具有重要的指导意义。养生学非常强调保养阴精，使肾精充盈固秘而延年益寿。

B. 肾主一身阴阳

肾为五脏六腑之本，乃水火之宅，寓真阴（命门之水）而涵真阳（命门之火）。五脏六腑之阴，非肾阴不能滋养；五脏六腑之阳，非肾阳不能温煦。肾阴，又称元阴、真阴、真水、命门之水，为人体阴液之根本，对全身各脏腑组织起着滋养和濡润作用。肾阳，又称元阳、真阳、真火、命门之火，为人体阳气之根本，对全身各脏腑组织起着推动和温煦作用。肾阴和肾阳，二者相互制约，相互依存，相互为用，维持着人体生理上的动态平衡。肾阴肾阳为脏腑阴阳之根。肾阴充则全身各脏腑之阴亦充；肾阳旺则全身各脏腑之阳亦旺。所以说肾主一身之阴阳。

在病理情况下，由于某种原因，肾阴和肾阳的动态平衡遭到破坏而又不能自行恢复时，就会出现肾阴虚和肾阳虚的病理变化。由于肾阴、肾阳二者密切联系，在病变中又常常相互影响，相互累及，发展为阴阳两虚，称作阴阳互损。

C. 肾气与冬气相通应

肾主封藏，内寓真阴真阳，封藏有节，阴平阳秘。自然界中，冬季气候寒冷，寒水当令，万物归藏。肾气与冬气相通应，是说肾气在冬季最旺盛，封藏功能最强。水在天为寒，在脏为肾。不及为“涸流”，太过为“流衍”。不及与太过，四时阴阳异常，在人则肾之阴阳失调，封藏失职。故肾病，关节痹痛以冬季多见。此外，肾与北方、寒水、黑色、咸味等有一定的内在联系。如性味咸寒之中药多具滋肾之功。

D. 主蛰守位

主蛰，喻指肾有潜藏、封藏、闭藏之生理特性，是对其藏精功能的高度概括。肾的藏精、主纳气、主生殖、主二便等功能，都是肾主蛰藏生理特性的具体体现。守位，是指肾中相火（肾阳）涵于肾中，潜藏不露，以发挥其温煦、推动等作用。

E. 肾气上升

肾阳鼓动肾阴，合化为肾气上升以济心，维持人体上下的协调。

三、中医对肾病理的认识

1. 湿热

湿热是由湿邪和热邪互结而成的一种病邪，属于六淫中的合邪，兼具湿邪和热邪之特性，具有阴阳双重属性。

湿热是肾脏病的重要病理。正如《医方考》中所说“下焦之病，责于湿热。”刘完素在《宣明论方》中说：“湿气先伤人之阳气，阳气伤不能通调水道，如水道下流淤塞，上流泛滥必为水灾。”

湿热的产生与气阴两虚本身的病理有关。气虚易生湿，阴虚易蕴热，故气阴两虚常与湿热相兼。同时湿与热合，如油入面，氤氲分散，常是疾病迁延不愈和复发的重要因素。徐灵胎云“有湿则有热，虽未必尽然，但湿邪每易化热。”因此可以看出湿热伤肾是肾病病理的基本特点，且往往贯穿病程的始终。湿热滞留，耗伤正气，变生他邪，且易招致外感成为病情进展的重要因素。

在一些肾病的病变过程中，先由湿热之邪入侵，或感风邪夹湿，一旦风邪离去湿邪化热留恋为患，及时施以清利湿热的方药，未见湿热伤阴之象，则病情易于控制。一旦湿热伤及气阴病情缠绵不愈，转为慢性。

湿热与肾脏病的发生、发展、治疗和预后有着密切的关系。肾病在临床上的不同阶段均有不同程度的水肿、尿短赤或尿浑浊、舌苔滑腻、脉濡缓或滑等湿热表现。说明湿热病邪的存在是整个肾病过程中的一个重要干扰因素。有些患者虽无明显肾病症状，也不可忽视湿热，因为这类患者易反复合并感染。肾病中湿热之邪不仅是病理产物，更是促使或导致多种肾病久治不愈的新致病因素。湿热形成之后还可壅滞三焦，使人体脏腑功能进一步失调，因此湿热常与瘀血痰饮兼夹并存，且易耗气伤阴而致虚。

2. 瘀血

肾脏是肾系疾病中的主要受累器官，血管细小而丰富，血液灌流量大，一旦发生疾病造成血流阻力增大，血流速度缓慢，血液黏滞度增高。这种病理状态，中医认为应是由于水湿停聚，气滞血瘀，渐致肾脏瘀阻络伤。

由于血能病水，水能病血，水湿稽留；气滞血瘀，血瘀不通，三焦气化通路受阻，水湿停聚即可发生水肿，肾病日久，久则入络，必见瘀血停滞；气滞血瘀又可加重水液代谢障碍而形成水肿，造成恶性循环。气虚鼓动无力，血的运行迟涩；阴血衰少，血脉不充，亦可使脉道涩滞，血行不畅；情志失调，导致气机郁结，气滞而血瘀；寒邪客于经脉，血得寒则凝，血液凝滞，经脉不通而成瘀；热邪入血，血热互结，热灼阴血，也可煎熬成瘀，瘀血常因阻滞的部位不同，而表现为不同的病症。

慢性肾病日久，肾气亏虚，气虚无力行血，导致血行缓慢，可形成瘀血。正如《读书随笔·承制生化论》指出："气虚不足以推血，则血必瘀。"肾虚不能泻浊，脾失健运，导致水湿内停，气机不畅，不能推动血行，导致血脉凝涩。如《不居集》说："血不自行，随气而行。气滞于中，因血停积，凝而不散。"肾病日久，阳气不足，阴寒内生，失于温煦，血行缓慢而为瘀。如《灵枢·痈疽》说："寒邪客于经脉之中，则血液不通。"此外，各种病因导致肾的开阖不利，秽浊不得外泄，积留体内，亦可蕴积为瘀血。

3. 痰浊

痰浊属于继发性致病因素，是人体脏腑气血功能异常在疾病过程中形成的病理产物。痰的形成与五脏三焦等脏腑有关，各脏腑气化功能失常、水液代谢障碍，均可产生痰。

"肾者，水脏，主津液，主卧与喘也"。肾生痰的病理机制，主要有两种情况，其一，肾阳不足，水津不布生痰。李用粹在《证治汇补》中说："痰之源，出于肾，故劳损之人，肾中火衰，不能收摄，邪水、冷痰上泛。"陈士铎的《石室秘录》谓："非肾水泛上为痰，即肾水沸腾为痰。肾水上泛为痰者，常由禀赋不足，或年高肾亏，或久病及肾，或房劳过度，开阖失司，气化不利，则水液泛溢为痰。"《医碥》云："痰之本，水也，原于肾。肾火虚，则水泛为痰，其痰清。"《类证治裁》曰："若肾阳虚，火不制水，水泛为痰，为饮逆上攻，故清而澈。治宜通阳泄湿，忌用腻品助阴。”指出了肾阳不足，水聚成痰的特点，可用温热之药治之。

4. 毒邪

毒邪是肾脏病发病中较受重视的一种致病因素，包括能对机体产生毒害作用的各种致病物质。有内毒、外毒之分。外毒是指由外而来，侵袭机体并造成毒害的有毒物质；内毒是指因脏腑功能和气血运行失常使机体内的生理或病理产物不能及时排除，蓄积体内而产生的有毒物质。

外毒中常见的有风、湿、热（火）、燥毒邪及食、酒、药毒之邪。风毒致病常见于急性肾小球肾炎或慢性肾小球肾炎急性发作，其主要临床表现为突发头面或肢体水肿、血尿、蛋白尿、尿量减少，甚或肾功能损害或加重，常伴有外感症状，属中医学“风水”之范畴；湿毒致病常见于肾病综合征，以大量蛋白尿、低蛋白血症为特点，水肿以腰以下为甚，按之凹陷不易恢复，属中医学“阴水”范畴；热（火）毒致病多见于狼疮性肾炎，以发热、颧部红斑、关节痛、皮疹、肾脏损害为主要临床表现，相当于中医“日晒疮”“阴阳毒”范畴；药毒致病多见于使用对肾脏有损害的中西药，中药常见的有含马兜铃酸的植物（马兜铃、广防己、关木通、天仙藤、青木香、杜仲、细辛）、雷公藤、川草乌、马钱子等。西药有氨基糖苷类、非甾体类消炎药、环孢菌素A、造影剂、抗肿瘤药物等，这些药物可致多样化的肾脏损害如急性肾小管坏死、急慢性间质性肾炎、肾小管酸中毒、肾小球肾炎等。

内毒的特点是：多在疾病过程中产生，一方面为原有疾病的病理产物，另一方面又是新的病因，既能加重原有的病情，又能产生新的病症。此外，根据毒邪致病的证候属性，毒邪可概括为热毒、火毒、湿毒、痰毒、瘀毒、浊毒等。如瘀毒致病主要见于慢性肾小球肾炎及慢性肾功能不全，以迁延不愈的血尿、蛋白尿、水肿、高血压，或肾功能损害等为主要临床表现，相当于中医“水肿”“尿血”“尿浊”等范畴；浊毒致病主要见于慢性肾衰竭，以长期血肌酐、尿素氮升高伴多系统改变为主要临床表现，属“溺毒”“癃闭”“关格”范畴；毒邪致病相当广泛，在肾脏病变中也扮演着重要的角色，可见于多种原发性肾脏疾病和继发性肾脏疾病中。

5. 肾虚

肾虚的本质是肾的精气不足。肾气指肾精所化之气，指肾脏的功能活动，如生长发育及性功能的活动。肾气由肾精产生，肾精为肾气之根，肾气为肾精之象。一般认为，腰腿酸软，头晕耳鸣，发落齿摇等为肾虚的辨证要点。《太平圣惠方·肾脏论》对“肾气虚”描述道：“肾气不足则腰背冷，胸内痛，耳鸣或聋，足冷厥小腹痛，是为肾气之虚也。”就现今的肾虚理论来说，这更符合肾阳虚证情。肾脏疾病，特别是继发性肾脏病变，如高血压肾损害、糖尿病肾病、狼疮性肾炎、尿酸性肾病等均为原发病迁延不愈，导致的肾脏损害，肾气不足更易受传变。

A. 肾气虚

现代中医研究认为从生理功能而言，肾精转化为肾气，肾气包括肾阳和肾阴两方面，其中肾阴是肾脏功能活动的物质基础；肾阳是肾脏功能活动的动力。两者相互依存，相互为用，共同维持肾气的正常。从病理而言，肾气虚应指肾阴肾阳俱虚，不单指肾阳虚。肾气虚是指肾脏虚弱不足产生的症状。从肾的气化功能来讲，肾气虚包括肾气化功能不足的小便不利和肾气虚而不摄的小便频数等。多由于气不摄精、卫表不固、水失气化、肾不纳气所致。临床上表现为肾病过程中证见尿蛋白顽固、反复外感、腰酸乏力、水肿喘促等。肾气虚可分为：

（1）肾气不固：是肾气亏虚固摄无权所表现的证候。多因年高肾气亏虚，或年幼肾气未充，或房事过度，或久病及肾所致。临床表现为面色㿠白，听力减退，腰酸膝软，小便频数而清，或尿后余沥不尽，或遗尿，或小便失禁，或夜尿频多。男子滑精早泄，女子带下清稀，或胎动易滑。舌淡苔白，脉沉弱。

（2）肾不纳气：是肾气虚衰，气不归元所表现的证候。多由久病咳喘，肺虚及肾，或劳伤肾气所致。临床表现为久病咳喘，呼多吸少，气不得续，动则喘息益甚，自汗神疲。声音低怯，腰膝酸软，舌淡苔白，脉沉弱。

B. 肾阳虚

肾阳虚证，是肾脏阳气虚衰表现的证候。多由素体阳虚，或年高肾亏，或旧病伤肾，或房劳过度等引起。临床主要表现为：腰膝酸软而痛，畏寒肢冷，尤以下肢为甚，头目眩晕，精神萎靡，面色白或黧黑，舌质淡胖苔白，脉沉弱。或阳痿，妇女宫寒不孕；或大便久泻不止，完谷不化，五更泄泻；或水肿，腰以下为甚，按之凹陷不起，甚则腹部胀满，全身水肿，心悸咳喘。

C. 肾阴虚

肾阴虚证，是肾阴不足表现的证候。多由旧病伤肾，或禀赋不足，房事过度，或过服温燥劫阴之品所致。临床表现：腰膝酸疼，眩晕耳鸣，失眠多梦，男子阳强易举，遗精，妇女精少闭经，或见崩漏，形体消瘦，潮热盗汗，五心烦热，咽干颧红，溲黄便干，舌红少津，脉细数。

D. 肾精亏虚

肾精亏虚，是肾精亏损表现的证候。多因禀赋不足，先天发育不良，或后天调养失宜，或房事过度，或久病伤肾所致。临床表现：小儿发育迟缓，身材矮小，智力和动作迟钝，囟门闭合迟缓，骨骼萎软。男子精少不育，女子经闭不孕，性功能减退。成人早衰，发脱齿摇，耳鸣耳聋，健忘恍惚，动作迟缓，足萎无力，精神呆钝等。

【参考文献】

[1] 印会河，中医基础理论 [M]. 上海：上海科学技术出版社，1984.

[2] 张伯讷，中医基础理论 [M]. 北京：人民卫生出版社，1989.

[3] 吴敦序，中医基础理论 [M]. 上海：上海科学技术出版社，1995.

[4] 李德新，中医基础理论 [M]. 2 版，北京：人民卫生出版社，2001.

[5] 王新华，中医基础理论 [M]. 北京：人民卫生出版社，2001.

[6] 刘燕池，雷顺群，中医基础理论 [M]. 北京：学苑出版社，2004.

[7] 孙广仁·中医基础理论 [M]. 2 版 . 北京：中国中医药出版社，2008.

[8] 高思华，中医基础理论 [M]. 北京：高等教育出版社，2009.

[9]　王新华·中医基础理论 [M]. 北京：人民卫生出版社，2001.
[10] 王键·中医基础理论 [M]. 北京：中国中医药出版社，2010.
[11] 何裕民，刘文龙 . 新编中医基础理论 [M]. 北京：北京医科大学、中国协和医科大学联合出版社，1996.
[12] 印会河，童瑶，中医基础理论 [M]. 北京：人民卫生出版社，1989.
[13] 周仲瑛 . 中医内科学 [M]. 北京：中国中医药出版社，2003.
[14] 王永炎 . 中医内科学 [M]. 北京：人民卫生出版社，1999.
[15] 王永炎 . 中医内科学 [M]. 上海：上海科学技术出版社，1997.
[16] 王永炎，临床中医内科学 [M]. 北京：北京出版社，1994.
[17] 田德禄 . 中医内科学 [M]. 北京：人民卫生出版社，2001.
[18] 张伯臾，中医内科学 [M]. 上海：上海科学技术出版社，1985.
[19] 罗仁 . 中医肾病辨病专方手册 [M]. 北京：人民军医出版社，2000.
[20] 朱文锋 . 中医内科疾病诊疗常规 [M]. 湖南：科学技术出版社，1999.
[21] 孙广仁，中医基础理论 [M]. 北京：中国中医药出版社，2002.
[22] 李德新，中医基础理论 [M]. 北京：人民卫生出版社，2001.

第七章

中医肾脏病的病因病机

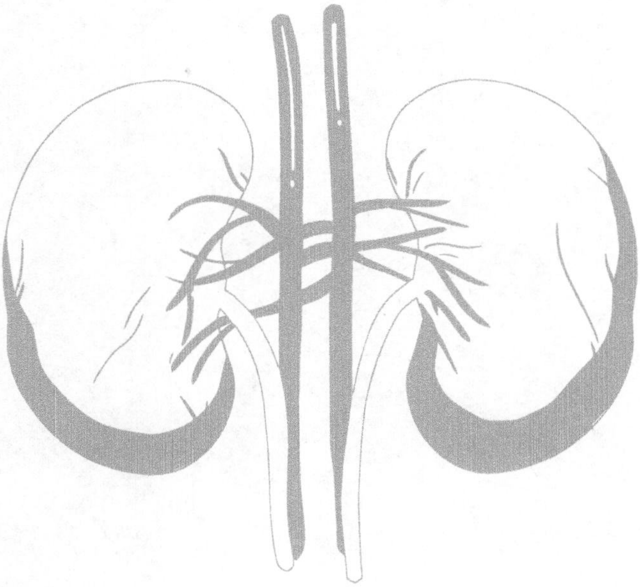

肾主藏精，肾左右各一，命门附焉，内藏元阴元阳，为水火之脏，为人体生长、发育、生殖之源，为生命活动之根，故称为先天之本；肾藏真阴而寓元阳，只宜固藏，不宜泄露，所以肾病本质多属于虚证。若禀赋薄弱，劳倦过度，房事不节，生育过多，久病失养，损伤精气，可生多种疾病。肾主五液以维持体内的水液平衡，如肾阳虚衰，关门不利，气不行水，水湿内聚，或泛溢肌肤，则发为痰饮水肿；下元亏损，命门火衰，则为阳痿、五更泄泻；肾气亏耗，封藏无权，固摄失司，常致滑精、早泄、小便失禁；气不归元，肾不纳气，则喘逆、短气；劳伤日久，真阴亏虚，可致眩晕、耳鸣以及下消等病症；肾阴耗伤，阴不济阳，虚火上越，心肾不交，可导致虚烦不寐、心悸健忘、潮热盗汗等证。肾中阳气蒸腾气化，助膀胱化气行水，肾阳衰惫，气化不及州都，可导致癃闭。肾主骨，生髓，以使骨坚齿固，脑充发荣，精力充沛。肾精不足，则腰膝酸软，牙齿松动，神疲健忘，精神萎靡，毛发枯涩，易断易脱。

肾与其他脏腑的关系至为密切，肾主纳气，气根于肾，有助肺气宣发肃降，肾不纳气，可见久喘久咳；肾水心火上下既济，阴阳平衡，如心肾不交，则见心悸失眠；肾为先天之本，脾为后天之本，脾之健运，有赖于肾阳之温煦，肾阳虚不能温煦脾阳，可见久泄久痢、五更泄泻；肝肾同居下焦，精血互化，肝木需肾水之濡养，肾精不足，肝木失养，亦可致眩晕耳鸣。肾为先天之本，藏真阴而寓元阳，只宜固藏，不宜泄露，故肾病主要是虚证，在此基础上也可有本虚标实之证。

宋代陈无择的“三因”学说是对中医病因的概括，即六淫邪气为外因；五脏情志所伤为内因；饮食劳倦、跌扑金刃及虫兽所伤为不内外因。目前人们认为，导致肾病的病因多种多样，如六淫、七情、饮食、劳逸、房劳、药毒等多种内外因素均可致病，而且，在疾病的发生及演变过程中，病因与其病理产物常常互相作用、互为因果。某一阶段的病理产物也可成为另一阶段的致病因素，并可导致疾病的发展。如湿浊、湿热、瘀血本身作为疾病的病理产物，常常又是导致肾病加重、缠绵难愈的致病因素。而禀赋不足及久病正气不足，则是肾病发病的内在因素。

中医探求肾病病因主要依靠详细的四诊。一方面通过询问病史，直接或间接了解病因如外感、饮食劳倦、情志因素等；另一方面，主要通过症状、体征和舌脉，审证求因。尽管疾病的种类繁多，临床征象错综复杂，千变万化，但其病理变化离不开邪正交争、阴阳失调、气血紊乱、脏腑失和、经络受损等病变规律。由于肾主水，藏精，为先天之本，而膀胱与肾相表里，为州都之官，津液藏焉，气化则能出矣。所以，在肾脏疾病中，津液代谢失调，气血紊乱为其主要和常见病机。

肾藏精，寓元阴元阳，为人体生长、发育、生殖之源，生命活动之根，故称先天之本。肾的藏精功能减退，不仅可因精关不固而致遗精、早泄，还可由于精气不足、命门火衰而影响机体的生殖能力，导致阳痿、不育。肾主水液，在调节人体水液平衡方面起着极为重要的作用。若肾中精气的蒸腾气化失司，可导致水液的运化障碍，出现水肿；肾与膀胱相表里，若肾与膀胱的气化失司，水道不利，可出现淋证、癃闭、尿浊。此外，水肿、淋证、癃闭等病症日久不愈，可致脾肾衰惫，气化不利，浊毒壅塞，形成关格。

肾与其他脏腑的关系非常密切。肾阴亏虚，水不涵木，肝阳上亢，可致眩晕；肾水不足，阴不济阳，虚火上越，心肾不交，可致心悸、不寐；肾不纳气，气不归原，可致哮喘；肾阳虚衰，火不暖土，可致五更泄泻；肾精亏损，脑髓失充，可致健忘、痴呆。

一、水肿

1. 概念

体内水液潴留，泛溢肌肤，引起头面、目窠、四肢、腹部甚至全身水肿者，称为水肿。水肿有许多种类，此处特指肾性水肿。

最早的医学典籍《黄帝内经》对水肿有多处记载，称本病为“水”，根据症状不同分为风水、石水、涌水。《素问·评热病论》曰：“有病肾风者，面胕庞然壅，害于言。”《素问·脏气法时论》曰：“肾病者，腹大胫肿，喘咳身重，寝汗出，憎风。”《灵枢·水胀》篇曰：“水与肤胀鼓胀……何以别之？岐伯答曰：水始起也，目窠上微肿，如新卧起之状，其颈脉动，时咳，阴股间寒，足胫肿，腹乃大，其水已成矣；以手按其腹，随手而起，如裹水之状，此其候也。”上述原文主要论述了水肿的特点。对其病因病机，《素问·水热穴论》指出：“勇而劳甚，则肾汗出，肾汗出逢于风，内不得入于脏腑，外不得越于皮肤，客于玄府，行于皮里，传为跗肿。”“故其本在肾，其末在肺。”对其治疗，《素问·汤液醪醴论》提出了“平治于权衡，去菀陈莝…开鬼门，洁净府”的治疗原则。汉·张仲景《金匮要略·水气病脉证并治》将水肿称为“水气病”，并以表里上下为纲将水肿分为风水、皮水、正水、石水、黄汗5型，根据五脏发病的机制及证候不同将水肿分为心水、肝水、肺水、脾水、肾水，并提出了“诸有水者，腰以下肿，当利小便，腰以上肿，当发汗乃愈”的治疗原则。

2. 病因病机

肾性水肿的病因不外诱因和主因两个方面，诱因常见的有外邪与过劳，主因多责之于脾肾虚损。《诸病源候论·水肿候》曰：“肾者主水，脾胃俱主土，土性克水。脾与胃合，相为表里。胃为水谷之海，今胃虚不能传化水气，使水气渗溢经络，浸渍府脏。脾得水湿之气加之则病，脾病则不能制水，故水气独归于肾。三焦不泻，经脉闭塞，故水气溢于皮肤，而令肿也。”巢元方认为水肿病机主要是脾胃不能传化水湿，湿聚加害于脾，脾不转输，三焦之道不通，肾失蒸腾、开合，则水气溢于皮肤而成肿。宋代《太平圣惠方》：“夫风水肿者，由脾肾气虚弱所为也……脾虚又不能制于水，故水散溢皮肤……故云风水也。”《景岳全书·水肿论治》曰：“凡水肿等证，乃肺、脾、肾三脏相干之病，盖水为至阴，故其本在肾；水化于气，故其标在肺；水惟畏土，故其制在脾。”说明凡水肿等证，乃肺、脾、肾三脏相干之病，与三脏功能失调有关。

病机特点要抓住正虚与邪实的比重；肺、脾、肾三脏的主次；急性期与慢性期的特点；水、血、气三者的失调状况这4个方面的环节。与此同时，还要注意观察病机的动态演变情况。一般肾性水肿的急性期以邪实为主，证候多属于阳，六淫之邪中以风邪为主，但有兼挟之异，临床可分为风热、风寒、湿热诸证，因邪气犯肺，肺失宣肃，水道不通，骤成水肿。肾性水肿的慢性期多以正虚为主，邪实为辅或虚实并重，证候多属阴，脏气之虚以脾、肾为重心。常见的证型有阳虚水停、气虚水停、阴虚水停、气阴两虚水停、阴阳两虚水停诸证。气、血、水三者相辅相成，在病理状态下亦相互影响，水病可致气滞、血瘀，反过来气滞血瘀亦有碍于水的运行，如此恶性循环，形成病机的复杂性。水肿之病性，有阴水、阳水之分，与致病因素及体质差异有关。阳水属实，阴水属虚或虚实夹杂，阴水、阳水还可相互转化或夹杂。阳水和阴水、实证和虚证之间可发生相互转化或兼夹。一方面，阳水迁延不愈，反复发作，或失治误治，损伤脾肾，可转化为阴水。另一方面，阴水复感外邪，可兼夹阳水之候，形成本虚标实之证。若水肿迁延日久，病情进展，阳损及阴，阴不制阳，肝阳上亢，则见眩晕之证。若肺、脾、肾功能衰退，水湿之邪凌心犯肺，可变生心悸、喘脱之重证。若肾阳虚衰，真阴耗竭，可见小便点滴或闭塞不通，则可转化成癃闭。病至后期，正气衰微，水湿浊毒内闭，弥漫三焦，可转变为关格。

3. 古代文献精选

《金匮要略·水气病脉证并治》："风水，其脉自浮，外证骨节疼痛，恶风。皮水，其脉亦浮，外证跗肿，按之没指，不恶风，其腹如鼓，不渴，当发其汗。正水，其脉沉迟，外证自喘。石水，其脉自沉，外证腹满不喘。"

《景岳全书·水肿》："肿胀之病，原有内外之分。验之病情，则唯在气水二字足以尽之。故凡治此症者，不在气分，则在水分，能辨此二者而知其虚实，无余蕴矣。病在气分，则当以治气为主；病在水分，则当以治水为主。然水气本为同类，故治水者，当兼理气，盖气化水自化也；治气者亦当兼水，以水行气亦行也。"

《备急千金要方·水肿》："①面肿苍黑，是肝败不治；②掌肿无纹理，是心败不治；③腰肿无纹理，是肺损不治；④阴肿不起者，是肾败不治；⑤脐满反肿者，是脾败不治"。

《丹溪心法·水肿》："水肿因脾虚不能制，水渍妄行，当以参、术补脾，使脾气得实，则自健运，自能升降运动其枢机，则水自行。"

《医门法律·水肿》："经谓二阳结谓之消，三阴结谓之水……三阴者，手足太阴脾肺二脏也。胃为水谷之海，水病莫不本之于胃，经乃以之属脾肺者何耶？使足太阴脾足以转输水精于上，手太阴肺足以通调水道于下，海不扬波矣。惟脾肺二脏之气，结而不行，后乃胃中之水日蓄，浸灌表里，无所不到也。是则脾肺之权，可不伸耶？然其权尤重于肾。肾者，胃之关也。肾司开阖，肾气从阳则开，阳太盛则关门大开，水直下而为消；肾气从阴则阖，阴太盛则关门常阖，水不通而为肿。经又以肾本肺标，相输俱受为言，然则水病，以脾、肺、肾为三纲矣。"

二、淋证

1. 概念

淋证是指以小便频数短涩，滴沥刺痛，欲出未尽，小腹拘急，或痛引腰腹为主要特征的病症。

隋代巢元方所著《诸病源候论·淋病诸候（凡八论）》说："诸淋者，由肾虚而膀胱热故也……肾虚则小便数，膀胱热则水下涩，数而且涩，则淋漓不宣，故谓之为淋。其状，小便出少起数，小腹弦急，痛引于齐。"可见淋证是因肾与膀胱的气化失司、水道不利而致的以小便频急，淋漓不尽，尿道涩痛，小腹拘急，痛引腰腹为主要临床表现的一类病症。

淋之名称，始见于《素问·六元正纪大论》篇，称为"淋閟"，到《金匮要略·五脏风寒积聚病》称为"淋秘"。《金匮要略·消渴小便不利脉证并治》对本病的症状做了描述："淋之为病，小便如粟状，小腹弦急，痛引脐中。"说明淋证是以小便不爽、尿道刺痛为主症。淋证的分类，《中藏经》已有冷、热、气、劳、膏、砂、虚、实8种，为淋证临床分类的雏形，并认识到淋证是一种全身性的疾病。"五淋"之名，首见于北周姚僧坦《集验方》，后世多沿袭而用。《诸病源候论》把淋证分为石、劳、气、血、膏、寒、热7种，而以"诸淋"统之。明确提出了淋证的部位在肾与膀胱，并论述了二者之间的关系。唐·孙思邈《备急千金要方》提出五淋之名。晋代葛洪《肘后备急方》中将五淋分为石淋、膏淋、气淋、劳淋、血淋，并描述了各自的症状。唐代王焘《外台秘要》具体指明五淋的内容："集验论五淋者，石淋、气淋、膏淋、劳淋、热淋也。"明·张景岳在《景岳全书·淋浊》中提出，淋证初起，虽多因于热，但由于治疗及病情变化各异，又可转为寒、热、虚等不同证型，从而倡导"凡热者宜清，涩者宜利，下陷者宜升提，虚者宜补，阳气不固者宜温补命门"的治疗原则。

小便频急，淋漓不尽，尿道涩痛，小腹拘急，痛引腰腹，为诸淋的证候特征，除此以外，各淋证又有其不同的特殊表现，兹列述如下：①热淋：起病多急骤，或伴有发热，小便赤热，溲时灼痛。②石淋：以小便排出砂石为主症，或排尿时突然中断，尿道窘迫疼痛，少腹拘急或腹绞痛难忍。③气淋：小腹胀满较明显，小便艰涩疼痛，尿后余沥不尽。④血淋：溺血而痛。⑤膏淋：淋证见小便浑浊如米泔水或滑腻如膏脂。⑥劳淋：久淋，小便淋漓不尽，遇劳即发。

2. 病因病机

前贤对淋证病机的认识，概括起来主要为肾虚、膀胱湿热、气血郁结。

隋代巢元方《诸病源候论·淋病诸候》认为"诸淋者，由肾虚而膀胱热故也"，还对不同淋证的病机特性进行了探讨，"气淋者，肾虚膀胱热气胀所为也"，"石淋者，肾主水，水结则化为石，故肾客砂石，肾虚为热所乘"，"热淋者三焦有热，气搏于肾，流入于胞而成淋也"，"血淋者，是热淋之甚者，则尿血，谓之血淋。心主血，血之行身，通遍经络，循环腑脏，劳甚者则数失其常经，溢渗入胞，而成血淋也”，“膏淋者……此肾虚不能制于胞液，故与小便俱出是也”，“劳淋者，谓劳伤肾气而生热成淋也”。金代刘河间《素问玄机原病式·六气为病·淋》谓：“热甚客于肾部，干于足厥阴之经，廷孔郁结极甚，而气血不能宣通，则痿痹而神无所用。”认为病机与气血郁结有关。明代王肯堂《证治准绳·淋》曰：“淋病必由热甚生湿，湿生则水液浑凝结而为淋”，“五脏六腑，十二经脉，气皆相通移”，“初起之热邪不一，其因接得传于膀胱而成淋”。认为湿热为其主因，五脏六腑、十二经脉之热邪皆可传。

现代医家多认为淋证的病位在肾与膀胱，且与肝脾有关。病机主要是湿热蕴结下焦，导致膀胱气化不利。初起多属湿热蕴结膀胱，若病延日久，热郁伤阴，湿遏阳气，或阴伤及气则可导致脾肾两虚，膀胱气化无权，因而病证可由实转虚，虚实夹杂。现将本病的病因病机分述于下：

(1) 膀胱湿热：多食辛热肥甘之品，或嗜酒太过，脾胃运化失常，酿成湿热，下注膀胱；或因下阴不洁，秽浊之邪上犯膀胱，或由其他脏腑传入膀胱，酿成湿热，发而为淋。膀胱，州都之官，津液储藏之所，气化水始能出，湿热邪气蕴结膀胱，气化失司，水道运行不利，发为淋证。若小便灼热刺痛者为热淋；若湿热蕴积，尿液受其煎熬，日积月累，尿中杂质结为砂石者，则为石淋；若湿热蕴结于下，以致气化不利，无以分清泌浊，脂液随小便而去，小便如脂如膏，则为膏淋；若热盛伤络，迫血妄行，小便涩痛有血，则为血淋。总之，热淋、膏淋、石淋、血淋，多因膀胱湿热而发。

(2) 肝郁气滞：恼怒伤肝，气滞不宣，肝失疏泄，久则血流失畅，脉络瘀阻，气郁化火，气火郁于下焦，影响膀胱气化，则上腹作胀，小便艰涩而痛，余沥不尽，而发为气淋，此属气淋之实证；中气下陷所致气淋，是气淋的虚证。所以《医宗必读·淋证》指出：“气淋有虚实之分”。

(3) 脾肾亏虚：若先天畸形，禀赋不足；或久淋不愈，湿热耗伤正气，或房劳、多产、导尿、砂石积聚，或年迈、妊娠、产后，皆可导致脾肾亏虚，脾虚则中气下陷，肾虚则下元不固，因而小便淋沥不已。遇劳即发者，则为劳淋；中气不足，气虚下陷者，则为气淋；肾气亏虚、下元不固，不能制约脂液，脂液下泄，尿液浑浊，则为膏淋；肾阴亏虚，虚火扰络，尿中夹血，则为血淋。

此外，也有热毒炽盛，损及心气心阴，虚火甚于上，肾阴亏于下，心肾不交，水火失济，转为劳淋者，方书称为“上盛下虚”之证。若淋证过用苦寒，伤中败胃，或恣用辛香，耗气损脾，以致脾虚中气下陷，亦可发为劳淋及气淋。

淋证的病理性质有虚、有实，且多见虚实夹杂之证。起初多因湿热为患，正气尚未虚损，故多属实证。但淋久湿热伤正，由肾及脾，每致脾肾两虚，而由实转虚。如邪气未尽，正气渐伤，或虚体受邪，则成虚实夹杂之证，常见阴虚夹湿热、气虚夹水湿等。因此淋证多以肾虚为本，膀胱湿热为标。

淋证虽有六淋之分，但各种淋证间存在着一定的联系。表现在转归上，首先是虚实之间的转化。如实证的热淋、血淋、气淋可转化为虚证的劳淋；反之虚证的劳淋，亦可能兼夹实证的热淋、血淋、气淋。而当湿热未尽，正气已伤，处于实证向虚证的移行阶段，则表现为虚实夹杂的证候。此外，在气淋、血淋、膏淋等淋证本身，也存在虚实的互相转化。而石淋由实转虚时，由于砂石未去，则表现为正虚邪实之证。其次是某些淋证间的相互转化或同时并见。前者如热淋转为血淋，热淋也可诱发石淋。后者如在石淋的基础上，再发生热淋、血淋，或膏淋并发热淋、血淋等。在虚证淋证的各种证型之间，则可表现为彼此参差互见，损及多脏的现象。

3. 古代文献精选

《中藏经·论诸淋及小便不利》："五脏不通，六腑不和，三焦痞涩，营卫耗失……砂淋者，腹脐中隐痛，小便难，其痛不可忍，须臾，从小便中下如砂石之类虚伤真气，邪热渐增，结聚而成砂。有如以水煮盐，火大水少，盐渐成石之类。"

《金匮翼·诸淋》："清热利小便，只能治热淋、血淋而已。其膏、砂、石淋，必须开郁行气，破血滋阴方可。"

《张氏医通·淋》："石淋，须清其积热，涤其砂石，宜麦冬、木通、冬葵子、滑石、车前子、连翘、瞿麦、知母。又加味葵子茯苓散，专治石淋之圣药。""劳淋，有脾肾之分。劳于脾者，宜补中益气汤加车前、泽泻；劳于肾者，宜六味汤加麦冬、五味子。""血淋，须看血色，分冷热。色鲜紫者为实热，以生牛膝为主，兼用车前子、山栀、生地、犀角、桃仁、藕节；血虚而热者，用生地、黄芩、阿胶、柏叶；若色淡者，属肾与膀胱虚冷也，宜六味丸加肉桂；若尺脉沉弦而数者，必有蓄瘀，宜犀角地黄加紫菀、牛膝。燥利耗气之类禁用。""气淋，宜沉香、肉桂、茯苓、泽泻，佐以木通、瞿麦、葵子、山栀、石韦。实则气滞不通，脐下妨闷，服利药不效者，沉香降气、四磨汤选用。""膏淋，精溺俱出，小便阻塞，欲出不能而痛，宜茯苓、秋石、海金沙、泽泻、滑石；如不甚痛者，须固涩其精，宜鹿角霜、苁蓉、菟丝子、莲须、芡实、山药，或桑螵蛸、菟丝子等分，蜜丸，服后，以六味地黄丸合聚精丸调补。""热淋，烦渴引饮，宜导赤散加黄芩；燥热不渴，宜滋肾丸，或淡竹叶煎汤调辰砂益元散。"

《诸病源候论·淋病诸候》："诸淋者，由肾虚而膀胱热故也……肾虚则小便数，膀胱热则水下涩，数而且涩，则淋漓不宣，故谓之淋""热淋者，三焦有热，气博于肾，流入于胞而成淋也，其状小便赤涩""石淋者，淋而出石也。肾主水，水结则化为石，故肾客石。肾虚为热所乘，热则成淋，其病之状，小便则茎里痛，尿不能卒出，痛引少腹，膀胱里急，沙石从小便道出，甚者塞痛，令闷绝""膏淋者，淋而有肥，状似膏，故谓之膏淋，亦曰肉淋。此肾虚不能制于肥液，故与小便俱出也""血淋者，是热淋之甚者，则尿血，谓之血淋。心主血，血之行身，通遍经络，循环腑脏，其热甚者，血则失其常经，溢渗入胞，而成血淋也""寒淋者，其病状，先寒战，然后尿是也。由肾气虚弱，下焦受于冷气，入胞与正气交争，寒气胜则战寒而成淋，正气胜则战寒解，故得小便也""劳淋者，谓劳伤肾气而生热成淋也。肾气通于阴，其状：尿留茎内，数起不出，引小腹痛，小便不利，倦即发也。"

《丹溪心法·淋》："血淋一证，须看血色分冷热。色鲜者，心、小肠实热；色瘀者，肾、膀胱虚冷……若热极成淋，服药不效者，宜减桂五苓散加木通、滑石、灯心、瞿麦各少许，蜜水调下。"痛者为血淋，不痛者为尿血。

三、尿血

1. 概念

尿血是指小便中混有血液，或伴有血块夹杂而下，尿时无疼痛感。尿血又称为溺血、溲血或小便血。尿血的名称是汉代医家张仲景在他所著的《金匮要略·五脏风寒积聚》篇中提出的“热在下焦者，则尿血。”在此以前的《黄帝内经》里将尿血称之为溲血、溺血。如《素问·气厥论》说：“胞移热于膀胱，则癃溺血。”《素问·四时刺逆论》说：“少阴……涩则病积溲血。”《诸病源候论·小便血候》说：“心主于血，与小肠合。若心家有热，结于小肠，故小便血也。”巢元方在这里所指的小便血，亦即尿血。

2. 病因病机

《素问·气厥论》说：“胞移热于膀胱，则癃溺血。”这里论及尿血的病机，认为系膀胱有热所致。《金匮要略·五脏风寒积聚》篇说：“热在下焦者，则尿血。”仲景认为尿血的病机主要因于热，其病位在下焦。

《三因极一病证方论》说：“病者小便出血，多因心肾气结所致，或因忧劳，房事过度，此乃得之虚寒。故养生云，不可专以血得热为淖溢为说，二者皆致尿血。与淋不同，以其不痛，故属尿血痛则当在血淋门。”宋代陈无择在本节原文中主要阐述两个问题，一则尿血可因虚寒而得，非独血热妄行所致；二则血淋与尿血的鉴别点在于前者为痛，后者不痛。

《景岳全书·溺血论治》说：“溺孔之血，其来近者，出自膀胱……多以酒色欲念致动下焦之火而然，常见相火妄动……其来远者，出自小肠……盖小肠于心为表里……故无论焦心劳力或厚味酒浆，而上中二焦五志口腹之火，凡从清道以降者，必皆由小肠以达膀胱也……精道之血必自精宫血海而出于命门。盖肾者主水，受五脏六腑之精而藏之，故凡劳伤五脏或五志之火致令冲任动血者，多从精道而出。”景岳分析溺血的病机有酒色欲念以致相火妄动；有心火移热于小肠；有劳伤于肾，肾失封藏所致等诸种。并指出其病位有膀胱、小肠、肾之分。

《沈氏尊生书·尿血》说：“尿血，溺窍病也，其原由于肾虚，非若血淋之由于湿热，其分辨处。则以痛不痛为断，盖痛则血淋，不痛则为尿血也，而以尿血亦为有火者非（宜太极丸、无比山药丸）。”清代沈金鳌在这里不仅论述以痛与不痛断血淋与尿血，而且特别强调尿血的病机多属肾虚。常用方剂为太极丸、无比山药丸。

纵观前贤，尿血的病机最早认为系膀胱有热所致，至宋代陈无择首先提出了尿血可因虚寒而得，非独血热妄行所致；明代张景岳分析溺血的病机有多种：有酒色欲念以致相火妄动，有心火移热于小肠，有劳伤于肾，肾失封藏所致等诸种；沈金鳌强调尿血的病机多属肾虚。

现代中医肾脏病专家认为，尿血的病位不仅在肾与膀胱，而且与肺、脾、肝密切相关。病性有虚、实或虚实夹杂诸种。20 世纪 90 年代以前对于尿血的病机多注重肝肾阴虚，以致虚热伤及血络。近十余年来，医者们多认为虚证之中以气阴两虚者居多，气虚摄血无权，肾虚封藏失职，致使血不归经，迁延缠绵。

四、尿浊

1. 概念

尿浊是以小便混浊，白如泔浆，尿时无涩痛不利感为主症的疾患。西医学中的乳糜尿，多属本病范围。

2. 病因病机

本病的病机为湿热下注，脾肾亏虚。多由过食肥甘油腻食物，脾失健运，酿湿生热，或某些疾病（如血丝虫病）病后，湿热余邪未清，蕴结下焦，清浊相混，而成尿浊。如热盛灼络，络损血溢，则尿浊伴血。如久延不愈，或屡经反复，湿热邪势虽衰，但精微下泄过多，导致脾肾两伤，脾虚中气下陷，肾虚固摄无权，封藏失职，病情更为缠绵。此外，脾肾气虚阳衰，气不摄血，或阴虚火旺，伤络血溢，还可引起尿浊夹血。多食肥腻食物，或劳累过度，可使本病加重或复发。

本病初起以湿热为多，属实证，治宜清热利湿。病久则脾肾亏虚，治宜培补脾肾，固摄下元。虚实夹杂者，应标本兼顾。

五、癃闭

1. 概念

癃闭是指小便量少，点滴而出，甚则闭塞不通为主症的一种疾病。其中，小便不利，点滴而短少，病势较缓者称为“癃”；小便闭塞，点滴不通，病势较急者称为“闭”。

癃闭之名首见于《黄帝内经》，如《素问·宣明五气》篇说：“膀胱不利为癃，不约为遗溺。”《素问·标本病传论》篇说：“膀胱病，小便闭。”汉代为避讳起见，将癃改为淋，张仲景的《伤寒论》和《金匮要略》只有淋和小便不利的记载，明代始将淋与癃区别开来，清代对癃闭理法方药的认识臻于完善。

2. 病因病机

《素问·灵兰秘典论》篇说：“膀胱者，州都之官，津液藏焉，气化则能出矣”，又说：“三焦者，决渎之官，水道出焉”。《灵枢·本输》篇说：“三焦……实则闭癃，虚则遗溺。”阐明了本病的病位是在膀胱，膀胱和三焦的气化不利，可导致本病的发生。

隋唐时期，巢元方《诸病源候论·小便病诸候》曰：“小便不通，由膀胱与肾俱热故也。”指出了小便不通与小便难是由于热所致。朱丹溪认为小便不通的病因有“气虚”“血虚”“痰”“风闭”“实热”等多种，较前人有了更明确的认识。

明代张景岳在《景岳全书》中将癃闭的病因归纳为4个方面“有因火邪结聚小肠膀胱者，此以水泉干涸而气门不通也；有因热居肝肾者，则或以败精，或以槁血，阻塞水道而不通也……凡因气虚而闭者，必以真阳下竭，元海无根，水火不交，阴阳痞隔……至若气实而闭者，不过肝强气逆，移碍膀胱”。

清代对癃闭的认识更趋完善。李用粹《证治汇补·癃闭》将本病的病因归纳为：“有热结下焦，壅塞胞内，而气道涩滞者；有肺中伏热，不能生水，而气化不施者；有久病多汗，津液枯耗者；有肝经忿怒，气闭不通者；有脾虚气弱，通调失宜者。”

现代医家认为正常人的小便通畅，有赖于三焦气化的正常，而三焦气化又依赖肺、脾、肾三脏来维持，此外，肝气郁滞、血瘀阻塞也可影响三焦气化。所以本病的发生与多个环节有关，其中任何一个环节出现异常，都会导致癃闭的出现。我们将本病的病因病机分述于下：

(1) 肺热气壅：肺主气，通调水道，为水之上源。若温邪上受，首先犯肺，肺热气壅，不能通调水道，下输膀胱，三焦气化失司，水液内停，形成癃闭。肺热又可移热于膀胱，导致上焦、下焦均为热邪闭阻，热壅水停，形成癃闭。

(2) 膀胱湿热：饮食不节，嗜食辛辣肥甘厚味，内生湿热，或外感湿热之邪，内归中焦，中焦湿热下注膀胱；或肾热移于膀胱，均可导致膀胱气化不利，小便不通，而成癃闭。正如《诸病源候论·小便病诸候》所说：“小便不通，由膀胱与肾俱有热故也。”

(3) 脾气不升：久病体虚，或劳倦伤脾，或饥饱失宜，导致脾胃虚弱，清阳不升，浊阴不降，水道不通，故而小便不利。正如《灵枢·口问》篇所说：“中气不足，溲便为之变。”

(4) 肾元亏虚：年老体弱，或久病体虚，导致肾阳不足，命门火衰，膀胱气化无权，开合失度，而溺不得出，或因下焦积热，日久不愈，津液耗损，致肾阴不足，也可出现癃闭。

(5) 肝气不疏：肝主疏泄，肝经抵少腹，绕阴器。若肝气郁滞，疏泄不及，导致三焦水道不利，气化失职，水液内停，形成癃闭。

(6) 尿路阻塞：瘀血败精，或砂石肿块，阻塞尿路，小便难以排出，形成癃闭。

3. 古代文献精选

《灵枢经·本输》：“三焦者……实则闭癃，虚则遗溺，遗溺则补之，闭癃则泻之。”

《类证治裁·闭癃遗溺》：“闭者，小便不通。癃者，小便不利……闭为暴病，癃为久病。闭则点滴难通……癃为滴沥不爽。”

《针灸甲乙经·卷九》：“胞转不得溺，少腹满，关元主之。小便难，水胀满，出少转胞不得溺，曲骨主之。溺难，痛，白浊，卒疝，少腹肿……行间主之。阴胞有寒，小便不利，承扶主之。”

《针灸甲乙经·卷九》：“气癃，溺黄，关元及阴陵主之。气癃，小便黄，气满，虚则遗溺，石门主之。癃，遗溺，鼠鼷痛，小便难而白，期门主之。小便难，窍中热，实则腹皮痛，虚则瘙痒，会阴主之……劳瘅，小便赤难，前谷主之。”

《备急千金要方·卷三十》："长强、小肠俞主大小便难，淋癃……秩边、胞肓主癃闭下重，大小便难……然谷主癃疝。"

《诸病源候论·小便病诸候·小便不通候》："小便不通，由膀胱与肾俱有热故也……热入于胞，热气大盛，故结涩，令小便不通"。

《备急千金要方·膀胱腑》："胞囊者，肾膀胱候也，贮津液并尿。若脏中热病者，胞涩小便不通……为胞屈僻，津液不通，以葱叶除尖头，内阴茎孔中深三寸，微用口吹之，胞胀，津液大通，即愈。"

《丹溪心法，小便不通》："小便不通有气虚血虚、有痰风闭、实热……气虚，用参芪升麻等，先服后吐，或参、芪药中探吐之；血虚，四物汤，先服后吐，或芎归汤中探吐亦可；痰多，二陈汤，先服后吐；若痰气闭塞，二陈汤加木通、香附探吐之。"

《景岳全书·癃闭》："凡癃闭之证……惟是气闭之证，则尤为危候，然气闭之义有二焉：有气实而闭者，有气虚而闭者……今凡病气虚而闭者，必以真阳下竭，元海无根，水火不交，阴阳否隔，所以气自气而气不化水，水自水而水蓄不行。气不化水则水腑枯竭者有之，水蓄不行则浸渍腐败者有之。气既不能化，而欲强为通利，果能行乎？阴中已无阳，而再用苦寒之剂能无甚乎？理本甚明，何知之者不多见也。至若气实而闭者，不过肝强气逆移碍膀胱，或破其气，或通其滞，或提其陷，而壅者自无不去，此治实者无难，而治虚者必得其化，为不易也。"

《谢映庐医案·癃闭门》："小便之通与不通，全在气之化与不化，然而气化二字难言之矣。有因湿热郁闭而气不化者，用五苓、八正、禹功、舟车之剂，清热导湿而化之；有因上窍闭而下窍之气不化者，用搐鼻法、探吐法，是求北风开南牖之义，通其上窍而化之；有因阴无阳而阴不生者，用八味丸、肾气汤，引入肾命，熏蒸而化之；有因无阴而阳无以化者，用六味丸、滋肾丸，壮水制阳光而化之；有因中气下陷而气虚不化，补中益气，升举而化之；有因冷结关元而气凝不化，真武汤、苓姜术桂之类，开冰解冻，通阳泄浊而化之；有因脾虚而九窍不和者，理中汤、七味白术散之类，扶土利水而化之。古法森立，难以枚举，总之，治病必求其本。"

六、关格

1. 概念

《伤寒论·平脉法第二》的"关则不得小便，格则吐逆"，明确提出了关格病是以小便不通和吐逆为主要症状。可见关格是一种脾肾衰竭，气化无权，湿浊上泛，以下关上格为特点的本虚标实的危重疾病。

关格一词最早见于《黄帝内经》。一是指脉象，系人迎与寸口脉均极度充盛，为阴阳离决的危象。如《灵枢·终始》篇曰："人迎四盛，且大且数，名曰溢阳，溢阳为外格。脉口四盛，且大且数者，名曰溢阴，溢阴为内关，内关不通死不治。人迎与太阴脉口俱盛四倍以上，名曰关格，关格者与之短期。"二是指病理，为阴阳均偏盛，不能相互营运的严重状态。《灵枢·脉度》篇曰："阴气太盛，则阳气不能荣也，故曰关；阳气太盛，则阴气弗不能荣也，故曰格；阴阳俱盛，不得相荣，故曰关格。关格者，不得尽期而死也。”

关格的含义由脉象、病机过渡到病名是一个较大的发展，虽然医家们对关格的临床表现的认识不尽相同，然而宗仲景之说者居多。如《景岳全书·关格》说：“仲景曰，在尺为关，在寸为格，关则不得小便，格则吐逆，故后世自叔和、东垣以来，无不以此相传。”

2. 病因病机

前贤对关格病因病机的认识见仁见智，概括起来以邪实立论者居多，如巢元方认为关格的病机是由于阴阳之气两者不能和调，以致营卫运行不通畅。《诸病源候论·大便病诸候》说：“关格者由阴阳气不和，营卫不通故也。”李东垣认为是“邪热”，《兰室秘藏·小便淋闭论》说：“难经云，病有关，有格，关则不得小便，又云关无出之谓，皆邪热为病也”。朱丹溪认为是“痰阻”，主张用吐法，《丹溪心法·关格》说：“关格，必用吐，提其气之横格，不必在出痰也。有痰宜吐者，二陈汤吐之”。陈士铎认为是“肝胆之气失于疏泄，而致一身气机闭塞”。

以正虚立论者如张仲景，《伤寒论·平脉法》说：“寸口脉浮而大，浮为虚，大为实。在尺为关，在寸为格”。仲景通过描述关格病和脉象为浮大，进一步阐述其病机为正虚邪实；张介宾则强调肾精虚损，认为是因为“酒色伤肾，情欲伤精”。并指出关格“虽与劳损证若有不同，而实即劳损之别名也”。这是对正虚的重点病位在肾，且有因虚致实的特征的进一步认识。

现代医家多认为关格病机与脾肾衰败、湿浊毒邪潴留有关，特点是正虚邪实、因虚致实、病位广泛、寒热错杂。其中正虚邪实是一对主要矛盾，而且在整个病程中应观察其消长情况。正虚之中有阴、阳、气、血虚损之异，但以气阴两虚者最为多见。邪实有外邪、水停、湿浊、瘀血、风动、蕴痰、肠胃燥结等诸种。虚实之间的关系是“因虚致实”，倘若实邪久羁，又可更伤正气，终致恶性循环。比如肾气、肾阳虚衰，主水失职，气化无权则现下关。继之浊阴不能从下窍而出，则湿浊上干脾胃，或水凌心肺，或泛溢于四肢，或蒙蔽心窍，以致出现尿少水肿，呕恶纳呆，胸闷憋气，神昏谵语等症。肾虚藏精失职，水不涵木，精亏血少，故现乏力腰酸，头晕耳鸣，面色萎黄无华等症。气虚则血不行，久之则可致瘀血内阻。

3. 古代文献精选

《兰室秘藏·小便淋闭门》：“关则不得小便……分在气在血而治之，以渴与不渴而辨之。如渴而小便不利者，是热在上焦肺之分，故渴而小便不利也……如不渴而小便不通者，热在下焦血分，故不渴而大燥，小便不通也。”

《景岳全书·关格》：“关格证，所伤根本已甚，虽药饵必不可废。如精虚者当助其精，气虚者当助其气。其有言难尽悉者，宜于古今补阵诸方中择宜用之。斯固治之之法，然必须远居别室，养静澄心，假以岁月，斯可痊愈。若不避绝人事，加意调理，而但靠药饵，则恐一曝十寒，得失相半，终无济于事也。”

《证治汇补·癃闭附关格》："既关且格，必小便不通，旦夕之间，陡增呕恶，此因浊邪壅塞三焦，正气不得升降。所以关应下而小便闭，格应上而生呕吐，阴阳闭绝，日即死，最为危候。"

七、腰痛

1. 概念

腰痛是以腰部疼痛为主要症状的一类病症，可表现在腰的一侧或者两侧。可有酸痛、刺痛、胀痛、木痛等自觉症状。

"腰痛"病名最早见于《黄帝内经》。在证候分类上，《黄帝内经》中依据疼痛放射的部位将腰痛分为：①腰背痛，指腰痛引及背部。《灵枢·五癃津液别论》说："虚，故腰背痛而胫酸。"②腰脊痛，指腰痛引及脊柱。《素问·标本病传论》说："肾病，少腹、腰脊痛。"③腰椎痛，指腰痛引及臀部。《素问·六元正纪大论》说："感于寒，则患者关节紧固，腰椎痛。"④腰尻痛，指腰痛引及脊骨之末端，即引及尾骶部疼痛。《灵枢·本脏》说："肾下则腰尻痛，不可以俯仰"；"肾偏倾，则苦腰尻痛也"。⑤腰股痛，指腰及股部痛，《素问·气交变大论》说："民病腹满，身重濡泄，寒疡流水，腰股痛发"。⑥腰腹痛，腰痛引少腹。⑦腰胁痛，腰痛引季肋部。《素问·刺腰痛论》篇说："腰痛引少腹控。"控，即引也；即季肋空处也。

2. 病因病机

在《黄帝内经》中关于腰痛的病因论述归纳起来主要有虚、寒、湿三因。如《素问·脉要精微论》说："腰者，肾之府，转摇不能，肾将惫矣。"《素问·六元正纪大论》说："感于寒，则患者关节紧固，腰椎痛。"《素问·五常政大论》说："湿气下临，肾气上临，当其时反腰椎痛。"

汉代张仲景《金匮要略·血痹虚劳病脉证并治》中首次有了"虚劳腰痛"的记载，并提出治疗方剂——肾气丸。补充了《黄帝内经》无治疗腰痛方剂的不足。

隋代巢元方《诸病源候论·腰背痛诸候》认为："凡腰痛有五，一曰少阴，少阴申也，七月万物阳气伤，是以腰痛。二曰风痹，风寒着腰是以痛。三曰肾虚，役用伤肾，是以痛。四曰壁腰，坠堕伤腰，是以痛。五曰寝卧湿地，是以痛。"在病因上强调风邪导致腰痛，并补充了外伤和劳伤可以导致腰痛。但总括腰痛的发病为"肾经虚损，风冷乘之"，"劳损于肾，动伤经络，又为风冷所侵，血气击搏，故腰痛也"。这是对本病病因病机的初次总结，认为肾虚是发病之本，其余风痹、劳役、闪坠、寝卧湿地则是直接致病因素，而"肾经虚损，风冷乘之"为总的病机。

宋代陈言《三因极一病症方论·腰痛叙论》说："夫腰痛，虽属肾虚，亦涉三因所致，在外则脏腑经络受损，在内则忧思恐怒，以至房劳坠堕，皆能致之。"由此，从病因病机方面，腰痛以外感、内伤而立论，为后世辨证治疗奠定了基础。

纵观各家对腰痛病因病机的论述，《黄帝内经》虽提及肾虚，但以外感立论，自

《金匮要略》和《诸病源候论》开始，各医家逐渐认识到肾虚为腰痛之本，其他诸因为标，肾虚是腰痛发病的关键。腰痛之外因有风、寒、湿、热等外邪以及劳累外伤，内因有年老、久病和劳累所致之内伤肾虚，两者互相影响，互为因果，致使腰痛发作以及缠绵不愈。

现代医家们在继承前贤的基础上，结合临床情况，认为腰痛的病因主要有内、外二因，外因有风、寒、湿、热等外邪以及劳累外伤，内因为年老、久病和劳累所致之内伤肾虚。风、寒、湿、热等外邪均可引起腰痛，其中以寒湿和湿热最为常见。

3. 古代文献精选

《素问·刺腰痛》："足太阳脉令人腰痛，引项脊尻背如重状，刺其郄中。太阳正经出血……少阳令人腰痛，如以针刺其皮中，循循然不可以俯仰，不可以顾，刺少阳成骨之端出血，成骨在膝外廉之骨独起者……足少阴令人腰痛，痛引脊内廉，刺少阴于内踝上二痏。"

《景岳全书·腰痛》："腰痛证，凡悠悠戚戚，屡发不已者，肾之虚也；遇阴雨或久坐，痛而重者，湿也；遇诸寒而痛，或喜暖而恶寒者，寒也；遇诸热而痛及喜寒而恶热者，热也；郁怒而痛者，气之滞也；忧愁思虑而痛者，气之虚也；劳动即痛者，肝肾之衰也。当辨其所因而治之。"

《证治汇补·腰痛》："治惟补肾为先，而后随邪之所见者以施治。标急则治标，本急则治本。初痛宜疏邪滞，理经隧；久痛宜补真元，养血气。"《丹溪心法·卷四》："腰痛，血滞于下，委中刺出血，仍灸肾俞、昆仑。"《针灸大全·卷四》："肾虚腰痛，举动艰难，取足临泣、肾俞、脊中、委中。"《医宗必读·腰痛》："《黄帝内经》言太阳腰痛者，外感六气也；言肾经腰痛者，内伤房欲也。假令作强伎巧之官，谨其闭蛰封藏之本，则州都之地，真气布护，虽六气苛毒，弗之能害。唯以欲竭其精，以耗散其真，则肾脏虚伤，膀胱之腑安能独足？于是六气乘虚侵犯太阳，故分别施治。有寒湿、有风、有热、有挫闪、有瘀血、有滞气、有痰积，皆标也。肾虚其本也。"

《临证指南医案·腰腿足痛》龚商年按语："夫内因治法，肾脏之阳有亏，则益火之本以消荫翳；肾脏之阴内夺，则壮水之源以制阳光。外因治法，寒湿伤阳者，用苦辛温，以通阳泻浊；湿郁生热者，用苦辛以胜湿通气。不内外因治法，劳役伤肾者，从先天后天同治；坠堕损伤者，辨伤之轻重与瘀之有无，或通或补。"

《证治准绳·腰痛》："有风，有湿，有寒，有热，有挫闪，有瘀血，有滞气，有痰积，皆标也，肾虚其本也……大抵诸腰痛，皆起肾虚，既夹邪气，则须除其邪。如无外邪积滞而自痛，则惟补肾而已。"

《医学衷中参西录·腰痛》："凡人之腰痛，皆脊梁处作痛，此实督脉主之……肾虚者，其督脉必虚，是以腰痛。"

【参考文献】

[1] 金·刘完素．素问病机气宜保命集 [M]. 陈擎文校注，北京：中国中医药出版社，2008.

[2] 吴敦序．中医病因病机学 [M]. 上海：上海中医学院出版社，1987.

[3] 黄泰康 . 中医病因病机学 [M]. 北京：中国医药科技出版社，2000.
[4] 胡冬裴 . 中医病因病机学 [M]，北京：中国协和医科大学出版社，2004.
[5] 蒋春波，孙伟 . 初探《伤寒杂病论》治疗肾系水肿病用药规律 [J]. 中国中医药信息杂志，2008，15（2）：89.
[6] 马柳玲 . 从五行学说浅议肾性水肿病从肺、脾、肾论治 [J]. 新中医，2010，42（2）：114–115.
[7] 张少华，秦林 . 利水消肿中药的不同特点及其意义 [J]. 山东中医杂志，2010，29（9）：589–590，592.
[8] 蒋熙，朱婉华 . 朱良春老中医治疗淋证拾粹 [J]. 吉林中医药，1992，（1）：7–8.
[9] 罗光浦，张锡纯 . 治疗淋证学术思想探要 [J]. 中医药学刊，2001，19（2）：111，132.
[10] 王海林，贾春华，战志华，等 . 中医治疗淋证药物配伍规律的研究 [J]. 中国中医基础医学杂志，2005，11（1）：36–39.
[11] 李庆峰，贺世慧 . 许圣山先生治疗癃闭经验 [J]. 中医药研究，1995，（5）：37–38.
[12] 要全保，彭培初 ."开后窍以启前窍" 治疗癃闭探讨 [J]. 中国中医基础医学杂志，2007，13（1）：60–61.
[13] 李明，颜新，彭文博 . 中医文献癃闭证病因病机探析 [J]. 北京中医药，2009，28（4）：276–277.
[14] 张春和，杨会志 . 中医古籍对癃闭证候学规律的认识与探讨 [J]. 云南中医学院学报，2011，34（4）：55–57.

第八章

小儿肾脏病药理学

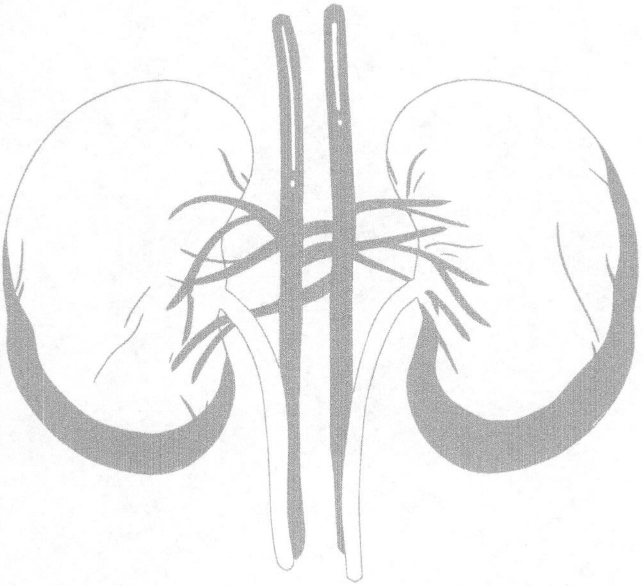

一、小儿临床药理学概述

小儿最重要的特点就是生长发育。生长是指小儿身长、体重和各器官系统的长大，即量的增加；发育是指细胞、组织、器官的分化与功能成熟，即质的改变。生长发育又是一个连续不断又循序渐进的过程，随着年龄、身高、体重、体表面积、全身组织和器官的增长，细胞外液容积、蛋白结合能力、各脏器功能都在逐步成熟，对药物的吸收、分布、代谢和排泄功能也日臻完善。

小儿发育不成熟，容易患病，且病情易于传变。各器官和系统的功能与成人差异很大，药物的药效学和药代动力学规律及参数均与成人不同，呈年龄依赖性特征，年龄越小越明显，他们对药物的临床效应、不良反应、药源性疾病、用药风险和安全隐患要比成人大得多。儿科临床药理学的服务对象就是不断成长的稚嫩患儿，其药物治疗比成人复杂而多风险。目前药典规定的药物剂量（最小有效量、常用量、极量及中毒量）大多是对成人而言，药理学教科书和药物手册所列的小儿药物剂量也都是以成人为基础折算出来的，或按成人比例递减和外推来的，其缺点是将小儿看成“小大人”，因此在治疗上存在不少弊端。

纵观儿科的用药现状，很多不完善之处令人担忧。专用药品市场缺乏自主研发、生产的小儿药品；市场上3000多种药物制剂中，仅有60种（含中成药）是供儿童使用的剂型，药品剂型、规格严重缺乏；药品说明书中儿童用药信息常常漏项或标识不清，如“12岁以下儿童没有相关资料”“儿童用药的安全性尚未确立”“儿童用量酌减”“疗效尚不明确”或“剂量遵医嘱”等字样很常见。长期以来，儿童新药临床试验被拒之门外，儿科医生面对娇嫩患儿，只能超说明书用药，形成了儿童用药成人化的尴尬局面，这也是儿童不良反应发生率高于成人的一个重要原因。

当前儿科临床药理学科发展还属新生事物，小儿用药研究、儿科药物临床试验和评价与成人比都相对滞后，全球如此。人们普遍认为儿童不作为新药临床试验的受试者是对儿童的保护，因此政策和法规限制了儿童参与临床试验，但近几年来，国际主流社会开始认为，没有进行儿童临床试验的新药用于儿童身上是不符合道德和伦理的，因此伦理观念发生了颠覆性的改变，这将大大推动儿童药物研发和临床试验。但比成人更难的是，临床试验伦理审查必须保证儿童实验的风险最小化和痛苦最小化。儿童是世界关注的未来，急需自已的专用药品、剂型、剂量、药代动力学和药效学参数、说明书信息和个体化药物治疗的循证医学数据。

1. 药物的体内处置

药物的体内处置（disposition）是指药物在体内受到机体的各种作用，主要包括吸收、分布、代谢、排泄等过程，其对药效的发挥和维持具有非常重要的意义。吸收（absorption）是指药物经给药部位进入循环系统的过程，是药物起效的前提。除血管内给药直接进入循环系统外，其他给药方式都需要吸收才能起到全身治疗作用。分布（distribution）是指药物随血液循环进入各器官、组织以及细胞的过程，其对药物的药效和毒副作用至关重要。代谢（metaboism）是药物在体内各种酶和体液环境的作用下发生化学反应而产生药物化学结构的改变，对药物作用的强弱和持续时间有重要影响。排泄（excretion）是指药物及其代谢产物排出体外的过程。药物的吸收、分布和排泄过程反映药物在体内位置的变化，统称为转运（transport）。代谢与排泄过程都使体内的原形药物减少，合称为消除（elimination）。由于药物的理化性质及组织部位的血流、pH、血管通透性以及药物结合蛋白等的差异，药物在体内的分布一般是不均匀的，且不同的药物通常具有不同的分布特点，药物分布与药物的疗效、毒副作用密切相关。如果药物分布的主要组织是药物的作用部位，那么药物的分布与药效能够建立对应关系；如果药物分布的主要组织为非作用部位，则往往与药物在体内的蓄积和毒性有关。因此，了解药物的体内分布特征对于指导临床合理用药具有十分重要的意义。

2. 药代动力学

药代动力学（pharmacokinetic，PK）又称药物动力学、药物代谢动力学、药动学，是研究药物在体内吸收、分布、代谢和排泄规律的一门学科。相对于药效动力学（pharmacodynamic，PD）研究药物对机体的作用，药代动力学研究的是机体对药物的作用。

人体对药物的吸收部位不同，有胃肠道、口腔、皮肤、肺、黏膜、注射部位等，现代医学公认：药物吸收过程中会有转运蛋白（transporter）介入，吸收部位的上皮细胞中存在代谢酶，在吸收的同时发生药物代谢，使前体药物在被吸收后转换成活性成分进入血液。吸收的药物主要通过门静脉进入肝脏，之后再分布到体内组织中。因肝脏的代谢作用，有些药物在进入体内大循环前被代谢，从而出现首过效应（first-pass effect）。药物的分布是药物随着体内血液循环而分布到体内组织器官的过程，毛细血管的孔径可以使游离药物通过，但限制大分子的结合性药物通过，因此，药物分布大小有时与其蛋白结合率有关；另外，身体内存在许多屏障，如血脑屏障、胎盘屏障等，限制了一些药物分布到这些组织中。除前体药物吸收时的代谢外，药物的代谢一般是在肝脏进行，肝脏中参与药物代谢的酶主要有：细胞色素P450酶、醛氧化酶、酯酶、胺氧化酶、Ⅱ相代谢酶等。一些因素如年龄、基础病、性别、种族、联合用药、食物等，可引起代谢方面的差异。排泄方面包括肾脏排泄、肠道排泄、胆道排泄以及一些其他途径，如通过乳汁、呼气、出汗排泄药物。药物在体内的排泄一般也涉及转运蛋白的作用。

对于较为常用的全身作用小分子药物来说，在其经由不同途径进入体内后，随血液循环到达身体的各个部位，并维持一定的时间，最终从体内完全消失。在药物作用的浓度和维持时间构成了发挥药效的基础，因此，可以将PK和PD关联起来，构成剂量或浓度－效应之间的相互关系。药物进入体内后，其体内药物浓度随着时间变化的过程可以通过一定的数学模型进行模拟。如果模拟成功，则可以预测药物在体内的行为，并掌握一些重要的药代动力学参数。这些参数对指导药物研究过程中剂量选择或给药方案的确定、完善说明书内容具有重大的意义。因此，药代动力学既是一门指导新药研发、临床合理用药的量化学科，也是有助于提高疗效、减少不良反应的重要手段。

A. 儿童药代动力学规律

儿童因其生长发育的主要特点，PK 规律具有明显的年龄依赖性。PK 参数呈双向年龄依赖性规律，高低顺序呈 U 字形改变；临床常见的肝酶代谢药物如苯巴比妥和茶碱等，个体清除率（cl）变化规律：新生儿期最慢，儿童期较慢，幼儿和学龄前期最快，青春期渐慢，成人较慢，老人又最慢。年龄越小，峰浓度、AUC、t_{max}、V_d、$t_{1/2}$ 等参数越大，cl 等参数越小。新生儿期代谢能力最差，婴幼儿期代谢水平不断成熟，5 岁达一生的最高水平，上述各项参数在量上达到最小值或最大值。青春期性激素合成加快并维持高水平，需要肝微粒体酶去灭活、清除，故代谢速度逐渐减慢，上述各值又逐渐回升或下降，但仍比成人要快。成人期代谢相应缓慢且稳定，各项指标较高或较低，老年期肝功能、肾功能减退，代谢又最慢，各项参数达最高值或最低值。因其具有生长发育特点，整个儿童期的各项药代药效动力学参数也是处于动态变化中的，应用时需要仔细观察和调整。

B. 群体药代动力学

群体药代动力学（population pharmacokinetics，PPK）是一项目标患者人群（个体）之间药物浓度变异来源和相关性的研究。患者的某些人口统计学特征、病理和生理特征以及治疗方面的特征，如体重、排泄和代谢功能、接受其他治疗等，能够有规律地改变剂量－浓度关系。例如，在给药剂量相同的情况下，主要由肾脏排出的药物在肾衰竭患者中的稳态浓度通常高于在肾功能正常患者中的稳态浓度。PPK 的目的就是找出那些使剂量浓度关系发生变化的可测定的病理因素和生理因素，确定剂量浓度关系变化的程度，从而可根据这些变化恰当地调整剂量。PPK 方法不但能利用来自研究受试者的相对稀疏的数据获取信息，而且还可以从相对密集的数据或从稀疏数据和密集数据的组合中获取信息，能够分析来自各种不均衡设计的数据，也能分析因为不能按常规的药代动力学分析方式分析而通常被排除在外的研究数据，比如从儿科患者和老年患者获取的浓度数据，或在评价剂量或浓度与疗效或安全性之间的关系时所获取的数据。

在儿童群体开展的药代动力学研究是用来解决儿童用药方面的问题。但在儿童群体中进行大规模的临床研究也不现实。因此，在开发儿童用药方面，目前采用 PK/PD 研究的方法来解决在儿童群体中开展大规模临床试验的困难。进行少量儿童临床研究，在研究的过程中同时进行 PK/PD 研究。如果研究结果显示出儿童和成人之间存在某些相似之处，则在通过建立相关性分析后，可将成人的临床试验结果桥接到儿童群体。这种方法是一种在儿童群体开展临床研究行之有效的方法。

3. 药效动力学

药效动力学（pharmacodynamics，PD），又称“药效学”，是研究药物对机体的作用、作用原理及作用规律的一门分支科学，着重从基本规律方面讨论药物作用中具有共性的内容。药效动力学的基本原理和规律在理论方面，有助于阐明生命科学和创制新药；对于临床医学实践来说，是指导合理用药、防治疾病的基础。

PD 不仅研究药物在机体产生的效应，而且研究药物效应的初始反应及其中间环节，又称药物的作用机制（mechanism of action）。研究药物作用机制是药效动力学中最为重要的方面。一般来说，药物可通过下列诸方面产生效应。

(1) 改变细胞周围环境的理化性质：如用抗酸药中和胃酸及静脉注射甘露醇高渗溶液引起的利尿。这类药物由于其选择性不高、效应不强或疗效不佳，已少用。

(2) 补充机体所缺乏的各种物质：如性生长激素及多种元素等。

(3) 对神经递质、介质或激素的影响：药物可通过影响神经递质或介质的合成、摄取、释放、灭活等过程改变递质在体内或作用部位的量而引起机体的功能改变，如麻黄碱促进肾上腺素能神经末梢释放去甲肾上腺素等。药物也可以通过增减激素分泌的量而发挥作用，如甲苯丁脲可促进胰岛素的分泌而使血糖降低。这类药物具有较高的选择性，临床多用。

(4) 作用于一定的靶点：药物所作用的靶点（target）有 4 个：受体、离子通道、酶及载体分子。这类药物由于其选择性高、药效强，是当前发展的主要类型。

(5) 基因治疗：目前科学家研究较多的是从遗传学角度分析药物的药代动力学及药物效应的基因决定因素，药物基因组学从基因水平探讨了基因的多态性与药物效应的相关性，同时也可以更直接的用到临床用药决策中。这种通过患者的基因检测，再开出“基因处方”这种最恰当的药方，可使患者得到最佳的治疗效果，从而达到真正的“用药个体化”的目的。

4. 儿童生理特点对药物治疗学的影响

儿童的年龄与发育是影响 PK 和 PD 的最重要的因素之一。儿童在生理、解剖、病理、心理、疾病及其诊断、用药和预后等方面都与成人不同。儿童时期新陈代谢旺盛，需要的营养物质和热量相对成人较高；小儿体液占体重的比例较大，对影响水盐代谢的药物敏感，易致呼吸中枢抑制；小儿的肾脏重量与体重之比较成人大，但新生儿肾脏的有效循环血量及肾小球滤过率均较成人低；肾功能较差，药物排泄慢，可致血药浓度增高，用利尿药后又极易产生低钠血症或低钾血症。大多数药物的半衰期儿童比成人要长，年龄越小越明显。故新生儿用量要减少、给药间隔要拉长、疗程要短，否则极易中毒。

医务工作者经过多年的临床实践，概括出目前比较常用的剂量计算方法，有以下 4 种：

A. 按体重千克数计算

这是最基本、最简易的方法。不但适用于新生儿至成人，而且不论何种剂量单位或剂型（包括针剂、粉剂）均可。目前在临床上广泛应用。即：

每日药物剂量（mg/d）＝每日每千克体重所需药量［mg/(kg·d)］× 患儿体重（kg）

每次药物剂量（mg/次）＝每次每千克体重所需药量［mg/(kg·次)］× 患儿体重（kg）

因多数药物已经知道了每日（次）每千克体重的剂量，所以乘以体重即为每日（次）的药物剂量。体重要以每日（次）测得的实际体重为准。无条件称重时可按下列公式粗略计算出儿童体重：

出生时平均体重为 3000g：

1～6 个月：体重（g）＝出生体重（g）＋月龄 ×700。

7～12 个月：体重（g）＝6000+（月龄 -6）×250。

1～12 岁：体重（kg）＝实足年龄（岁）×2+8。

12 岁以后为青春期，受内分泌影响体重增长较快，且个体差异较大，不再适于按公式计算。

需要注意：有些婴幼儿营养丰富，按此公式计算出的体重有时对年幼儿童往往偏低，有时对年长儿童则可能又偏高；所以要根据营养及发育状况，适当地增减。若计算出来的药物剂量超出了成人剂量，则一般以成人量为上限。

B. 按体表面积计算

鉴于人体的生理功能指标（如心搏出量、肾小球滤过率、基础代谢等）与体表面积的关系比与体重和年龄的关系更为密切，因此按体表面积计算药量较为科学合理。而且不论年龄段（包括儿童和成人）均可按同一个标准计算给药，如用体表面积计算地高辛的饱和量，则不论年龄、体重，一律按 1.5mg / m^3 计算。即：

每日药物剂量（mg/d）＝每日每平方米所需药量［$mg/(m^2 \cdot d)$］× 患儿体表面积（m^2）

每次药物剂量（mg/ 次）＝每次每平方米所需药量［$mg/(m^2 \cdot$次$)$］× 患儿体表面积（m^2）

此方法比较准确，近年来，按儿童体表面积计算药物剂量的方法得到广为推荐，但需要记住每日（次）每平方米的用药量，且必须计算出不同年龄的体表面积值，计算方法比较复杂和烦琐，临床上只有少数需要十分精确计算的特殊药物采用这种方法，尚未在临床广泛采用。值得注意的是，新生儿和小婴儿按体表面积基数计算出来的用药剂量与按体重计算出来的药物剂量有明显差异，结果往往偏大，所以此方法不太适合于新生儿和小婴儿。故按体表面积计算药量时也要注意结合儿童的生理特点及药物性质加以调整。

C. 按年龄（岁）推算

只需知道儿童年龄，即可按年龄比例推算出药物剂量，十分简便易行。但此推算方法也比较粗糙，仅适用于一般不需十分精确计算的药物，且初次应用量应偏小。

D. 按成人剂量折算

按成人剂量折算儿童剂量的方法仅用于尚未提供儿童剂量的药物，所得药物剂量常常偏小，一般不用。

临床实践中，药物有效浓度和剂量常受各种因素影响，公式计算的药量仅供参考。无论采用上述哪种方法计算出的剂量，都必须与患儿的具体情况相结合，根据患儿病情的轻重、儿童各期生理特点、药代动力学参数变化以及结合临床经验加以调整和斟酌应用，切不可机械地生搬硬套公式。儿科医生还必须熟悉各年龄段的药物剂量特点，除新生儿外，一般年龄越小耐受性越大，剂量宜偏大；年龄增大，剂量反而相对减少。

5. 儿科合理用药在肾脏病治疗中的意义

儿童肾脏病患者的病程漫长，病情复杂易反复，亦可合并其他并发症，需要长期服用多种药物控制疾病的发展。而肾脏与药物的关系密切，药物的使用可使部分肾脏疾病病情缓解，同时肾脏也是药物的主要排泄器官，绝大多数药物经体内代谢后会以原形或代谢产物的形式从肾脏排出。因此，一方面，药物及其代谢产物容易引起肾脏结构和功能的损伤；另一方面，肾脏结构和功能受损时，又使得药物不能正常排出体外，导致药物半衰期延长，易在体内蓄积而发生毒副作用。所以，合理选用药物，充分发挥药物的疗效，避免或减少可能发生不良反应在肾脏疾病的治疗中显得尤为重要。若不能做到合理选药并适当调整用量、用法，不但不能延缓病情进展，反而可能引起药源性肾损害而加快肾功能恶化，导致药物蓄积而发生毒副作用。

由于各种药物的广泛应用和不合理滥用导致药源性肾脏病的报道日益增多，其中由药物引起的ARF约占34.2%。据西方国家资料，在CKD基础上发生ARF的病例中约35%是由药物引起的。究其原因，主要是肾小球毛细血管内皮细胞具有很大的表面积，肾小管上皮细胞表面积也很大，而肾脏是体内各器官中血流最丰富者，药物随血流进入肾脏代谢转化及排泄过程中，与肾组织充分接触可对其产生毒性损害作用。

二、儿童肾脏病临床常用药物

1. 儿童肾脏病理生理特点

新生儿在出生后肾脏代替胎盘成为维持内环境稳定的主要器官，但其生理功能还不够成熟，储备功能差，随年龄增长逐渐发育成熟，一般1～1.5岁达成人水平。

肾脏血流丰富，心排出量的1/4流经肾脏，其中约30%经肾小球滤过。肾脏通过排泌尿液的过程以排泄机体代谢终产物，保留体液中为机体所需的物质如钠、钾、碳酸氢盐、葡萄糖等，调节细胞外液容量、血液渗透压及酸碱平衡，在维持内环境稳定中起重要作用。

正常生理状态下，大多数药物或其水溶性代谢产物经由肾脏排泌。即肾小球滤过、肾小管分泌而将其排入肾小管腔，随尿液排出体外；而肾小管的重吸收又可将其管腔内的药物转运回血液中。除与血浆蛋白结合的药物外，游离型药物或其代谢产物均由肾小球滤出。

2. 西医治疗肾脏病常用药物

肾脏系统常用药物通常分为利尿药和脱水药、治疗尿崩症和遗尿症用药、前列腺疾病用药及其他泌尿系统药物等，鉴于儿科肾脏病临床医疗应用以及从临床药物治疗的角度，主要以利尿药、抗利尿药为主。

A. 利尿药

利尿药是一类通过促进肾脏排出水和溶质，从而排出过量液体（主要是细胞外液）以达到治疗目的的药物。利尿药可通过影响肾小球滤过、肾小管重吸收及排泌功能而实现利尿作用，其中以对肾小管重吸收的影响最为主要。

目前利尿药发挥其药理作用有多种分类方法，或依照药物化学结构，或依照作用效能（高效能、中效能、低效能），或依照作用机制（渗透性、排盐性）及作用部位等分类。具体分为排盐利尿药和渗透性利尿药。具体作用机制及利钠强度概括见表8-1。

表 8-1　常用利尿药的种类与作用机制

类型	代表药	主要作用部位	作用机制	利钠强度（%）
近端小管利尿药	乙酰唑胺	近端肾小管	碳酸酐酶抑制剂	5
襻利尿药	呋塞米	襻升支粗段	阻滞 Na^+-K^+-CL^- 转运	15 ~ 25
远端小管利尿药	氢氯噻嗪	近端肾小管	阻滞 NaCL 再吸收	5 ~ 10
集合管利尿药	螺内酯	集合管	醛固酮拮抗剂	2 ~ 3
	氨苯蝶啶	集合管	阻滞钠重吸收	2 ~ 3
渗透性利尿药	甘露醇	近端肾小管	渗透性利尿	5

注：指增加钠排泄分数的最大能力

利尿药的药代动力学最常涉及药物代谢途径、生物利用度及半衰期等方面的问题。此类药物均以肾脏排泄为主，部分存在一定比例的经胆汁途径清除。常用利尿药的药代动力学参数及变化见表 8 -2。

表 8-2　利尿药的药代动力学参数

利尿药	口服生物利用度（%）	胆道排泄比例（%）	清除 $t_{1/2}$（h）			
			正常	肾功能不全	肝硬化	充血性心力衰竭
呋塞米	10 ~ 100	＜10	1.5 ~ 2	2.8	2.5	2.7
布美他尼	80 ~ 100	10 ~ 20	1	1.6	2.3	1.3
氯噻酮	64	ND	21 ~ 55	ND	ND	ND
氢氯噻嗪	30–50	极少	1.5	ND	ND	ND
阿米洛利	结果不一	45 ~ 50	7 ~ 26	100	ND	ND
氨苯蝶啶	＞80	少量	2 ~ 5	延长	无变化	ND
螺内酯	结果不一	20	1.5	无变化	无变化	ND

注：ND：无检测结果

利尿药在临床概括适用于两种情况：①组织水肿状态：水肿在儿科临床最常见于肾源性、心源性、肝源性和营养不良性水肿症。除针对病因治疗外，利尿药可矫正某些病理状态，通过利尿而消除水肿。②非组织水肿状态：适用于抗高血压、治疗高钙血症、治疗特发性高钙尿症、抗肾性尿崩症、治疗脑水肿及高颅内压、增加尿液排出而移去体内毒物或废物及抗利尿激素分泌异常综合征等。

不良反应可概括为三类：一类为直接作用于肾脏因脱水利尿而引起的水、电解质失衡；另一类为作用于其他器官非利尿作用引起；三类为过敏反应。

应用此类药物需注意利尿剂抵抗现象，即在给予常量的利尿药而未达到利尿和控制细胞外液的目的。

B. 抗利尿药物

抗利尿药是指具有在人体内抗利尿作用的医药制剂。人体自身内分泌即具有抗利尿作用的物质，称为抗利尿激素（antidiuretic hormone，ADH），又称精氨酸血管升压素

(arginine vasopressin，AVP)，是神经内分泌的神经垂体激素之一。其主要作用是提高远曲小管和集合管对水的通透性，促进水的吸收，是尿液浓缩和稀释的关键性调节激素。目前临床应用的抗利尿激素均为人工合成，具有与天然精氨酸加压素类似的结构和生理，如以升压为主（作用于 V1 受体）的精氨酸加压素、赖氨酸加压素、苯赖加压素以及以抗利尿为主（作用于 V2 受体）的去氨加压素、鞣酸加压素。ADH 的生理作用主要包括：

（1）抗利尿作用：ADH 可与远曲小管和集合上皮细胞管周膜上的特异受体相结合，使特定蛋白与腺苷酸环化酶偶联，导致细胞内的 cAMP 增加，产生膜蛋白磷酸化而引发膜的构型改变，导致水通道开放，从而增加膜对水的通透性，促进水的重吸收，达到水重吸收量增加、尿液浓缩、尿量减少的作用。所有剂型在治疗量下，对多数患者可维持 8~12h 的抗利尿作用。

（2）升压作用：血中生理剂量的 ADH 没有调节血压的作用；超逾生理剂量千倍以上的 ADH 作用在外周血管内皮细胞 V1 受体、活化蛋白，引起一连串第二信使作用，导致细胞内钙离子浓度增加，血管平滑肌收缩、血压升高。在急性失血性低血压时，治疗剂量的 ADH 除通过缩血管作用外，还通过促进肾小管对水的重吸收以增加有效循环血量，间接提升动脉血压。

(3) ADH 还可增强肾集合管对尿素的通透性，使尿素向髓组织间液弥散形成内髓部高渗状态，ADH 可使肾髓质的血流量减少。

C. 免疫抑制剂

免疫反应异常是多数原发性和继发性肾小球疾病的重要发病机制之一，因此免疫抑制剂在肾脏病治疗中占有十分重要的地位。了解其作用机制，有利于提高疗效并减少副作用。

免疫抑制剂的分类及应用（表 8-3）。目前还有不少新的免疫抑制剂正在临床试验阶段，但已展现了良好的应用前景。如：从寄生蝉幼虫的子囊菌培养液中提取的抗生素成分 FTY720，该药诱导淋巴细胞特别是细胞毒性细胞的凋亡来发挥其免疫抑制作用，且能够抑制淋巴细胞在移植物的聚集，但不削弱病毒感染刺激的淋巴细胞活性，并能与多种常规免疫抑制剂产生协同效应。对于临床肾移植的研究，欧美已成功进行了第一阶段的临床试验，但用于内科肾脏病的研究还限于动物试验阶段。一些新型生物免疫抑制剂如嵌合体性或人源化的抗 IL-2R 的单克隆抗体，高选择性抗 CD25 单抗包括 daclizumab 和 basiliximab 目前也在动物试验阶段。

表 8-3 免疫抑制剂分类及应用

分类	主要作用机制
糖皮质激素	抑制促炎性细胞因子基因转录，抑制环氧化酶生成，降低 PG 合成
细胞毒类药物	—
环磷酰胺	DNA 烷化剂
硫唑嘌呤	抑制新的嘌呤合成
氨甲蝶呤	抑制 DNA 合成

续表

分类	主要作用机制
真菌产物	
环孢素	阻断 T 细胞特异转录因子，细胞因子合成抑制剂
他克莫司	
咪唑立宾	抑制嘌呤合成
麦考酚酸	次黄嘌呤单核苷脱氢酶抑制剂
其他	
来氟米特	干扰细胞周期
单克隆抗体	
OKT3	抗 CD3，消除 T 细胞
抗 CD20	引发 B 淋巴细胞溶解
抗 CD4	消除 $CD4^+$ 细胞
抗 CD25	抗 $IL^{-2}R$
细胞因子	调节 TH1/TH2 平衡

总之，新型免疫抑制剂的不断开发和应用，为慢性肾脏疾病的治疗提供了更多的选择。期待更多低毒有效的新型免疫抑制剂的出现，也希望通过越来越多的研究能够提高药物的使用效率，给广大肾脏疾病患者带来更多的益处。

3. 中医治疗肾脏病的常用药物

A. 常用中成药

中成药由于应用方便，携带保存方便，口感较汤剂为好，较易被小儿接受等优点，临床上应用较广泛。中医治疗小儿肾脏相关疾病除按中医辨证分型常规治疗外，大部分医生常用一些中成药协助小儿肾病的治疗。同时，有些医生根据多年临床经验积累，总结出部分治疗小儿肾脏相关疾病的经验处方。为方便临床诊疗，本节主要收集部分国内临床治疗小儿肾病常用的中草药、中成药及部分验方，以供临床从事小儿肾病诊疗的中医、西医相关医生参考。

冬虫夏草成分（百令胶囊，金水宝胶囊）

【剂型、剂量】胶囊剂。

【用法】一次 3～6 粒，每日 3 次。

【现代药理研究】冬虫夏草性微温，补肺肾，益精血。具有多方面的免疫作用；有特异性增强心肌耐缺氧能力，增加心肌供血的作用；有显著的促生血及抗肿瘤作用；有明显的抗诱变效应；可明显抑制小鼠自发性活动，有催眠、抗惊厥、降低体温的作用；有一定的拟雄激素样作用和抗雌激素样作用；有明显扩张气管、支气管平滑肌作用，有祛痰平喘作用；有抗疲劳、耐缺氧、耐高温、耐低温作用；有抗衰老作用；有抗炎、抗菌、抗真菌、抗病毒作用；有抗放射作用。

雷公藤多甙片

【剂型、剂量】片剂 10mg。

【用法】1 ~ 1.5 mg/（kg · d），分 3 次服，疗程半年。

【现代药理研究】本品有较强的抗炎及免疫抑制作用。它能拮抗和抵制炎症介质的释放及实验性炎症及关节炎的反应程度。能抑制 T 细胞功能，抑制延迟型变态反应，抑制白介素 –1 的分泌，抑制分裂原及抗原刺激的 T 细胞分裂与繁殖。

【不良反应】可引起恶心等胃肠道反应，可能产生骨髓抑制或性腺抑制。

黄葵胶囊

【剂型、剂量】胶囊剂 500mg。

【用法】每次 5 粒，每日 3 次口服。

【现代药理研究】黄葵性甘、寒，可清利湿热，解毒消肿。用于慢性肾炎之湿热证，症见水肿、腰痛、蛋白尿、血尿、舌黄等；家兔肾小球基底肾炎模型试验结果显示本品有降低肾小球肾炎动物的尿蛋白含量和血清肌酐含量的作用。其提取的黄酮类化合物可抗炎、利尿、抗血小板聚集。

【不良反应】可出现用药后上腹部胀满不舒，宜饭后服用。孕妇忌服。

肾炎康复片

【剂型、剂量】片剂 0.48g。

【用法】口服。每次 8 片，每日 3 次，小儿酌情减量或遵医嘱。

【现代药理研究】慢性肾小球肾炎，属于气阴两虚，肾不足，毒热未清证者，表现为神疲乏力、腰膝酸软，面浮肢肿、蛋白尿、血尿等症。动物实验显示本品具有抗炎利尿作用，对肾炎有一定的改善。

保肾康片

【剂型、剂量】片剂 50mg。

【用法】口服。每日 3 次，每次 2 ~ 4 片。

【现代药理研究】主要成分为阿魏酸哌嗪，用于各种原因所致肾小球疾病，如肾炎、慢性肾炎、肾病综合征、早期尿毒症及冠心病、脑梗死、脉管炎等。本品具有抗凝、抗血小板聚集及扩张微血管，增加冠脉流量、解除血管痉挛等作用。

【不良反应】本品禁与阿苯达唑类和双羟萘酸噻嘧啶类药物合用。对阿魏酸哌嗪类药物过敏者禁用。生殖毒性试验未见明显的胚胎毒作用和致畸效应。

槐杞黄颗粒

【剂型、剂量】颗粒剂 10g/ 袋。

【用法】开水冲服。成人每次 1 ~ 2 袋，每日 2 次；儿童：1 ~ 3 周岁每次半袋，每日 2 次；3 ~ 12 岁每次 1 袋，每日 2 次。

【现代药理研究】成分：槐耳菌质、枸杞子、黄精。性味：味甜，略有腥气。功效：益气养阴。适用于气阴两虚引起的儿童体质虚弱，反复感冒或老人病后体虚，头晕，头昏，神疲乏力，口干气短，心悸，易出汗等，可用于小儿慢性肾病气阴两虚型。

【不良反应】偶见轻微腹泻；本品宜在饭前服用。

B. 常用中草药

小儿肾病常用的中草药主要包括以下几类：补益活血祛瘀、利水渗湿、清热、泻下、祛风散寒及收涩等，按照中医四气五味、性味归经理论，君臣佐使配伍，在小儿肾脏相关疾病中灵活应用，列举如下：

(1) 人参：味甘微苦，性微温，归心、肺、脾、肾经。具有补气固脱、健脾益肺、宁心益智、养血生津的功效。主治气虚欲脱，脉微欲绝；肺气虚弱之短气喘促、咳嗽无力；脾气不足之食少倦怠：肾虚之尿频；气血亏虚之心悸、失眠、健忘。

(2) 黄芪：味甘微温，归脾、肺经，具有补气升阳、固表止汗、行水消肿、托毒生肌的功效。主治内伤劳倦，神疲乏力，脾虚泄泻，肺虚喘嗽，水肿，盗汗自汗。

(3) 黄精：味甘性平，归肺、脾、肾经，具有滋肾润肺，补脾益气的功效。主治阴虚燥咳、干咳少痰，肺肾阴虚之劳嗽，肾虚精亏之头晕、腰膝酸软、须发早白，可用于肾脏病之阴虚、肾精亏虚、脾胃阴虚等证。

(4) 党参：味甘性平，归脾、肺经。具有健脾补肺、益气养血生津的功效。主治脾胃虚弱之食少、便溏、倦怠乏力；肺虚之喘咳、短气懒言；血虚之萎黄。

(5) 白术：味苦性温，归脾、胃经。具有健脾益气、燥湿利水、固表止汗的功效。主治脾气虚弱之食少腹胀，大便溏泄；水肿小便不利；湿痹；气虚自汗。

(6) 山药：山药味甘、性平，入肺、脾、肾经；不燥不腻；具有健脾补肺、益胃补肾、固肾益精、聪耳明目、助五脏、强筋骨、长志安神、延年益寿的功效；主治脾胃虚弱、倦怠无力、食欲不振、久泄久痢、肺气虚燥、痰喘咳嗽、肾气亏耗、腰膝酸软、下肢痿弱、消渴尿频、遗精早泄、带下白浊、皮肤赤肿、肥胖等病症。

(7) 当归：味辛甘性温，归心、肝、脾经。具有补血活血、润肠通便的功效。主治血虚、血瘀等证。

(8) 熟地黄：味甘，性温，归肝、肾经。具有补血滋阴、填精益髓的功效。主治血虚之萎黄、眩晕心悸；肝肾阴虚之潮热盗汗、腰膝酸软、便秘；肾虚喘促。

(9) 白芍：苦酸，性微寒，归肝、脾经。具有养血滋阴，柔肝止痛的功效。主治肝气不和之胁肋疼痛，肝阳上亢之头痛、头晕，可用于肾脏病见血虚、气血不足、肝气郁滞、肝阳上充、肝风内动。

(10) 鹿茸：味甘咸，性温，归肝、肾经。具有补肾阳、益精血、强筋骨、托疮毒的功效。主治羸瘦、神疲，畏寒，头晕耳鸣，腰脊冷痛，筋骨疲软，可用于肾性贫血，与鹿角霜配伍可用于治疗尿路结石。

(11) 巴戟天：味辛甘，性微温，归肝、肾经。具有补肾助阳、强筋壮骨、祛风除湿的功效。主治肾阳亏虚之腰膝酸软，少腹冷痛，小便失禁，风寒湿痹，风湿脚气：可用于慢性肾炎、肾病综合征之脾肾阳虚及激素减量后肾上腺皮质功能低下者。

(12) 淫羊藿：味辛甘，性温，归肝、肾经。具有补肾阳、强筋健骨、祛风除湿的功效。主治阳虚之腰膝酸软，尿频失禁，肾虚喘咳，风湿痹痛，四肢不仁；可用于慢性肾炎、肾病综合征之脾肾阳虚及激素减量后肾上腺皮质功能低下。

(13) 补骨脂：味辛苦，性温，归脾、肾经。具有补肾助阳，固精缩尿，暖脾止泻，纳气平喘的功效。主治肾阳不足、命门火衰之腰膝冷痛、尿频，脾肾阳虚之泄泻，肾不纳气之虚喘，可用于肾脏病之脾肾阳虚证。

(14) 杜仲：味甘微辛，性温，归肝、肾经，具有补肝肾、强筋骨的功效，主治腰膝酸痛、尿频、小便余沥、风湿痹痛；可用于急性肾炎恢复期、慢性肾炎、肾病综合征见肝肾不足证。

(15) 冬虫夏草：味甘，性温，归肺、肾经。具有保肺气、实腠理、补肾益精的功效。主治肺虚之咳喘、劳嗽，自汗盗汗，肾阳亏虚之腰膝酸软，蛋白尿，肾功能损害；可用于慢性肾炎、肾病综合征出现蛋白尿，或伴有慢性肾功能不全的调理治疗。

(16) 菟丝子；辛甘，平。补肝肾，益精髓，明目。治腰膝酸痛，遗精，消渴，尿有余沥，目暗。补肝肾：本品为补肾缩尿，止遗精之常用药。用于肝肾不足之腰膝酸痛、阳痿、遗精。本品性柔润，平补肝肾而不燥。

(17) 肉苁蓉：味甘咸，性温，归肾、大肠经。具有补肾阳、益精血、润肠通便的功效。主治腰膝酸软、筋骨无力，肠燥便秘，可用于肾脏病见肾阳不足，精血亏虚证。

(18) 锁阳：味甘，性温，归脾、肾、大肠经。具有补肾阳、益精血、润肠通便的功效。主治腰膝酸软、肠燥便秘，可用于肾阳亏虚、精血不足之证及原发性血小板减少性紫癜。

(19) 沙苑子：味甘，性温，归肝、肾经。具有温补肝肾、固精缩尿、明目的功效。主治肾虚腰痛，小便数，眩晕目昏，具有降压作用，可用于慢性肾炎、肾病综合征之肝肾亏虚证。

(20) 益智仁：味辛，性温，归脾、肾经。具有暖肾固精、温脾缩尿的功效。主治肾气虚寒之遗尿、尿频；脾寒之泄泻、腹中冷痛、口多涎唾。

(21) 枸杞子：味甘，性平，归肝、肾经。具有补肝肾、明目的功效。主治肝肾不足之腰膝酸软，头晕目眩，眼内障，消渴，可用于肾炎、肾病综合征之肝肾不足证。

(22) 北沙参：味甘微苦，性微寒，归肺、胃经。具有养阴清肺、益胃生津的功效。主治肺热燥咳，胃阴虚或热伤胃阴之口渴咽干，舌红绛，胃脘隐痛、嘈杂干呕，可用于肾脏病见阴虚、气阴两虚证。

(23) 麦冬：味甘微苦，性微寒、归心、肺、胃经。具有养阴润肺益胃生津、清心除烦的功效。主治肺阴不足之燥热咳嗽，胃阴虚或热伤胃阴之口渴咽干，便秘，心阴虚或热扰心营之心烦不眠，舌绛面干，可用于肾脏病之阴精亏虚、气阴两虚、肺阴不足及阴虚有热之失眠等。

(24) 天冬：味甘，性寒、归肺、肾经。具有养阴润燥、清火生津的功效。主治阴虚肺热之燥咳，肾阴不足、阴虚火旺之潮热盗汗，可用于肾脏病之阴精亏虚、气阴两虚、肺阴不足及阴虚有热之失眠等。

(25) 玉竹：味甘性寒，归肺、胃经。具有养阴润燥、生津止渴的功效。主治阴虚肺燥之干咳少痰，热病伤津之烦热口渴、消渴，可用于肾脏病之阴虚燥咳、胃阴耗伤等证。

(26) 石斛：味甘，性微寒，归肺、胃、心、肾经。具有益胃生津、滋阴清热的功效。主治阴伤津亏之口干烦渴，食少干呕，病后虚热，可用于肾脏之阴虚津亏证。

(27) 山茱萸：酸、涩，微温。归肝、肾经。补益肝肾，涩精固脱。用于眩晕耳鸣，腰膝酸痛，阳痿遗精，遗尿尿频，崩漏带下，大汗虚脱。内热消渴。用于肝肾不足，头晕目眩，耳鸣，腰酸。与熟地黄、枸杞子、菟丝子、杜仲等配伍，用于遗精，遗尿，小便频数及虚汗不止。对肾阳不足引起的遗精、尿频均可应用，常配合熟地黄、菟丝子、沙苑子、蒺藜、补骨脂等同用；对于虚汗不止，本品又有敛汗作用，可与龙骨、牡蛎等同用。又能固经止血，可用于治疗妇女体虚、月经过多等症，可与熟地黄、当归、白芍等配伍应用。

(28) 女贞子：味甘，性凉，归肝、肾经。具有滋补肝肾之阴、乌须明目的功效。主治肝肾阴虚之目暗不明，视力减退，须发早白，腰酸耳鸣及阴虚发热，可用于慢性肾炎、肾病综合征之肝肾亏虚证。

(29) 旱莲草：味甘酸，性寒，归肝、肾经。具有滋补肝肾之阴、凉血止血、乌发固齿的功效。主治肝肾阴虚之头晕目眩，须发早白，腰膝酸软，耳鸣及阴虚血热之出血证，可用于慢性肾炎、肾病综合征之肝肾亏虚证。

(30) 龟板：味甘，性寒，归肝、肾、心经。具有滋阴潜阳、益肾健骨、固经止血、养血补心的功效。主治阴虚内热，阴虚风动，肾虚骨痿，小儿囟门不合，心虚惊悸失眠，健忘，可用于肾脏病之肝阳上亢、虚风内动，阴虚发热及腰脚痿弱。

(31) 鳖甲：味咸，性寒，归肝、肾经。具有滋阴潜阳、软坚散结的功效。主治阴虚发热，阴虚阳亢，阴虚风动。可用于肾脏病之肝阳上亢、虚风内动，阴虚发热及腰脚痿弱。

(32) 川芎：味辛，性温，归肝、胆、心包经。具有活血行气、祛风止痛的功效。主治血瘀气滞之腹痛，肝郁气滞之胁肋疼痛，瘀血肿痛，风湿痹痛，头痛，可用于慢性肾炎、肾病综合征、肾功能不全之血瘀证。

(33) 郁金：味辛苦，性寒，归肝、胆、心经。具有活血行气止痛、解郁清心、利胆退黄、凉血的功效。主治气滞血瘀之胸胁腹痛，热病神昏，肝胆湿热，吐血、衄血。可用于尿血、泌尿系结石、肾脏病之气滞血瘀证。

(34) 丹参：味辛苦，性寒，归肝、心经。具有活血调经、凉血止痛、安神的功效。主治血瘀致心胸脘腹疼痛，疮疡痈肿及热病神昏、心悸失眠，亦可用于各种急慢性肾炎、慢性肾功能不全有瘀血证候。

(35) 牛膝：味苦酸，性平，归肝、肾经。具有活血通经、补肝肾、强筋骨、利水通淋、引火下行的功效。主治肾虚腰痛，久痹之腰膝酸痛，乏力，淋证，水肿，小便不利，头痛，眩晕，吐血。可用于急性肾炎恢复期、慢性肾炎、肾病综合征之肝肾不足、肝阳上亢及血瘀证。

(36) 泽兰：味苦辛性微温，归肝、脾经。具有活血化瘀、行水消肿、解毒消瘀的功效。主治身面水肿，跌打损伤。可用于肾炎、肾病综合征水湿泛滥所致的水肿和腹水。

(37) 王不留行：味苦，性平，归肝、胃经。具有活血通经、消痈散结、利水通淋功效。可用于肾脏病之血行不畅所致水肿和泌尿系结石。

（38）莪术：味辛苦，性温，归肝经。具有破血行气、消积止痛的功效。主治气滞血瘀所致癥瘕积聚、心腹疼痛及食积脘胀。可用于泌尿系结石，肾脏病之气滞血瘀证，能够减少膜性肾病蛋白尿，减轻肾小球 IgG 及 C3 沉积。

（39）水蛭：味苦，性平，归肝、脾经。具有破血化瘀、通经散结的功效。可用于慢性肾炎、肾病综合征之血瘀证。

（40）白茅根：甘、寒。凉血止血：用于热证的口鼻出血、尿血。清热利尿：用于水肿、黄疸及热淋。

（41）三七：味甘，性温，归肝、胃经。具有化瘀止血、活血定痛的功效。主治各种出血证，尤其血瘀证出血，可用于肾炎血尿及肾炎，肾病综合征之血瘀证。

（42）茜草：味苦、性寒，归肝经。具有凉血化瘀止血的功效。主治血热夹瘀之吐血、尿血、便血、风湿痹痛。可化瘀消斑，用于紫癜性肾炎之血热证。

（43）蒲黄：味甘，性平，归心、肝经。具有化瘀止血、利尿的功效。主治内外出血证及血淋，可用于急慢性肾炎之血尿。

（44）茯苓：甘淡平，入心、肺、脾经。具有渗湿利水，健脾和胃，宁心安神的功效。利尿；抗菌；促消化；抗肿瘤。可治小便不利，水肿胀满，痰饮咳逆，呕逆，恶阻，泄泻，遗精，淋浊，惊悸，健忘等症。茯苓之利水，是通过健运脾肺功能而达到的，与其他直接利水的中药不同。

（45）猪苓：味甘淡，性平，归肾、膀胱经。具有利水渗湿、泄热的功效。主治水肿、小便不利，泄泻、淋浊、利尿作用强，可用于肾炎、肾病综合征。

（46）泽泻；味甘，性寒。归肾、膀胱经。利小便、清湿热。利水渗湿：用于水湿内停之尿少、水肿、泻痢及湿热淋浊等证。治胃内停水常配白术。治尿道涩痛、小便不利常配木通、茯苓。清泻肾火：用于阴虚火旺诸证。

（47）薏苡仁：甘淡，性微寒，归脾、胃、肺经。具有利湿健脾、舒筋活络、清热排脓的功效。主治水肿脚气，小便淋漓，泄泻带下，风湿痹痛，肺痈、肠痈。可用于肾炎、肾病综合征之脾虚湿盛证。

（48）赤小豆：味甘酸性微寒，归心、脾、小肠经。具有利水消肿退黄、清热解毒消痈功效。主治水肿、脚气、黄疸、淋证、便血、肿毒疮疡。可用于肾炎、肾病综合征之水肿。

（49）车前子：甘、寒。利水通淋止泻：用于水泻、水肿、小便不利。水肿、腹泻常配白术、茯苓、猪苓、泽泻。车前子单用即可止水泻。治尿道涩痛、小便不利，常配木通。止咳化痰，用于咳嗽痰多。

（50）金钱草：味甘，性凉，归肝、胆、肾、膀胱经。具有利水通淋，清热解毒，散瘀消肿的功效。主治肝胆泌尿系统结石、热淋、肾炎水肿。可用于肾病综合征、慢性肾衰竭之湿热证。

（51）石韦：味甘，性寒，归肺、肾、膀胱经。具有利水通淋、清肺化痰、凉血止血的功效。主治淋病、水肿、小便不利，痰热喘咳、咯血，吐血。可用于急慢性肾炎之水肿、血尿及泌尿系结石、乳糜尿。

（52）萹蓄：性微寒，味苦。利尿通淋，杀虫，止痒。用于膀胱热淋、小便短赤、淋漓涩痛、皮肤湿疹、阴痒带下。用于泌尿系统感染、尿路结石、肾炎、血尿、肾病综合征之湿热证。

（53）瞿麦：苦、寒。清湿热、利小便：本品为治疗淋证（如急性泌尿系感染、急性前列腺炎等）的常用药，多用于小便不利、尿痛、尿血。治血尿常配栀子、白茅根。

（54）桑白皮：味甘，辛，性寒，具有宣肺平喘、利水消肿功效。主治肺热咳喘，水饮停肺，胀满喘急，水肿，脚气，小便不利。可用于肾炎、肾病综合征之水肿。

（55）滑石：味甘淡，性寒，归胃、膀胱经。具有利水通淋、清热解毒的功效。主治热淋、石淋、尿热刺痛，燥热烦渴，湿热水泻。可用于膀胱炎、尿道炎、肾盂肾炎及急性肾衰竭、泌尿系结石、肾积水、血尿。

（56）通草：味甘淡，性微寒，归心、肺、小肠经。具有利尿通淋、清心除烦的功效。主治淋证，水肿，心烦失眠，口舌生疮。可用于泌尿系感染及急慢性肾小球肾炎。

（57）冬葵子：味甘，性凉，归大肠、小肠、膀胱经。具有清热利尿、消肿、下乳、润肠的功效。主治尿闭，水肿，小便淋沥涩痛，便秘。可用于泌尿系感染、泌尿系结石、乳糜尿、急性肾炎。

（58）萆薢：味苦，性平，归肝、胃、膀胱经。具有利湿祛浊、祛风湿的功效。主治膏淋、小便浑浊、风湿痹痛腰痛。可用于肾小球肾炎蛋白尿。

（59）牡丹皮：味苦辛，性微寒，归心、肝、肾经。具有清热凉血、活血散瘀的功效。主治斑疹吐衄，温邪伤阴，阴虚发热，疮痈肿毒。可用于急慢性肾炎之血热证及急慢性肾炎、肾病综合征之瘀血证。

（60）芡实：性平，味甘涩。补中益气，滋养强身，固肾涩精，健脾止泻。亦可解释为调整脾胃，补脾止泻、益肾固精、祛湿止带。适宜妇女脾虚白带频多，肾亏腰脊酸痛者食用；适宜老年人小便频数者食用；适宜体虚遗尿之儿童食用；适宜肾虚梦遗滑精，早泄，脾虚便溏，慢性腹泻，包括慢性肠炎，五更泄泻之人食用。

（61）白花蛇舌草：甘、淡、凉。清热解毒，散瘀消痈：用于急性阑尾炎、盆腔炎、泌尿系感染及蛇咬伤等。亦可用于消化道癌症。

（62）老头草：味苦，性寒。清热凉血。用于感冒发热；咽喉炎；肾炎。清热凉血，益肾利水。治急性肾炎，尿血。清热凉血，消炎利尿。治急、慢性肾炎，对消失蛋白尿和血尿有效。

C. 经验方及加减用药

临床中医治疗肾病除辨病结合中医辨证的方法外，亦有医家根据多年临床经验，结合肾脏组织活检，以专病协定处方为主方，根据兼证加减治疗，可供参考。

（1）膜性肾病方：桑白皮、黄芩、制僵蚕、全蝎、泽兰、益母草、车前子、薏苡仁根、生黄芪、山茱萸、淫羊藿、制附子。

（2）新月体肾炎方：苏叶、黄连、姜半夏、陈皮、菟丝子、何首乌、茯苓皮、车前子、泽兰、桃仁、红花、赤芍、猫爪草、枳实、大腹皮、制大黄、六月雪、土茯苓。加减：外感风邪，去菟丝子、何首乌，加金银花、连翘、白花蛇舌草；湿热蕴结，去菟丝子、何首乌，加苍术、黄檗、生薏苡仁、怀牛膝；阳虚水肿加制附子、水蛭；阴虚舌红加山茱萸、炙鳖甲、生牡蛎；食欲缺乏加谷麦芽、焦楂曲、砂仁。

(3) 狼疮性肾炎方：北沙参、生黄芪、防风、白术、黄芩、山茱萸、蝉衣、乌梢蛇、青风藤、穿山龙、川芎、瞿麦、白花蛇舌草、车前子。加减：热毒炽盛去黄芪、防风，加水牛角、忍冬藤、紫草、生石膏；湿热明显者去黄芪、防风，加苍术、生薏苡仁、川牛膝、黄檗、虎杖；水肿明显加猪苓、泽兰、水蛭、茯苓皮；蛋白尿反复加紫荆皮、鬼箭羽，或重用黄芪；肾功能损害加淫羊藿、六月雪、土茯苓。

(4) 紫癜肾方：荆芥、防风、蝉衣、紫草、丹皮、水牛角、黄芩、车前草、白花蛇舌草、茯苓、旱莲草、白茅根、三七粉、琥珀粉各0.5g，吞服，每天2次。皮肤瘙痒加白鲜皮、地肤子、蛇床子；风热明显加连翘、栀子、生石膏；皮肤紫癜反复，大便干结加桃仁、制大黄、赤芍；尿血明显加炒蒲黄、茜草、小蓟；脾虚不摄加黄芪、炒白术、生槐花、生地榆；肾虚明显加续断、金樱子、覆盆子、海螵蛸、牡蛎。

(5) 结合肾活检的病理结果经验加减：如肾活检见肾小球内细胞成分增多，则多选用车前草、黄檗、荔枝草、凤尾草、丹皮、赤芍、白花蛇舌草；新月体呈环状纤维化选用冬虫夏草、紫河车、菟丝子、山茱萸、赤芍、泽兰、川芎、益母草；肾组织中新月体以细胞和纤维化为主时多选猫爪草、青风藤、火把花根；系膜细胞增生常选用虎杖、蜀羊泉、山慈姑、龙葵、凤尾草、白花蛇舌草；肾小囊粘连、新月体填塞、囊壁断裂选用半边莲、荔枝草、凤尾草、白花蛇舌草；系膜基质增生选用淫羊藿、鹿衔草、川芎、赤芍、马鞭草、全蝎、益母草；毛细血管襻免疫复合物沉积选用火把花根、昆明山海棠、地龙、水蛭、制僵蚕、全蝎；肾小球基底膜增厚选仙灵脾、仙茅、桃仁、红花、山茱萸、丹皮、丹参、益母草；肾小球毛细血管内中性粒细胞增多选猫爪草、石韦、半边莲、小青草、虎杖、蜀羊泉、薏苡仁根；肾小管萎缩、间质纤维化选用六月雪、车前草、蒲公英；肾小球硬化选用紫河车、山茱萸、冬虫夏草、菟丝子、海藻、制大黄、生牡蛎、五灵脂、生山楂、泽兰、路路通、益母草；肾间质细胞浸润选用黄檗、知母、泽泻、车前草、土茯苓、虎杖、蜀羊泉、猫爪草。

(6) 张君教授根据肾小球肾炎生理病理特点，结合小儿体质特点，总结多年的临床经验，归纳出肾小球肾炎主要责于脾肾不足，又感受外邪之毒，而血液瘀滞贯穿疾病始终，因此自拟芪蓟肾康方，其主要成分是黄芪、白花蛇舌草、丹参、小蓟、仙鹤草、老头草等，有益气解毒化瘀之功效。肾小球肾炎中医认为多是虚实夹杂证，其治疗关键在于调整免疫功能。芪蓟肾康方可延缓肾小球的损伤，防止肾小球的硬化。

4. 药物性肾损害

药物性肾损害是指暴露于具有毒性或潜在毒性药物后，导致双肾或一侧肾脏功能受到损害，尿检指标出现异常：或表现为血尿、蛋白尿和管型尿；或肾脏病理结构异常，出现肾小管上皮细胞变性、水肿、坏死等；或出现肾功能异常，血肌酐升高或肾小球滤过率降低等疾病。依据血肌酐升高的倍数，将药物性肾损害分为3个级别和2种结果：3个级别分为肾损伤高危（risk，R)、肾损伤（injury，I）和肾衰竭（failure，F)；两种结果为肾功能丧失（loss，L）和终末期肾脏病（end stage renal disease，ESRD)。称为RIFLE分类系统，是目前评估药物性肾损伤最常使用的指标。儿童药物性肾损害的发生机制是由儿童肾脏组织学结构与药物作用特征所决定的，前者决定发生药物性肾损害的共性，后者决定其个性。

近年来，越来越多的研究者关注药物性肾损害，并进行大量的临床试验研究工作，研究表明其发生机制与细胞毒性、免疫性损伤、缺血性损伤等密切相关。

易导致肾损害的药物种类主要有抗生素及磺胺类和非甾体类抗炎药物。

抗生素及磺胺类包括：①氨基糖苷类：庆大霉素、阿米卡星（丁胺卡那霉素）、链霉素、卡那霉素、新霉素等；以新霉素、卡那霉素，庆大霉素毒性作用最强。②青霉素类：各种半合成青霉素均可诱发肾脏损害。③头孢霉素类：以第一代头孢霉素最明显。④多黏菌素。⑤四环素族：增加蛋白分解加重氮质血症。⑥两性霉素 B。⑦万古霉素以及磺胺类药物。

非甾体类抗炎药物（NSALDs）包括：阿司匹林（乙酰水杨酸）、布洛芬、保泰松、萘普生（甲氧萘丙酸）、吲哚美辛（消炎痛）、吡罗昔康（炎痛喜康）、喜乐宝等；X 线造影剂：主要为含碘造影剂；抗肿瘤药物：包括顺铂、氨甲蝶呤、链氨霉素、亚硝基脲类（卡莫司汀氯乙环、已硝脲）；利尿剂：包括渗透性利尿剂及呋塞米；中草药：主要有马兜铃、木通、防己、厚朴、细辛、益母草等；其他药物：如环孢素、肾上腺素等。

不同药物所致肾损伤表现及特征如下：

（1）头孢类抗生素：头孢类抗生素肾损害主要发生于第一代头孢类药物，如头孢拉定、头孢米星等，而随第 2～4 代药物分子结构的改型，肾毒性也逐渐递减。如头孢他啶（第三代）只有当大剂量使用时才会导致肾功能轻度下降，而且常常可逆。但已有肾功能损害、脱水、低血压或与呋塞米、氨基糖苷类合用时，头孢类的肾毒性增加。头孢类肾损害主要的发病机制是细胞毒性，即药物分子借助于 OAT1 的转运，从血液进入肾小管上皮细胞内，并在其中富集，促使靶蛋白乙酰化，导致线粒体阴离子载体失活、ATP 产生障碍，出现细胞凋亡或坏死；此外该类药物分子还可使脂质过氧化，产生超氧化自由基导致肾小管损伤。其中的代表性药物是第一代头孢类抗生素——头孢拉定和头孢米星。头孢类抗生素肾损害表现为血尿，偶尔为蛋白尿、肾功能不全。

（2）氨基糖苷类抗生素：氨基糖苷类抗生素包括新霉素、卡那霉素、庆大霉素、阿米卡星、妥布霉素、链霉素。其肾毒性也依次递减，通常于用药后 5～7 d 发生，7～10 d 最明显。肾毒性总发生率约 10%，其中庆大霉素 30%（10% 较重），阿米卡星 0～15%。氨基糖苷类抗生素肾损害的易患因素包括药物剂量较大、疗程过长（＜ 10 d 者肾毒性较小）；合用其他肾毒性药物（头孢菌素、襻类利尿剂）；患者脱水状态未纠正；年龄较大（＞ 60 岁）。其中经典的肾毒性药物是庆大霉素（gentamycin，GM），其肾毒性作用机制研究也较为深入。GM 肾损伤存在剂量－效应关系，表现为肾小管上皮细胞急性或亚急性坏死，伴明显炎症反应（主要在近曲小管）和水钠转运的异常；肾小管上皮细胞坏死导致肾小管堵塞和功能异常、球－管反馈激活；也可引起肾血管痉挛和系膜收缩。

（3）万古霉素：万古霉素是治疗重症革兰阳性菌感染的开创性药物，其抗菌机制在于能够在细菌细胞壁内形成五肽的稳定复合物、抑制细胞壁粘肽合成而杀菌，但起效慢，并受生物膜生成、大量细菌种植和厌氧生长环境的负面影响。万古霉素的肾毒性在治疗后 4 ~ 8 d 即可出现，普通剂量的万古霉素肾毒性发生率 0o ~ 5%（20 世纪 80 年代）、近年来甚至达 10% ~ 20%，这种差异与临床的日益重视和观察指标的灵敏度有关；而当大剂量（每天药物总量≥ 4g 或＞ 30mg/kg 或能够使血药浓度达 10 ~ 20μg/mL）使用时则高达 30% ~ 40%。加剧万古霉素肾毒性的因素包括：促使万古霉素血药浓度谷值升高（尤其＞ 20 mg/L）或总量＞ 4 g/d；联合使用肾毒性药物；疗程较长（尤其＞ 7d）；ICU 患者（尤其长期滞留者）。

（4）碳青霉烯类药物：碳青霉烯类药物包括多尼培南、厄他培南、美罗培南、亚胺培南 / 西司他丁钠、帕尼培南 / 倍他米隆。帕尼培南 / 倍他米隆的肾毒性作用机制为：帕尼培南经 OAT1 进入肾小管上皮细胞内，抑制细胞内线粒体有机阴离子转运体，导致能量合成障碍（ATP 减少）和细胞损伤；但倍他米隆能够抑制这种吸收。而亚胺培南 / 西司他丁钠的肾毒性作用机制为：亚胺培南进入肾小管上皮细胞内，能够被脱氢肽酶（dehydropeptidase，DHP）降解，其降解产物产生肾毒性；西司他丁钠能够抑制 DHP 活性。所以临床用药过程中，亚胺培南 / 西司他丁钠或帕尼培南 / 倍他米隆的联合使用，并非是为了加强抗菌效应，而是为了降低肾损害。

（5）两性霉素 B：两性霉素 B 是广谱的抗真菌药物，是重症真菌病的标准治疗药物，有普通制剂和脂质体化制剂。两性霉素 B 所致肾损害常见而严重，可在治疗早期出现，多数可逆；其肾损害表现为氮质血症、肾小管性酸中毒、肾脏浓缩功能损害和电解质异常（低钾 / 低钠血症、低钙血症、低镁血症）。这些表现几乎在所有用药者中均不同程度存在。停药以后肾损害逐渐恢复正常，但偶尔会出现持续性肾损害，尤其是当累积剂量超过 5g 时。盐分的丢失会加重肾损害的发生，维持或增加盐负荷会减轻肾损害的程度。

（6）中草药：中药造成肾损伤的原因大致因为：或品种复杂，误用滥用；或用量过大，药物蓄积；或配伍不当；或炮制、煎煮不当；或肾脏本身的生理结构异常，若加之缺血、缺氧，则更易造成损伤。肾脏特殊的机制、功能也易引起药物性肾损伤。如逆流倍增机制使肾髓质乳头区的药物浓度甚高，中药成分的很多小分子物质，从肾脏排泄减少，造成药物在体内蓄积，同时加重残存肾单位药物负荷，因此，可能易发生肾损害。

5. 肾脏病药物的合理用药原则

肾脏疾病包括各种原因引起的肾小球、肾小管、肾间质以及肾血管、尿路的病变。儿童肾脏病以肾实质疾病（如各种肾小球肾炎、肾病综合征、肾小管酸中毒、间质性肾炎、肾衰竭等）与泌尿系感染和畸形最为常见，其中药物治疗在临床综合治疗措施中占有很大比例和重要地位。

A. 药物治疗目的

儿童泌尿系疾病药物治疗的目标主要是去除病因、缓解疾病、控制症状、恢复并保护肾脏功能，以最少而小的副作用争取到良好的远期预后。

B. 治疗药物分类

依治疗目的和作用大体可分为：①对因治疗：如抗生素糖皮质激素、免疫抑制剂等。②对症治疗：如利尿药、抗高血压药、抗凝剂、降脂药、碱性药及各种电解质溶液等。③营养支持治疗：细胞营养药、氨基酸液、a 酮酸、丙种球蛋白、免疫增强剂等。④外源性替代药物：促红细胞生成素、生长激素、精氨酸加压素等。

C. 用药原则

（1）一体化原则（即综合治疗）：药物治疗是泌尿系疾病治疗链环中重要的一个环节，只有在对饮食（成分与用量）和水的恰当控制、营养支持以及取得患儿和家长的支持与理解等措施的辅助下才能发挥最佳效力。此外，药物治疗中去除病因、对症处理、抗感染等药物的联合应用，主次分明，相互协同作用，才能达到控制病情、治愈疾病的目标。

（2）规律用药原则：依据长期的医疗实践和大量的科研成果人们已制订出多种儿童泌尿系疾病（如原发性肾病综合征、泌尿系统感染等）的指导性用药方案（包括治疗常规、诊治指南），具有科学性、有效性、安全性和临床可操作性。因此，治疗时依据指导性方案用药，尤其是初次治疗的规律性用药，对于疾病康复、疗效评价、指导以后的药物选择都具有重要的参考价值。对于儿童规律性用药还要考虑患者因素，家长和（或）患儿的心理依从性直接影响药物服用的实际执行。因家长（父母以及祖辈）或患儿对于所用药物的心理恐惧（主要是担心影响生长、智力、生育、美观、肝肾毒性等），出现自行停药、减量、换药的现象，临床屡见不鲜。因此，医者所指定的药物治疗计划不能只停留在纸上，而是要通过用药前耐心细致地讲解、用药过程中随访提醒，使之按方案规定切实地执行。

（3）个性化治疗原则：在遵循疾病治疗原则基础上的个性化治疗是合理用药的关键环节。治疗药物可有着不同的作用位点、代谢途径和毒副作用；而具有相同临床病症的患儿可能有着不同的病因、病理生理与发病机制，具有不同的体质条件基础状态；更重要的是患儿的治疗时机可能处于不同的疾病阶段和程度。因此，因人而异、因时而异、因病而异的个体化用药是药物治疗的核心与重点，也是难点。对泌尿系统疾病和用药的深刻认识与掌握是做好个性化治疗的基础。此外，依据家庭情况，选用具有良好的效价比的药物，不但可以减轻患儿家长的经济负担和精神压力，还可节省社会医疗资源，而且对经济困难的家庭坚持长期治疗有着积极的作用。

（4）安全治疗原则：治疗的安全性是药物治疗的第一要素与基础，尤其对于如肾小球疾病这样的慢性病程疾病。在临床上对用药的适应证和禁忌证都会给予足够的重视，但对于疾病过程中潜在的危险和药物的长远期毒副作用常常考虑不周，尤其是临床过度追求近期疗效的倾向，存在安全隐患。我们用药治疗所追求的安全性是疗效反应最大化和毒副作用最小化的统一，是近期治愈与长期无并发症和后遗症的统一。选择最佳的用药时机、最小的有效剂量、最佳的给药方式、适时的疗程和药物配伍是提高治疗安全性的基础和保障。

【参考文献】

[1] 王丽，陈燕惠 . 儿科临床药理学 [M]. 1 版 . 北京：人民卫生出版社，2015.
[2] 胡亚美，张金哲，江载芳 . 儿科药物治疗学 [M]. 2 版 . 北京：中国医药科技出版社，2011.

[3] 王丽 . 儿科药理学和临床药物治疗学 [M]. 北京：北京医科大学出版社，2002.
[4] 张安年，张慧颖 . 临床常见非合理用药 [M]. 4 版 . 北京：人民卫生出版社，2010.
[5] 张伶俐，李幼平 . 中国儿童临床指南现状分析及循证临床指南评价 [J]. 中国循证医学杂志，2011，11 (9)：991-999.
[6] Mary Anne Koda-Kimble. 临床药物治疗学：儿科疾病 [M]. 8 版 . 北京：人民卫生出版社，2007.
[7] Amitava Dasgupta. 药物监测方法治疗性用药与药物滥用 [M]. 北京：人民卫生出版社，2011.
[8] 李家泰 . 临床药理学 [M]. 3 版 . 北京：人民卫生出版社，2007.
[9] 胡亚美，江载芳 . 诸福棠实用儿科学 [M]. 7 版 . 北京：人民卫生出版社，2012.
[10] 陈新谦，金有豫，汤光 . 新编药物学 [M]. 17 版，北京：人民卫生出版社，2011.
[11] 王丽 . 我国儿科临床药理现状与进展 [J]. 儿科药学杂志，2011，17 (1)：6-8.
[12] 张金钟，王晓燕 . 药学伦理学 [M]. 2 版 . 北京：北京大学医学出版社，2010.
[13] 王晓玲，张艳菊 . 中国儿童药物临床试验进展与展望 [J]. 儿科药学杂志，2011，17 (1)：15-16.
[14] 王丹 . 专家呼吁：应重视儿科临床药理学的发展 [N]. 健康报，2010-10-11.
[15] 李智平 . 我国儿童药物不良反应监测的过去、现在与展望 [J]. 儿科药学杂志，2011，17 (1)：114.
[16] 王丽 . 高度关注儿童用药的安全性 [J]. 儿科药物学杂志，2009，12 (5)：12-13.
[17] 王海燕 . 肾脏病学 [M]. 2 版 . 北京：人民卫生出版社，1996.
[18] 耿洪业，王少华 . 实用治疗药物学 [M]. 北京：人民卫生出版社，1997.
[19] 黎磊石，刘志红 . 中国肾脏病学 [M]. 北京：人民军医出版社，2008.
[20] 魏日胞 . 新型免疫抑制剂在肾脏病中应用的研究进展 [J]. 中国药物应用与监测，2012，10 (9)：247-251.
[21] Dooley MA，Jayne D，Ginzler EM，et al. Mycophenolate versus azathioprine as maintenance therapy for lupus nephritis[J]. N Engl J Med，2011，365：1886-1895.
[22] 张伶俐，张川，梁毅，等 . 我国 2009 版基本药物目录（基层）与 WHO2010 版儿童基本药物示范目录比较分析 [J]. 中国循证医学杂志，2010，10 (9)：1027-1036.
[23] 王钢，邹燕勤，邹云翔 . 实用中医肾病学 [M]. 北京：中国中医药出版社，2013.
[24] 田代华 . 实用中药大辞典 [M]. 北京：人民卫生出版社，2005.
[25] 史伟，吴金玉 . 肾内科中西医结合诊疗手册 [M]. 北京：化学工业出版社，2014.
[26] 中华中医儿科学会 . 中医儿科常见病诊疗指南 [M]. 北京：中国中医药出版社，2012.
[27] 杨冠琦，张君，丁晓欢，等． 黄芪、太子参对大鼠肾小球系膜细胞 MMP-2 及 TIMP-2-m R NA 表达的影响 [J]. 中国中西医结合肾病杂志，2011，12 (8)：673-675.
[28] 修婵． 芪蓟肾康总黄酮对大鼠肾小球 MC 增殖及 ECM 积聚的信号转导通路的影响 [D]. 沈阳：辽宁中医药大学，2014：6.
[29] 杨冠琦，张 君 . 芪蓟肾康颗粒总黄酮对 Ang Ⅱ诱导大鼠肾小球系膜细胞外基质的影响 [J]. 长春中医药大学学报，2017，33 (1)：28-30.
[30] 于超，张君，王圣治，等． 芪蓟肾康颗粒对 IgA 肾病大鼠肾组织 IL －13 及血清 CIC 的影响 [J]. 中国中西医结合肾病杂志，2013，14 (5)：388-391.
[31] 李万镇 . 危重急症的诊断与治疗，儿科分册 [M]. 北京：中国科学技术出版社，1996.
[32] Mehta RL，Kellum JA，Shah SV，et al. Acute Kidney Injury Network：report of an initiative to improve outcomes in acute kidney injury[J]. Crit Care，2007，11 (2)：R31.
[33] Basu RK，Wheeler DS. Approaches to the management of acute kidney injury in children[J]. Recent Pat Biomark，2011，1 (1)：49-59.
[34] Sekine T，Endou H. Children's toxicology from bench to bed-Drug-induced renal injury (3)：Drug transporters and toxic nephropathy in childhood[J]. J Toxicol Sci，2009，34 Suppl 2：SP259-SP265.
[35] Fanos V，Cataldi L. Renal transport of antibiotics and nephrotoxicity：a review[J]. J Chemother，2001，13：461-742.
[36] Kalghatgi S，Spina CS，Costello JC，et al. Bactericidal antibiotics induce mitochondrial dysfunction and oxidative damage in Mammalian cells[J]. Sci Transl Med，2013，5 (192)：192ra85.

[37] Dagil R, O'Shea C, Nykjær A, et al. Gentamicin binds to the megalin receptor as a competitive inhibitor using the common ligand binding motif of complement type repeats: insight from the nmr structure of the 10th complement type repeat domain alone and in complex with gentamicin[J]. J Biol Chem, 2013, 288 (6): 4424-4435.
[38] Hazlewood KA, Brouse SD, Pitcher WD, et al. Vancomycin-associated nephrotoxicity: grave concern or death by character assassination [J]. Am J Med, 2010, 123 (2): 182.e1-e7.
[39] Elyasi S, Khalili H, Dashti-Khavidaki S, et al. Vancomycin-induced nephrotoxicity: mechanism, incidence, risk factors and special populations[J]. Eur J Clin Pharmacol, 2012, 68 (9): 1243-1255.
[40] Gupta A, Biyani M, Khaira A. Vancomycin nephrotoxicity: myths and facts[J]. Neth J Med, 2011, 69 (9): 379-383.
[41] Goa KL, Noble S. Panipenem/betamipron[J]. Drugs, 2003, 63 (9): 913-925.
[42] Tejedor A, Torres AM, Castilla M, et al. Cilastatin protection against cyclosporin A-induced nephrotoxicity: clinical evidence[J].Curr Med Res Opin, 2007, 23 (3): 505-513.
[43] Bagnis CI, Deray G. Amphotericin B nephrotoxicity[J]. Saudi J Kidney Dis Transpl, 2002, 13 (4): 481-491.
[44] Laniado-Laborin R, Cabrales-Vargas MN. Amphotericin B: side effects and toxicity[J]. Rev Iberoam Micol, 2009, 26 (4): 223-227.
[45] Chai LY, Netea MG, Tai BC, et al. An elevated pro-inflammatory cytokine response is linked to development of amphotericin B-induced nephrotoxicity[J]. J Antimicrob Chemother, 2013, 68 (7): 1655-1659.
[46] Varlam DE, Siddiq MM, Parton LA, et al. Apoptosis contributes to amphotericin B-induced nephrotoxicity[J]. Antimicrobial Agents and Chemotherapydoi, 2001, 45 (3): 679-685.
[47] 汪受传，俞景茂 . 中医儿科临床研究 [M]. 北京：人民卫生出版社，2009.
[48] 江育仁，张奇文 . 实用中医儿科学 [M]. 上海：上海科学技术出版社，2005.

第九章

肾脏病基因组学最新研究进展

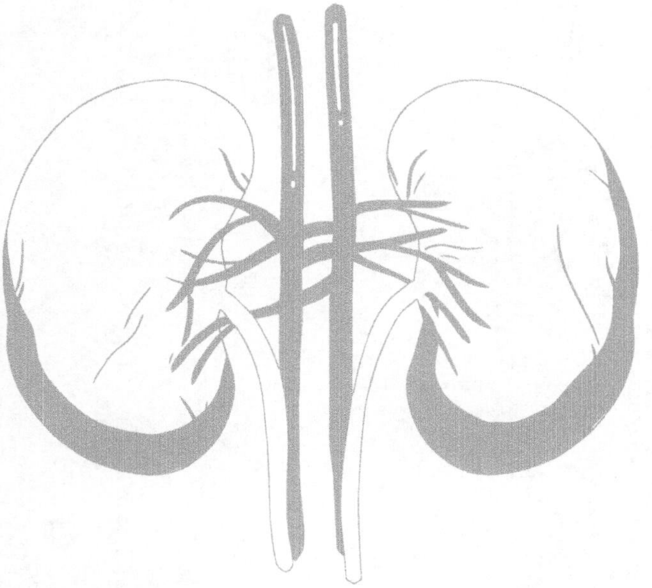

随着分子生物学研究的迅速发展，尤其是人类基因组计划（human genome project）的实施，使我们对人类基因的构成、功能以及与疾病相关各种基因的某些特性有了更深入的了解。人们希望能通过对一些相关基因的分析来预测疾病的发生发展过程，并通过针对性的干预手段达到治疗的目的。因此，有关这方面的研究已成为当今临床医学，包括肾脏病研究领域里极为引人注目和富有挑战性的课题。近年来，国际上已发表了大量关于基因多态性（gene polymorphism）与疾病发生及病情进展方面研究工作的文献。回顾这些资料，有不少令人感兴趣和颇具启发意义的发现，例如通过某些人体基因多态性的分析，对高血压、冠心病、糖尿病等多种疾病的发病机制提出了新的看法。然而，也应该看到其中一些工作观察的例数比较有限，而且对一些结果的解释未能严格遵循流行病学和遗传学的基本观点。因此，我们想就基因多态性分析在肾脏病研究中的意义和存在的问题谈一些初步看法。

一、基因多态性研究的意义

随着生物的进化，在人类的发育过程中，不断地产生遗传变异，如DNA序列碱基的点突变、移码突变、DNA片段的插入/缺失、染色体的交换重组、数目不等的串联重复和倒位等。事实上，除了单卵双生的一对个体外，世界上几乎没有两个人的DNA组成是完全相同的。也就是说，DNA的序列组成完全是个体特异的。人类基因组的这种多态性有时会对基因产物造成不同程度的影响，进而导致不同生物个体在某些基因产物方面的差异，如果该基因产物与某些病理生理状态的产生有关，这种差异势必对人类疾病的发生和发展有所影响。另外，具多态性基因的某些等位基因，有可能相对特异地出现在某种疾病的患者中，而成为该疾病的一个基因标志。这就是为什么要研究基因多态性的基本出发点。例如，人类血管紧张素转化酶（ACE）基因第16号内含子中存在插入（Ⅰ）和缺失（D）两种变异，在人群中可以表现为插入纯合子（Ⅱ），缺失纯合子（DD）以及插入和缺失杂合子（DI）。这3种基因型个体，其循环中ACE的水平存在着差异，以DD型最高，DI型次之，Ⅱ型最低。这种差异造成了循环中血管紧张素Ⅱ水平的不同，继而影响血管紧张素Ⅱ对靶器官的效应。因此，对一些能明确影响疾病发生发展过程的生物因子的基因多态性进行分析，有可能帮助我们从基因水平提高对疾病本质的认识。概括起来，基因多态性的研究的意义有：

（1）比较候选基因在正常人群和某种肾脏病患者中的分布，阐明基因多态性与疾病易感性之间可能存在的联系。当然，在做这类结论时一定要慎重，在样本量不够大，缺乏符合遗传学原则的对照以及在没有进行连锁分析的情况下更是如此。

（2）结合疾病病理生理学改变，选择恰当的候选基因，比较在同一疾病不同临床表现患者中基因多态性的分布，探讨临床症候和病情进展与基因多态性的联系，为提高我们从基因水平上进一步认识疾病和判断预后提供依据。在进行这类研究时，应认识到一些基因多态性的变化在不同疾病中有可能普遍存在（例如ACE基因）。因此需加强对多种肾小球疾病进行联合研究，明确它们在基因水平的相互关系。

（3）根据候选基因不同基因型对其基因产物的影响，采取特异性干预治疗，使临床治疗手段更有针对性和更为有效。需要指出的是，虽然有报道ACE基因DD型的个体对ACE抑制剂的治疗反应最好，但是对于一个多基因性疾病，对于疾病状态下生物体内致病介质间相互制约的网络系统，单一因素的干预所能起的作用常常是很有限的。

二、基因多态性研究中值得注意的问题

基因多态性研究欲阐明的问题，看起来似乎仅是基因型和表型之间的联系（genotype-phenotype associations），但实际上它涉及遗传学上很多方面的问题。

1. 基因的表达会有变异，基因型完全相同的个体仍可能有不同的表型

同样，基因型不一样的个体，其表型也可以没有差别。这是因为从基因到基因产物之间受到许多因素的控制。如基因转录前、转录时、转录后、mRNA的翻译、翻译后的加工等过程都会受有关因素的影响而改变最终产物。因此，在基因多态性研究中，分析某基因其等位基因特殊改变的意义时，应考虑到这些因素。特别是人体内许多基因存在连锁不平衡现象，在这种情况下，很容易导致人们对某一等位基因与疾病之间的关联产生误解。

2. 在观察某一等位基因与疾病症候之间的联系时，样本量的大小会对观察结果产生直接的影响，一个小样本的观察往往可以导致错误的结论

此外，作为对照人群的选择也很重要。例如，国外有关ACE基因多态性与左心室肥厚关系的报道，最初的结果认为DD型个体易罹患左心室肥厚。但是，在扩大观察例数和用兄弟姐妹配对作为对照进行分析后则得出了完全相反的结论，认为ACE基因多态性与左心室肥厚的发生无关。另外，基因多态性的分布在不同种族间也存在着明显的差异。上述这些因素都可能是造成目前有关基因多态性研究所报道的结论很不一致的原因。总之，基因多态性与疾病发生和预后之间关系的研究，为人们从基因水平了解一些临床症候的本质和预测患者预后开启了一扇新的窗口。近年来，国外有很多这方面工作的报道。1996年第29届全美肾脏病年会专门开设了一个关于基因多态性研究的专题讨论会（role of gene polymorphism in polygenic-diseases）。目前，国内也开始有这方面研究的报道。在今后的研究中应遵循遗传和流行病学的一些基本原则，结合临床辨证地对结果进行分析。肾脏疾病绝大多数是多基因参与的疾病，因此，切忌将基因多态性的研究引至一个简单的机械模式中去，对基因多态性分析的局限性要有足够的认识，只有这样才能使这类研究发挥其应有的作用。

随着人类对儿童肾脏病特定致病基因的深入研究，越来越多的致病基因被检测到，这些基因被敲除或破坏时对肾脏病的发生发展产生重要影响。基因检测是在DNA水平或mRNA水平来鉴定个体是否携带致病基因的方法。目前突变基因分析和连锁分析是最常见的两种基因检测的方法。突变基因分析对于临床上的某些疾病可以直截了当地检测出受检者是否携带此种基因，准确率高，诊断明确，连锁分析只要证实存在连锁的遗传标记就可以判断存在致病基因，从而容易做出疾病诊断。建立遗传性肾炎的基因突变数据库，规范

肾脏疾病的临床诊断与分型，对于全面提高我国儿童遗传性肾脏疾病的诊治水平具有极其深远的意义。我们查找到一些与儿童肾脏病密切相关的热点基因分别予以叙述。

(1) LAMB2 基因：LAMB2 基因突变临床多以先天性肾病综合征并伴有眼部疾病为主要特征，例如常见的眼部疾病有小瞳孔、晶状体形状异常以及白内障等眼部疾病，最终进展至终末期肾脏病，即所谓 Pierson 综合征。Pierson 综合征是常染色体隐性遗传病。CHEN 等实验证实 LAMB2 基因的错义突变 R246Q 可导致层粘连蛋白分泌受损，从而导致该病的发生。Pierson 综合征临床上较为少见，容易漏诊误诊。因此，只有了解了该病的发病机制及临床表现，对那些疑似的患者进行该基因的筛查才能确诊该病，并提供有效的遗传咨询证据。

(2) PLCE1 基因：PLCE1 基因突变临床上常常导致肾病综合征的发生，该基因编码信号系统，主要促进和增强 G 蛋白偶联受体，因此该基因在肾小球足细胞的信号转导方面发挥重要作用。肾小球足细胞的 PLCE1 基因及 SMARCAL1 基因突变后的常常导致肾病的发生，临床病理上主要表现为局灶节段性肾小球硬化（FSGS）的相关症状。因此，临床上对于肾脏 PLCE1 基因突变的相关研究及筛查，为临床医生的激素耐药型肾病综合征（SRNS）的临床诊治提供新的思路。

(3) GLA 基因：GLA 基因属于 X 染色体隐性遗传。GLA 基因突变引起 Fabry 病，其发病机制主要是糖苷神经鞘脂类在人体多种组织器官内堆积从而引起溶酶体贮积。典型症状出现肢体末端间歇性的疼痛、皮肤上呈现暗红色斑点且多半分布于下腹部到大腿之间。成年之后出现进行性的心血管、脑血管及肾脏病变，肾脏受累出现较晚且无特异性，典型的肾脏病理表现为肾小管、肾小球细胞和足细胞内的溶酶体包涵体或脂质沉积。早期一般表现无症状的轻至中度蛋白尿，晚期发生慢性肾衰竭期，是本病的死因之一。

(4) LMX1B 基因：LMX1B 基因突变可引起甲—髌骨综合征（nail—patella syndrome），是一种常染色体显性遗传病，临床表现以骨骼改变、眼部疾病以及肾脏病变等征象为主，常见的表现有发育异常或阙如的指甲和髌骨以及髂骨角畸形、桡骨头脱位等。肾脏病变是本病最严重的病变，特征性的损害为肾小球基底膜超微结构异常，在基底膜全层可见大量斑片状半透明物质，人们称之为特征性的“蛾噬”表现。临床有 30%～40% 的患儿合并肾脏损害，早期表现为蛋白尿和镜下血尿，临床上有少部分患儿表现为单纯性蛋白尿，逐渐进展至终末期肾病。至中年期，大约有 1/3 的患者可并发肾炎，出现蛋白尿，最终会发生肾衰竭而危及生命。

(5) WT1 基因：WT1（wilm's tumor　1）基因对儿童生殖系统的发育及 Wilm 瘤的发生有重要意义，WT1 基因突变确实存在于儿童肾母细胞瘤患者中，其突变所致肾病临床表现隐匿，常常有大量蛋白尿而无水肿表现。许多肾病类型与 WT1 基因突变有关，如孤立性 SRNS、孤立性弥漫性系膜硬化、Denys—Drash 综合征（denys—drash syndrome）和 Frasier 综合征（frasier syndrome）等。临床研究提示对于 FSGS 的女性患者或伴有泌尿生殖器异常的男性患者，应行染色体核型和 WT1 基因突变分析，以助诊断和更有效的治疗。

(6) NPHS1 基因：NPHS1 基因编码 nephrin 蛋白，nephrin 是构成 SD 结构的关键性

分子，也是裂孔隔膜上第一个被证实的蛋白成分。在信号传导方面发挥重要功能。其突变所致的 nephrin 结构和功能的阙如是导致芬兰型先天性肾病综合征的重要原因之一。研究表明，NPHS1 基因突变可以分为缺失突变（fin—major）和无义突变（fin—minor）两种类型：其他也检测到数十种包括缺失、插入、无义突变、错义突变和剪切位点突变等 NPHS1 基因突变。SANTIN 等研究发现，NPHS1 突变最常见于先天性 SRNS 患者。我国肾脏病患儿较少检测出 NPHS1 基因突变，NPHS 基因突变的检测和研究对临床上先天性肾病综合征的诊治具有重要指导作用。

（7）NPHS2 基因：NPHS2 基因编码的 podocin 蛋白在维持肾脏的生理功能方面发挥重要的作用。其突变可引起常染色体隐性遗传型家族性 SRNS，常于 3 个月至 5 岁起病，临床表现重，其特征性病理变化为 FSGS，对激素治疗抵抗，且较快进展为终末期肾病。SANTIN 等发现，带有 p.R229Q 和 p.A284V 两种特别的 NPHS2 等位基因组合的患者对糖皮质激素类和免疫抑制剂类的治疗反应很差，并且有很大概率表现为 FSGS，平均在 8 年内进展到终末期。JUNGRAITHMAYR 等研究提示，对于 NPHS2 基因的检测和筛查对于 FSGS 患者的临床治疗以及肾移植的预后评估有很大帮助。

（8）TRPC6 基因：TRPC6 在人体多个系统和组织器官中均有表达，TRPC6 突变导致裂孔隔膜功能结构异常，引起大量蛋白尿，与遗传性肾病密切有关。目前研究证实，TRPC6 突变的患者其发病年龄都较晚，没有明显临床表现的患者其发病年龄一般较年轻，该基因均为常染色体显性遗传，其突变可导致家族性 FSGS 肾病的发生，临床表现大量蛋白尿且大部分患者经过数年之后常常发展至终末期肾病。但是目前该基因突变所致的蛋白尿的发生以及相关临床表现的确切发生机制仍然不明确，需要进一步的研究探讨。

（9）ACTN4 基因：ACTN4 基因主要编码的是足突细胞肌动蛋白 α-actinin-4，因此是组成肾小球足细胞骨架的成分，调节肾小球足细胞骨架蛋白的聚合和解聚，在肾病的发生发展中发挥至关重要的作用。国内外学者研究发现，该基因是常染色体显性遗传，临床上该基因突变表现为 FSGS。研究还发现 ACTN4 突变在 FSGS 患者中均为第 8 外显子的替代突变，多为成人发病，表现为非肾病性蛋白尿和缓慢的肾功能进行性损害。KHURANA 等研究发现原发性 FSGS 患者的 ACTN4 基因外显子区，均为同义突变。ACTN4 基因突变和 FSGS 的发病密切相关，FSGS 的产生可能与 ACTN4 基因突变有关，其具体机制还需研究。

（10）CD2AP 基因：CD2AP 作为一种衔接分子在肾脏主要表达于肾小管足突细胞，CD2AP 基因突变将导致肾脏病变，ASANUMA 等发现，CD2AP 基因突变的小鼠发生足细胞的损害，更加容易罹患肾小球相关疾病，临床表现为出现蛋白尿和肾损害，因此，推测该基因突变可能是导致人类肾脏疾病的重要原因之一。此外，有研究证实 CD2AP 基因突变在 FSGS 发病中扮演着重要的角色。某课题组研究广东地区原发性 SRNS 患儿 NPHS2 和 CD2AP 基因变异情况，结果 26 例患儿中存在 NPHS2 单核苷酸多态性（288C ＞ T，954T ＞ C，1038A ＞ G），少数检测出 CD2AP 基因 1 个内含子区突变（1917+20C ＞ G），该研究组认为 CD2AP 基因内含子突变可能增加患儿对早发性 SRNS 和 FSGS 的易感性，CD2AP 内含子可能参与 SRNS 的发病。

由于免疫学、细胞生物学、遗传学和分子生物学等学科知识和技术的迅速发展，为人们深入研究肾脏疾病的发病机制和寻找更为理想和有效的治疗方法奠定了基础。随着肾脏细胞体外培养技术的建立和日益成熟，使我们对肾脏不同细胞通过自分泌或旁分泌等机制产生的多种细胞因子以及相关的调节机制，对在模拟病理条件下细胞的增殖状态以及细胞外基质的产生等方面的认识有了长足的进展。但是，肾脏细胞在体内的情况要比在体外复杂很多，单凭体外细胞培养的方法很难对上述问题进行全面的阐述。基因转移技术的发展不仅使研究一种基因在某一特定细胞中过度表达的结果及其调节机制成为可能，而且，转基因动物还为观察某一目的基因过度表达或被阻断后对机体的影响提供了新的途径。它标志着生命科学中一个新的研究体系—基因转移体系的形成。为此，不少学者对基因转移技术在肾脏病研究中可能带来的突破寄予了厚望。基因治疗应用方面取得的进展又使人们进一步认识到它在多种疾病治疗方面所具有的巨大潜力，并期待着用它来叩开肾脏疾病基因治疗的大门。

三、基因转移技术

基因转移技术就其转移程序而言，可分为间接体内（ex vivo）基因转移和直接体内(in vivo）基因转移。直接体内基因转移是将DNA略加修饰或包裹后直接送进活体内各种细胞中。间接体内基因转移是用携带目的基因的载体转染离体的受者组织细胞在对转染细胞作短期培养，筛选后作为自体移植物重新输回受者体内。基因转移方法可分为两大类，病毒方法和非病毒方法。迄今为止，在基因转移中所用的非病毒方法有直接注射法，磷酸钙共沉淀法，脂质体传染法 i (lipofection)，受体介导的基因转移，电穿孔法和微粒子轰击法。病毒提供了将外源基因顺序导入细胞中的有效方法。应用DNA的病毒作为主干的载体有SV40，腺病毒，腺相关病毒和牛乳头瘤病毒。这些载体的容量均比较小。逆转录病毒的结构和生命周期使其较适于作基因转移的载体。应用逆转录病毒做载体有受病毒感染的危险性，为了避免这种危险性，现有人采用带有缺陷的逆转录病毒基因组的细胞即包装细胞系来进行基因转移。这是因为包装细胞系含有逆转录病毒的功能，但不能包装含有逆转录病毒基因的RNA。另外，根据转基因在受体细胞染色体上整合特点的差异，又可分为两类，同源重组（homologousreeombination）与随机整合(random integration)。同源重组法是将正常基因定位导入受体细胞染色体上的基因缺陷部位以替换缺陷基因。随机整合指的是导入的正常基因在染色体基因组上的整合是不定位的，转移基因不修复异常基因而只补偿异常基因的功能缺陷。基因转移技术包括反义核酸，ribozyme和基因定点整合技术。

1. 反义核酸技术

DNA或RNA结构中含编码序列的链被称为正义链，与之相配对的链则叫作反义链。反义核酸（RNA和DNA）是和它们的靶基因相互补的。因为反义核酸在与其互补的靶基因结合后能使之失活，而且具有非常高的顺序特异性。反义DNA或RNA来抑制与其互补的特异基因或mRNA是一种阻断某种蛋白质合成的较精确的方法。因此，在基因调控研究和基因治疗方面显示了它强大的潜力。反义核酸制剂可分为两大类：一类称为“编码或表达”类。这是将经过修饰的质粒或病毒载体送入细胞内，经过细胞机制而被转录产生出与想灭活的靶 mRNA 相互补的反义 mRNA。另一类则是较常见的方法，就是应用人工合成的反义寡核苷酸。这些寡核苷酸一旦进入细胞即能识别并结合到它们的靶 mRNA 上，从而使之灭活。下面要介绍的反义寡聚脱氧核苷酸和核酶（ribozyrne）是目前应用比较多的方法。反义寡聚脱氧核苷酸（oligodeoxynueleotides，ODNs）是短顺序的单链 DNA，通常不多于 30 聚体，是在体外化学合成的，并与某一特异的细胞内靶基因顺序互补。最近有大量文献报道应用反义 ODNs 技术研究基因调节，但是，该技术还存在很多不足。首先是它的特异性基因阻断效应问题。因为，目前大多数反义 ODNs 实验中所采用的反义 ODNs 的特异性只是以对照 ODNs 参照根据反义 ODNs 本身的生物学效应推论出来的，并没有检测靶基因的 RNA 或相应的蛋白产物。这样就很难排除所看到的基因抑制作用实际上并不是由于靶基因被阻断引起的可能性。有研究发现 ODNs 可以同一些小分子和蛋白质发生序列特异性和非特异性结合。另外，由于 ODNs 可以在细胞内或细胞外发生降解，这些降解产物（核苷、核苷酸）同样可以影响细胞的增殖和分化。因此，如果没用严格的对照来证实反义 ODNs 的特异性基因阻断作用，在解释一些反义 ODNs 实验结果时一定要慎重。就是在已发表的很多文献中，有些结果也是不正确的。在进行反义 ODNs 实验时应注意：

（1）直接检测靶 RNA 或相应蛋白质的水平，并与作为对照的 RNA 或其蛋白质进行比较。核糖核酸酶 H（RNaseH）能切割 RNA—DNA 双螺旋中的 RNA 链，并将其水解。RNaseH 主要存在于细胞核中，在核内它能导致反义 ODNs 灭活未成熟的 mRNAs，大约有 10% 的 RNaseH 活性存在于细胞浆内，这个量就足以导致成熟的 mRNA 很快降解。因此，如果用经修饰后对 RNaseH 敏感的 ODNs 进行实验，那么，通过测量靶基因 mRNA 的降解速度来确定其特异性基因抑制作用，也许是一个可行的方法。直接检测靶基因蛋白质产物的浓度困难更多，如果一种蛋白质的合成和降解速度较慢，不经过一段时间很难从其总量中反映出合成量的减少。

（2）精心设计选择靶序列。有很多研究都是选择基因 mRNA 翻译起始部位作为靶序列，因为，人们认为这一区域在基因调控中很重要，而且 ODNs 较容易与之结合。最近发现除了具有明显二级结构的区域，实际上 mRNA 的大部分区域都能与 ODNs 结合。而其结合率的高低更多地取决于 ODNs 的化学修饰。

（3）设置 ODNs 对照，在设计反义 ODNs 实验时，对照 ODNs 序列的选择非常重要。许多实验用 ODNs 互补的正义 ODNs 作为对照 . 也有用由四种不同核苷酸随机组成的与反义 ODNs 具有相同长度的 ODNs 作为对照。根据 ODNs 容易发生降解这一特性，对照 ODNs 序列中的四种核苷酸的构成比最好能与反义 ODNs 相同。

（4）选择对核酸酶具有抵抗力的 ODNs。ODNs 中的磷酸二酯键在大部分细胞内能很快被核酸酶降解，因此 ODNs 的半衰期一般约 20min。如果靶 mRNA 的转录率很快，而细胞内 ODNs 又达不到一定的持续浓度，则反义 ODNs 很难达到阻断基因表达的作用。现在可以用化学方法制备对核酸酶有抗性的寡核苷酸，即用磷酸三酯、甲基磷酸、氨基磷酸、硫代磷酸、二硫代磷酸来取代苷酸之间的磷酸二酯键。

（5）细胞对 ODNs 的摄入和运送。反义 ODNs 实验中另一个问题是其细胞摄入量很有限。ODNs 进入细胞的机制尚不清楚，目前认为至少有部分分子是通过内吞途径被摄入的，另一种可能是通过细胞膜的扩散。有人试图用多种化学修饰来改善完整细胞对反义寡核苷酸的摄入效率，并认为多价阳离子和疏水基团在许多状况下是有效的。

2. 核酶（riobzyme）

RNA 不仅具有传递信息的功能．它本身也可以储存信息，进行复制，而且还能以反义互补的形式调节自身及基因的表达。近来人们对 RNA 功能的了解又有了新的发展，发现 RNA 可以催化某些特殊的化学反应，即 RNA 还具有以往人们认为的只有蛋白质才具有的酶的功能。将这类具有酶活性的 RAN 称为核酶（ribozyme）。ribozyme 实际上也是一种反义 RNA，通过与靶细胞 RNA 结合后，切割杂交分子，使之断裂，从而封闭或抑制该基因的表达。虽说反义 ODNs 的研究已为 ribozyme 的应用奠定了一定的基础，但 ribozyme 自身的一些特点使它的应用更复杂，难度更大。目前 riboyzme 的研究主要有以下几个方面：需将顺式作用的 ribozyme 改造成为反式作用的 ribozyme；提高 ribozyme 的活性及对 RNase 的抗性；更有效地将 ribozyme 导入生物体内，使之能与靶 RAN 结合发挥活性。

3. 基因定点整合（genetargeting）或称基因打靶

通过同源重组对染色体上原基因位点进行修饰通称为基因定点整合。基因定点整合的原理简单概况为：外源 DNA 载体上带有一段与靶基因同源的顺序，这段同源片段被插入的外源基因分割成两个臂，称之为同源重组引导顺序（homologous recombination diverting sequence，HRDS）。HRDS 负责与染色体上的同源区域配对，引导同源重组的发生。目前这方面的工作主要在以下 3 个方面进行：

（1）基因中断（gene knock-out）：基因中断的应用领域很广泛，如研究某个基因在动物生长发育中的作用和影响；通过基因中断得到某种疾病后的动物模型以利临床基因治疗的研究；通过中断某些有害基因（如癌基因）以治疗人体某些疾病等。

（2）基因添加：即将外源基因导入宿主染色体上某个基因位点。以合成有功能的外源蛋白。

（3）基因校正：即将原有缺陷基因通过同源重组得以原位修复，以治疗某些遗传病。

总之，基因定点整合技术能帮助我们加强对基因结构和功能的研究，并能提供人类遗传疾病的动物模型，进而为基因治疗提供可行之路。

四、基因转移技术在肾脏病研究中的应用

基因转移技术还处在它的早期发展阶段，利用该技术阐明肾脏疾病的发病机理必须建筑在对疾病的病理生理以及分子机制有较全面认识的基础上，只有这样基因转移技术

才能真正地发挥其帮助我们进一步认识某些特定基因在肾脏中的表达以及功能和调节机制。目前有关利用这一技术进行肾脏病研究的报道为数不是很多。基因转移技术在应用中需要注意的问题主要有3点：

第一，基因有效导入的载体系统。例如，由于逆转录病毒是随机整合到宿主染色体上，所以逆转录病毒只能对具有复制能力的细胞进行转染。因为肾脏中的固有细胞在正常生理情况下是处于相对静止状态，如何利用载体的自身特点达到高效转染是一个必须要考虑的问题。虽然腺病毒载体能将基因转入相对静止的细胞，但为了获得外源基因在靶细胞内稳定表达，还是应该选择处于增殖状态的细胞作为靶细胞。如果我们能选择性地造成肾小球系膜细胞或肾小管上皮细胞的损伤，在其损伤修复期利用逆转录病毒载体将外源基因导入肾脏，就有可能使载体有选择地转染处于损伤修复中的细胞。从而达到将外源基因导入特定靶细胞的目的。

第二，如何将基因定向地转入特定的靶细胞。如何将基因定向导入靶细胞，文献报道不多，是我们需进一步研究的内容。

第三，基因在靶细胞的转染效率及控制。肾脏结构复杂，含有多种细胞成分，因此，要高效率地转染一种特定靶细胞困难很多。

1. 转染肾小管细胞

尽管对肾小管进行转基因已有获得成功的报道，但是，在方法上还很不成熟。利用叶酸能够刺激肾小管上皮细胞增殖和逆转录病毒选择性转染增殖状态细胞的特性，首先将肾毒剂量的叶酸注入肾脏刺激肾小管细胞增殖，在肾小管上皮细胞修复增殖的高峰（注射后48h），于肾的下极注入载有LacZ显示基因的逆转录病毒。LacZ是细菌中编码β半乳糖苷酸（β-gal）的基因，它能在真核细胞中表达，产物用简便的组织化学染色法即可检测到。3周后在注射局部肾小管细胞检出一定量LacZ基因表达产物，肾小球和血管则为阴性。用这种方法基因转移率比较低，0.5% ~ 1%的肾小管获得转染。

有人用腺病毒作为载体转染肾小管上皮细胞也获得了成功。经肾动脉将载有LacZ显示基因的腺病毒载体注入肾脏，2周后在近曲小管可检出低水平表达的LacZ基因，而肾小球和肾内血管上均无LacZ基因的表达。如将该腺病毒载体逆行注入肾盂，则在肾乳头处肾小管上检出高水平的LacZ基因的表达。最近有人提出了利用改变局部pH或渗透压来选择性地转染某段肾小管的设想。

2. 转染肾小球

利用动脉导管可以直接插入肾动脉使转染肾小球相对比较容易。有人用直接体内方法将脂质体包裹的SV40基因通过导管注入右肾动脉，结果注射后4d在15%的肾小球上发现有这种外源基因的表达。该方法的不足是转移的外源基因不能长期表达，一般只能持续1周，另外，在经肾动脉将载体注入肾小球时，次级肾动脉的内皮细胞有可能同时受到转染。有人用间接体内法来克服上述不足。大鼠肾小球毛细血管襻的直径是5 ~ 25μm，体外培养的大鼠系膜细胞的直径约为15 ~ 25μm。因此，若将系膜细胞由肾动脉注入肾脏，它们将滞留在肾小球毛细血管内。在体外将LacZ显示基因转入培养的系膜细胞，然后将已转染的系膜细胞经肾动脉注入肾脏，1 周后用 X-gal 染色可在肾小球内发现 X-gal 阳性的转染细胞，肾小球出、入球小动脉和间质血管均为阴性，4 周后肾小球内转染细胞消失。如果预先给大鼠注射抗 -Thy-1 单克隆抗体选择性地造成肾小球系膜细胞一过性损伤修复，再重复上述实验，则肾小球内转染率可提高 7 ~ 12 倍，外源基因的表达也持续到第 8 周。该项研究表明应用间接体内系膜细胞载体的方法能选择性地将外源基因转入肾小球，而且，可以通过改变宿主肾小球细胞的状态来提高转染率。

五、肾脏疾病的基因治疗

基因治疗是指改变人活细胞遗传物质的一种医学治疗方法。由于基因重组及表达调控机制尚不甚明了以及社会、宗教伦理、道德和法律等方面的因素，对人生殖细胞的遗传操作是受到严格限制的，基因治疗仅在体细胞范围内进行。目前体细胞基因疗法已经在世界各地，包括中国，逐渐开展起来。从现有的研究结果看，基因治疗在预防疾病中的作用似乎比治疗更重要。随着越来越多肾脏疾病分子基础被阐明，基因治疗有可能成为肾脏疾病防治的一个重要手段。但是，目前尚无这方面成功的报道。成人型多囊肾病（ADPKD）和 Alport 综合征是两个最常见的遗传性肾脏病，由于它们的致病基因和遗传方式已基本阐明，因此是肾脏疾病基因治疗最有可能获得成效的病例。尽管有人已根据上述两种遗传病各自的特点提出了完整的基因治疗方案，但是仍有很多尚难解决的问题，限制了它的应用。而对其他一些肾脏疾病基因治疗的关键是要寻找到有效的目的基因和如何对导入基因的表达进行调控。例如肾移植慢性排异反应严重地影响移植肾的长期存活。如果慢性排异反应的分子机制被彻底阐明（获得有效的目的基因），我们完全可以在将供肾植入受者体内前对供肾中的相关基因进行修饰，从而达到局部免疫抑制效应的目的，这样不仅解决了免疫排斥问题，也解决了应用大剂量免疫抑制剂所致药物副作用的顾虑。在肾小球肾炎的治疗上也是如此。再比如大量的动物实验证明 IL-1 是导致肾小球炎症反应的一个重要介质，有人提出可以用 IL-1 反义 RNA 抑制 IL-1 的生成或增加 IL-1 受体拮抗剂基因的表达来达到治疗目的。但是，问题是肾小球肾炎的发生是多因素综合反应的结果。仅仅阻断 IL-1 很难达到彻底治愈的目的。再者，转移进肾脏的基因在炎症控制后，肾脏中已经启动的过度表达的基因又会产生什么影响。这些问题都远没有解决。因此，要将基因治疗用于肾脏疾病的治疗还有很长一段艰苦探索的过程。

基因治疗是生物高技术的高度集成，是遗传学、分子生物学、细胞生物学和分子病毒学等多种学科知识和技术的高度综合，基因治疗有它的难度，技术要求极为苛求。在许多肾脏疾病发病机制还远没有阐明的今天，很难寻找到有效的目的基因。此外，目前将基因有效导入人体细胞的载体系统尚未解决，现在所用的载体，逆转录病毒效率太低，而且无靶向性；腺病毒载体可引起强烈的免疫反应，加之其受体易被体内的病毒所饱和，而使基因导入率明显降低。其他如脂质体，既低效而又无导向性。目前大多数基因导入人体细胞后，只能让它表达，但不能人为地使它启动或关闭，而这些问题涉及的都是生物学最根本的一些基础理论问题。总之，基因治疗尚处在它非常初期阶段，其他相关基础研究上不去，必将影响基因治疗的发展。我们期望着有一天基因治疗也能给肾脏疾病患者带来福音。

另外，基因检测应用于疾病诊断方面的研究取得了显著的进步，首先，通过连锁分析对染色体片段进行疾病区点定位，加深了对于家族性特殊疾病的认识。其次，基因标记图谱的改善使得公认的基因区点标记更精确。第三，许多基因已被标记在特定的染色体区域并被克隆。因此，当这种疾病基因标记在相同的区域内出现，这便提供了对该疾病的候选基因突变进行分析的资料。第四，转基因动物模型的建立，使我们能够对有关特定基因的功能、特定基因突变的结果以及基因之间的相互关系进行研究，并且对治疗结果进行检测。

1. 基因检测方法及其分类

基因检测是运用基因分析鉴定个体是否携带致病基因的方法。通常有两种，即直接进行突变基因分析和连锁分析。

直接进行的突变基因分析包括聚合酶链反应（PCR）扩增、限制性内切酶消化、Southern 杂交、单链构象多态性（SSCP）、等位特异寡核苷酸杂交（allele-specific oligonucleotide hybridization）、逆转录聚合酶链反应（PT-PCR）、RNA 酶裂解分析及直接 DNA 测序等多种技术。这种突变基因分析通常需要有相关基因序列的知识，还需选择适当的引物或探针。其复杂性往往取决于基因的大小、编码序列的数目（外显子），致病突变在基因中的分布、所研究的基因与其他基因之间的同源性。有利于直接进行突变分析的特征是：①小基因。②克隆的序列（外显子）数目较少。③多态性数目较少（非疾病所引起的等位基因。④突变位于基因的一个部位。⑤在被侵犯的家族中常出现一个或少数突变。⑥在突变的附近及其他位点不出现重复的突变。当单个或少数的突变出现在多数病例时，便可特异性地针对这些突变进行分析。如果突变出现在基因的某特定部分而没有贯穿整个基因，则可在这个区域进行突变分析，这种限定性检测的手段成本较低，花费时间也较少。

第二种检测个体是否携带致病基因的方法是连锁分析。当突变的发生贯穿整个基因，或者在患者中没有或极少有共同的突变，这时就要求对整个基因进行详细分析，即进行连锁分析。所谓连锁是指染色体上相邻近的两个或两个以上的基因或限制酶片段。这些连锁的基因或片段在 DNA 复制和 DNA 修复过程中相互分离的概率较低，因而可被一起遗传，衡量基因之间是否连锁的指标是它们的重组率。该方法涉及利用一个或多个位于所测基因附近的 DNA 标志物，标志物与基因越相近，基因就越容易分离开来（标志物与基因重新结合可能性就变低）。因此，这些标志物可作为基因分析的标志。如果这些标志物是多态性（在正常人群中有许多不同的等位基因），那么根据特殊的等位基因在家庭中的遗传情况，有可能鉴定个体是否是从患病的父母遗传的致病基因。连锁分析需要对多个家族成员进行检测，并有两个以上的患病个体，通常情况下该法不能用于散在病例的诊断（无阳性家族史）。连锁的结果是确定某一个体是否可能有异常的基因，它在很大程度上依赖于 DNA 标志物信息的运用（如果父母亲均具有相同的标记，则不能鉴定基因突变的染色体）。由于使用 DNA 标记，因此不需要精确的基因核苷酸序列的资料。所有疾病都有一个定位，都能被鉴定或进行连锁分析以确定是否为致病基因。

通常如果能用突变分析法进行诊断，就不使用连锁分析法，但是如果是对整个基因进行分析时，则不能运用突变分析，而只能运用连锁分析法。连锁分析与上述突变分析的不同点见表 9–1。

表 9–1　突变分析与连锁分析的比较

项目	突变分析	连锁分析
需要掌握的知识	基因序列的知识	基因位点的知识
结果	直接的结果（阳性 / 阴性）	结果基于可能性
测试的样本	分别对个别样本进行测试	测试需要其家属，最好有 1 名以上的患者
临床应用	能用于分析散在病例	不能用于分析散在病例
商业化程度	多用于商业化，成本较低	较少用于商业化，成本较高

2. 肾脏疾病的基因突变

在肾脏疾病中，有多种肾实质疾病是由已知的基因变异而导致的。这些已知基因突变的遗传性肾脏病见表 9–2。虽然许多疾病分布在基因的特殊部位，但是这些疾病的基因或基因中的突变还未完全得到鉴定，只有当致病基因被解明以后，才有可能检测引起疾病表型的 DNA 序列的特殊改变。

表 9–2　已知患有基因缺失的遗传性肾脏疾病

疾病名称	遗传模式	受累的基因或蛋白	位点
Alagille 综合征	AD	人体同源 JAG1	20p11.2
	X-liked	胶原：COL4A5	Xq22
	AR，AD	COL4A3 和 COL4A4	2q36 ~ 37
淀粉样变性Ⅳ型	AD	Apo 脂蛋白	11q23
淀粉样变性Ⅴ型	AD	Gelsolin	9q34
成人多囊肾	AD	PKD1	16p13.31 ~ 13.12
	AD	PDK2	4q21 ~ 23
Bartter 综合征	AR	Na–k–2Cl 传导系统，ROMK K 通道	15q15 ~ 21.1，11q24
腮 – 耳 – 肾综合征	AD		8q13.3
Denys–Drash 综合征	散在	EYA1	11q13
Fabry 病	X–liked	WT1	Xq22
家族性低钙尿高血钙症	AD	α 半乳糖苷酶	3q21~24
家族性低甲状旁腺激素病	AD	钙感受受体	3q13
糖原储藏疾病Ⅱ型	AR	葡萄糖 β 磷酸酶	17q21
遗传性肾石病（Dent 病）	X–liked	CLCN5	Xp11.22

续表

疾病名称	遗传模式	受累的基因或蛋白	位点
低磷性佝偻病	X-liked	PEX	Xq21.1 ~ 22.2
Lesch-Nyhan 综合征	X-liked	HPRT1	Xq26 ~ 27.2
LiddLe 综合征	AR	上皮 Na 通道，β 或 γ 亚单位	16p12 ~ 13
肾性隐匿性糖尿病	X-liked	精氨酸抗利尿激素（加压素）受体	Xp28
	AR	Aquaparin-2	12q13
神经纤维瘤，Ⅰ型	AD	神经纤维	17q11.2
眼脑肾（Lowe）综合征	X-liked	肌醇多磷 -5- 磷酸酶	Xq26.1
RTA 骨硬化病	AR	磷酸酐酶	8q22
原发性高草酸盐尿，Ⅰ型	AR	丙氨酸、乙二醛转氨酶	2q36 ~ 37
假性低醛固酮病，Ⅰ型	AD	上皮 Na 通道，α 或 β 亚单位	12p13
结节状硬化	AD	TSC-1（hamatin）	9q34
	AD	TSC-2（tuberin）	16p13.3
小管间质性肾炎	线粒体	线粒体 DNA 突变或重复	线粒体
Von Hippel-Lindau 病	AD	VHL	3p26 ~ 25
Wilms 肿瘤	散在 /AD	WT-1	11p13
Zellw eger 综合征	AR	Peroxin 基因家族	7q11.23

AD 为常染色体显性遗传；AR 为 常染色体隐性遗传

目前在大部分已被鉴定的疾病中，只有部分患者发现基因突变，其原因是一种疾病可能具有两个以上的致病基因或位点。譬如常染色体显性遗传性多囊肾病（ADPKD）和肾小管硬化，至少各有两种不同的基因图谱和两个不同的致病基因。因此，单个基因突变只是相应地出现于部分患者中。其次，如果没有对某一整个基因进行分析，将减少发现致病突变基因的可能性，这种情况在较大的或较复杂的基因中更有可能出现。另外，其他非基因因素也出现与被分析的疾病相同的表型，因此这些患者的某些特定的基因检测常显现出阴性的结果。

3. 基因检测在肾脏疾病中的运用

基因测试在肾脏疾病的应用与其他基因疾病相类似，可分为以下几类：

（1）用于临床确诊及预后分析：当怀疑临床诊断而又不能确诊时，这时可应用基因测试进行确诊或排除诊断。基因测试可确诊表现不典型或不明显的患者，当其他基因和（或）非基因疾病与被分析的疾病酷似时（表型），基因测试可帮助获得一个准确的诊断。掌握尚未发作的潜在疾病的信息，可给个体提供机会采取预防措施，调整生活方式，或者开始监测疾病，以消除或减少疾病。必须认识带有致病基因并不总是暗示该个体必然会发展为该疾病，因为有些疾病并不完全是显性的（一个携带者可终身不发病）。另外，一种疾病可以有不同的表现（不同的严重程度），甚至在同一家族中或同一突变基因也是如此。在很多遗传肾脏疾病中，含有不止一个的致病基因（位点异质性）。不同的基因突变可导致类似的临床表现。但其预后与发病年龄、病情严重程度、并发症和存活率有关。甚至在同一基因内出现不同突变，增加病情的复杂性和严重性（等位基因的异质性）。如果可获得这种基因类型—表型相关关系的资料，那么就可能根据测试结果分析患者的预后。目前研究得较多的是成人多囊肾（ADPKD），ADPKD 是世界上引起终末期肾病（ESRD）的四种主要疾病之一，占所有 ESRD 的 8% ~ 10%。其发生率占 1/1000 ~ 1/400。然而，大量肾功能代偿期、无症状或症状轻微的患者仍然难以确诊，该病有明显的致病性和致死性，45% 的患者发展为 ESRD，需要长期透析和肾移植。其病变程度较严重，包括造成其他器官的多个囊泡。如肝、胰、脾、松果体、卵巢、睾丸，还有结肠憩室、二尖瓣脱垂和颅内动脉瘤，为常染色体显性遗传。很久前已被人们所认识。这种致病基因的变异主要表现在基因图谱的两个区带：PKD1 在 16P13.3，PKD2 在 4q13 ~ 23，还有一部分患者没有图谱定位，提示至少有一个附加定位。PKD1 基因较大，由 46 个外显子和重复的 5 个末端组成。因此，难以进行直接突变分析。目前，ADPKD 的常用的诊断方法是超声检查。但对于潜伏期患者的诊断，基因测试可能有助于早期开始对高血压的治疗；也有助于预后评估，因为非 PKD1 的患者比 PKD1 的患者预后要好。如 PKD2 与 PKD1 相比，发病年龄较迟，病情较轻，存活期较长。

（2）用于产前诊断及携带者的检测：携带者检测与常染色体隐性和 X 染色体隐性疾病明显相关。该试验通常是在患有隐性疾病患者的家族中检测未受到侵袭的基因携带者的杂合子，以获得可能再次发病的信息。当知道某一个体是常染色体隐性疾病的携带者时，基因测试有助于安排其生殖计划。另外，当一对夫妇两者均是常染色体隐性疾病基因携带者时，还可以利用基因检测来指导选择卵细胞或精子的提供者。运用基因检测有助于优生及产前诊断，该技术用绒毛膜绒的取样，羊膜穿刺术，经皮脐血或胎儿皮肤或肌肉的取样，让医生早在妊娠期就能准确鉴定该胎儿有无疾病。并可用于决定子宫内的治疗。如基因检测可用于观察产前胎儿是否患有已知基因缺陷的肾脏疾病。以甄别出健康的胚胎，并使其能在子宫内健康成长。

（3）用于肾移植：自 19 世纪 UIIman 将摘出的狗肾移植到同一条狗的颈部，迈出了器官移植的第一步。随着分子生物学、免疫学等医学科学的发展，肾移植如同其他器官移植一样，在临床上展示了美好的应用前景，是肾衰竭时的一种行之有效的方法。因尸体肾移植的致病率达到 50%，人们已注重选用活体的供体肾。在这方面基因测试起着一种重要的作用，特别是对那些用其他方法无法检测的无症状的携带者。因基因检测可用于移植前对移植的受者和供者的基因进行检测，在供体与受体脏器之间，减少同种疾病的发生率是极其重要的。如 ADPKD 慢性 ESRD 患者进行肾移植治疗以前，基因测试可以准确鉴定潜伏期的活体肾供体是否有发生 ADPKD 的危险，从而增加进行肾移植手术的 ADPKD 患者的存活率，并改善患者所需的器官移植的供给相反，如果供体的基因状态未明，这将会增加供体和受者的危险性。运用连锁分析法还能确定患有 PKD1 突变个体家属成员的基因状态，这对于选择家族内成员的健康肾供体是非常重要的。目前，在肾脏疾病领域中，基因检测方法还没有得到广泛使用。但随着人类基因计划的进一步推进，在不远的将来，基因检测在提高诊断的准确性、优生优育、肾移植等方面将会有广阔的应用前景。

总之，全面而系统深刻地认识儿童肾脏病相关基因筛查，对肾脏病的发病机制及基因治疗具有重要意义，国内开展儿童遗传性肾脏疾病目标区域二代测序 panel，包括与儿童遗传性肾脏疾病相关的 394 个基因，对临床诊断不明确，且遗传性肾脏疾病不能除外，一代测序未能明确的致病基因突变，可以考虑进行目标区域二代测序。随着基因检测手段的发展和进步，基因筛查必将成为临床上肾脏疾病诊断的一种不可缺少的重要手段。筛查出儿童遗传性肾脏疾病有意义的基因变异或基因多态性，为我们进行基因诊断、遗传咨询及产前诊断，评估疾病预后以及指导临床治疗奠定基础。

【参考文献】

[1] 刘志红，黎磊石 . 基因多态性分析与肾脏病的研究 [J]. 肾脏病与透析肾移植杂志，1997（01）：3-4.

[2] CHEN Y M，KIKKAWA Y，MINER J H，et al. A missense LAMB2 mutation causes congenital nephrotic syndrome by impairing laminin secretion [J]. Clin J Am Soc Nephrol，2011，22（5）：849-858.

[3] ZHAO D，DING J，WANG F，et al. The first Chinese Pierson syndrome with novrl mutatinos in LAMB2 [J]. Nephrol Dial Transplant，2010，25(3)：262-269.

[4] GBADEGESIN R，HINKES B G，HOSKINS B E，et al. Mutations in PLCE1 are a major cause of isolated diffuse mesangial sclerosis（DMS）[J]. Nephrol Dial Transplant，2008，23（4）：1292-1297.

[5] BARADARAN HERAVI A，CHO K S，TOLHUIS B，et al. Penetrance of biallelic SMA R CAL1 mutations is associated with environmental and genetic disturbances of gene expression [J]. Hum Mol Genet，2012，21（11）：2572-2587.

[6] DEGUCHI K，CLEWING J M，ELIZONDO L I，et al. Neurologic phenotype of Schimke immuno-osseous dysplasia and neurodevelopmental expression of SMARCAL1 [J]. Neuropathol Exp Neurol，2008，67（6）：565-577.

[7] PISANI A，IMBRIACO M，ZIZZO C，et al. A classical phenotype of Anderson -Fabry disease in a female patient with intronic mutations of the GLA gene：a case report [J]. BMC Cardiovasc Disord，2012，12（1）：39-44.

[8] LEMLEY K V. Kidney disease in nail-patella syndrome [J]. Pediatr Nephrol，2009，24（12）：2345-2354.

[9] 陈蓉燕，于力，郝志宏，等 . 激素耐药型与激素敏感型肾病综合征差异表达基因分析 [J]. 中华医学遗传学杂志，2009，26（4）：446-452.

[10] 王晶晶，叶礼燕，余自华 . 肾脏疾病与 WT1 基因 [J]. 中华儿科杂志，2009，47(3)：233-236.

[11] RUF R G，SCHULTHEISS M，LICHTENBERGER A，et al. Prevalence of WT1 mutations in a large cohort of patients with steroid-resistant and steroid-sensitive nephrotic syndrom [J]. Kidney Int，2004，66（2）：564-570.

[12] CHO H Y，LEE J H，CHOI H J，et al. WT1 and NPHS2 mutations in Korean children with steroid-resistant nephritic syndrome [J]. Pediatr Nephrol，2008，23（1）：63-70.

[13] 李建国，赵丹，丁洁，等 . 激素耐药肾病伴泌尿生殖器异常患儿的临床及 WT1 基因检测 [J]. 中南大学学报：医学版，2007，32（6）：949-957.

[14] SANTN S，BULLICH G，et al. Clinical utility of genetic testing in children and adults with steroid-resistant nephrotic syndrome [J]. Clin J Am Soc Nephrol，2011，6（5）：1139-1148.

[15] PHILIPPE A，WEBER S，ESQUIVEL E L，et al. A missense mutation in podocin leads to early and severe renal disease in mice [J]. Kidney Int，2008，73（9）：1038-1047.

[16] MCKENZIE L M，HENDRICKSON S L，BRIGGS W A，et al. NPHS2 variation in sporadic focal segmental glomerulosclerosis [J]. Clin J Am Soc Nephrol，2007，18（11）：2987-2995.

[17] 付荣，陈新民，余自华 . 激素依赖型肾病综合征患儿 NPHS2 基因突变 [J]. 中华实用儿科临床杂志，2008，23（9）：692-694.

[18] SANTIN S，TAZON VEGA B，SILVA L，et al. Clinical value of NPHS2 analysis in early–and adult–onset steroid–resistant nephrotic syndrome [J]. Clin J Am Soc Nephrol，2011，6（2）: 344–354.

[19] JUNGRAITHMAYR T C，HOFER K，COCHAT P，et al. Screening for NPHS2 mutations may help predict FSGS recurrence after transplantation [J]. Clin J Am Soc Nephrol，2011，22（3）：579–585.

[20] KHURANA S，CHAKRABORRTY S，LAM M，et al. Familial focal segmental glomerulosclerosis（FSGS）–linked α –actinin 4（ACTN4）protein mutants lose ability to activate transcription by nuclear hormone receptors [J]. J Biol Chem，2012，287（15）：12027–12035.

[21] VAN DUIJN T J，ANTHONY E C，HENSBERGEN P J，et al. Rac1 recruits the adapter protein CMS /CD2AP to cell–cell contacts [J]. J Biol Chem，2010，285（26）: 20137–20146.

[22] MA Y，YANG H，QI J，et al. CD2AP is indispensable to multistep cytotoxic process by NK cells [J]. Mol Immunol，2010，47（5）：1074–1082.

[23] ASANUMA K，CAMPBELL K N，KIM K，et al. Nuclear relocation of the nephrin and CD2AP–binding protein dendrin promotes apoptosis of podocytes [J]. Proc Natl Acad Sci U S A，2007，104（24）：10134–10139.

[24] 张瑶，于力，于生友 . 广东地区原发性激素耐药型肾病综合征患儿 NPHS2、CD2AP 基因突变筛查 [J]. 中华实用儿科临床杂志，2013，28(5)：341–344.

[25] 于力，于生友 . 儿童肾脏病相关基因筛查的进展 [J]. 广东医学，2015，36（13）：1961–1964.

[26] 刘志红，黎磊石 . 基因转移技术和基因治疗在肾脏病研究中的应用 [J]. 中华肾脏病杂志，1997（01）：54–57.

[27] Taylor EW，Xu J，Jabs EW et al.Linkage analysis of genetic disor–ders.Methods Mol Biol，1997，68：11.

[28] Ravine DL，Walker RG，Gibson RN et al.Phenotype and genotype heterogeneity in autosomal dominant polycystic kidney disease [J]. Lancet，1992，340：1330.

[29] Bay WH，Hebert LA.The living donor in kidney transplantation [J]. Ann Intern Med，1987，106：719.

[30] 张阮章，王沙燕，戴勇 . 基因检测与肾脏病诊断 [J]. 肾脏病与透析肾移植杂志，1999（05）：465–468.

第十章

肾脏病微生物代谢组学最新研究进展

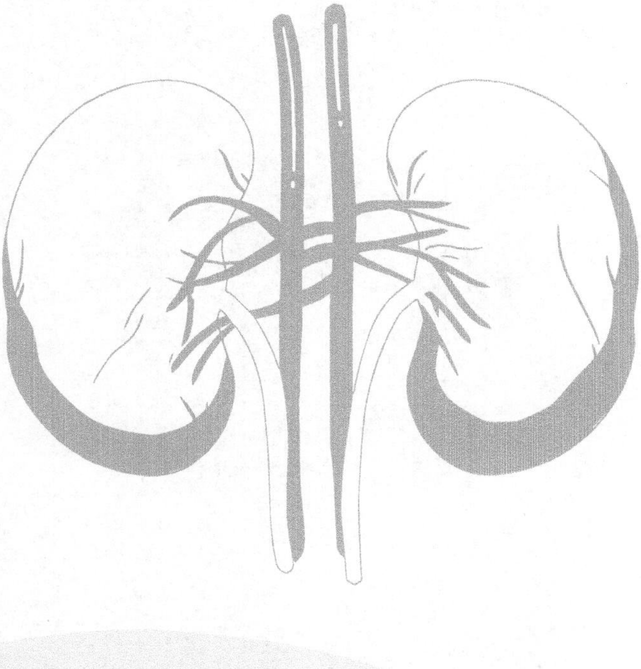

一、概述

在人体内存在着大量的微生物，主要分布于皮肤、口腔、肠道、呼吸道、泌尿道、生殖道等部位。它们对人体的健康有十分重要的影响，构成人体的微生态系统。

代谢组学的研究对象是生物个体的全部代谢产物，包括中间产物和最终产物。在新陈代谢的动态过程中，系统研究代谢产物的变化规律，揭示机体生命活动的代谢本质。其主要研究方法有色谱－质谱联用法，核磁共振波谱法，色谱－核磁－质谱联用法等。如今研究较多的是肾脏疾病与肠道微生物代谢组学的关系，其他微生态系统与肾脏疾病的联系尚缺乏足够文献，值得我们进一步开展研究和探索。

健康成人肠道内定植着数量超过 10^{14} 个、种类超过 1000 种、质量约为 1.5kg 的微生物。包括细菌、病毒、真菌等，统称为肠道菌群（Intestinal flora）。细菌是肠道菌群的主体部分。其中，绝大部分是原籍菌，是肠道内的主要菌群或优势菌群（predominant microflora）：通常数量 10^7 ~ 10^8cfu；包括类杆菌属、优杆菌属、双歧杆菌属、瘤胃球菌属、梭菌属等，多属专性厌氧菌。还有少量外籍菌或过路菌，构成了肠道内的次要菌群（subdominant microflora）：数量通常少于 10^7cfu；包括肠杆菌、链球菌。多属于兼性厌氧菌、需氧菌。其中乳杆菌比较特殊，在数量层面上较少，属于次要菌群；但在功能层面上对人体影响较大，属于优势菌群。肠道菌群是人体构成最复杂、功能最广泛的微生态系统。其作用不仅限于肠内，对肠外多个系统均产生重要影响。

肠道微生物具有许多宿主不具备的酶，能够有助于代谢宿主本身无法代谢的物质，直接参与机体重要物质的代谢及合成过程，如多糖和寡糖的降解、多种维生素的合成、碳水化合物和胆固醇的代谢等。微生物能够通过发酵降解多糖和寡糖来产生能量，最终产生短链脂肪酸。短链脂肪酸对宿主的生理健康有重要作用，如丁酸盐几乎可以全部被结肠上皮细胞吸收，为其提供能量，而醋酸盐和丙酸盐最终可以被肝脏、肌肉组织所代谢，为宿主提供营养。

肠道菌群还可对免疫系统进行调控，对肠黏膜淋巴组织的产生和成熟、分泌型免疫球蛋白 A（sIgA）的分泌、辅助性 T 淋巴细胞（TH 细胞）和调节性 T 淋巴细胞（Treg 细胞）的增殖分化过程均发挥重要作用，研究显示，肠黏膜分泌量可随肠道菌群失调程度而呈逐渐下降趋势。在生理情况下，肠道菌群与完整的肠黏膜结构、黏膜表面的黏蛋白及肠壁免疫细胞共同构成了肠道的黏膜屏障保护系统，可阻止肠道细菌及细菌产生的内毒素向肠外易位，同时抵御致病菌的侵袭，维持肠道内环境的稳定。

肠道菌群参与并影响着人体物质代谢和免疫应答等过程。肾脏，生理状态下是许多代谢产物的排泄器官，病理状态下也是免疫复合物的易累及部位。因此，肾脏疾病往往具有代谢性和免疫性双重特征。肠道菌群在肾脏疾病的发生、发展过程中具有重要意义。国外学者把肠道与肾脏之间的关系描述为“肠肾轴”（gut-kidney axis），用以形容二者之间的密切关系。

二、肠道菌群与慢性肾脏疾病

慢性肾脏疾病（chronic kidney disease，CKD）指肾脏损伤或肾小球滤过率＜60mL/（min·1.73m^2），超过3个月。各种类型的肾脏疾病都可演变成CKD。CKD发病率逐年上升，全球发病率为8%～16%，我国发病率约为10.8%。近年来，大量研究表明，CKD的发生发展可导致肠道菌群的失衡，肠道菌群的失衡反过来又加速CKD的进程，二者之间相互影响，互为因果。

终末期肾脏病（end stage renal disease，ESRD）指肾小球滤过率＜15mL/（min·1.73m^2）（CKD5期），是CKD最严重的阶段，通常也被称作尿毒症。尿毒症显著改变了肠道微生物群的组成，这种改变在疾病炎症和毒性的产生中起着重要作用。Vaziri等使用5/6肾切除大鼠为实验组模型（尿毒症组），对照组进行假手术。发现两者有175种细菌丰度存在显著差异，其中最明显的是5/6肾切除大鼠中能够产生丁酸酶的乳酸菌科（lactobacillaceae）和普氏菌科（prevotellaceae）细菌丰度下降，而能够产生氨、吲哚和对甲酚等有害代谢产物的细菌丰度明显增加。而ESRD患者短状杆菌属（brachybacterium）、链型杆菌属（catenibacterium）、假单胞菌属（pseudomonadaceae）、涅斯捷连科氏菌属（nesterenkonia）、肠杆菌科（enterobacteriaceae）、盐单胞菌科（halomonadaceae）、莫拉菌科（moraxellaceae）、多囊黏菌科（polyangiaceae）、硫丝菌科（thiothrix families）的细菌丰度明显升高。Wang等发现5/6肾切除大鼠和ESRD患者都存在肠道细菌易位（(bacterial translocation)）伴有超敏C-反应蛋白（hs-CRP）和白介素（IL-6）等炎症指标明显升高的情况。

CKD患者体内存在微炎症状态（micro inflammatory state）。所谓微炎症状态，指的是非病原微生物感染引起的一种慢性持续性炎症反应，表现为全身循环中的炎性蛋白、炎性因子水平轻度增高，具有持续性及相对隐匿性，其本质是免疫性炎症。

1. 益生菌与有益代谢产物

乳酸菌科和普氏菌科细菌可以利用食物中的膳食纤维（dietary fiber，DF）、抗性淀粉（resistant starch，RS）等不能被肠道吸收利用的碳水化合物，并产生短链脂肪酸（short chain fatty acid，SCFAs）。

SCFAs一般指6个碳原子以下的脂肪酸，主要包括乙酸、丙酸、丁酸、异丁酸等，是肠道菌群产生的一种有益代谢产物。使用丁酸处理巨噬细胞会导致脂多糖诱导的前炎症介质水平减少，包括一氧化氮（NO）、白细胞介素IL-6和IL-12。但不影响肿瘤坏死因子TNF-α或单核细胞趋化因子MCP-1的水平。这些作用不依赖于Toll样受体信号和G蛋白偶联受体的激活，这两个途径可能受到短链脂肪酸的影响。研究表明，这些作用是由于丁酸抑制组蛋白脱乙酰酶所致。这些发现阐明了宿主可能通过降低炎症效应而使固有层巨噬细胞对共生细菌反应减弱，从而维持对肠道微生物的耐受的途径。SCFAs可以通过降低树突状细胞的成熟，抑制细胞诱导CD_4^+和CD_8^+T细胞的增殖能力，减轻肾脏上皮细胞和免疫细胞的炎症反应。抑制组蛋白脱乙酰基酶，通过促进线粒体生物发生来改善肾脏上皮细胞缺氧导致的纤维化。对于高糖和脂多糖诱导的肾小球系膜细胞 GMCs 增殖、活性氧 ROS 和丙二醛的生成以及炎症细胞因子 MCP-1、IL-1β 和细胞间黏附分子 ICAM-1 的释放，SCFAs 能将其逆转，缓解 CKD 中的氧化应激和炎症反应。还有研究显示，摄入较高水平的膳食纤维能明显减少 CKD 患者出现肾细胞癌（renal cell carcinoma，RCC）的发病率。

2. 致病菌与有害代谢产物

在 CKD 的病程中，毒素的累积是疾病发展的重要因素。许多毒素来源于肠道菌群的代谢作用，包括硫酸吲哚酚（indoxyl sulfate，IS）、硫酸对甲酚（p-cresyl sulfate，PCS）等蛋白质结合毒素以及氧化三甲胺（trimethylamine-N-oxide，TMAO）、苯乙酰谷氨酰胺（phenylacetylglutamine，PAG）等非蛋白质结合毒素。生理状态下，它们通过肾小管分泌并由肾脏清除。由于 CKD 患者存在肾功能不全，导致这些有害产物在循环内蓄积，引起疾病的加重和并发症的产生。CKD 患者伴随有全身炎症状态，其产生与菌群易位有关，巨噬细胞胞浆突起和伪足减少也参与了全身炎症反应。这种炎症状态与血浆 TMAO 水平呈正相关。而 IS 可以通过刺激巨噬细胞功能并能增强与脂多糖（lipopolysaccharide，LPS）产生相关的炎症反应，从而导致活性氧（ROS）、一氧化氮（NO）、前列环素（COX-2）、肿瘤坏死因子（TNF-α）、核因子（NF-kB）、IL-6 和诱导型一氧化氮合成酶（INOS）水平增加，改变 CKD 免疫应答。PCS 也具有诱导巨噬细胞活化，干扰抗原处理的作用。两者（IS 和 PCS）通过炎症和氧化应激引发 CKD 患者产生心肾毒性。

三、肠道菌群与肾结石病（kidney stone disease，KSD）

国外研究显示，KSD 患者肠道拟杆菌（bacteroides）丰度较高，普氏杆菌（prevotella）丰度较低。真细菌（eubacterium）和大肠埃希菌（escherichia）分别与患者 24h 尿草酸和柠檬酸含量呈负相关。

草酸钙肾结石：现有研究较多，但结论并未达成一致。草酸杆菌（oxalobacter formigenes）和乳酸杆菌通过产生有助于草酸盐降解的酶，防止结石在肾脏沉积。肠内缺乏产甲酸草酸杆菌和乳酸杆菌定植可以导致草酸钙结石。肠杆菌科（enterobacteriaceae）明显升高也可能对草酸钙结石的形成造成影响。最近，有国外学者发现，复发性特发性钙结石 KSD 患者的粪便微生物多样性较低，草酸盐降解相关细菌基因表达明显降低，与草酸排泄呈负相关。一般认为，KSD 是由肠道菌群广泛变化引起的，并非单纯由缺乏产甲酸草酸杆菌或某一种菌导致。

药物性肾结石：三聚氰胺可由肠道内克雷伯氏菌（klebsiella）转化为氰尿酸形成肾结石，引起的肾损害，抗生素抑制其活性，可减少三聚氰胺的排泄，减弱其毒性。

四、肾脏疾病中医证候代谢组学

证候是中医疾病的本质。代谢组学有助于理解疾病的代谢本质，可用来研究证候的物质基础。代谢组学为中医证候研究提供了新的思路和途径。

董飞侠等应用代谢组学指纹图谱研究 CKD 3 期肾阳虚证患者尿液代谢物质的变化，发现阳虚患者丙氨酸、胺基丙二酸二乙酯、脯氨酸、柠檬酸、马尿酸和组胺等物质与非阳虚患者具有明显差异。李仁武利用超高效液相色谱－飞行时间质谱（UPLC–Q–TOF/MS）的代谢组学研究技术，发现 CKD3 期肝肾阴虚证尿液中苯乙酸、N–庚酰甘氨酸、L–β–天冬氨酰–L–丙氨酸、苯丙酮酸、泛酸、丁酰肉毒碱、戊酰肉碱、α–天冬氨酰–赖氨酸、N–乙酰胱硫醚、4–羟基苯乙酰谷氨酰胺、N–乙酰–a–神经氨酸、反–2，顺–4–癸二烯酰肉毒碱、9–癸烯酰肉毒碱、法尼半胱氨酸、β–单酰甘油、S–羟甲基谷胱甘肽、4'–磷酸泛酰巯基乙胺等物质与正常人群相比有统计学意义。

五、中药调控肠道菌群

在这个中医和西医并存的时代，证候与方剂是进行中医研究的核心问题。但证候的模糊性和方剂的复杂度极大限制了中医的研究。代谢物组是蛋白质组、转录组和基因组总体表达的结果，直接反应组织的生化状态，能够较灵敏地反映机体生理病理状态的变化，代谢组学的分析有助于全面了解疾病病理变化过程及机体内物质的代谢途径，从而阐明中医“证”的复杂生理病理系统，通过中医药的代谢组学技术建立集成血清药物化学也是中医研究的独特方法，在解决国际问题的有效性和安全性等方面做出了突出的贡献。对于疾病的认识，中医的整体论和西医的还原论之间显得有些格格不入。而代谢组学是最接近表型的一种研究方法，其研究思路与中医“整体”“动态”“辨证”的观点相类似，可以为传统医学中“异病同治”和“同病异治”的研究提供一个新的突破口。从代谢产物的物质基础也发现不同证候之间的差异，对疾病及中医证候的研究有极大意义。肾脏具有排泄体内代谢废物、维持内环境稳定、内分泌等重要的生理功能。在人体代谢过程中有着非常重要的地位，因此肾脏病变时往往伴随明显的代谢改变。血液或尿液中某些代谢物的改变，很可能是某种特异性肾脏病变的标志，并且是一种无创性的、操作简便的检验方法，因此应用代谢组学研究肾脏病有其特定的优势。对于疾病的治疗，中药方剂积累了丰富的经验，同时也具有明显的优势，但是其有效性仍受到质疑，代谢组学从对机体的整体性和动态性出发进行研究，与中医药的整体观相吻合。采用代谢组学方法研究中药复方对机体的整体代谢影响，通过内源性代谢产物的比较和潜在生物标志物的发现可以解释中药复方的作用机制和靶点，并能为复方的整体药效研究提供依据。

1. 治疗作用

中药在肠道菌群的调节中具有一定的特色和优势。与通过补充有益菌直接维持菌群平衡的益生菌制剂不同，中药通过促进有益菌生长，间接维持菌群平衡。二者相辅相成，殊途同归。中药作为微生态调节剂，与抗生素联用，可以防止继发性菌群失调，与益生菌联用，可以增强机体的免疫功能。中医认为，CKD 大多属于脾肾两虚、浊邪内盛，应用健脾益肾、通腑泻浊等中药方剂，大黄及其活性成分大黄素，可以通过调节菌群减少肠源性毒素，纠正微炎症状态，进而延缓肾衰竭的进展。

曾玉群等研究发现，应用中药大黄的活性成分大黄素灌肠治疗可以通过调节肠道的微生物群结构，减少有害细菌，如梭菌属（clostridium）的数量，增加有益细菌，如乳杆菌属（lactobacillus）的数量，减少尿素氮（BUN）以及肠源性毒素IS以及血清脂多糖（LPS）水平，从而减少系统炎症和肾损害，延缓CKD的进展。

曹俊敏等用林可霉素使小鼠菌群失调，大肠埃希菌的丰度明显增多，乳酸杆菌、双歧杆菌的丰度下降。分别应用茯苓、当归、白术等药物对肠道正常菌群均有扶植作用，可降低肠道的pH，提高双歧杆菌的黏附性。中药体外对大肠埃希菌、粪肠球菌均有较好的抑菌作用。

李楚洁等发现，分别给予干姜、白术、茯苓和薏苡仁后，各给药组小鼠中拟杆菌门和厚壁菌门肠道菌群仍占主要优势，与空白组占比相似，而黄连组拟杆菌门的相对丰度明显降低，疣微菌门相对丰度显著升高。

2. 毒性反应

中药使用的安全性问题，限制了中药在肾脏疾病中的使用，因此，在对中药治疗肾脏疾病的有效性进行研究的同时，有必要关注其肾脏毒性。除含有马兜铃酸草药外，仍有大量有毒的草药，研究这些肾毒性的草药的代谢组学特点非常重要。利用代谢组学这种有效的毒性评价方法对中草药毒性进行科学、综合的评价，对建立现代中药毒性评价体系，指导临床合理用药有一定的理论意义和实用价值。

赵剑宇等利用代谢组学技术方法研究了中药关木通中毒导致大鼠尿样中氧化三甲胺、牛磺酸迅速下降，而柠檬酸、肌酐、2-酮戊二酸等代谢物也均有不同程度的下降；乙酸、丙氨酸则显著上升。结果表明，给药组与对照组的代谢谱组间差异的主要影响因素是乙酸、氧化三甲胺、丙氨酸和牛磺酸的变化。乙酸、丙氨酸的显著上升表明动物出现了肾小管坏死。并且关木通对动物的毒性作用有着明显的剂量依赖性。对组间差异贡献最大的主要代谢物是乙酸和氧化三甲胺，提示这两种化合物都是肾毒性的标志物。

梁琦等采用NMR技术法研究广防己灌胃后大鼠尿液代谢产物柠檬酸含量持续下降，牛磺酸含量持续上升。在给药2周时，伴马尿酸盐含量上升；给药4周时伴马尿酸盐、2-酮戊二酸含量下降，氧化三甲胺和肌酐/肌酸含量上升；停药恢复2周后肌酐/肌酸和2-酮戊二酸含量下降，马尿酸盐和氧化三甲胺上升。而广防己与黄芪配伍能够明显降低广防己组尿中柠檬酸、2-酮戊二酸、马尿酸盐、葡萄糖以及肌酸、肌酐含量变化程度，提示黄芪具有对抗广防己肾损伤的作用。

徐婷婷等采用GC/MS的代谢组学技术分析多次给予商陆水煎液后大鼠尿液中内源性代谢产物的变化，对差异代谢产物进行代谢途径的分析，结果发现与对照组相比，商陆水煎液20g/kg连续给药20d、34d和48d，各时间点大鼠尿液代谢组发生了明显改变，并随时间的延伸显示出一定的轨迹特征。随着给药时间的延长有一定时效关系。与同一时间点对照组相比，20d、34d和48d商陆组共筛选出差异性物质分别为66个、59个和66个，3个时间点共有差异性物质43个。其中尿液中α-酮戊二酸、丙酮酸、苹果酸含量升高，可能与能量代谢紊乱有关；丙氨酸为丙酮酸代谢产物，其含量在尿液中减少，则提示糖脂代谢中间产物进入了三羧酸循环，三羧酸循环异常增高，可引起肾细胞线粒体功能的改变，进而引起细胞凋亡；由于机体在氧化与抗氧化平衡中不断消耗 GSH 以保护细胞免受过氧化损害，尿液中半胱氨酸、甘氨酸的含量减少，商陆可能引起氧化应激反应。从而提示商陆肾毒性机制可能与大鼠的能量代谢紊乱、细胞凋亡及氧化应激等有关。

祁乃喜等应用 NMR 技术研究千里光吡咯里西啶类生物碱对大鼠尿液中内源性代谢产物的影响，观察吡咯里西啶类生物碱对大鼠肝脏、肾脏所致损伤及其过程，发现口服吡咯里西啶类生物碱引起大鼠尿中牛磺酸，氧化三甲胺以及二甲基甘氨酸含量的持续增高，对肝脏及肾脏造成了损伤，提示吡咯里西啶类生物碱存在肝肾毒性。最后确定了吡咯里西啶类生物碱提取物能够引起肝脏和肾脏损伤。

韩亮等用 UPLC/Q-TOF MS 技术研究蛇床子的肾毒性，测定大鼠的尿样，利用主成分分析（PCA）对其数据进行处理，给药前各组大鼠在象限内区分不明显，各样本混杂交叉分布，给药 7d 后，各组之间有了明显区分，说明药物影响了大鼠体内代谢产物的变化。而研究结果表明，蛇床子组肝肾功能指标均略高于空白组，且差异存在统计学意义，其主要原因可能是大鼠的肾功能受损。因此代谢组学研究方法为进一步深入分析不同样本间的差异性带来可能。同样可以应用代谢组学技术研究中药的减毒作用。

高松燕等使用 UHPLC/Q-TOF 技术筛选肾脏草酸钙结晶小鼠结晶肾损伤潜在生物标志物，并在此基础上探索中药肾茶预防治疗结晶肾损伤的作用机制。通过对小鼠腹腔注射乙醛酸盐，建立肾脏草酸钙结晶实验动物模型；利用对小鼠空白对照组、结晶肾损伤模型组、肾茶治疗组的尿液进行代谢轮廓分析，初步筛选到 7 种小鼠结晶肾损伤的潜在标志物，分别为乙烯乙酰甘氨酸、α-氨基辛酸、L-苯丙氨酸、犬尿喹啉酸、L-色氨酸、丙烯酰基左旋肉碱、丙酰基左旋肉碱。这些标志物在肾茶治疗组中除 α-氨基辛酸外均发生不同程度的回调，向对照组接近。这也证实中药肾茶具有一定预防、治疗小鼠结晶肾损伤的作用，结晶肾损伤的生物标志物主要涉及氨基酸代谢和脂肪酸代谢。

六、中药肠道菌群代谢组学

绿原酸是一种主要存在于忍冬科忍冬属、菊科蒿属及杜仲科杜仲属植物的中药单一成分，其在肠道菌群的作用下最终生成一些芳香类小分子物质如苯甲酸及其羟基化物、儿茶素、间香豆酸等。

黄芩的主要有效成分为黄芩苷，属于黄酮类化合物，具有显著的生物活性，具有抗感染的作用。黄芩苷能够减少肠道内脱硫弧菌属（desulfovibrio）的数目及降低革兰阴性菌与革兰阳性菌之比，调节肠道菌群结构，降低肠道革兰阴性菌与革兰阳性菌之比，减少内毒素入血以及降低血清炎症因子 IL-6、TNF-a 的分泌，从而减轻代谢性炎症。白花蛇舌草中黄酮提取物，其活性成分主要为芦丁、异槲皮苷、槲皮苷，在肠道菌群的代谢作用下产生槲皮苷，具有抗肿瘤、抗氧化、抗感染、增加免疫功能的作用。白头翁皂苷能够抑制肠道中有害的大肠埃希菌。

柚皮苷、甘草苷、橙皮苷、新橙皮苷、毛蕊异黄酮苷及芒柄花苷这 6 种黄酮苷类成分，主要存在于枳壳、陈皮、甘草、葛根等多种药用植物中，这些单体可以经过肠道菌群代谢，同时又改变肠道菌群的构成。研究显示，这些成分具有显著的抗感染、抗氧化、抗病毒等生物活性，对心血管、肝脏及神经等具有较好的保护作用。

七味白术散在对菌群失调小鼠肠道微生物的调控作用过程中，既对有害菌群起到了杀菌和抑菌作用，又使有益菌群发挥了生物拮抗作用。补中益气汤方药中含有大量苷类和糖类物质以及多种微量元素，能增加乳酸杆菌、双歧杆菌、枯草芽孢杆菌的数量。

七、粪菌移植

粪菌移植（fecal microbiota transplantation，FMT）是指将健康人粪便中的功能菌群，通过一定方式（灌肠、鼻胃管、胃镜、肠镜等）移植到患者胃肠道内，重建具有正常功能的肠道菌群，实现肠道内外疾病的诊疗。临床发现，FMT在难辨梭状芽孢杆菌感染、炎症性肠病、肠易激综合征等肠内疾病的治疗取得较好疗效，在糖尿病、肥胖、哮喘、疲劳综合征、多发性硬化、重症肌无力、类风湿关节炎、帕金森病、自闭症等肠外疾病的治疗中也具备一定应用前景。而早在1700年前的晋代，葛洪在其所著的《肘后备急方》中就已经有："绞粪汁，饮数合至一二升，谓之黄龙汤，陈久者佳""饮粪汁一升，即活"等金汁治疗疾病的记载。与现代的FMT十分相似。中药金汁同粪菌移植的粪菌液均是粪便稀释后，经滤过而成。《本经逢原》曰："金汁得土气最久，大解热毒，故温热时行昏热势剧者，用以灌之，下咽其势立减。"肾脏疾病患者也具有明显肠道菌群失调，FMT在治疗肾脏疾病中是否具有积极意义，有待我们进一步进行研究证实。

【参考文献】

[1] 武庆斌，郑跃杰，黄永坤．儿童肠道菌群[M]．北京：科学出版社，2012.

[2] 李兰娟．医学微生态学[M]．北京：人民卫生出版社，2014.

[3] Vaziri ND，Wong J，Pahl M，et al.CKD impairs barrier function and alters microbial flora of the intestine：a major link to inflammation and uremic toxicity[J].Current opinion in nephrology and hypertension，2012，21（6）：587-592.

[4] Vaziri ND，Wong J，Pahl M，et al.Chronic kidney disease alters intestinal microbial flora[J].Kidney Int，2013,83：308-315.

[5] Wang F，Zhang P，Jiang H. Gut bacterial translocation contributes to microinflammation in experimental uremia[J]. Digestive diseases and sciences，2012，57（11）：2856-2862.

[6] Wang F，Jiang H，Shi K，et al. Gut bacterial translocation is associated with microinflammation in end-stage renal disease patients[J]. Nephrology（Carlton，Vic.），2012，17（8）：733-738.

[7] KAYSEN GA. The micro inflammatory state in uremia：causes and potential consequences [J]. J Am Soc Nephrol，2001，12（7）：1549—1557.

[8] Andrade-Oliveira V，Amano MT，Correa-Costa M，et al. Gut Bacteria Products Prevent AKI Induced by Ischemia-Reperfusion[J]. Journal of the American Society of Nephrology：JASN，2015，26（8）：1877-1888.

[9] Huang W，Guo HL，Deng X，et al. Short-Chain Fatty Acids Inhibit Oxidative Stress and Inflammation in Mesangial Cells Induced by High Glucose and Lipopolysaccharide[J]. Experimental and clinical endocrinology & diabetes：official journal，German Society of Endocrinology [and] German Diabetes Association，2017，125（2）：98-105.

[10] Wong J，Piceno YM，Desantis TZ，et al.Expansion of urease- and uricase-containing，indole- and p-cresol-forming and contraction of short-chain fatty acid-producing intestinal microbiota in ESRD[J].American journal of nephrology，2014，39（3）：230-237.

[11] Barrios C，Beaumont M，Pallister T，et al. Gut-Microbiota-Metabolite Axis in Early Renal Function Decline[J]. PloS one，2015，10（8）：e0134311.

[12] Tang WH，Wang Z，Kennedy DJ，et al. Gut microbiota-dependent trimethylamine N-oxide（TMAO）pathway contributes to both development of renal insufficiency and mortality risk in chronic kidney disease[J]. Circulation research，2015，116（3）：448-455.

[13] Sun G，Yin Z，Liu N，et al. Gut microbial metabolite TMAO contributes to renal dysfunction in a mouse model of diet-induced obesity[J]. Biochemical and biophysical research communications，2017，493（2）：964-970.

[14] Li T，Gua C，Wu B. Increased circulating trimethylamine N-oxide contributes to endothelial dysfunction in a rat model of chronic kidney disease[J]. Biochemical and biophysical research communications，2018，495（2）：2071-2077.

[15] Kim RB，Morse BL，Djurdjev O，et al. Advanced chronic kidney disease populations have elevated trimethylamine N-oxide levels associated with increased cardiovascular events[J]. Kidney international，2016，89（5）：1144-1152.

[16] Poesen R，Claes K，Evenepoel P，et al. Microbiota-Derived Phenylacetylglutamine Associates with Overall Mortality and Cardiovascular Disease in Patients with CKD[J]. Journal of the American Society of Nephrology：JASN，2016，27（11）：3479-3487.

[17] Stern JM，Moazami S，Qiu Y，et al. Evidence for a distinct gut microbiome in kidney stone formers compared to non-stone formers[J]. Urolithiasis，2016，44（5）：399-407.

[18] Gnanandarajah JS，Abrahante JE，Lulich JP. Presence of Oxalobacter formigenes in the intestinal tract is associated with the absence of calcium oxalate urolith formation in dogs[J]. Urological research，2012，40（5）：467-473

[19] Sadaf H，Raza SI. Role of gut microbiota against calcium oxalate[J]. Microbial pathogenesis，2017，109（10）：287-291.

[20] 咸晓莹，谢远亮，叶娟，等．肾结石患者肠道内草酸降解细菌的定量检测 [J]. 基因组学与应用生物学，2016，35（09）：2222-2228.

[21] Ticinesi A，Milani C，Guerra A，et al. Understanding the gut-kidney axis in nephrolithiasis：an analysis of the gut microbiota composition and functionality of stone formers[J]. Gut，2018.

[22] Batagello CA，Monga M. Calcium Oxalate Urolithiasis：A Case of Missing Microbes[J]. Journal of endourology / Endourological Society，2018.

[23] Zheng X，Zhao A，Xie G，et al. Melamine-induced renal toxicity is mediated by the gut microbiota[J]. Science translational medicine，2013，5（172）：172ra22.

[24] 董飞侠，黄迪，何立群，等．Ⅲ期慢性肾病肾阳虚证患者尿液代谢组学特征的研究 [J]. 中华中医药杂志，2008（12）：1109-1113.

[25] 李仁武．基于代谢组学慢性肾脏病 3 期肝肾阴虚证的研究 [D]. 黑龙江省中医研究院，2012.

[26] 毕礼明，李红昌，陈亚峰，等．代谢组学技术在中医药治疗肾脏病研究进展 [J]. 中国中西医结合肾病杂志，2017，18（01）：89-91.

[27] 曾玉群．大黄及其活性物质灌肠对慢性肾脏病模型大鼠作用的分子机制 [D]. 广州中医药大学，2017.

[28] 曹俊敏，杨雪静，张伟珍．茯苓等 4 种中药扶植实验小鼠肠道正常菌群生长及其机理的初步研究 [J]. 中华中医药学刊，2012，30（02）：393-395.

[29] 李楚洁，黄海阳，李晓君，等．干姜、白术、茯苓、薏苡仁和黄连不同药性中药对小鼠菌群多样性的影响 [J]. 辽宁中医杂志，2018，45（07）：1526-1529.

[30] 赵剑宇，颜贤忠，彭双清．利用代谢组学技术研究中药关木通的肾毒性作用 [J]. 世界科学技术——中医药现代化，2007，9（5）：54-60.

[31] 梁琦，倪诚，谢鸣，等．广防己的肾毒性及代谢组学研究 [J]. 中西医结合学报，2009，7（8）：746–752.
[32] 梁琦，谢鸣，倪诚，等．广防己配伍黄芪肾毒性的代谢组学研究 [J]. 浙江中医药大学学报，2010，34（1）：42–45.
[33] 徐婷婷，金若敏，姚广涛．商陆致大鼠肾损伤的代谢组学 [R].（第三届）中国药物毒理学年会暨药物非临床安全性评价研究论坛论文，2013.
[34] 高松燕，董昕，谌卫，等．基于 UHPLC/Q–TOF 技术的中药肾茶预防治疗结晶肾损伤小鼠的尿液代谢组学研究代谢组学与中医药现代研究学术论坛、第二届中荷代谢组学国际合作培训班论文集 [J]，2013.
[35] 祁乃喜，刘玉梅，何翠翠，等．中药毒性的代谢组学研究（Ⅱ）：吡咯里西啶类生物碱的肝肾毒性 [J]. 南京中医药大学学报，2012，28（5）：448–451.
[36] 韩亮，冯毅凡，江涛，等．蛇床子超临界提取物肝肾毒性及代谢组学的初步研究 [J]. 中药新药与临床药理，2012，23（2）：131–135.
[37] 李云，周明眉，邢丽娜，等．绿原酸的肠道菌群代谢研究进展 [J]. 中草药，2015，46（04）：610–614.
[38] 刘思颖．从肠道菌群及肠道通透性角度探讨黄芩苷抗代谢性炎症的机制 [D]. 广州中医药大学，2016.
[39] 李芳，杨培民，曹广尚，等．体外培养肠道菌群对白花蛇舌草黄酮提取物的代谢研究 [J]. 医药导报，2016，35（08）：809–813.
[40] 刘显军，陈静，尚丽娟．白头翁皂苷的提取及抑菌活性试验 [J]. 中国兽医杂志，2012，48（1）：69–70.
[41] 张蔚．二氢黄酮苷及异黄酮苷与人体肠道细菌的相互作用研究 [D]. 南京中医药大学，2014.
[42] 谭周进，张华玲，周赛男，等．菌群失调小鼠腹泻造模及超微中药干预过程中肠道微生物的变化 [J]. 应用与环境生物学报，2013，19（3）：449–453.
[43] 李宁．肠道菌群紊乱与粪菌移植 [J]. 肠外与肠内营养，2014，21（04）：193–197.
[44] 张发明．粪菌移植：1700 年的医学史及其临床应用 [J]. 湖北民族学院学报（医学版），2012，29（03）：1–4.
[45] 甘丽，岳仁宋．粪菌移植与中药金汁的相关性探究 [J]. 四川中医，2015，33（10）：32–34.

第十一章

临床肾脏病学研究的常用方法

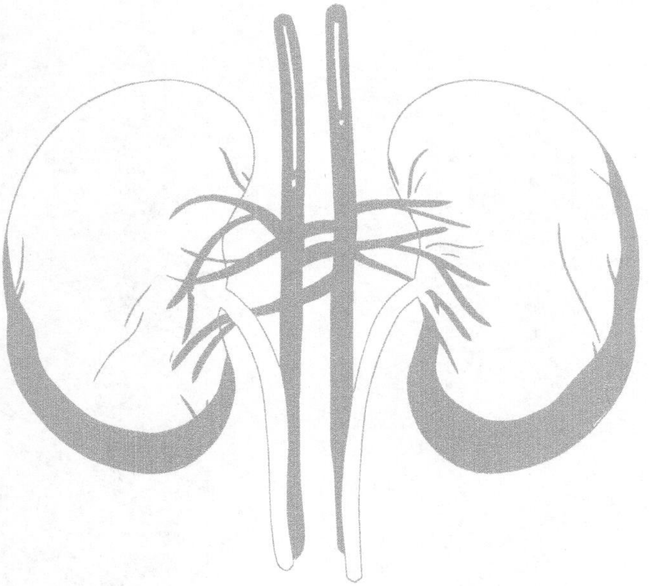

肾脏疾病已逐渐成为全球公共卫生问题。2015 年，全球疾病负担研究组已指出，慢性肾脏病（CKD）作为死亡原因已从第 25 位上到第 17 位，已成为继肿瘤、心脑血管病、糖尿病之后又一威胁人类健康的重要疾病，成为全球性的重要公共卫生问题。如何防止慢性肾脏病的发生和发展是我国肾脏病学工作者面临的巨大挑战和考验。

一、中西医结合肾脏病研究现状

随着中国经济和科技水平的飞速发展，我国在生命科学研究领域取得了长足的进步。肾脏病研究领域也不例外，一项对我国肾脏病领域的《科学引文索引》（science citationIndex，SCI）收录论文情况的研究数据表明，中国大陆地区 SCI 收录的临床相关研究论文篇数自 2004 年后快速增加，2008 年以后，每年发表论文数量已超过中国香港地区和中国台湾地区。在肾脏病临床研究领域的研究论文逐年增长。相关研究类型主要分为流行病学研究、临床试验研究和临床基础研究。

1. 肾脏流行病学研究

在我国，肾脏病流行病学研究工作开展得较早，近年来，各地的研究者应当充分发挥地域优势，结合自身优势开展深入研究和协作。近年来，我国在慢性肾脏病领域，已经进行了一些区域和全国性的流行病学研究。研究表明，在我国南部地区，普通成年人慢性肾脏病的患病率为 12.1%；在藏族地区，成年人慢性肾脏病的患病率高达 19.1%；总体来看，我国慢性肾脏病患者的一级亲属中慢性肾脏病的患病率为 29.7%；在一项全国范围内的慢性肾脏病多中心横断面研究显示，我国成年人慢性肾脏病的总患病率为 10.8%，据此估算我国现有成年慢性肾脏病患者约有 1.2 亿。这些流行病学的横断面研究探讨了中国慢性肾脏病的患病现状，分析和发现了全国范围及各区域独特的慢性肾脏病相关的危险因素，其结果对指导慢性肾脏病的早期综合防治有重要意义。

2. 临床试验研究

在各学科登记注册的临床试验中，肾脏病学相关 RCT 的比例最少，具有临床指导意义的 RCT 结果比较缺乏。同时，也提示目前肾脏病领域的很多治疗手段仍然停留在缺乏循证医学证据的经验性治疗的阶段。开展精心设计、严谨实施、前瞻性随机多中心 RCT 研究是我们面临的重要任务。

高质量的临床实践是高水平临床研究的必要条件。大部分肾脏病患者的病程长，进展缓慢，需要大样本量和长时间随访才能验证干预的有效性和安全性。特别是心血管系统的并发症，其病死率远高于其肾衰竭本身的病死率。

研究者公认，影响大规模临床研究的因素主要有科学的研究设计、严谨的组织实施和资金支持等方面。

3. 临床基础研究

随着对外学术交流的不断深入，我们与国外同行在技术层面的差距逐渐缩小。因此关于肾脏病的临床基础研究，仍有较大的空间。特别是同临床表型密切联系的基因组学方面，有更丰富的前景。中山大学研究者联合国内多家单位利用基因组关联分析技术从中国汉族人群中鉴定出 IgA 肾病的多个易感位点。该项研究首先对 5704 例受试者进行了全基因组关联分析，其中包括 1434 例 IgA 肾病患者和 4270 例对照个体；随后对另外 6167 例受试者的 60 个潜在单核苷酸多态性（SNPs）进行了分析，受试者包括 2703 例 IgA 肾病患者和 3464 例对照个体。鉴别出 TNFSF13 和 adefensin 两个易感基因。此外，研究还发现，在 MHC 区域的多个相关位点（rs660895、rs1794275 和 rs2523946）以及证实 22q12 区域的位点 rs12537。并证实 MHC 区域的 rs660895 显示与 IgA 肾病的临床分型、蛋白尿和 IgA 水平的相关性。这一研究使研究者们可以更深入地了解汉族人群 IgA 肾病发生的分子机制，探索 IgA 肾病风险预测，对未来 IgA 肾病的诊断、治疗及新药研发提供非常重要的新靶点。另外一项代表性研究是对肾透明细胞癌（ccRCCs）中泛素介导的蛋白降解通路（UMPP）的相关基因突变进行的研究。研究在 ccRCCs 中发现 12 个未报道过的易感基因。相关易感基因的发现必将带动后续基因功能的基础研究，并为后续基因干预治疗的发展提供理论基础。

4. 模式动物

动物实验对于研究肾脏病的意义不言而喻。应用基因工程建立的转基因小鼠，基因敲除，以及“条件”基因敲除小鼠，即所谓的“模式动物”能够使人们在体内条件下研究基因的功能，以及对于机体功能的意义。借助上述特定的模式动物，人们能够对特定的功能蛋白在急性肾衰竭、肾纤维化、糖尿病肾病、狼疮肾炎、ANCA 相关性肾损害中的作用进行系统的观察研究。

以 IgA 肾病（IgAN）动物模型为例：目前 IgAN 是全球范围内最常见的肾小球疾病，多达 30% ~ 40% 的患者在 10 ~ 20 年内进展至终末期肾脏病，已成为世界性的重大卫生难题，给社会、家庭带来沉重的负担。然而，IgAN 的发病受遗传、免疫和环境等多种因素的影响，其临床表现和病理变化复杂多样。随着学者们对 IgAN 研究的不断深入，动物模型的建立在探究其发病机制方面也凸显出愈发重要的意义。纵观 IgAN 动物模型的构建方法，大致可分为免疫诱导型、继发病变型和自发性病变型 3 类。3 类造模方法各有优势却又不尽完美，目前尚无公认的 IgAN 造模方法。

免疫诱导型模型属经济适用型，但造模成功率不高，病情的轻重程度不受控制，模型成功与否与动物本身的耐受性、免疫功能、适应性、环境因素等均有很大关系，很多学者提出改良模型方案，却仍存在较高的失败风险。相比自发性 IgAN 动物模型，后者的临床表现与病理表现较为确定，成功率高，出现 IgAN 的时间大多固定，此类模型与遗传因素有关，类似人类 IgAN 的家族聚集发病特点。Imai 等利用 ddY 小鼠具备自发性 IgAN 的特性，通过交配筛选出稳定、早发病的 ddY 小鼠。kazaki 等通过选择早发 IgAN 的 ddY 进一步优化了模型的筛选过程。然而此类模型仅是由 IgA 分子数量异常引起的，IgA 的结构仍然是正常的。Ber-thelot 等人将 CD89Tg 小鼠与 α1-K1 转基因小鼠交配，得到 α1K1-CD89Tg 小鼠，模型会逐渐出现肾功能异常，肾小球系膜区可见 IgA1 和 C3 沉积，肾小球系膜细胞增生。该模型的出现也说明了 IgAN 的发病机制与 IgA1 异常有关，但体内缺乏 IgA1 异常的糖基化，不能反映 IgAN 患者糖基化异常的致病过程。肿瘤坏死因子超家族成员 B 细胞活化因子（B-cell activating factor，BAFF）过表达的转基因小鼠可出现类似于 IgAN 的症状，但仍未能反映出 IgA 分子结构的改变在发病过程中的作用。目前国内体内实验多采用免疫诱导加继发病变的复合法诱导实验型 IgAN 动物模型，但至今未对经典方法达成共识。

现代研究表明，人类的 IgA 是一种糖蛋白，按照功能和结构不太相同可分为 IgA1 和 IgA2 两个亚类，主要由黏膜相关淋巴样组织产生，其糖基化方式分为 O 糖基化与 N 糖基化两种。而 IgA1 较 IgA2 在重链 CH1 和 CH2 之间多一个由 18 个氨基酸组成的可转动的铰链区。当糖基化缺失或糖基化合成异常，均可导致体内半乳糖糖基总含量减少，导致 Gd-IgA1 增多，是 IgAN 中 IgA1 免疫复合物形成的基础，是 IgAN 的主要发病原因。

谷裕等人采用转基因技术将人 IgA1 铰链区上的 O- 糖基化位点进行特异性的突变，以模拟人体内 IgA1 糖基化状态的改变在 IgAN 发病过程中的作用，然后将该突变后的 IgA1 分子序列特异性地转入小鼠体内，并置换小鼠原有的铰链区序列，构建含有人 IgAN 转基因小鼠。

总之，现代生物医学技术的发展，为肾脏病的研究提供了较为先进高效的研究方法，由此获得的研究成果，不仅能够丰富人们对肾脏病致病机制的认识，而且还可为设计全新的肾脏病治疗方案提供理论基础。人类基因型和表型的明确定义、分子靶点的确立，可以使转化研究和临床试验更好地联系起来，产生创新的方法，进而在动物模型中进行验证。选择的动物模型应能够重现人类 CKD 的进展，并且在后续的临床试验中能使用相同的终点。包括与人类疾病具有相同致病突变的小鼠、免疫系统人源化的小鼠或高级动物模型（比如猪、非人灵长类），这些模型能缩小临床前试验与临床试验间的差距。

二、临床肾脏病学研究类型

儿童肾脏疾病的临床研究利用临床流行病学的原理和方法，通过设计、测量和评价（design，measure and evaluation，DME）来回答关于儿童肾脏疾病的病因、诊断、治疗或预后等问题。不同的研究课题有相应的最佳研究设计类型，无论研究者采用哪一种研究设计，均应遵循科学的研究和报告步骤，保证结果的真实性和透明性。

临床研究可分为原始研究和二次研究。前者是指由研究者从研究对象中直接收集数据的研究，后者是指基于他人研究结果的加工和利用。在原始研究中，根据研究因素是由研究者观察还是人为给予可分为观察性研究和实验性研究。在观察性研究中，根据是否事先确定对照组，可分为描述性研究和分析性研究。描述性研究主要包括病例报告、病例系列和横断面研究，分析性研究主要包括队列研究和病例对照研究。而实验性研究包括随机对照试验和类实验。系统综述和 Meta 分析可对上述各种研究类型的证据进行汇总，属于二次研究。

1. 病例报告和病例系列

病例报告和病例系列通常用于描述危险因素分布临床表现、预后情况或探索干预效果，产生研究假设，尤其在发现新型或罕见病例、药物不良事件等方面有重要作用。

病例报告是关于单个或10个以下病例的临床特征的详尽描述，可能包括症状、体征、实验室检查、危险因素、预后、治疗效果等方面的信息，常附有研究者对病因的分析和治疗的经验介绍。病例系列与病例报告较为相似，但前者病例数较多，一般为10例或以上，有时是对多年积累的病例的总结。病例报告和病例系列的研究时间相对较短，设计简单，不需要计算样本量和不设对照组，但也因此阻碍了严密的分析，一般情况下难以进行因果推论，其结果只能提供线索。

2. 横断面研究

横断面研究应用普查或抽样调查的方法在一定时间内的特定人群中收集疾病或健康状态和相关因素的资料，以描述疾病或健康状态在不同特征人群中的分布情况。由于横断面研究主要用于估计患病率，因此亦称患病率调查。

在横断面研究中，疾病或健康状态和相关因素的信息是在同一时间收集的一般不能确定孰先孰后的关系，因此横断面研究的结果通常不能用于因果关系的推断，只能提示因素与疾病或健康状态之间是否存在关联，为病因学研究提供线索。横断面研究在设计时一般不设立对照组，但在分析时可根据是否具备相关因素对研究人群灵活分组，计算各组患病率及各组患病率之比。

除了调查患病率以外，横断面研究还可用于评价诊断试验的准确性。即在怀疑具有某种疾病的患者中同时进行参照试验（金标准）和待评价试验的检测，并对两种方法的检测结果进行交叉比较。常用的准确性指标包括灵敏度、特异度、阳性似然比、ROC曲线及曲线下面积等。

3. 病例对照研究

在病例对照研究中，研究者选择一组病例和一组与病例具有可比性的对照组，通过问卷调查，查阅记录、体格检查、实验室检查等方式收集既往各种可能的暴露因素等信息，比较病例组和对照组各因素的比例，并进行相关的统计学分析，从而达到探索或检验病因假设的目的。

病例对照研究属于分析性研究，事先设立对照组，时间上是回顾性的，逻辑上是从果到因，可探索多个因素与某种疾病或状态健康之间的关系，省时、省力、省钱，尤其适用于罕见疾病或罕见事件的相关因素的调查。然而，病例对照研究也存在很多局限性。它每次只能研究一种疾病或健康状态，不能计算发病率和相对危险度。此外，偏倚是病例对照研究最应考虑和避免的问题。

如果在选择病例和对照组案例时，由于诊断技术、研究场所、患者特征等原因，所选病例不能代表全部病例，对照组不能代表产生病例的源人群，就可能引起选择偏倚，夸大或掩盖暴露因素与疾病或健康状态之间的关系。为减少选择偏倚，研究者可考虑采用相同的抽样方法选取病例和对照、根据关键混杂因素匹配病例和对照、采用多个对照组、基于社区来源而非医院来源等方法。

信息偏倚是病例对照研究偏倚的另一个重要来源，常发生在收集暴露信息的过程中。如果研究者对病例组和对照组收集信息方式不同，如过多关注病例组的暴露情况，有意提醒病例组的研究对象进行回忆，可能引入不真实的信息。此外，由于病例对照研究是对过去信息的回顾，研究对象不一定能准确回忆过去的情况，导致回忆偏倚。因此，研究者应采用同样的方式收集病例和对照组的暴露信息，如有可能，应对收集信息者采用盲法，即不让他们知道分组情况。另外，应尽可能采用客观的工具测量暴露，减少主观回忆的偏差。

混杂因素在病例组和对照组分布的不均衡会导致混杂偏倚的出现。混杂因素在病例对照研究，甚至在所有观察性研究中都普遍存在。为控制混杂，在病例对照研究的设计阶段可采用限制或匹配的方法，分析阶段可进行分层分析或多因素回归。

4. 队列研究

队列研究是在一个未发生观察结局的特定人群中，根据研究对象是否暴露于某种因素或根据不同的暴露水平而分成不同的组，如暴露组和对照组、高剂量组和低剂量组，然后随访一段时间，对各组结局发生的情况进行比较，从而检验暴露因素与结局之间可能存在的因果关联。根据数据收集的时间，队列研究可分为前瞻性、回顾性和双向性。前瞻性队列研究是在纳入研究对象后才开始收集暴露信息，并对其进行随访，确定结局的发生情况。另一种情况是回顾性地收集历史资料，根据过去某个时期的暴露信息进行分组，并测量结局的发生情况。如果结局在过去就测量称为回顾性；如需要随访一段时间再测量结局，则称为双向性。

队列研究与病例对照研究同属分析性研究，同样事先设立对照组，但队列研究在逻辑上是由因及果，能明确暴露结果的先后顺序，可探索一个因素与多种疾病或健康状态之间的关系，并且能够计算疾病或健康状态的发生率和相对危险度（relative risk，RR）。因此队列研究常用于检验病因假设，评价干预效果，了解疾病自然史等。

由于队列研究是观察性的，并没有随机分组，不能完全地控制混杂因素。因此，在收集暴露信息时应同时收集关于混杂因素的数据，这些数据通常在分析阶段利用分层分析或多因素回归进行调整。此外，由于队列研究设计中的随访、失访问题会影响数据的完整性，产生缺失数据。故研究者应尽可能地减少失访，在数据分析时对缺失数据进行适当的处理。相比病例对照研究，队列研究在时间、人力、物力等方面的花费均较高。

5. 随机对照试验

人为实施干预是实验性研究与观察性研究相区别的根本标志。通过严格的随机分组方法，随机对照试验可以控制已知和未知的混杂，使各组之间的人口学特征、临床特点、预后因素等方面均衡可比。随机对照试验所实施的干预在前，测量的结果在后，属于前瞻性研究。因此，随机对照试验的因果论证强度较高，尤其是在评价干预效果的时候，设计良好的随机对照试验的结果常被视为最高等级的决策证据。

随机对照试验的干预和分组单位可以是个体，也可以是群体。其中，临床试验通常是在医院进行的以患者个体为干预和分组单位的随机对照试验，是评价儿童肾脏疾病治疗效果的常见研究设计类型。为避免人为因素干扰观察结果，试验中采用分组隐匿和盲法。前者又称分配隐匿，是指在对患者进行随机分组时不让试验实施者和（或）患者知晓分组情况。后者是指在随访时让患者、干预实施者和（或）结果测量者均不知道患者分在何组，是一种避免实施偏倚和测量偏倚的措施。若对上述三者都实施盲法，称为“三盲”，只对其中两者或一者实施盲法，分别叫“双盲”和“单盲”。

新药研发和评价是临床试验的常见用途。根据评价目的和规模的不同，临床试验可分为4期。Ⅰ期临床试验初步探索临床药理学及人体安全性、观察人体对于新药的耐受程度和药代动力学，确定安全剂量范围，为制订给药方案提供依据。一般在10~30例健康志愿者身上进行。Ⅱ期临床试验是治疗作用的初步评价阶段，用于探讨药物的有效性和安全性，并为Ⅲ期临床试验研究设计和给药剂量方案提供依据。通常纳入100~300例目标患者。Ⅲ期临床试验是治疗作用确证阶段，其目的是进一步验证药物对目标患者的有效性和安全性，评价利弊关系，为药物注册申请的审查提供充分的依据。该期试验一般为多中心试验，研究对象有1000~3000人。Ⅳ期临床试验是新药批准上市后开展的进一步研究，通常为开放试验或队列研究，样本例数可达数万甚至更多。该期试验用于观察不同人群的实际干预效果、远期或罕见的不良事件、药物间的交互作用、新的适应证等。

除了平行设计以外，交叉设计也是临床试验中常见的设计类型。它按随机方法将患者分为两组，一组先用试验干预，另一组先用对照干预。疗程结束后，间隔一段洗脱期，然后一组改用对照干预，另一组改用试验干预，最后比较两组的结局。洗脱期的间隔时间因具体疾病特点和药物残留时间而定。这种设计既保持了随机分组的优越性，也可以对自身前后进行比较，节省了样本量。

6. 系统综述和Meta分析

系统综述又称系统评价，是指针对某个待定问题对相关文献进行全面检索、评价，总结的二次研究。一个高质量的系统综述，应该要有明确的研究问题、系统的文献检索、科学的纳入排除标准、严格的质量评价、合理的数据合并方法、完整透明的报告等。而Meta分析是系统综述中可能用到的合并相关研究结果的统计学方法，可在研究间不存在异质性或异质性较小时使用。由于系统综述和Meta分析可以全面综合已有的相关研究，现已成为临床决策证据的重要来源，广泛应用于临床指南的制定、医疗技术的评估和管理等方面。此外，系统综述也有助于发现已有研究存在的问题，可为今后开展进一步研究指出方向。

三、临床肾脏病研究的试验设计与实施

1. 最佳研究设计

上述各种研究方法都可应用于儿童肾脏疾病的研究，不同的方法也有各自的优缺

点。在选择研究设计时，应根据研究目的尽可能选择相应的最佳研究设计（表11-1）。所谓最佳，是指在设计良好的前提下这种研究类型在回答某类问题时所带来的偏倚风险最小。如评价干预措施在理想状态下的效果时，虽然随机对照试验（解释性）和前瞻性队列研究都能采用，但由于前者可控制已知和未知的混杂，因此较后者更优。然而，如果要评价的是真实世界中的干预效果，则应优先选择实效性随机对照试验或前瞻性队列研究。此外，在选择研究设计时还要考虑伦理学可行性等方面的问题。

表11-1　不同研究目的相应的最佳研究设计

研究目的	最佳研究设计
评价理想状态下的干预效果	随机对照试验（解释性）
评价理想状态下的干预效果	随机对照试验（实效性）或前瞻性队列研究
评价诊断试验准确性	横断面研究
研究预后因素	前瞻性队列研究
研究常见疾病的危险因素	前瞻性队列研究
研究罕见疾病的危险因素	病例对照研究
研究药物罕见不良事件	前瞻性队列研究
总结已有的证据	系统综述和（或）Meta分析

2. 评价理论疗效和实际效果的研究设计

循证医学强调证据分级。在评价干预效果时，“最佳证据”主要来自随机对照试验及其系统综述和Meta分析。经典的随机对照试验侧重于理论疗效的评价，但仅有理论疗效的证据是不够的，还需要实际疗效的证据。因为在真实世界中，患者经常罹患多种疾病，同时接受多种治疗措施，最终的实际效果是干预措施与其他各种处理因素（如治疗方式、管理、辅助治疗等）的综合结果。因此，疗效比较研究（comparative effectiveness research，CER）如今得到了前所未有的重视。CER是指通过证据的产生和合成，比较不同的预防、诊断、治疗、监测、医疗服务等干预措施在真实世界中的有效性和安全性，从而帮助临床医生、患者和管理者更好地进行循证决策，改善个体和群体的健康。根据研究目的的不同，CER可选用上述所介绍的任何一种研究设计。但相比关于理论疗效的研究，CER的纳入标准通常更宽泛，干预措施的实施更接近实际临床工作，所选用的结局为临床结局，随访时间更长，混杂因素也需更多的考虑。

四、临床研究的关键步骤

1. 研究问题的构建

研究问题的构建是临床研究最基本的环节。一项研究的潜在价值，很大程度上取决于研究问题是否具有实际临床意义，以及实际临床问题是否有效地转化成研究问题。首先，研究问题应根据 PICOS 的框架进行构建，即对实际临床决策中所涉及的患者（patient）、干预（intervention）、对照（control）、结局（outcome）以及环境（setting）等 5 个方面分别进行明确的定义。其次，构建研究问题时，除了考虑临床的相关性，还要进行全面的文献综述。系统综述和 meta 分析是非常有用的办法。

2. 研究对象的选择

研究者在选择研究对象时，应对目标人群和研究人群进行定义，并确定抽样方法及所需的样本量。目标人群是研究者在实际决策中关心的人群，是研究结果预期所能应用的人群。研究人群是研究样本实际所能代表的人群。如果研究者从一家三甲医院中对患有某种肾脏疾病的儿童进行随机抽样，那么研究样本就是抽样后的儿童，即直接研究对象，所代表的该家医院的患有某种肾脏疾病的儿童即为研究人群。抽样方法：由于研究人群的数量巨大，临床研究中通常很难得到所有人的数据，从研究人群中进行抽样并通过统计方法进行推断是最常见的研究思路。样本量计算：不同的研究设计有不同的样本量计算方法。当研究中涉及多个结局时，应选用主要结局的预期效应值作为估算的参数。

3. 数据收集与分析

研究者在进行数据收集前应确定要测量的所有变量，对每一个变量进行定义，并确定每个变量的数据来源和测量方法，同时还要保证数据的质量和完整。对存在异常值或缺失的数据，应及时联系研究对象和数据收集者进行核对或补充。数据收集后，还可以随机选取一小部分研究对象重新调查部分变量信息，并与之前所得信息进行比较，以确定数据的真实性和可靠性。

所有的数据分析都应该在研究设计时事先计划，得到数据以后再根据数据的特征和分布尝试应用各种统计学方法所得出的结果很可能不可靠。统计描述和统计推断是数据分析的两个重要环节。

4. 论文报告

论文的报告和发表是临床研究结果的重要呈现方式之一。高质量的论文不仅能传递研究发现的信息，也会完整、清晰地描述研究过程，使读者能够判断研究结果的真实性，甚至重复和验证研究结果。反之，对研究方法不充分的报道可能会阻碍决策者对证据质量的评价，对研究结局的选择性报道可能掩盖决策有用的信息，对分析结果的错误报道则可能对决策造成误导。各类医学研究报告规范的问世，对促进研究明确且完整的报道起了很大的作用，被视为循证医学发展至今所取得的重要成果之一。

不同的研究涉及类型有不同的报告规范。对于平行设计的随机对照试验，公认的报告规范为 CONSORT（consolidated standard of reporting trials）声明，针对其他随机对照试验的设计类型，还有相应的 CONSORT 扩展版。而 STORBE（strengthening the reporting of observational studies in epidemiology）则是横断面研究、病例对照研究和队列研究的报告规范。系统综述和 Meta 分析的报告规范是 PRISMA（preferred reporting items for systematic reviews and meta-asnalyses.)。

5. 伦理学要求

任何一项涉及人体的临床研究，在开始实施前都应该得到医学伦理委员会的审查和通过。在临床研究的整个过程中，研究者要恪守伦理道德。对于研究对象来说，研究者应保护研究对象的生命、健康、尊严、完整性、自我决定权以及隐私权。知情同意是在招募研究对象时必须执行的环节。知情，是指研究者必须向研究对象清楚说明整个研究的目的、研究对象的自愿性、隐私的保护、潜在的利益和风险等方面的内容。在此基础上，还应得到研究对象在清醒状态下的同意答复。由于儿童在很多方面都有别于成人，儿童不是成人的缩小版，在生理药理、心理及认知和自主权等方面与成人有较大差异，使得儿童药物临床试验研究相对于成人有着独特性，从而使在儿童中进行药物临床试验研究除需遵守一般临床试验研究知情同意的基本原则外，在知情告知的信息、知情同意过程和同意的决定等环节又有其特殊要求，而且年龄越小，差别越大。在设计儿童临床研究时，应尽可能在满足评价要求的前提下，遵循“样本量最小、标本最少、痛苦最小”的原则。即使是在儿童肾病研究领域，儿童的知情同意权也同样需要得到保障。在干预实施过程中，要密切关注研究对象可能出现的各种不良事件并及时处理。

《赫尔辛基宣言》是适用于医学研究的国际公认的道德原则，是一份以人作为受试对象的生物医学研究的伦理原则。该宣言至今已经进行了多次修改，最新修订版于 2013 年发表，临床研究者应详细阅读并深刻领会。

五、分子生物学技术在肾脏病研究中的应用

众所周知，蛋白质是生命的物质基础，且绝大多数的遗传信息最终以蛋白质形式呈现出来。已知遗传的物质基础主要是脱氧核糖核酸（DNA），基因（gene）是遗传的最小功能单位。借助中介体信使核糖核酸（mRNA），DNA 分子所蕴藏的遗传信息传递并体现于蛋白质分子。换言之，DNA 指导 mRNA 合成，从而将其储存的信息转到 mRNA 分子中，即转录作用（ transcription）；随后 mRNA 分子以其信息指导蛋白质合成，即翻译。分子生物学研究的核心是遗传信息的传递和调控，也就是从 DNA 到 RNA，再到蛋白质的全过程。

以核酸生化为基础的分子生物学技术开创于 20 世纪 70 年代，然而在不长的时间里其不断发展和丰富，成为从事生命科学研究的重要手段，再加上人类基因组计划的完成，使得医学分子生物学有了长足的发展，能够从分子水平认识一些人体在正常状态和疾病状态下的生命活动及其规律，进而被应用于疾病的诊断、治疗和预防。掌握分子生物学常用技术或方法，可应用于临床和研究实践中。

（一）常用的分子生物学技术介绍如下

1. 聚合酶链反应

聚合酶链反应（polymerase chain reaction，PCR），又称无细胞克隆技术（free bacteria cloning technique），是一种对特定的DNA片段在体外进行快速扩增的新方法。1985年美国PE-Cetus公司人类遗传研究室的Mullis等发明了具有划时代意义的聚合酶链反应。该方法一改传统分子克隆技术的模式，不通过活细胞，操作简便，在数小时内可使几个拷贝的模板序列甚至1个DNA分子扩增107~108倍，大大提高了DNA的得率。目前此项技术被广泛应用于现代分子生物学研究中，是实验过程中最常用的一种方法。

PCR是一种在体外特定DNA片段进行快速扩增的方法，类似于DNA的天然复制过程。即：与靶序列两端互补的寡核苷酸引物和模板DNA在聚合酶作用下以脱氧核苷酸为反应原料，经过变性-退火-延伸3个反应步骤的循环，快速、准确地使引物限定序列内的特异DNA片段以指数方式迅速积累。通常经过30~35个循环可将长度为2000个碱基的DNA由1pg扩增到0.5~1μg，这样的产量能满足大多数分子克隆实验操作的要求。

2. 其他核酸扩增技术

其他核酸扩增技术包括逆转录-聚合酶链反应（RT-PCR）、实时荧光PCR、依赖于核酸序列的扩增、自主序列复制、链替代扩增以及环介导等温扩增技术。

其中与临床研究关系较为密切的是RT-PCR和实时荧光定量PCR。RT-PCR是以RNA为模板，经逆转录酶催化合成互补DNA，随后以cDNA为模板进行PCR以合成目的片段的方法。该技术提供了一种快速灵敏分析基因表达的方法。实时荧光定量PCR是一种在PCR反应体系中加入荧光基团，通过荧光信号积累实时监测PCR进程，最后利用标准曲线对未知模板进行定量分析的方法。该方法实现了对PCR反应中初始目标进行定量分析，且定量更敏感（灵敏度可达单拷贝）、更精准和特异。

3. 分子杂交技术

分子杂交技术是互补的核苷酸序列通过Watson-Crick碱基配对形成稳定的杂合双链分子DNA分子的过程称为杂交。杂交过程是高度特异性的，可以根据所使用的探针已知序列进行特异性的靶序列检测。杂交的双方是所使用探针和要检测的核酸。该检测对象可以是克隆化的基因组DNA，也可以是细胞总DNA或总RNA。根据使用的方法，被检测的核酸可以是提纯的，也可以在细胞内杂交，即细胞原位杂交。按照检测原理不同，分子杂交技术分为基于碱基互补的核酸分子杂交如southern杂交、northern杂交、斑点（dot）杂交、菌落原位杂交、原位杂交，以及基于抗原抗体特异性结合的蛋白质免疫印迹（western blot）。

核酸分子杂交的基本原理是将待检测的核酸分子固定在固相支持物上，用放射性核素或非放射性核素标记的核酸探针与被固定的核酸分子进行杂交，在与探针有同源序列的固相核酸位置上显示出杂交信号。待检测的核酸分子可以是克隆化的基因组 DNA，也可以是细胞总 DNA 或 RNA。该技术具有很高的灵敏度和高度的特异性，因而在分子生物学领域中被广泛地使用于克隆基因的筛选、酶切图谱的制作、基因组中特定基因序列的定性、定量检测和疾病的诊断等方面。

蛋白质免疫印迹的基本原理为将待测样品中的蛋白质进行单向电泳分离，随后将固相支持物（用得最多的材料是硝酸纤维素膜和 PVDF 膜）与凝胶相贴。在电场力作用下，使凝胶中已分成条带的蛋白质转移到固相支持物上。最后用特异性的抗体检测出已经印迹在固相支持物上的所要研究的相应抗原。该技术是分子生物学、生物化学和免疫遗传中常用的一种方法，被广泛用于蛋白质表达水平的检测。

4. 表达谱差异分析

表达谱差异分析（differential expression profiling）主要包括基因表达谱（gene expression profiling）和蛋白质表达谱（protein expression profiling）。大规模表达谱分析已经成为认识疾病分子机制的有利方法，在癌症研究等方面取得了一定的进展。成功的表达谱分析基于实验及其过程分析的有机结合。实验过程从关注的疾病开始，首先收集大量的疾病相关组织样本，样本数量可从 10 多个到数百个，但必须足以对每一组织类型及个体差异进行比较分析，而且许多情况下不能仅简单地分为正常和疾病组织。例如，在对糖尿病的研究中，所收集的样本来自健康人、胰岛素耐受和糖尿病患者的不同试验阶段，如胰岛素治疗前后。样品还应包括其他器官的取材，以便进行基因表达的组织分布研究。为了便于对后来的实验数据进行分析管理，需采集并储存所有的组织样本和临床参数。接下来进行组织样本的处理，利用生物芯片（寡核苷酸芯片、cDNA 芯片或全基因组芯片）进行表达谱测定，并进行生物信息学分析。

5. 蛋白质 – 核酸相互作用

蛋白质 – 核酸相互作用是许多生命活动的重要组成部分，也是功能基因组学研究的核心问题之一。近年来研究蛋白质 – 核酸相互作用采用的技术包括染色体免疫共沉淀技术（ChIP）、凝胶迁移实验（EMSA）等。其中，ChIP 是研究体内蛋白质和 DNA 相互作用的一种技术，基本原理为固定完整细胞的蛋白质 –DNA 复合物，通过超声将染色质切断为一定长度范围内的小片段后，利用抗原抗体的特异性识别反应，将与目的蛋白结合的 DNA 片段沉淀下来。EMSA 是一种体外研究 DNA 结合蛋白、RNA 结合蛋白与其相关的 DNA 或 RNA 序列相互作用的技术，基本原理为蛋白质可与末端标记的核酸探针结合，电泳时这种复合物较无蛋白结合的核酸探针在凝胶中移动得慢，表现为相对滞后。

6. 蛋白质 – 蛋白质相互作用

蛋白质 – 蛋白质相互作用是蛋白质发挥功能的重要途径，迄今已发展了酵母双杂交技术、免疫共沉淀、谷胱甘肽硫基转移酶沉淀、细胞内共定位等多种方法研究蛋白质 – 蛋白质相互作用，为蛋白质组学研究奠定了坚实的基础。

酵母双杂交技术建立于1989年，用于研究有生物活性的蛋白质－蛋白质相互作用，可反映体内的真实的相互作用情况。该技术理论基础是基于酵母转录因子GAIA对其下游靶基因的激活依赖于两个结构域，即DNA结合结构域（GBD）和转录激活结构域（GAD)。这两个结构域单独分别作用并不能激活转录反应，但是当两者在空间上充分接近时，酵母转录因子GAIA可发挥激活转录的功能。因此，研究者把酵母转录因子GAI4的这两个结构域和两个可能相互作用的蛋白X、Y分别构建到两个载体上，然后把两个载体共转染到酵母细胞中，便可以在酵母中表达GBDX和GAD-Y两种融合蛋白，当X蛋白与Y蛋白发生相互作用时，就使得CBD和GAD靠近并发挥GAA4转录因子的功能，从而激活酵母的报告基因，通过检测报告基因的表达产物进而判断两种蛋白质是否发生相互作用。

7. RNA干扰技术

RNA干扰（RNA interference，缩写为RNAi）是指一种分子生物学上由双链RNA（double-stranded RNA，dsRNA）诱发的基因沉默现象。由于使用RNAi技术可以特异性剔除或关闭特定基因的表达（长度超过30的dsRNA会引起干扰素毒性），所以该技术已被广泛用于探索基因功能和传染性疾病及恶性肿瘤的治疗领域。RNAi现象在生物中普遍存在。

RNA干扰技术（RNA interference，简称RNAi）是双链RNA（double-stranded，dsrna）介导的基因转录后沉默（post-transcriptional gene silencing，PTGS)，被Science杂志评为2001年十大科技突破之一，且名列2002年十大科学进展之首。因应用RNA可以特异性阻断特定基因的表达，因此该技术在研究基因功能和基因治疗方面具有巨大潜力。RNA在生物界广泛存在，是一种进化上保守的抵御转基因或外来病毒侵犯的防御机制。有研究者于1999年证实哺乳动物中存在RNAi，随后有研究者于2001年使用体外合成的小的21个核苷酸（2lnt）的dRNA，即小干扰RNA（siNA)，在哺乳动物细胞中实现RNAi，自此开启了RNAi在哺乳动物研究中应用的先河。

RNAi具有下列基本特征：①转录后基因沉默：降解转录后已生成的mRNA，从而在翻译水平阻抑基因的表达。②特异性高：长序列dsRNA介导的RNAi可抑制整个西部非特异性的蛋白合成及mRNA及降解；而19～21nt左右的介导的RNAi只特异性的降解与其序列相应的靶基因的mRNA，单个碱基的改变便可使siNA失去作用。③效率高：即使低于反义核酸几个数量级也能显著地降低靶基因的表达。④稳定性高：以3’端突出UU碱基的SiRNA尤为稳定，无须像反义核酸那样需要进行广泛的化学修饰以提高半衰期。⑤操作简单：与基因敲除技术相比更快、更简单，可以在较短的时间内降低多个基因的表达。⑥穿透性高：研究发现在非哺乳动物细胞，RNAi具有强大的细胞穿透能力，可在不同细胞间长距离的传递和维持。

常用RNAi实验的基本步骤：①高效RNAi靶点的选择：针对各个靶基因选择2～4个潜在干扰靶点，从中选取最为有效和特异的RNAi靶点。是利用SiRNA干扰基因表达的关键步骤。②siRNA制备：分为体外制备siRNA（较为常用的有化学合成、体外转录、长片段dsdNas经RNase Ⅲ降解）和体内合成SIRNA（包括SiRNA表达载体或病毒载体以及 siRNA 表达框)。③ siRNA 导入细胞内：方式包括病毒感染、转染、直接注射、干细胞移植和应用转基因技术制备。通常设置平行对照以控制 siRNA 的导入细胞的效率。④检测 RNA 干扰效率：主要从 mRNA 和蛋白质两个水平进行检测，检测靶基因 mRNA 水平可应用定量 RT-PCR 和 Northern 杂交等方法，检测靶基因的蛋白表达水平可应用蛋白质免疫印迹、酶联免疫吸附试验等。⑤干扰后的表型分析与验证。

（二）现代分子生物学技术的进步推动了肾脏病的研究

现代分子生物学技术的进步也推动了肾脏病的研究，大致可概括为如下几方面：

1. 肾脏疾病相关致病基因的研究

人类基因组计划的完成以及遗传学、分子生物学、信息学等领域的飞速发展，为遗传性肾脏病的诊治带来了实实在在的益处，包括诊断方法、突变基因分析、产前基因诊断、发病机制研究等。例如：NPHS7 基因的定位克隆具有里程碑意义，不但是先天性肾病综合征芬兰型的致病基因，而且奠定了足细胞在调节肾小球性蛋白尿滤过中发挥着关键作用的理论基础。迄今已明确了涉及几百个致病基因至少 160 种的遗传性肾脏病。

2. 肾脏疾病分子机制的研究

在 RNAi 技术出现以前，基因敲除（gene knockout）是主要的反向遗传学（reverse genetics）研究手段，但其技术难度较高、操作复杂、周期长。由于 RNAi 技术可以利用 siRNA 或 siRNA 表达载体快速、经济、简便的以序列特异方式剔除目的基因表达，所以已经成为探索基因功能的重要研究手段。同时 siRNA 表达文库构建方法的建立，使得利用 RNAi 技术进行高通量筛选成为可能，对阐明信号转导通路、发现新的药物作用靶点有重要意义。

3. 组织细胞基因表达谱的研究

有学者利用芯片技术发现肾积水组的肾组织中 53 种 MRNAS 表达水平较对照组相差至少 3 倍、利用芯片技术发现狼疮小鼠模型肾组织小鼠白血病病毒的表达较对照组增加 5.5 倍。

六、临床肾脏疾病基因组学研究方法

随着医学遗传学和分子遗传学的技术飞速发展，越来越多的泌尿系统遗传性疾病被发现和得到诊断，而且其中的多数疾病已经成为慢性肾衰竭的重要病因。因此，对遗传性肾脏疾病的认识更加值得重视。近年来运用受精卵植入前遗传筛查、羊膜穿刺、胎儿镜和超声诊断等进行出生前筛查，使得某些遗传性疾病可在胎儿时期获得诊断并得到及时地处理，从而使人们对肾脏遗传性疾病的认识和研究也更具迫切性。在临床肾脏疾病研究中，基因组学研究方法有以下几种：

1. 连锁分析法

该方法一般选择家系或同胞对作为研究对象，利用家系遗传信息中基因间的重组率计算出两基因之间的染色体图距，探讨特定基因座与疾病的关系。通常以连锁系数（logarithm of odds，LOD）比值来估计1个基因位点与1个疾病性状的连锁程度，LOD ≥ 3表示遗传标记与疾病致病基因连锁关系显著。20世纪80年代末，通过连锁分析方法已成功发现位于常染色体16q13.3上的常染色体显性遗传多囊肾致病基因PKD1，这一研究被认为是遗传性肾脏病研究的里程碑事件。随后发现了Xq22上的X连锁显性遗传Alport综合征致病基因COL4A5和常染色体19q13.12上的先天性肾病综合征致病基因NPHS1等。但在IgA肾病研究中仅发现IgA肾病与6q22-33、4q26-31、17q12-22和2q36位点连锁，尚未发现确切的致病基因。

2. 候选基因关联分析法

该方法通过比较一个或一组遗传标记在患病组和对照组中的频率差异，直接研究基因变异与疾病表型之间的关系，从而得出候选基因与相关肾脏疾病发生发展的病理生理过程之间的关系。与其他遗传学研究方法相比，样本获取容易、检测功效高是该法的优点，但通过该方法得到的遗传学发现往往是不连续的，且不能用于发现新的疾病易感基因位点。Takei等研究发现，1q24-25上的E选择素基因的2个单核苷酸多态性（single nucleotide polymorphism，SNPs）位点（SELE8和SELE13）和选择素基因的6个SNPs（SELL4、5、6、10、11）与日本IgA肾病患者有显著相关性，因此，选择素基因上的这8个SNPs可能可以用于筛选IgA肾病的易感人群。

3. 全基因组关联性研究

全基因组关联性研究（genome-wide association studies，GWAS）是在一定人群中选择病例组和对照组，比较全基因组范围内所有SNP位点等位基因的频率在病例组与对照组之间的差异。如果某个SNP位点的等位基因在病例组中出现的频率明显高于或低于对照组，则认为该位点与疾病间存在关联性。与以往的候选基因相关性研究不同，GWAS不需要在研究之前依据那些尚未充分阐明的生物学基础来假设某些特定的基因或位点与疾病相关联。其主要优势在于其对新的疾病的易感基因的发现并由此揭示疾病的发病机制，并且能弥补候选基因研究及基因连锁分析中对中等风险的疾病易感基因检出率低的缺陷。GWAS存在的不足是实验需要测序的SNP位多，一些经济实力较差的研究组织无力承担。目前已有多项关于IgA肾病的全基因组关联研究，发现聚合免疫球蛋白受体（PIGR）基因、免疫球蛋白结合蛋白2（GHMBP2）基因、人类白细胞抗原（HLA）基因与IgA肾病易感性相关。

4. 直接测序法

包括采用Sanger法（一代测序技术）对单基因疾病进行已知基因测序和采用高通量测序（二代测序技术）进行疾病靶向基因、全外显子和全基因组测序。目前已发现超过160种罕见或少见肾脏病有单基因突变引起，这类疾病可有临床表型推断可能的致病基因，然后用Sanger法对某个候选基因进行直接测序，进行遗传分子诊断。随着测序技术的日趋成熟、测序成本的日益减少，全外显子和全基因组测序已愈来愈成为寻找疾病遗传位点的最直接、最快速和最准确的方法。全外显子和全基因组测序适用于罕见病的基因检测。相比于其他遗传学研究方法，测序检测最主要的优势在于它可检出几乎所有的变异，而且测序法所要求的样本数量不大。Galloway-Mowat综合征以先天性小头畸形、食管裂孔疝和肾病综合征为特征。1968年，Galloway和Mowat在一个家系里描述一对同胞具有以上特征，在Galloway-Mowat综合征被报道后的40多年里，人们不知其致病基因，直至2014年，Ben-Omran等通过全外显子测序发现WDR73基因是Galloway-Mowat综合征的致病基因。全外显子序列仅占人类基因组序列的1%，约85%致病性基因变异是发生在外显子区域，尚有15%的致病性基因变异发生在基因表达调控和内含子区域，全外显子测序不能够发现该类变异，全基因组测序是最理想的研究方法。随着测序成本的下降、测序技术发展、生物信息学的完善，全基因组测序将是未来各类遗传性疾病研究最佳理想研究方法。

七、临床肾脏病组织工程学研究

组织器官的丧失或功能障碍是人类健康所面临的主要危害之一，也是人类疾病和死亡的主要原因。20世纪，生命科学领域中细胞生物学和分子生物学的两大飞跃，使人类对生命本质的认识达到了前所未有的高度，也使人类对健康、长寿和生命质量有了更高的追求。随着生命科学、材料科学及相关物理、化学学科的发展，人们提出了一个新概念组织工程（tissue engineering)。组织工程学，又称“再生医学”，是指利用生物活性物质，通过体外培养或构建的方法，再造或者修复器官及组织的技术。这个概念由美国国家科学基金委员会在1987年提出，在此后多年间快速发展。组织工程学是多学科交叉的边缘学科，具有生物力学、生物材料学和细胞分子生物学三大学科支撑，融汇了生物信息、生物化学工程、遗传学及工程、生物电子及计算机的原理和方法。目前已经能够再造骨、软骨、皮肤、肾、肝、消化道及角膜、肌肉、乳房等组织器官。

组织工程研究使人类不但可以从细胞水平和分子水平认识生命的本质，而且能够从整体上优化生命的质量，基本原理是将细胞在体外培养扩增后，吸附于预先设计的生物学支架上，构成细胞支架复合体，植入机体相应的病损部位。随着细胞长入，支架材料逐渐降解吸收，最终形成具有正常生理结构与功能的新生组织，从而达到器官再生的目的。因此，组织工程主要包括两方面内容：①构建具有良好组织相容性的生物学支架，以提供移植细胞定向生长和器官修复的微环境；②将细胞在体外扩增并使其在新生组织中进行定向分化与生长。组织工程或组织器官工程就是利用细胞的培养技术在体外人工控制细胞增殖、分化并生长成需要的组织，使之工程化批量产出，用来修补或修复功能丧失的体内组织，满足临床和康复的需要，并有可能对一些尚没有根治办法的疾病如先天遗传性器官功能缺陷以及其他疾病提供治疗方案。

在肾脏组织工程的研究中，研究者们对肾小球和肾小管功能分别进行模拟与构建，其中对肾小球功能的构建已经较为成功并在临床中得到较为广泛的应用，但仍需不断改进与完善。在肾脏的组织工程研究方面，主要集中在以下 3 个方面：种子细胞的研究，生物可降解材料的研究和工程化组织的构建。相信在不久的将来，组织工程学研究可以更好地服务科研及临床。

【参考文献】

[1] 陈崴，张望，余学清 . 中国肾脏病临床研究现状与展望 [J]，临床肾脏病杂志，2013，13（1）：7-9.

[2] Chen W，W ang H，Dong X，et a1 . Prevalence and risk factors associated with chronic kidney disease in an adult population from southern China[J]. Nephrol Dial Tr ansplant，2009，24：1205-1212.

[3] Kou J，Zhang Y，Zhang XG，et a1. Clinical research promotes development of nephrology in China：An analysis of 20 years of scientific publications[J]. Ren Fai l，2012，34：472-479.

[4] 贺春瑞，王振彪 . 临床流行病学调查方法在中医证候研究中的应用 [J]. 中国中医基础医学杂志，2006，12（5），385-386.

[5] Strippoli GF，Craigjc，Sehena FP. The number，quality，and coverage of randomized controlled trials in nephrology[J]. J Am Soc Nephrol，2004，15：411-419.

[6] Leve y AS，Coresh J . Chronic kidney disease Lancet，2012，37（9）：165-180.

[7] 孙伟，曾安平 . 中医肾病科研思路探讨 [J]，中国中医药信息杂志，1999，6（H）：5.

[8] Yu XQ，Li M，Zhang H，et al. A genome wide association study in Han Chinese identifies multiple susceptibility loci for IgA nephropathy[J]. Nat Genet，2012，44：178-182.

[9] Guo G，Gui Y，Gao S，et al. Frequent mutations of genes encoding ubiquitin-mediated proteolysis pathway components in clear cell renal cell carcinoma[J]. Nat Genet，2012，44：17-19.

[10] Vzn Mark Eae，Deelder AM，Gigase PL. Effect of par-tials postal vein ligation on immune glomerular deposits in schis-tosoma masoni infected mice[J]. Br J Exp Pathol，1997，58：412.

[11] Imai h，Nakamoto Y，Asakura K，et al. Spontaneous glomer-ular IgA deposition in ddY mice：an animal model of IgA nephritis [J]. Kidney Int，1985，27（5）：756 -761.

[12] Okazaki k，Suzuki y，Otsuji m，et al. Development of a model of early - onset IgA nephropathy [J]. J Am Soc Nephrol，2012，23（8）：1364 — 1374.

[13] Berthelot L，Papista C，Macliel TT，et al. Transglutami-nase is essential for IgA nephropathy development acting through IgA receptors [J]. J Exp Med，2012，209（4）：793 -806.

[14] 王乾了，李贵森 . 动物模型与 IgA 肾病的发病机制研究 [J]. 中华肾病研究电子杂志，2014，3（2）：77 -81.

[15] Zheng f，Kundu GC，Zhang Z，et al. Uteroglobin is es-sential in preventing immunoglobulin a nephropathy in mice[J].Nat Med，1999，5：1018-1025.

[16] Portis JL，Coe JE. Deposition of IgA in renal glomeruli of mink affected with aleutian disease[J]. Am J Pathol，1979，96：227-236.

[17] Jessen RH，Emancipator SN，Jacobs GH. et al. Experi-mental IgA-IgG nephropathy induced by a viral respiratory pathogen. Dependence on antigen form and immune status[J].Lab Invest，1992，67：379-386.

[18] Hiki Y，Kokubo T，Iwase H，et al. Underglycosylation of IgA1 hinge plays a certain role for its glomerular deposition in IgA nephropathy [J] . J Am Soc Nephrol，1999，10（4）：760-769.

[19] 佐楠，姚丽，王力宁 . 一个骨髓移植方法建立的小鼠 IgA 肾病模型 [J]. 中国现代医学杂志，2012，22（29）：40-44.

[20] Mattu TS，Pleass RJ，Willis AC，et al. The glycosylation and structure of human serum IgA1，Fab，and Fc regions and the role of N-glycosylation on Fc α receptor interactions[J]. J Biol Chem，1998，273（4）：2260-2272.

[21] 谷裕，刘爽，朱逸，等 . 转基因 IgA 肾病小鼠模型的建立与鉴定 [J]. 上海交通大学学报，2016.36（1）：43–48.

[22] 许红，丁洁，易著文 . 儿童肾脏病学 [M]. 北京：人民卫生出版社，2018.

[23] Fong JS，Drummond KN. Method for preparation of glomeruli for metabolic studies [J]. J Lab Clin Med，1968，71：1034–1039.

[24] Sampson MG，Pollak MI Opportunities and Challenges of Genotyping Patients With Nephrotic Syndrome in the Ge–nomic Era[J]. Semin Nephrol，2015. 35（3）：212–221.

[25] Carrascosa–Romero MIC，Suela J，et al. A 2. 84 Mb deletion at 21q22 11 in a patient clinically diagnosed with Marden–3 Walker syndrome[J]. Am J Med Genet A，2013，161A（9）：2281–2290.

[26] Rungrojet N，Nettuwakul C，Sudtachatal N，et al. A whole genome SNP genotyping by DNA microarray and candidate gene association study for kidney stone disease[J]. BMC Medi–cal Genetics. 2014，15：50–51.

[27] Kruegel J，Rubel D，Gross O. Alport syndrome–insights rom basic and clinical research. Nat Rev Nephrol，2013.9（3）：170.

[28] Mullis KB. The unusual origin of the polymerase chain reacion[J]. Sci Am，1990，262：56–61，64–65.

[29] Gurg A，Weiss W，Dunn MJ. Current two–dimensional elec–trophoresis technology for proteomics[J]. Proteomics，2004，4：3665–3685.

[30] Renkema KY，Stokman MF，Giles RH，et al. Next–generation sequencing for research and diagnostics in kidney disease[J]. Nat Rev Nephrol，2014，10（8）：433–444.

[31] Devuyst O，Knoers NV，Remuzzi G，et al. Rare inherited kidney diseases：challenges，opportunities，and perspectives[J]. Lancet，2014，383（9931）：1844–1859.

[32] Kiryluk K，Li Y，Scolari F，et al. Discovery of new risk loci for IgA nephropathy implicates genes involved in immunity against intestinal pathogens[J]. Nat Genet，2014，46（11）：1187–1196.

[33] Mao AS，Mooney DJ Regenerative medicine：Current therapies and future directions[J]. Proc Natl Acad Sci USA，2015，112（47）：14452–14459.

[34] Robert L，Robert L，Joseph V. Principles of Tissue Engineering[M]. 4th Edition. 2014，Chapter 51：1119–1138

[35] Zhou L，Li Y，He W，et al. Mutual antagonism of Wilmstumor I and B–catenin dictates podocyte health and disease[J]. J Am Soc Nephrol，2015，26（3）：677–691.

[36] 孙兆林，查艳，黄山 . 肾脏病标志物临床与检验 [M]. 北京：人民军医出版社，2014.

第十二章

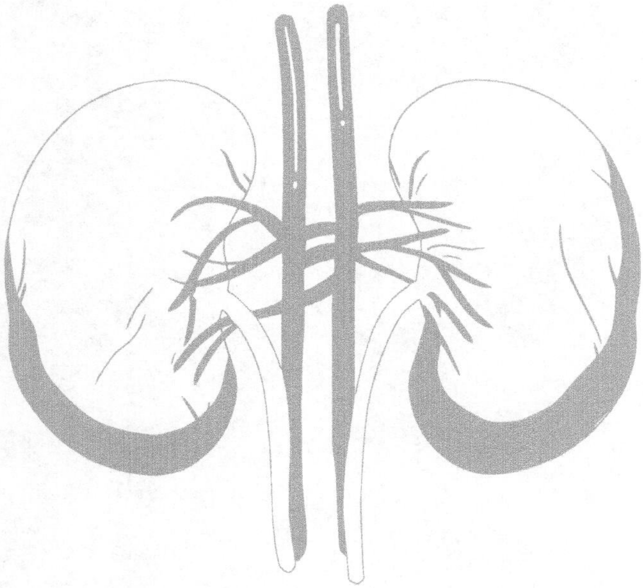

一、临床肾脏病最新研究进展

中西医肾脏病学作为我国肾脏病学领域起步较晚的学科，近年来从临床到基础研究，取得了飞速的发展，临床工作中需要不断更新肾脏病领域的新知识及血液净化治疗的新技术，以满足不断增加的肾脏病患者的需求。现对 2015 年以来国内外肾脏病诊疗技术方面的进展汇总如下：

1. 诊断方面的进展

重视肾脏病高危人群的早期诊断：随机尿的尿蛋白 / 尿肌酐比值、24 h 尿蛋白排泄率都可用于慢性肾脏病（CKD）的初步筛查。肾功能评估方法：可通过血清肌酐估算肾小球滤过率，对于可能由于肌肉代谢等原因干扰结果的患者，建议加测胱抑素 C。必要时通过血清标志物的排泄率直接测定肾小球滤过率。使用胱抑素 C 作为 CKD 进展的评价指标，比血肌酐更加准确敏感。因此，普及血清胱抑素 C 的检查，对早期发现 CKD 患者至关重要。

重视 CKD 患者的心脏疾病：Nature review 报道，CKD 患者的心肌病变需得到重视，因为其发病率高，预后不良，尤其是 CKD 5 期患者在透析前心肌病变可高达 74.5%。而很多患者无临床表现，易被忽视。可采用多种影像学方法，对患者左室肥厚、收缩功能障碍等情况进行检查。血清氧自由基代谢衍生物（DROM）对于 CKD 患者的心血管事件可能有预测价值。研究发现，在 CKD 患者中，DROM 高浓度组与低浓度组相比，心血管事件的发生率显著提高。提示该指标可能为 CKD 患者发生心血管事件的预测指标。纳入 3483 例 CKD 患者的前瞻性队列研究 CRIC 发现，对于 CKD 患者，如果发现肌钙蛋白 T 和脑钠肽的增高，应警惕发生心力衰竭的风险。

骨密度检测可作为 CKD 患者骨折预测的一项便捷指标：但对于治疗方案方面的指导，还需有赖于骨活检等进一步检查。这项研究结论特别适用于糖皮质激素治疗的患者。

2. 治疗方面的进展

中医药治疗慢性肾脏病（CKD）在国际舞台的展现得到认可。近年对中药黄芪、雷公藤、柴胡、葛根、黄葵、冬虫夏草、大黄、丹皮在治疗 CKD 机制方面有很多基础研究，包括抗炎、抗氧化、抗纤维化、免疫调节等。在临床方面的研究包括中药治疗原发性肾小球肾炎、紫癜肾、膜性肾病、以蛋白尿为表现的多囊肾等疾病。

扁桃体切除术在 IgA 肾病中的作用近年一直存在争议，一篇涵盖了 14 个临床研究的 Meta 分析认为，该手术可以缓解 IgA 肾病的症状，降低发展至终末期肾脏病（ESRD）的风险。

重视难治性高血压与 CKD 的关系，CKD 在难治性高血压发生中起重要作用。在治疗方面，第一步应重视低盐饮食的重要性；第二步才是联合使用包括利尿剂在内的至少 3 种降压药物；第三步是患者的依从性对血压控制也非常重要。当内科治疗都无效时，需检查是否有肾动脉狭窄，如有则行经皮肾动脉成形术，必要时置入支架。其他原因的难治性高血压可考虑行肾动脉交感神经射频消融，或刺激颈动脉压力感受器以降低血压。

一项涉及多个国家，纳入353例患者的随机、双盲前瞻性队列研究发现，降脂药物可对糖尿病出现蛋白尿的患者起到肾脏保护作用。CKD患者无症状的高尿酸血症也需引起重视。研究发现，使用别嘌呤醇控制尿酸后，CKD的进展速度及心血管事件的发生率显著降低。

3. 诊疗新技术研究进展

血液净化技术进展：NKF/KDOQI血液透析充分性临床实践指南更新（2015版）的内容：①高频血液透析，考虑不同患者喜好、生存质量和生理功能方面的潜在获益以及相关治疗风险之后，建议将短时高频血液透析列为ESRD患者每周3次血液透析的备选方案。对于考虑短时高频血液透析的患者，需告知患者治疗风险，包括血管通路手术或干预的可能性增加，透析过程中可能出现低血压。②居家长时血液透析，对于乐意接受长时血液透析的ESRD患者，可以考虑每周3～6晚，每晚6～8h的居家长时血液透析。对于考虑居家长时高频血液透析的患者，需告知患者治疗风险，包括血管通路并发症可能性增加、护理人员负担增加，以及残肾功能加速丧失。③妊娠期终末期肾病妇女应根据便利性选择中心或居家长时血液透析。

透析机智能化、患者治疗个体化及透析机信息联网得以发展，毒素和离子清除在线监测技术逐渐应用于临床，通过对透析充分性和离子清除效率的在线监测，医务人员能及时发现患者出现的问题并做出调整。对便携式透析装置开展了有益的探索，并已取得了初步进展。关于夜间透析和常规血液透析的随机对照研究发现，较高频次的夜间透析可以改善患者左心肥厚，减少降压药物的使用，改善骨矿物质代谢及患者的生活质量。另外，连续性床旁血液滤过（CRRT）使用范围已从单纯肾脏替代治疗扩展至多脏器功能的支持治疗，在全身炎症反应综合征（SIRS）和脓毒症（SP）、急性呼吸窘迫综合征（ARDS）、地震伤导致挤压综合征、难治性心力衰竭、肝衰竭、重症胰腺炎等的救治中发挥了重要作用。CRRT技术带来了危重症抢救的新理念。

肾脏替代治疗进展：近年来肾脏替代治疗的新技术、新方案发展很快。生物相容性好、膜孔径大、吸附能力强的透析器开始广泛应用于临床，有效地提高了患者的透析质量和生活质量。高通量透析、血液透析滤过及杂合透析等治疗模式被逐渐应用于临床。前瞻性随机对照多中心平行设计（MPO研究）显示：高通量透析对降低糖尿病患者死亡率有益，特别对人血白蛋白≤4.0g/dL（40g/L）的患者具有更大的生存益处。高通量透析器还可显著改善透析患者的炎症反应和氧化应激，纠正脂质代谢异常，降低心血管病的风险。

干细胞技术应用进展：干细胞具有独特的分化潜能。骨髓来源细胞（BMDC）是成体干细胞的一种，近年研究发现，其在一定环境下可形成多种其他类型组织的细胞，还可参与肾小管、肾小球和肾间质的形成。应用以干细胞基础的组织工程技术修复肾脏结构和维护肾脏功能为肾脏再生医学带来了希望，但其成功率还较低。目前已有实验研究证实间充质干细胞（mesenchyme stem cell，MSC）可以形成肾组织。随着干细胞技术不断成熟和完善，其可塑性特点在肾脏损伤后修复过程中可能起到重要作用。

基因治疗进展：日前，Certa Therapeutics 及其科研人员利用肾病患者的基因遗传分析，来确定将发生肾脏纤维化及终末期肾衰竭（尿毒症）的患者，并对每位肾病患者进行精准治疗。通过这种精准治疗的方式阻止肾纤维化与硬化，从而挽救生命并避免肾病患者接受透析治疗。目前该治疗措施与方案已在澳大利亚进入Ⅱ期临床试验阶段，预计 5 年内可投入临床应用。该研究如能最终获得成功，将改变肾病个性化治疗方案。

二、肾活检术

肾活检进行组织病理检查是肾脏疾病最常用的诊断手段。它不仅用于自体肾或移植肾的病理诊断，而且有助于进一步了解疾病的发生发展及转归，为指导治疗及判断预后提供更多的信息。此外，它还是临床研究的一个重要途径。

活体获取肾组织的方法经历了开放式肾活检（open renal biopsy）、直视下负压式肾活检及经皮肾活检（percutaneous renal biopsy）等阶段。目前，临床常用的肾活检方法为经皮肾活检术。经典的经皮肾活检方法为负压吸引法，这一方法是在肝穿刺活检技术的基础上发展而来。近 20 年来，经皮肾活检技术更加完善，实时超声波引导能更准确的定位肾脏穿刺点以及肾活检进针途径的改良使出血等并发症大幅度减少，半自动穿刺枪的发明使这一技术更易掌握和便于临床推广应用。然而肾活检依然是一项创伤性的检查手段，取材仍有局限性，不同的病程阶段肾活检的价值也不同，因此，在临床上应严格掌握肾活检适应证。

【适应证】

凡有弥漫性肾实质损害，包括原发或继发性的肾小球疾病、肾小管间质疾病、肾血管性疾病等，其病因、病变程度、治疗和预后等问题尚未解决或不明确者，均为肾活检的适应证。

（1）肾病综合征。

（2）肾炎综合征。

（3）急进性肾炎综合征。

（4）各类持续性无症状尿检异常［蛋白尿和（或）镜下血尿］。

（5）非单纯肾后（梗阻）因素导致的急性肾功能减退。

（6）非单纯肾后（梗阻）因素导致的慢性肾功能减退，且肾体积未完全萎缩（超声波测量肾长径：男性≥ 90mm，女性≥ 85mm），且正常肾结构未完全消失。

（7）移植肾肾活检：各类非外科因素导致的移植肾肾功能减退、肾功能延迟恢复并疑有肾小管坏死、药物性肾中毒、慢性排异反应以及复发、新生或带入的肾小球疾病。

【禁忌证】

（1）明显出血倾向和（或）凝血功能障碍者。

（2）活动性感染性疾病：急性肾盂肾炎、肾脓肿、肾结核等。

（3）多囊肾。

（4）孤立肾。

（5）较大的肾肿瘤。

（6）肾萎缩的慢性肾功能不全。

（7）大量腹水。

（8）未能控制的高血压或低血压。

（9）未纠正的严重贫血（血红蛋白≤ 80g/L）。

（10）精神疾病或不能配合者。

随着肾活检技术的不断改进和提高，肾活检禁忌证的范围逐渐缩小，过去被视为肾活检禁忌证的部分肾病患者现在已经能够相对安全地进行肾活检了。因此，肾活检的禁忌证需根据患者的临床情况综合考虑。

【操作要点及注意事项】

采用负压轴吸式肾穿刺活检时，术者与助手需配合默契，制造负压的时间不宜过早、过晚，压力适中，一般用 20mL 注射器抽吸 5mL 左右。肾下极进针点应处于适宜穿刺要求的位置，预留超过 1cm，易造成肉眼血尿，预留少于 0.5cm，造成空穿。操作过程动作应熟练、迅速、准确、尽量缩短穿刺过程的时间，以减轻腹部垫硬枕带来的不适和患者的紧张感。

在保证安全的前提下应尽量获取足够的肾小球，一般要做出正确诊断至少应有 10 个以上的肾小球。单次获取肾组织的长度 1 ~ 1.5cm 为宜，因为肾组织过长获取的肾小球数并不会增加，反而增加出血机会。大量研究表明，肾活检出血并发症的发生率与获取肾组织长度密切相关，而与进针次数无关。所取肾组织长度＞ 1.6cm 者其血尿发生率明显高于＜ 1.5cm 者，而取两条肾组织者可获取更多的肾小球，出血并发症的发生率并未增加。尤其是慢性肾功能不全，肾皮质变薄者，更不宜取过长肾组织，以免伤及大血管和肾盏，造成严重的出血和并发症。因此，建议取两条＜ 1.5cm 肾组织，不要取一条过长的肾组织。

三、血液净化治疗

（一）血液透析

血液透析（HD）是治疗急、慢性肾衰竭的常用方法之一，其步骤包括患者与设备之间体外血液循环的建立，血液循环运行中的监护以及血液透析结束的处理。

【原理】

血液透析是利用半透膜原理使溶质通过弥散、溶液对流以及透析膜的吸附作用来完成患者体内毒素和水分的清除，达到血液净化，从而替代肾功能的目的。

（1）弥散：溶质通过半透膜从高浓度侧向低浓度侧扩散过程称为弥散，弥散度与浓度梯度相关。

（2）对流：在压力作用下，溶液（溶质和溶剂）同时通过半透膜的传递过程，对流效率与压力有关。

（3）吸附：通过电荷或分子间力的作用，物质与膜材料表面的结合为吸附。

【适应证】

（1）急性肾损伤（AKI）：达到 AKI 3 期标准 [血清 Cr 大于基础值的 3 倍或达到 354μmol/L；尿量＜ 0.3mL/（kg·h）超过 24h，或无尿 12h] 就可进行血液透析。AKI 伴有高钾血症（血 K^+ ≥ 6.5mmol/L），严重代谢性酸中毒（HCO_3^- ≤ 15mmol/L）或急性左心衰竭应紧急进行透析。对于脓毒症或脓毒症性休克，应尽早开始血液透析。对于病情严重不能耐受常规血液透析的患者可以采用连续性肾脏替代治疗。

（2）肾衰竭开始透析的指征：①血清尿素氮≥ 28.6mmol/L（≥ 80mg/dL），肌酐≥ 707.2μmol/L（≥ 8mg/dL）或 GFR ＜ 15mL/min。②严重尿毒症症状：严重代谢性酸中毒（HCO_3^- ≤ 15mmol/L）、严重高钾血症（血钾≥ 6.5mmol/L）、水钠潴留性高血压、高度水肿、急性左心衰竭、肺水肿、心包积液和尿毒症性脑病等，应尽早进行血液透析。③糖尿病肾病、儿童、老年、妊娠等慢性肾衰竭患者，根据病情可以提前进行血液透析。

（3）急性中毒：证明可经透析清除的药物或毒物的中毒。

（4）严重电解质紊乱：高血钾、严重高血钠或低血钠、高血钙、高血镁等。

【禁忌证】

随着血液透析技术的提高，严格讲没有绝对的禁忌证。

【相对禁忌证】

（1）严重活动性出血。

（2）颅内出血伴颅压增高。

（3）升压药不能纠正的严重休克。

（4）心肌病变引起的严重心力衰竭。

【透析器及血路的选择及连接】

对于儿童应选用透析面积小的透析器和管路，这样透析器和管路预充量小。根据我们的经验＞ 6 岁的儿童，其管路可用成人管路，透析器面积为 0.9m² 时，亦可成功进行血液透析，但必须预充生理盐水或一定量的血清蛋白溶液或血液，在同时接通动脉、静脉端后，开始透析，这样便不会因引血至体外而使循环血量骤然减少。

【预充量】

儿童总的血容量少，婴儿循环血液容量 90mL/kg、儿童循环血液容量 80mL/kg，如体外循环血容量超过循环血液容量的 10%时（相当于急性失血）需要进行白蛋白或血浆或全血预充。预充量为动脉管路、静脉管路及滤器的容积。

【透析类型的选择】

通常透析类型有醋酸盐透析和碳酸氢盐透析。儿童透析应选用碳酸氢盐透析，因醋酸盐对心肌有抑制作用，且易致低血压的发生。

【实施方案】

1. 紧急血液透析方案

小儿血液透析的 1 次透析时间为 2～4h。血流量一般在婴儿为 40～60mL/min、幼儿 80～100mL/min、学龄儿童 100～200mL/min。透析液流速 500mL/min。超滤量通常不应大于体重的 3%～5%。肝素首次用量 30～50U/kg，维持量 15～25U/（kg·h）。

2. 慢性血液透析方案

小儿维持性血液透析治疗每周 2～3 次，每次透析时间 3～4h。选择透析器、管路的类型及血流速度等与紧急透析相同。关于小儿血液透析充分性的问题，目前尚无特殊标准，仍采用成人的评价方法：即充分透析最低标准要达到每次透析后 BUN 下降 65%，KT/V=1.2（K：某溶质的透析器清除率；T：透析时间；V：某溶质的容量分布）。近年研究认为儿童维持性血液透析应采用高 KT/V（KT/V ＝ 1.3）才能使透析更充分，更有益于儿童生长和发育。

【超滤控制】

第三代血透机一般为容量控制血透机，脱水准确。儿童每一透析过程最大的液体清除量，通常不应超过体重的 5%，但这不是绝对的，应根据病情而定。

【血液透析并发症】

1. 急性并发症

（1）低血压：低血压是儿童血液透析最常见的并发症。最主要的原因是血容量过低和超滤过多。小儿血容量小，更易发生低血压。限制小儿体外循环的血容量少于 8mL/kg 及超滤脱水不超过体重的 5%，可有效地减少低血压的发生。如出现低血压，可从静脉管道快速注入生理盐水 20～100mL 或白蛋白，降低超滤率接近于零。在透析过程中最好将小婴儿放在灵敏的床秤上，连续监测体液排出的速度。中南大学湘雅第二医院儿科的体会是：为了防止血容量急剧减少所致的低血容量性低血压的发生，除采用小面积的透析器外，透析前宜采用生理盐水或全血预充透析器及管道，并同时接通动静脉通路后再启动血泵进行透析。

（2）失衡综合征：轻者恶心、呕吐、头痛，严重者可抽搐、昏迷，婴幼儿易发生失衡综合征，可表现为癫痫发作。处理如下：①控制血流速度和透析时间，以减少溶质排除效率和避免血 pH 快速改变。②透析液的钠浓度等于或稍高于患儿血浆钠浓度。③若透析前患儿 BUN 已达到 357～714mmol/L，为防止透析过程中渗透压下降，可静脉滴注甘露醇（0.5～1.0g/kg），30%在透析开始前 1h 内滴入，其余在透析过程中均匀滴入。

（3）高血压：高血压多与透析时液体排出量不足或液体摄入量限制不严格有关。其他因素可能有血钠降低、血浆肾素活性增高、透析反应及神经紧张。高血压多发生在透析中、后期，很少自行缓解，对降压药反应较差。可交替口服硝苯地平、卡托普利等降压药，或配合使用镇静剂及冬眠疗法。严重高血压经药物治疗仍不能控制，应终止透析。

（4）其他急性并发症：如发热、出血、心衰、心脏压塞、心律失常、消化道反应等，亦可在儿童血透中发生。另外有关技术性并发症如漏血、凝血、溶血气栓、硬水综合征等亦需提高警惕，加强监护。

2. 慢性并发症

儿童透析的慢性并发症与成人大致相同，如严重贫血、高血压、肝炎、心包炎、周围神经病变、肾性骨营养不良等。此外，小儿透析特殊问题为生长迟缓、性成熟延迟和精神情绪障碍。

（1）生长迟缓：据报道 2/3 长期透析患者生长速度低于正常，正常儿童生长速度为 0.5cm/ 年，而血液透析患者为正常的 78%。影响生长的因素主要为热量和蛋白质摄入不足，代谢性酸中毒、高血压、微量元素缺乏也影响患儿生长。某些激素紊乱时可影响胰岛素、生长激素和生长介质的分泌，有人认为这种分泌异常是由尿素蓄积造成的，而这些激素可影响儿童生长。当生长速度（＞ 6 个月时）低于平均年龄 1 个标准差或发生肾性骨病时，应采用重组人类生长激素（rhGH）治疗。一旦应用 HGH 治疗就要持续用至肾移植，或持续到患儿达到正常生长速度第 50 百分位或达到最终成人身高标准方能终止。

（2）营养不良：ESRD 患儿易有营养不良。接受血液透析治疗后虽提高了生存率，但血液透析也可导致恶心、呕吐，透析儿童胃排空延迟也可加重厌食。在血液透析时葡萄糖、氨基酸、水溶性维生素和少量血浆蛋白质等物质会从透析液中丢失。小儿代谢率比成人快，尤其是＜ 2 岁的幼儿和青少年更易发生营养不良。为保证接受血液透析患儿的营养摄取，每天蛋白质入量应在 1.5～2.0g/（kg・d），其中 70%应是优质蛋白，必要时补充氨基酸。能量的供给至少要高于同龄健康儿，可给男童 251kJ/（kg・d）、女童 201kJ/（kg・d）、婴儿需 419kJ/（kg・d）（可通过鼻饲喂养）。

（3）肾性骨病：肾性骨病是肾脏相关的骨病，其中包括慢性肾脏病导致的矿物质及骨代谢异常综合征。主要由继发性甲状旁腺功能亢进及不同程度的铝中毒所致。若不及时治疗可因骨钙化不良引起胫骨和股骨弓变形和与骨滑脱有关的畸形，当髋部受累后可出现跛行，身高生长速度减低。幼儿出现典型的维生素 D 缺乏的临床和 X 线特征。因此，做血液透析的儿童应每月检测血清钙、磷、碱性磷酸酶和碳酸氢盐浓度，定期检测血清甲状旁腺激素（PTH）水平，每年摄 X 光片检查骨损害和骨龄情况。

（4）贫血：由于红细胞生成素合成障碍，ESRD 患儿贫血较明显，加上血液透析时的失血、红细胞寿命缩短和溶血，故接受血液透析治疗的 ESRD 患儿更易发生贫血，其发生率比成人高。在重组人类促红细胞生成素（rHuEPO）未普及使用之前，多数长期接受血液透析的患儿需每个月输血 1 次，才能将血细胞比容维持在 0.20，但有发生血源性传染病的危险。rHuEPO 的使用可有效地改善肾性贫血并避免输血，从而提高透析患儿的生活质量。接受血液透析患儿在血细胞比容为 0.30 时就应开始用 rHuEPO，开始剂量 50～150U/kg，每周 1～3 次，皮下或静脉注射。当血细胞比容比达 0.33～0.36 时，减量并延长治疗间隙，维持量每周 100～200U/kg，用 RHUEPO 的同时应给予铁剂。肾性贫血治疗的靶血红蛋白值至少达到 110g/L。

（5）性成熟延迟：尽管透析患者血浆促性腺激素和睾酮浓度按身体发育水平是正常的，但这些患儿的青春期是延迟的。据统计，在欧洲 146 例透析女孩月经初潮平均年龄为 15.1 岁，而健康女孩初潮年龄为 13.4 岁，同时她们的身高往往低于健康儿童。

（6）精神情绪障碍：作为一个儿童，长期依靠机器生存，缺乏健康儿童的活动能力和学习时间，必定给患儿的精神和生理造成巨大的负担和压力。他们还要经常接受透析穿刺的痛苦，以及透析中的不良反应和血液通道带来的麻烦，从而会造成患儿情绪低落和精神障碍。这些心理问题应注意预防和给予相应的心理治疗。

（二）血液滤过

血液滤过（hemofiltration，HF）是以对流的方式清除血液中的中小分子物质及水分的一种血液净化技术。当患者的血液被引入血液滤过器，血液内除中大分子物质如蛋白质及细胞等有形成分外，水分和大部分中小分子溶质均被滤出，以达到清除血中过多的溶质及水分的目的。为了补偿滤出液和电解质，保持机体内环境的平衡，必须在滤器后（或前）补充相应的置换液。

【适应证】

急性肾衰竭，慢性肾衰竭，难治性高血压，超滤不耐受症状性低血压和严重水、钠潴留，心力衰竭与肺水肿，尿毒症性心包炎，透析相关的周围神经病变，肝衰竭，其他情况如：①对血液透析耐受性差，经常出现恶心、呕吐、头痛、腓肠肌痉挛等症状者；②老年人有冠心病或其他器质性心脏病血流动力学不稳定者。

【相对禁忌证】

重症心脏病变，严重出血，严重的心律失常，精神异常、不合作者。

【注意事项】

严格无菌操作；复用滤器必须严格按“透析器复用规范”使用；有发热反应应做

血培养及置换液培养，有条件应同时做内毒素水平监测，同时应用抗生素。

（三）血液透析滤过

血液透析滤过（hemodiafiltration，HDF）是用高通量的透析膜在血液透析（弥散）的基础上，同时提高超滤率，从血中超滤出大量含毒素的体液（对流），同时输入等量置换液的一种血液净化方法，HDF基本原理是HD和HF的联合，兼有两者的优点，即弥散和对流同时进行，其目的是在透析清除小分子毒素的同时，增强对中分子毒素的清除作用。HDF在单位时间内比单独的HD或HF清除更多的中小分子物质。

【适应证】

急性肾衰竭；慢性肾衰竭、特别是透析不充分者，难治性高血压，心力衰竭与肺水肿，尿毒症性心包炎，透析相关的神经病变，肝衰竭，代谢性酸中毒。

【相对禁忌证】

严重血容量不足及休克、重症心脏病变、严重出血、恶性肿瘤晚期、精神异常、不合作者。

【血液滤过方法】

（1）HDF体外循环的建立及透析部分的操作与血液透析相同，连接置换液时应严格注意无菌操作。具体方法因不同机器而异。

（2）置换液的补充方式：HDF根据置换液输入血路部位的不同而分为前和后稀释两种方式。置换液在滤器前输入为前稀释，在滤器后输入为后稀释。前者将血液稀释后进入滤器，降低血液毒素的浓度，影响毒素的清除效果，但滤器不易凝血；后者在血液大量滤出超滤液之后将置换液与浓缩了的血液混合回输体内，毒素清除效果高，但因血液浓缩比例高，若血液流量不足或肝素用量不足，易发生滤器凝血。

（3）在血滤器和透析液流量固定的情况下，治疗时间取决于透析时间和置换液量。计算置换液量最简单的方法，前稀释为血流量的1/2，后稀释取血流量的1/3。一般治疗时间与常规血液透析相同，为4～5h，置换液为20～48L。HDF对溶质的清除率等于透析弥散的清除率加上滤过对流的清除率。

患者所需净超滤量＝总超滤量－置换液量

（4）肝素用量与血液透析相同，调节时应考虑下列因素：后稀释法的肝素用量应比前稀释法的用量大；置换量增大，超滤率增加，血液浓缩程度加重，肝素用量也应增大。

（5）HDF结束时，血液滤过器的处理与透析器相同。

【注意事项】

（1）置换流量大时患者可能出现寒战，尤其在冬天。此时宜采用前稀释法，并将置换液预热。

（2）超滤设置不当、机器故障可导致液体进出量失衡，可引起低血压或心力衰竭。此时应立即停止 HDF，找出原因，排除故障。可改行血液透析，同时调整超滤量，纠正低血压或心力衰竭。

（3）由于 HDF 采用高分子合成膜，且生物相容性提高，因此过敏反应发生率明显减少，但是由于膜的通透性增高，在超滤率较小时可能发生反超滤。故要求 HDF 的置换量足够大。

（四）血液灌流

血液灌流是将患者血液从体内引到体外循环系统内，通过灌流器中的吸附剂与体内待清除的内外源性毒物、药物以及代谢产物间的吸附结合过程，达到清除这些物质的一种治疗方法或手段。特别是在急性药物或毒物中毒方面十分重要。此外，近年随着灌流技术的发展，该技术有望在重症感染、严重肝衰竭以及各种自身免疫性疾病等多种临床严重疾病的抢救与治疗方面得到更为广泛的应用。

【适应证】

急性药物或毒物中毒；尿毒症，特别是合并顽固性瘙痒、难治性高血压、高 β_2 微球蛋白血症；重症肝炎，特别是暴发性肝衰竭导致的肝性脑病、高胆红素血症；脓毒症或系统性炎症反应综合征；银屑病或自身免疫性疾病；其他疾病，如海洛因成瘾、高脂血症、甲状腺危象等。

【禁忌证】

对体外血液循环管路或灌流器等材料过敏者。

【相对禁忌证】

严重活动性出血或药物治疗后无法纠正的休克者。

【注意事项】

（1）凝血指标的监测：对存在出凝血机制紊乱者，建议治疗中监测凝血指标，并借此调整抗凝方案。

（2）系统监测：进行灌流时，要密切观察动脉压、静脉压的变化。动脉压端出现低压报警时，常见于各种原因导致的血流量不足现象；动脉压端出现高压报警，常见于灌流器内血液阻力增加，多见于高凝现象，应追加肝素剂量；静脉压端出现低压报警，多见于灌流器内凝血；静脉压端出现高压报警时，多见于除滤泡器内凝血、滤网堵塞。

（3）生命体征的监测：当患者进行灌流治疗过程中应密切观察呼吸、心率、血压的变化。如果患者出现血压下降，则要相应地减慢血泵速度，适当扩充血容量，必要时可加用升压药物；如果血压下降是由于药物中毒所致而非血容量减少所致，则应当一边静脉滴注升压药物一边进行灌注治疗，以免失去抢救治疗的时机；严重循环衰竭，经相应处理仍无效，应终止血液灌流。

(4) 反跳现象的监测：部分脂溶性较高的药物（如安眠药或有机磷类）中毒经过灌流后，可以很快降低外周循环内的药物水平或毒物水平，患者临床症状与体征得到暂时性缓解，治疗结束后数小时或次日外周组织中的药物或毒物再次释放入血，导致患者二次症状或体征的加重；也可因为没有进行彻底洗胃而在治疗结束后药物再次经胃肠道吸收入血所致。因此，对于这些药物或毒物灌流治疗结束后应进行密切的观察，一旦出现反跳迹象可以再次进行灌流治疗。

(5) 有下列情况者应尽早进行血液灌流治疗：毒物中毒剂量过大或已达致死剂量（浓度），经内科常规治疗病情仍恶化者；病情严重伴脑功能障碍或昏迷者；伴有肝、肾功能障碍者；年老或药物有延迟毒性者。

（五）血浆置换

血浆置换（plasma exchange，PE）是一种用来清除血液中大分子物质的体外血液净化疗法。常用的血浆分离技术有两种：离心式血浆分离和膜式血浆分离，目前离心式血浆分离已逐步被膜式血浆分离所取代。膜式血浆分离法又分为一级膜血浆分离法和二级膜血浆分离法及冷却滤过法等治疗方法。一级膜血浆分离法用血浆分离器一次性分离血细胞与血浆，将分离出来的血浆成分全部除去，再输入相同去除量的新鲜冷冻血浆或新鲜冷冻血浆加少量白蛋白溶液。二级膜血浆分离法（double filtration plasmapheresis，DFPP）：也称为双重膜滤过血浆置换法。首先通过血浆分离器分离血细胞和血浆，再将分离出的血浆引入根据不同疾病选择不同膜孔径的血浆成分分离器，使血浆中致病的大分子物质滞留于血浆成分分离器内而被弃去，而血浆中小分子物质与白蛋白等血浆成分则随血细胞一起输回患者体内。

【适应证】

1. 疗效确切的疾病或综合征

以下疾病的重症患者可考虑应用该疗法，包括冷球蛋白血症、抗肾小球基底膜病（肺出血—肾炎综合征）、急性炎症性脱髓鞘性多发性神经病（Guillain–Barrfi syndrome，吉兰—巴雷综合征）、慢性炎症性脱髓鞘性多发性神经病、高黏滞综合征（巨球蛋白血症）、血栓性微血管病［血栓性血小板减少性紫癜 / 溶血性尿毒性综合征（TTP/HUS）］、纯合子型家族性高胆固醇血症、重症肌无力、药物过量（如洋地黄中毒等）、与蛋白结合的毒物中毒、新生儿溶血性疾病、输血后紫癜、自身免疫性血友病等。

2. 作为辅助疗法的疾病或综合征

以下疾病的重症患者可考虑应用该疗法，包括急进性肾小球肾炎、系统性小血管炎、累及肾脏的多发性骨髓瘤、高 γ-球蛋白血症、累及肾脏的轻链沉积病、复发的局灶节段性肾小球硬化症、系统性红斑狼疮（尤其是狼疮性脑病）、难治性类风湿关节炎、系统性硬化症、抗磷脂抗体综合征、Lambert-Eaton 肌无力综合征、多发性硬化病、重症肝炎、手术后肝衰竭、急性肝衰竭、肝性脑病、胆汁淤积性肝病、高胆红素血症、重度血型不合的妊娠、器官移植前去除抗体（ABO 血型不兼容移植、免疫高致敏受者移植等）、器官移植后排斥反应、水疱性皮肤病、天疱疮、类天疱疮、中毒性表皮坏死松解症、坏疽性脓皮病、浸润性突眼等自身免疫性甲状腺疾病、多脏器衰竭等。

3. 一级膜血浆分离法

主要适用于重症肝炎、严重的肝功能不全、血栓性血小板减少性紫癜、溶血性尿毒性综合征、多发性骨髓瘤、手术后肝功能不全、急性炎症性脱髓鞘性多发性神经病、系统性硬化病、与蛋白结合的毒物中毒、药物过量（如洋地黄中毒等）等疾病的重症患者。

4. 二级膜血浆分离法

主要适用于多发性骨髓瘤、原发性巨球蛋白血症、家族性高胆固醇血症、难治性类风湿关节炎、系统性红斑狼疮、移植前后的抗体去除、重症肌无力、系统性硬化病、炎症性脱髓鞘性多发性神经病等疾病的重症患者。

5. 冷却滤过法

主要适用于慢性类风湿关节炎、冷球蛋白血症、系统性红斑狼疮等疾病的重症患者。

【相对禁忌证】

严重活动性出血或 DIC；对血浆、人血白蛋白等有严重过敏史者；严重低血压或休克等全身循环衰竭；非稳定期的心肌梗死、脑梗死患者；重度脑水肿伴有脑疝等濒危症状。

【注意事项】

不同疾病应选用不同的血浆置换治疗方式、血浆分离器以及治疗剂量；预冲分离器时注意不要用血管钳敲打排气，防止血浆分离器、血浆成分分离器破膜的发生，如发生破膜，应及时更换分离器；观察血浆分离器有无凝血现象；严密观察患者的生命体征变化，监测血压、脉搏、呼吸；严格掌握血浆出入量，防止低血压发生；观察患者穿刺部位有无渗血、血肿，有无寒战、发热等过敏反应，发生病情变化，及时处理（具体方法参见并发症及处理）。

四、连续性肾脏替代治疗

连续性肾脏替代治疗（continuous renal replacement therapy，CRRT）又名床旁血液滤过（CBP），是指任何一种替代受损的肾脏而进行的持续至少 24h 的体外血液净化技术。

最初是作为不能耐受常规血液透析的血流动力学不稳定的急性肾衰竭患者的替代治疗方案而研发的。CRRT 起步阶段沿用了很多维持性血液透析领域的技术、设备，影响治疗效果。随着 CRRT 技术不断发展，现已生产出专为危重症患者设计的 CRRT 平台，在危重症患者中的使用率大幅提高，成为急性肾损伤患者的一线治疗手段之一，同时涵盖至不局限于肾脏的多器官支持治疗领域。

有以下优越性：

（1）缓慢连续排水，更好地维护血流动力学稳定。

（2）清除多余水分，更好的溶液控制能力。

（3）溶质清除率更高。

（4）不断清除炎症介质。

（5）电解质及酸碱平衡紊乱逐渐纠正。

（6）维持尿排泄并保存残余肾功能。

（7）补液方便，利于营养支持，从而利于预后。

然而 CRRT 也有应用的危险性，包括血管通路问题如局部循环受损，出血，可能的血管内容量减少等。

【治疗模式】

（1）连续性动脉—静脉血液滤过（continuous arterial-venous hemofiltration，CAVH）。

（2）连续性静脉—静脉血液滤过（continuous veno-venous hemofiltration，CV—VH）。

（3）连续性动脉—静脉血液透析（continuous arterial-venous hemodialysis，CAVHD）。

（4）连续性静脉—静脉血液透析（continuous veno-venous hemodialysis，CV—VHD）。

（5）连续性动脉—静脉血液透析滤过（continuous arterial-venous hemodiafiltra—tion，CAVHDF）。

（6）连续性静脉—静脉血液透析滤过（continuous veno-venous hemodiafiltra—tion，CVVHDF）。

（7）缓慢连续性超滤（slow continuous ultrafiltration，SCUF）。

（8）连续性高通量透析（continuous high flux dialysis，CHFD）。

（9）连续性血浆滤过吸附（continuous plasma filtration absorption，CPFA）。

【适应证】

1. 肾性疾病

（1）重症急性肾损伤（AKI）：伴血流动力学不稳定和需要持续清除过多水或毒性物质，如 AKI 合并严重电解质紊乱、酸碱代谢失衡、脑水肿、心力衰竭、肺水肿、急性呼吸窘迫综合征（ARDS）、严重感染等。

（2）慢性肾衰竭（CRF）：合并急性肺水肿、尿毒症脑病、心力衰竭、血流动力学不稳定等。

2. 非肾性疾病

包括多器官功能障碍综合征（MODS）、脓毒血症或败血症性休克、急性呼吸窘迫综合征（ARDS）、挤压综合征、乳酸酸中毒、急性重症胰腺炎、心肺体外循环手术、慢性心力衰竭、肝性脑病、药物或毒物中毒、严重液体潴留、需要大量补液和营养支持、电解质和酸碱代谢紊乱、肿瘤溶解综合征、严重高热等。

【禁忌证】

无法建立合适的血管通路。

【相对禁忌证】

严重的凝血功能障碍和活动性出血。

【注意事项】

（1）CRRT 治疗过程中可能出现一些严重并发症，如低血压、管路凝血、过敏、空气栓塞等，应加以警惕。

（2）CRRT 治疗时使用的透析液和置换液应确保严格无菌，若治疗过程中患者出现肌颤抖、畏寒等症状，需立即更换置换液，并对剩余的置换液进行细菌学和内毒素检查，以排除置换液的热原反应。

（3）枸橼酸根进入体内主要在肝脏、肌肉等代谢，肝功能不全患者使用枸橼酸盐抗凝剂量需根据监测结果调整。在低氧血症及循环衰竭情况下，细胞有氧代谢受限时，不宜使用枸橼酸盐抗凝。

（4）当滤器滤过率下降 50% 以上，无其他临床或技术性原因时，应考虑弃用，并按治疗要求更换新的滤器。

（5）血滤器凝血（或管路凝血）的判定：目前临床上采用的 CRRT 机器一般具有很好的监测与报警功能，只要根据机器的报警提示，就可判断滤器或管路有无凝血。另外在临床观察时，下列情况有助于判断滤器有无凝血：①血压正常，超滤率减少，如果少于 150～200 mL/h，应考虑滤器凝血。②计算滤液尿素氮 / 血尿素氮比值，如果比值小于 0.6，判定凝血。③体外循环部分，尤其是滤器的血液颜色变暗。④静脉回路的血液温度降低。⑤体外循环部分可见到血液红细胞和血浆分离。

（6）应酌情补充丢失的营养物质和治疗药物。

（7）应参照说明书使用连续性血液净化机器。

CRRT 已广泛用于危重症患者的治疗。从动脉－静脉回路到静脉－静脉回路，从简单的设备模块拼凑到具备专业功能的集成平台，从单一治疗模式到现阶段的新型、复杂治疗模式，从单纯的肾脏功能替代到多脏器支持治疗，CRRT 技术不断得到发展。但其局限性仍不容忽视，解决这些问题，CRRT 将更安全、更有效。

五、肾脏病基因治疗

遗传性肾脏病、发育相关的肾脏肿瘤性疾病可以进行基因治疗。基因治疗（gene therapy）是一种很有发展前途的高新技术，其有望成为治疗遗传病、肿瘤、心血管病、病毒感染及其他难治性疾病的有效手段。基因治疗是向靶细胞引入正常有功能的基因，以纠正或补偿致病基因所产生的缺陷，从而达到治疗疾病的目的，通常包括基因置换、基因修正、基因修饰、基因失活等。简而言之，基因治疗是指通过基因水平的操纵而达到治疗或预防疾病的疗法。

1. 基因治疗的策略

基因治疗分为直接基因治疗和间接基因治疗，其中直接基因治疗为纠正突变基因，在原位修复缺陷的基因，以达到治疗目的。为较理想的基因治疗策略，由于存在某些问题，目前正在努力之中；间接基因治疗为以正常的基因替代致病基因。导入外源正常基因，代替有缺陷的基因。而对靶细胞而言，没有去除或修复有缺陷的基因。用 DNA 重组技术设法修复患者细胞中有缺陷的基因，使细胞恢复正常功能而达到治疗遗传病的目的。

具体可分为以下几种策略：

(1) 基因矫正：对于致病基因中的异常碱基进行精确修复，使其恢复正常功能。

(2) 基因置换：基因置换就是用正常的基因原位替换病变细胞内的致病基因，使细胞内的 DNA 完全恢复正常状态。这种治疗方法最为理想，但目前由于技术原因尚难达到。

(3) 基因修复：基因修复是指将致病基因的突变碱基序列纠正，而正常部分予以保留。这种基因治疗方式最后也能使致病基因得到完全恢复，操作上要求高，实践中有一定难度。

(4) 基因修饰：又称基因增补，将目的基因导入病变细胞或其他细胞，目的基因的表达产物能修饰缺陷细胞的功能或使原有的某些功能得以加强。在这种治疗方法中，缺陷基因仍然存在于细胞内，目前基因治疗多采用这种方式。

(5) 基因失活：利用反义技术能特异地封闭基因表达特性，抑制一些有害基因的表达，以达到治疗疾病的目的。如利用反义 RNA、核酶或肽核酸等抑制一些癌基因的表达，抑制肿瘤细胞的增殖，诱导肿瘤细胞的分化。用此技术还可封闭肿瘤细胞的耐药基因的表达，增加化疗效果。

(6) 免疫调节：将抗体、抗原或细胞因子的基因导入患者体内，改变患者免疫状态，达到预防和治疗疾病的目的。如将白细胞介素 -2 导入肿瘤患者体内，提高患者 IL-2 的水平，激活体内免疫系统的抗肿瘤活性，达到防治肿瘤复发的目的。

(7) 耐药基因治疗：在肿瘤化疗过程中，把产生抗药物毒性的基因导入患者体内，从而使患者能耐受更大剂量的化疗。

2. 基因治疗的关键步骤

（1）治疗性基因的获得：在了解疾病发生的分子机制基础上，选择对疾病有治疗作用的特定基因。例如，对单基因缺陷遗传病，可用野生型（非突变）基因即可用于治疗；对于肿瘤，最好选择某些与该类肿瘤密切相关的癌基因或抑癌基因用于基因治疗。治疗性基因获得的方法很多：用酶切或探针杂交法从基因组 DNA 文库获得，从 cDNA 文库获取，PCR 扩增，人工合成等。

（2）基因载体的选择：基因治疗关键步骤是将治疗基因高效转移入患者体内并能调控其适度表达。常用的载体有两类：病毒载体和非病毒载体。病毒载体：逆转录病毒载体、腺病毒载体、腺相关病毒载体等；非病毒载体：与病毒载体的主要区别在于采用理化方法将治疗基因转移入患者体内。

（3）靶细胞的选择：基因治疗的受体细胞有生殖细胞和体细胞两大类。对生殖细胞进行基因治疗，可使该生殖细胞分化发育成长的个体及其后代均具有正常基因，理论上讲是根治遗传病的理想方法。但由于涉及安全性和伦理学问题，目前基因治疗中禁止使用生殖细胞作为靶细胞，只限于使用体细胞。

3. 基因治疗存在的问题

（1）人体基因治疗试验的危险性：在没有完全解释人类基因组的运转机制，充分了解基因调控机制和疾病的分子机制之前进行基因治疗是相当危险的。例如病毒感染的细胞，通常不止一种，这样，当病毒载体携带基因进入人体，它们改变的不仅是靶细胞。而且，当基因被加入 DNA 中时，也存在新基因加错地方的可能，因而导致癌症或其他损害的危险；当 DNA 直接注入肿瘤，或使用脂质体传递系统时，也存在外来基因擅自进入生殖细胞（精子或卵子）而产生遗传变异的微小机会；转入的基因"过分表达"，合成过多原先没有的蛋白质产生危害的可能；转入的基因引起发炎或免疫反应的可能；特别是当试验重复时，患者的病毒存在感染其他人或进入外界的可能。

（2）社会和伦理问题：基因诊断和治疗技术是未来医学中的主流技术，但它也是一把双刃剑。基因诊断中的道德问题包括基因取舍、基因歧视、基因隐私等；基因治疗中的道德问题包括基因设计、基因改造等。基因诊断和治疗要坚持的道德原则有人类尊严与平等原则、知情同意原则、科学性原则、优后原则和治病救人原则等。总的来说，基因疗法面临的问题与任何一个重大新技术发展时所面临的问题是一样的。这些技术能实现很多益处，但也会由于滥用而带来危害。

（3）目前基因治疗所面临的问题：基因治疗是一种新的治疗手段，可以治疗多种疾病。过去几年里，全球基因治疗临床试验取得了很大的进步。实际上，基因治疗也遇到了很多困难。目前尚存在很多根本性的问题：许多基因缺陷病的早期诊断还有困难；缺乏对靶细胞定向导入基因的技术；基因治疗载体的安全性和有效性问题；导入基因的表达和调控问题；发现新的治疗基因，尤其是对致病相关基因还不十分清楚的肿瘤基因治疗。

4. 当前的基因治疗研究中急需解决的问题

目前有治疗价值的基因太少、导入基因的手段不理想、导入基因表达量还太低、导入的基因缺乏可控性，急需解决提供更多可供利用的基因、设计定向整合的载体、如何高效持续表达导入基因和使导入的基因具有可控性。

肾脏疾病的基因治疗目前正处于研究阶段，同样面临上述问题和挑战。

六、组织工程学在肾脏病治疗中的作用

随着终末期肾病（ESRD）患者的逐渐增加，肾脏替代治疗的需求快速增长。发生肾衰竭时，代谢废物在体内潴留，危及患者生命。人们利用具有良好组织相容性、水及溶质通透性的生物材料模拟肾小球的滤过功能，建立了透析治疗方法。血液透析与腹膜透析作为可靠的治疗形式，可为患者提供显著而持久的生存时间。但是，由于血液透析（HD）或持续非卧床腹膜透析（CAPD）是间歇进行的，体液和电解质在透析期内和间期移动，导致一定程度的非生理性透析的缺陷。透析治疗主要针对液体和溶质，并不能替代肾脏在代谢、内分泌及免疫方面的重要功能。同时，透析疗法作为发达地区的一种常规治疗，但是在非发达的地区却仍然是一个挑战。

在某些地区，这种治疗常常不能得到或者只能部分得到，因为其经济因素，患者无力承担。即使在配备精良仪器的透析中心，患者的生活质量仍然不高，日常生活明显受限。因此，组织工程学提出了可植入式人工肾（ implantable bioartificial kidney，IBAK）的概念。人工肾所呈现的理想的透析方式更简单和廉价，可以大规模开展、可以令患者活动不受限、其生活质量获得极大的提高。

20 世纪 90 年代初、人们最先将内皮细胞种植在生物材料（如聚砜膜）中空纤维腔中、制成生物人工血滤器、即生物人工肾小球。它只能进行小分子溶质的清除和滤过，并不能替代肾小管的重吸收及内分泌等重要功能。20 世纪 90 年代初末，研究者运用肾小管细胞种植在管状生物反应膜内，得到具有单层上皮细胞的肾小管，对肾小管细胞采用流动式培养得到装置了均有水重吸收、CO_2 转运、葡萄糖转运及维生素 D3 活化功能的近曲小管，成为有功能的肾小管辅助装置（renal tubule cell assist device，RAD），即人工肾小管。随之应运而生了便携式生物人工肾（wearable bioartificial kidney，WEBAK），整合了生物相容性肾脏上皮系统（bioartificial renal epithelial cell svstem，BRECS）技术。进一步的技术改进则结合了 WEBAK 与 RAD 技术，并运用在一些临床前研究测试模型中，进而研制完全功能替代的组织工程学提出了可植入式人工肾（implantable biourtitcial kidney，IBAK）。

BAK 系统的组织工程构建需要解决 3 个方面的问题：①细胞的来源，即如何获取大量的种子细胞；②生物学支架技术的构建；③调控组织构建的因素。

在 BRECS 和 BAK 技术的不断发展下，美国学者公布的设计原型中采用数千个微型过滤器和生物反应器利用体内血液压力运行，达到滤过及代谢的肾替代功能。硅制造和纳米技术的应用在滤过柱的设计中，以期达到血液动力的最佳传导效应和选择性滤过

效应。在设计研制的过程中面临的挑战包括透析液容量的最小化、植入装置的组织相容性、自动化和实时自我监测系统等。

在肾脏替代治疗技术的不断发展中，实现便携、不间断、无须透析液的生物人工肾将成为我们的最终目标。上述的研究和实验中不断体现着转化医学理念的实践。未来的组织工程学研究将着手于人体稳态的全模拟。尤为关注的是对体内微环境的监测传感和调控技术，其中场效应纳米级晶体管（checal-gield eftect transistor，CHEMFETS）成为最有前景的应用技术。细胞冻存和干细胞应用技术的不断发展将为未来肾脏组织工程学提供更广阔的应用前景。

【参考文献】

[1] 王涌，陈香美，郭东阳，等．持续高容量血液滤过治疗挤压综合征影响肌红蛋白清除效率的因素分析 [J]. 解放军医学杂志，2009，34（3）：335-336，349.

[2] 施赛珠，张玲娟．慢性肾炎的中医辨证分型与肾活检病理关系的初步探讨 [J]. 中国中西医结合杂志，1984，4（7）：414.

[3] Abrams D，Brodie D，Combes A. What is new in extracorporeal membrane oxygenation for ARDS in adults [J]. Intensive Care Med，2013，39（11）：2028-2030.

[4] 刘春梅，考玉芹，李辉，等．常用肾脏病诊疗学 [M]. 天津：天津科学技术出版社，2010.

[5] Bagshaw SM，Chakravarthi MR，Ricci Z，et al. Precision continuous renal replacement therapy and solute control [J]. Blood Purif，2016，42（3）：238-247.

[6] Komaba，Hirotaka，et al. Survival advantage of lanthanum carbonate for hemodialysis patients with uncontrolled hyperphosphatemia[J]. Nephrology Dialysis Transplantation，2014，30（1）：107-114.

[7] 许红，丁洁，易著文．儿童肾脏病学 [M]. 北京：人民卫生出版社，2018.

[8] Tsuchida，Kenji，et al. Impact of lanthanum carbonate on prognosis of chronic hemodialysis patients：a retrospective cohort study（Kawashima Study）[J]. Therapeutic Apheresis and Dialysis，2016，20（2）：142-148.

[9] Mehta RL. Challenges and pitfalls when implementing renal replacement therapy in the ICU [J/OL]. Crit Care，2015，19（Suppl 3）：S9[2018-02-11]. doi：10.1186/cc14727.

[10] Clark E，Molnar AO，Joannes-Boyau O，et al.High-volume hemofiltration for septic acute kidney injury：a systematic review and meta-analysis [J/OL]. Crit Care，2014，18（1）：R7[2018-02-11]. doi：10.1186/cc13184.

[11] Agerstrand CL，Bacchetta MD，Brodie D. ECMO for adult respiratory failure：current use and evolving applications [J]. ASAIO J，2014，60（3）：255-262.

[12] Ronco C.Continuous renal replacement therapy：forty-year anniversary [J]. Int J Artif Organs，2017，40（6）：257-264.

[13] Namas RA，Namas R，Lagoa C，et al. Hemoadsorption reprograms inflammation in experimental gram-negative septic peritonitis：insights from in vivo and in silico studies[J]. Mol Med，2012，18：1366-1374.

[14] Abdul Cader R，Abdul Gafor H，Mohd R，et al. Coupled plasma filtration and adsorption（CPFA）：a single center experience [J]. Nephrourol Mon，2013，5（4）：891-896.

第十三章

小儿原发性肾小球肾炎

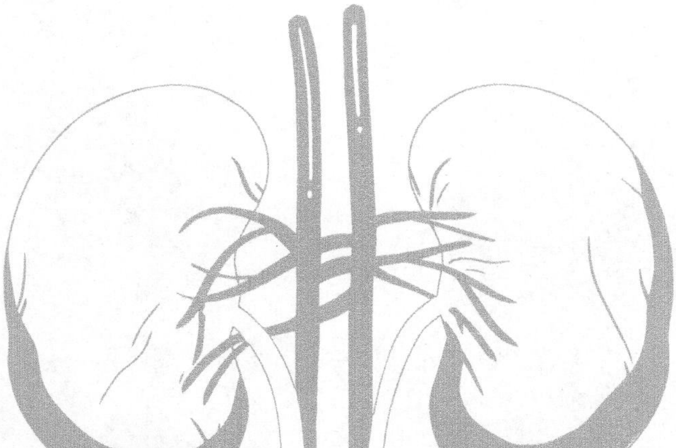

第一节　急性肾小球肾炎

一、概述

1. 西医定义

急性肾小球肾炎（acute glomerulonephritis）简称急性肾炎（AGN），是一组急性起病，以两侧肾脏弥漫性肾小球非化脓性炎症为主要病理特征的疾病，常为感染后免疫反应引起。其特点为急性起病，临床主要表现为血尿、蛋白尿、水肿、少尿和高血压，并可伴有一过性氮质血症。发病以 5～14 岁小儿多见。

急性肾小球肾炎根据致病的病原菌不同，可分为急性链球菌感染后肾小球肾炎（acutepoststreptococcal glomerulnephrius，APSGN）和非链球菌感染后急性肾小球肾炎（non- poststreptococcalacute glomerulonephritis），其中以链球菌感染后引起者在儿童期最为常见。

2. 中医定义

中医对急性肾小球肾炎无完全对应的疾病名称，但根据其临床表现，多属“水肿”“尿血”等范畴。《灵枢·水胀》曰：“水始起也，目窠上微肿，如新卧起之状，其颈脉动，时咳，阴股间寒，足胫肿，腹乃大，其水已成矣。以手按其腹，随手而起，如里水之状，此其候也。”明确论述了本病的主要症状以及水胀的特点。《医学心悟》卷三：“心主血，心气热，则遗热于膀胱，阴血妄行而溺出焉。又肝主疏泄，肝火盛，亦令尿血。”

中医认为，本病主要是由于风邪袭表、疮毒内犯、外感水湿、饮食不节、禀赋不足、久病劳倦引起肺失通调、脾失转运、肾失开阖、三焦气化不利。其病位主要在肾，与肺、脾、三焦、膀胱等有关。早期多属实证，后期多属虚证或虚中夹实。

3. 中西医认识的交叉点

急性肾炎早中期由于感染存在，其临床症候多以湿热为主。热淫于内，与水湿蕴结于中，湿热扰肾，肾失封藏，精微外泄；其病理损害主要为肾小球毛细血管内增生和炎性渗出。所以，治当以通利为主，佐以活血凉血之品；急性肾炎后期由于病情反复发作，体内长期受抗原的刺激，患者免疫功能低下，不能迅速消除抗原，致使发生免疫反应，造成肾组织损伤，其病理损害为炎性细胞浸润，肾小球毛细血管壁弥漫性增生，基底膜增厚。患者常有神疲乏力、腰膝酸软等脾肾两虚症状，故治疗当以健脾补肾、益气活血为主。

二、病因病理

（一）西医病因病理

1. 病因及发病机制

A. 病因

呼吸道及皮肤感染为主要前期感染。大多数的病例属急性链球菌感染后引起的免疫复合物性肾小球肾炎。除乙型溶血性链球菌之外，其他细菌如绿色链球菌、肺炎双球菌、金黄色葡萄球菌、伤寒杆菌、流感杆菌等，病毒如柯萨奇病毒 B4 型、ECHO 病毒 9 型、麻疹病毒、腮腺炎病毒、乙型肝炎病毒、巨细胞病毒、EB 病毒、流感病毒等、还有疟原虫、肺炎支原体、白色念珠菌、丝虫、钩虫、血吸虫、弓形虫、梅毒螺旋体、钩端螺旋体等也可导致急性肾炎。

B. 发病机制

目前公认的研究认为，急性肾炎主要与溶血性链球菌 A 组中的致肾炎菌株感染有关，是通过抗原抗体免疫复合物引起的一种肾小球毛细血管炎症病变，包括循环免疫复合物和原位免疫复合物形成致病学说。此外，某些链球菌株可通过神经氨酸苷酶的作用或其产物如某些菌株产生的唾液酸酶，与机体的 IgG 结合，脱出免疫球蛋白上的涎酸，从而改变了 IgG 的化学组成或其免疫原性，经过自家源性免疫复合物而致病。

肾炎相关链球菌纤溶酶受体以及链球菌致热外毒素 B 是主要致病因素。

肾炎相关链球菌纤溶酶受体（NAPlr）是一种具有甘油三磷酸脱氢酶（GAPDH）活性的纤溶酶结合蛋白，作为可能的肾炎致病抗原而备受关注。目前认为它被链激酶激活，与肾小球结合，捕获纤维蛋白溶酶，从而造成肾小球基底膜损害。也有学者认为，NAPlr 通过激活补体途径，产生肾小球基底膜局部炎症，促进内皮下免疫复合物沉积。

链球菌热原性外毒素 B（SPE B）是由化脓性链球菌分泌的阳离子外纤溶酶结合受体。其酶原前体是由肾炎致病链球菌所分泌。SPEB 通过选择性通路激活补体系统，具有纤溶酶结合活性 。因为是阳离子性蛋白，因此容易种植于具有阴离子电荷的肾小球基底膜（GBM） 上 。

在抗原抗体复合物导致组织损伤中，局部炎症介质也起了重要作用。补体具有白细胞趋化作用，通过使肥大细胞释放血管活性胺改变毛细血管通透性，还具有细胞毒直接作用。血管活性物质包括色胺、5- 羟色胺、血管紧张素 Ⅱ 和多种花生四烯酸的前列腺素样代谢产物，均可因其血管运动效应，在局部炎症中起重要作用。

2. 病理

在疾病早期，肾脏病变典型，呈毛细血管内增生性肾小球肾炎改变，在疾病恢复期可见系膜增生性肾炎改变。

急性链球菌感染后肾小球肾炎典型的病理表现是弥漫性、渗出性和增生性肾小球炎症。肾小球体积增大，内皮细胞与系膜细胞增生，系膜基质增多，可见中性粒细胞浸润，毛细血管管腔变窄。严重时肾小囊壁层细胞增生形成新月体，使囊腔变窄。免疫荧光检查在毛细血管襻和系膜区见到颗粒状 IgG、补体 C3、IgM、IgA 等沉积物。电镜下，在基底膜上皮侧可见“驼峰”样电子致密物沉积，为本病的特征性改变。

（二）中医病因病机

急性肾炎的主要病因为外感风邪、湿热、疮毒，导致肺、脾、肾三脏功能失调，肺气不宣，影响脾的运化，以致水湿停滞，使肾气受损，不能通调水道，而出现水肿，所以《医宗必读》中指出水肿“其本在肾，其标在肺，其制在脾”。

风、热、毒与水湿互结，通调、运化、开阖失司，水液代谢障碍而为肿；热伤下焦血络而致尿血。重证水邪泛滥可致邪陷心肝、水凌心肺、水毒内闭之证。若湿热久恋，伤阴耗气，可致阴虚邪恋或气虚邪恋，使病程迁延；病久入络，致脉络阻滞，尚可出现尿血不止、面色晦滞、舌质紫等瘀血之证。

1. 感受风邪

“风为百病之长”，它是导致多种疾病发生的因素。“风为阳邪”，也是热性病最广泛的病因。风热或风寒客于肺卫，阻于肌表，导致肺气失宣，肃降无权，水液不能正行，以致风遏水阻，风水相搏，流溢肌表而发为水肿，称之为“风水”。正如《医宗金鉴》所说：“风水得之，内有水汽，外感风邪；皮水得之，内有水汽，皮受湿邪。”

2. 疮毒内侵

皮肤疮疖，邪毒内侵，湿热郁遏肌表，内犯肺脾，致使肺失通调，脾失健运，肾失开阖，水无所主，流溢肌肤，发为水肿。又湿热下注，灼伤膀胱血络而产生尿血。正如明代戴思恭《证治要诀》曰：“有患生疮，用于疮药太早，致遍身肿。”

在疾病发展过程中，若水湿、热毒炽盛，正气受损，以致正不胜邪，可出现一系列危重变证：①邪陷心肝：湿热邪毒，郁阻脾胃，内陷厥阴，致使肝阳上亢，肝风内动，心窍闭阻，而出现头痛、眩晕，甚则神昏、抽搐。②水凌心肺：水邪泛滥，上凌心肺，损及心阳，闭阻肺气，心失所养，肺失肃降，而出现喘促、心悸，甚则发绀。③水毒内闭：湿浊内盛，脾肾衰竭，三焦壅塞，气机升降失司，水湿失运，浊毒不得通泄，致使水毒内闭，而发生少尿，无尿。此证亦称“癃闭”“关格”，如《素问·五常政大论》曰：“其病癃闭，邪伤肾也。”《活幼心书·五淋》说：“盖癃者，乃内脏气虚受热，壅滞宣化不行，非涩非痛，但闭不通，腹胀紧满。”

急性期湿热水毒伤及肺、脾、肾，致恢复期肺、脾、肾三脏气阴不足、湿热留恋，而见血尿日久不消，并伴阴虚、气虚之证。

三、临床表现

1. 症状

前期感染：90% 病例有链球菌的前期感染，以呼吸道及皮肤感染为主。在前期感染后经 1 ~ 3 周无症状的间歇期而急性起病，可有以下表现：

（1）血尿：50% ~ 70% 患者有肉眼血尿，持续 1 ~ 2 周即转为镜下血尿。

（2）蛋白尿：蛋白尿程度不等，约 20% 的病例可达肾病水平蛋白尿。

（3）水肿：约 70% 的病例有水肿，一般仅累及眼睑及颜面部，重的 2 ~ 3 天遍及全身，呈非凹陷性。

（4）少尿：见于 50% 患者，无尿罕见。

（5）高血压：部分病例有血压增高。

（6）全身症状：急性期常有全身不适、乏力、厌食、发热、头痛、头晕、咳嗽、气急、恶心、呕吐、腹痛及鼻出血等。

（7）非典型表现：①无症状性急性肾炎：患儿仅有镜下血尿而无其他临床表现。②肾外症状性急性肾炎：有的患儿水肿、高血压明显，甚至有严重循环充血及高血压脑病，此时尿改变轻微或尿常规检查正常，但有链球菌前期感染和血 C3 水平明显降低。③以肾病综合征表现的急性肾炎：少数病儿以急性肾炎起病，但水肿和蛋白尿突出，伴轻度高胆固醇血症和低白蛋白血症，临床表现似肾病综合征。

2. 体征

（1）水肿：为最常见的体征，先见于眼睑，渐及全身，按之凹陷即起。

（2）眼底改变：为高血压引起，可见视网膜小动脉痉挛，偶有火焰状出血及视神经乳头水肿。

3. 并发症

少数患儿在疾病早期（指 2 周之内）可出现下列严重症状：

（1）严重循环充血：常发生在起病后第 1 周，由于水钠潴留，血浆容量增加而出现循环充血。当肾炎患儿出现呼吸急促和肺部出现湿啰音时，应警惕循环充血的可能性，严重者可出现呼吸困难，端坐呼吸，颈静脉怒张，频咳，吐粉红色泡沫痰，两肺布满湿啰音，心脏扩大，甚至出现奔马律、肝大而硬、水肿加剧。少数可突然发生，病情急剧恶化。

（2）高血压脑病：由于脑血管痉挛，导致缺血、缺氧、血管渗透性增高而发生脑水肿。近年来也有人认为是脑血管扩张所致。常发生在疾病早期，血压突然上升之后，血压往往在 20 ~ 21kPa/13.3 ~ 14.6kPa（150 ~ 160mmHg/100 ~ 110mmHg）以上，年长儿会主诉剧烈头痛、呕吐、复视或一过性失明，严重者突然出现惊厥、昏迷。

（3）急性肾功能不全：常发生于疾病初期，出现尿少、尿闭等症状，引起暂时性氮质血症、电解质紊乱和代谢性酸中毒，一般持续 3～5d，不超过 10d。

4. 中医辨证特点

急性肾小球肾炎多由于感受外邪引起，首先辨外邪的性质，其次辨属寒属热、属实属虚，再次辨病变部位。

急性肾炎的急性期为正盛邪实阶段，起病急，变化快，水肿及血尿多较明显。恢复期共有特点为：水肿已退，尿量增加，肉眼血尿消失，但镜下血尿或蛋白尿未恢复，且多有湿热留连，并有阴虚及气虚之不同。

本病的证候轻重悬殊较大。轻证一般以风水相搏证、湿热内侵证等常证的证候表现为主，其水肿、尿量减少及血压增高多为一过性；重证则为全身严重水肿，持续尿少、尿闭，并可在短期内出现邪陷心肝、水凌心肺、水毒内闭的危急证候。在辨证中应密切注意尿量变化。因尿量越少，持续时间越长，水肿越明显，出现变证的可能也越大。

阳水与阴水间的相互转化：本病急性期因病程较短，多属正盛邪实，为阳水范畴。但若因邪气过盛，出现变证，或因病情迁延不愈，则可由实转虚，由阳水转为阴水，表现为正虚邪恋、虚实夹杂的证候。

四、实验室及其他检查

1. 血常规

红细胞计数和血红蛋白可稍低，系因血容量扩大、血液被稀释所致。白细胞计数正常或增高，此与原发感染灶是否存在有关。

2. 尿常规

尿蛋白定性多在 + ～ ++，少数可达 +++，红细胞 + ～ ++++ 不等，尿浓缩功能受损则可见尿比重降低。

3. 血沉

血沉增快，常提示肾炎病变活动，可在 2 ～3 个月内恢复正常。

4. 血清学检查

咽炎后可见抗双磷酸吡啶核苷酸酶（ADPNase）抗体、抗链球菌溶血素“O”（ASO）升高，后者通常于链球菌感染后 10～14 d 出现，3～5 周达高峰，3～6 个月恢复正常。脓皮病后可见抗脱氧核糖核酸酶（ADNase-B）抗体、抗透明质酸酶（AHase）抗体升高。血清补体 C 3 早期可下降，6～8 周时多恢复正常。

5. 尿沉渣检查

尿红细胞计数＞1万/mL或＞5个/高倍镜视野（HPF），显微镜下尿红细胞≥60%扭曲变形，还可见白细胞、肾小管上皮细胞、红细胞管型。

6. 尿蛋白定量

尿蛋白定量一般＜50mg/kg，一般持续3～4周，恢复先于血尿的消失。

7. B超

肾脏B超急性期可见肾皮质回声增强。

8. 肾活检

必要时可行肾活检：需与急性肾炎相鉴别时；临床、化验不典型者；病情迁延者进行肾穿刺活检，以确定诊断。

9. 血生化及肾功能的检查

白蛋白、总蛋白、胆固醇、甘油三酯多在正常范围，可见血尿素氮（BUN）、肌酐（Cr）一过性升高，血磷升高提示肾小球滤过率（GFR）减退。还可见血钾升高、总二氧化碳结合率降低。

五、诊断和鉴别诊断

1. 诊断

（1）病史：发病急，起病于前驱感染后1～3周。

（2）症状：尿量减少，水肿，中等度血压升高一般为20～24kPa/12～13.3kPa（150～180mmHg/90～100mmHg）。

（3）实验室检查：镜下血尿伴红细胞管形及轻中度蛋白尿、短暂氮质血症、尿纤维蛋白降解产物（FDP）升高、血清补体C3降低、抗链球菌溶血菌素“O”滴度增高。

（4）肾活检示毛细血管内增生性肾小球肾炎。

2. 鉴别诊断

需与急性肾小球肾炎相鉴别的病种：主要有急进性肾小球肾炎、肾炎型肾病综合征、IgA肾病、慢性肾炎急性发作、过敏性紫癜性肾炎、乙型肝炎病毒相关性肾炎、狼疮性肾炎。

需与急性肾小球肾炎并发症相鉴别的病种：急性呼吸衰竭、充血性心力衰竭、肺源性心脏病、小儿颅内高压。

A. 以急性肾炎综合征起病的肾小球疾病

（1）其他病原体感染后的急性肾炎：病原体可为细菌、病毒、寄生虫，较常见的有多种病毒如：水痘——带状疱疹病毒、EB 病毒、流感病毒等感染，感染极期或感染后 3～5d 发病，临床症状轻，常不伴有血清补体降低，少有水肿和高血压，肾功能一般正常，临床过程自限。

（2）系膜毛细血管性肾小球肾炎：除有肾炎综合征外，还常伴肾病综合征，病变呈持续状态，无自愈倾向，50%～70% 患者有持续性低补体血症，8 周内不恢复。

（3）系膜增生性肾小球肾炎（IgA 肾病及非 IgA 系膜增生性肾小球肾炎）：部分患者有前驱感染，可呈现急性肾炎综合征，血清补体 C3 一般正常，病情无自愈倾向。IgA 肾病患者疾病潜伏期短，多于感染后数小时至数日内出现反复发作的肉眼血尿，水肿、高血压不常见，血清 IgA 可以升高。确诊靠肾活检免疫病理诊断。

B. 急进性肾小球肾炎

起病过程与急性肾炎相似，但除急性肾炎综合征外，多早期出现少尿、无尿、肾功能急剧恶化。重症的急性肾炎呈现急性肾衰竭者与本病鉴别困难时，应及时作肾活检明确诊断。

C. 系统性疾病肾脏受累

系统性红斑狼疮肾炎、过敏性紫癜肾炎、细菌性心内膜炎肾损害、原发性冷球蛋白血症肾损害，小血管炎肾损害等，可表现为急性肾炎综合征，部分患者也可有低补体血症，需要根据原发病结合实验室检查加以鉴别。

D. 慢性肾炎急性发作

主要以蛋白尿为主，有低比重尿或固定低比重尿，有贫血、肾功能异常。

六、治疗

（一）临床思路

1. 西医临床治疗思路

主要以休息和对症治疗为主，纠正其水钠潴留、血容量过大、循环充血等病理生理过程，防治急性期并发症，保护肾功能。对急性肾衰竭病例给予透析治疗，待其自然恢复。本病为自限性疾病，无须特殊治疗，一般也不宜使用糖皮质激素及细胞毒药物治疗。

2. 中医辨证思路

急性肾小球肾炎多由于感受外邪引起，首先辨外邪的性质，其次辨属寒属热、属实属虚，再次辨病变部位，在肺、脾、肾三脏，与心、肝两脏及三焦、膀胱有关。治疗原则不外乎扶正与祛邪两大方面，祛邪以疏风解表、宣肺利水、清热解毒、活血化瘀、凉血止血等为法，扶正则以益气养阴、健脾益肾收功。

（二）西医治疗

1. 一般治疗

（1）休息：患儿病初 2 周应卧床休息，待水肿消退、血压正常、肉眼血尿及循环充血症状消失后，可以下床轻微活动并逐渐增加活动量；但 3 个月内仍应避免进行重体力活动，血沉正常才可上学。

（2）饮食：一般患儿在水肿、少尿、高血压期间，应适当限制水、盐、蛋白质摄入。水分一般以不显性失水加尿量计算供给，同时给予易消化的高糖、低盐、低蛋白饮食，食盐以 60 mg/（kg · d），蛋白质 0.5 g/（kg · d），尽量满足热能需要。尿量增多、氮质血症消除后应尽早恢复蛋白质供应，以保证小儿生长发育的需要。

（3）抗感染：存在感染灶时应给予青霉素或其他敏感抗生素治疗。经常反复发生炎症的慢性感染灶如扁桃体炎、龋齿等应予以清除，但须在肾炎基本恢复后进行。本症不同于风湿热，不需要长期药物预防链球菌感染。

2. 对症治疗

（1）利尿：适当限制钠盐摄入，应用利尿剂，轻症患者可口服氢氯噻嗪，每次 1～2 mg/kg，每日 1～2 次，有利尿降压作用。重症患者如少尿及有明显循环充血者可静脉给予呋塞米强力利尿剂，每次 1～2 mg/kg，每日 1～2 次，再视情况酌增。

（2）降压：凡经休息，控制水盐、利尿而血压仍高者均应给与降压药。可根据病情选择钙通道阻滞剂和血管紧张素转换酶抑制剂等。

3. 并发症的治疗

（1）高血压脑病：出现脑病征象应快速给予镇静、扩血管、降压等治疗，可选择以下药物：①硝普钠，可直接作用于血管平滑肌使血管扩张，血压在 1～2 min 内迅速下降，同时能扩张冠状动脉及肾血管，增加肾血流量。开始以每分钟 1μg/kg 速度静脉滴注，严密监测血压，随时调节药物滴入速度（每分钟不宜超过 8μg/kg），防止发生低血压。本品曝光后药物分解变成蓝色时即不能使用，故必须新鲜配制，输液瓶及输液管均用不透光的纸包裹以避光。②肼屈嗪，肌肉或缓慢静脉注射，每次 0.1～0.25 mg/kg，4～6 h 可重复注射。

（2）严重循环充血及肺水肿：应卧床休息，严格限制水、钠摄入及降压。尽快利尿，可静脉注射呋塞米。明显肺水肿者可给予血管扩张剂如硝普钠（用法同高血压脑病）、酚妥拉明（0.1～0.2 mg/kg 加入葡萄糖 1　　0～20 mL 中静脉缓慢注射）可降低及减轻肺水肿。上述处理无效者尽早进行持续性血液净化治疗。目前认为洋地黄制剂易引起中毒，故多不主张应用。

（3）急性肾衰竭的治疗：见相关章节内容。

（三）中医治疗

1. 急性期

A. 常证

（1）风水相搏证：

证候：水肿自眼睑和面部开始迅速波及全身，以头面部肿势为著，皮色光亮，按之凹陷，随手而起，尿少色赤，微恶风寒或发热汗出，喉核红肿疼痛，口渴或不渴，鼻塞，咳嗽，气短，舌质淡、苔薄白或薄黄，脉浮紧或浮数。

治法：疏风宣肺、利水消肿。

主方：风寒偏重用麻黄汤（《伤寒论》）合五苓散（《伤寒论》）加减；风热偏重用麻黄连翘赤小豆汤（《伤寒论》）合越婢加术汤（《金匮要略》）加减。

常用药：麻黄、桂枝、连翘、苦杏仁、茯苓、白术、车前子（包煎）、陈皮、生姜皮、甘草。加减：咳嗽气喘者，加葶苈子、紫苏子、射干；咽喉肿痛者，加山豆根、玄参、桔梗；骨节酸痛者，加羌活、防己；发热、汗出、口干、苔薄黄者，加金银花、黄芩；血压升高者，去麻黄，加浮萍、钩藤（后下）、牛膝、夏枯草；血尿者，加小蓟、大蓟、茜草、仙鹤草。

（2）湿热内侵证：

证候：小便短赤，甚则尿血，水肿或轻或重，烦热口渴，口苦口黏，头身困重，倦怠乏力，恶心呕吐，脘闷纳差，大便黏滞不爽或便秘，常有近期疮毒史，舌质红、苔黄腻，脉滑数。

治法：清热利湿、凉血止血。

主方：五味消毒饮（《医宗金鉴》）合小蓟饮子（《济生方》）加减。

常用药：金银花、野菊花、蒲公英、紫花地丁、生地黄、大蓟、小蓟、滑石（先煎）、淡竹叶、通草、蒲黄（包煎）、甘草。加减：小便赤涩者，加白花蛇舌草、石韦、金钱草；口苦、口黏者，加苍术、黄檗、黄连；皮肤湿疹者，加苦参、白鲜皮、地肤子；便秘者，加生大黄（后下）。

B. 变证

（1）邪陷心肝证：

证候：面浮肢肿，头痛眩晕，视物模糊，烦躁不安，口苦，恶心呕吐，甚至惊厥、抽搐、昏迷，小便短赤，高血压，舌质红、苔黄糙，脉弦数。

治法：平肝泻火、清心利水。

主方：龙胆泻肝汤（《兰室秘藏》）合羚角钩藤汤（《通俗伤寒论》）加减。

常用药：龙胆草、栀子、黄芩、通草、泽泻、车前子（包煎）、柴胡、当归、地黄、羚羊角粉（冲服）、钩藤（后下）、菊花、白芍、甘草。加减：便秘者，加生大黄（后下）、玄明粉（冲服）；头痛眩晕者，加牡蛎（先煎）、石决明（先煎）、夏枯草；恶心呕吐者，加姜半夏、胆南星；昏迷抽搐者，加服牛黄清心丸或安宫牛黄丸。

（2）水凌心肺证：

证候：全身明显水肿，频咳气急，胸闷心悸，烦躁不宁，不能平卧，面色苍白，易汗出，甚则唇甲青紫，舌质暗红、舌苔白腻，脉沉细无力。

治法：泻肺逐水、温阳扶正。

主方：己椒苈黄丸（《金匮要略》）合参附汤（《世医得效方》）加减。

常用药：防己、椒目、葶苈子、大黄（后下）、人参、附子（先煎）。加减：轻证加用白芥子、紫苏子、莱菔子；面色苍白、四肢厥冷、汗出脉微者，重用人参、附子（先煎），加龙骨（先煎）、牡蛎（先煎）。

（3）水毒内闭证：

证候：全身水肿，尿少或尿闭，色如浓茶，头晕头痛，恶心呕吐，神疲乏力，嗜睡，甚则昏迷，舌质淡胖、苔垢腻，脉滑数或沉细数。

治法：通腑泄浊、解毒利尿。

主方：温胆汤（《三因极——病证方论》）合附子泻心汤（《伤寒论》）加减。

常用药：姜半夏、竹茹、枳实、陈皮、茯苓、附子（先煎）、大黄（后下）、黄芩、黄连、生姜、甘草。加减：呕吐频繁者，加服玉枢丹；抽搐明显者，加服羚羊角粉（冲服）、紫雪。

2. 恢复期

（1）阴虚邪恋证：

证候：神倦乏力，头晕，手足心热，腰酸盗汗，或有反复乳蛾红赤，镜下血尿持续不消，水肿消退，尿色赤，大便干结，舌红、苔少，脉细数。

治法：滋阴补肾，兼清余热。

主方：知柏地黄丸（《医宗金鉴》）合二至丸（《证治准绳》）加减。

常用药：知母、黄柏、熟地黄、山药、山茱萸、泽泻、牡丹皮、茯苓、墨旱莲、女贞子。加减：血尿者，加仙鹤草、茜草；舌质暗红者，加三七、琥珀粉（冲服）；反复咽红或乳蛾肿大者，加玄参、山豆根、板蓝根。

（2）气虚邪恋证：

证候：身倦乏力，面色萎黄少华，纳少便溏，自汗，易感冒，或见血尿持续不消，水肿轻或无，舌淡红、苔白，脉缓弱。

治法：健脾益气，兼化湿浊。

主方：参苓白术散（《太平惠民和剂局方》）加减。

常用药：党参、黄芪、茯苓、白术、白扁豆、陈皮、山药、砂仁（后下）、薏苡仁、甘草。加减：血尿持续不消者，加三七、当归；舌质淡暗或有瘀点者，加丹参、桃仁、红花、泽兰；汗多者，加白芍、煅龙骨（先煎）、煅牡蛎（先煎）；纳少者，加焦山楂、焦六神曲；便溏者，加苍术、炮姜。

（四）中西医结合治疗优势

把辨证论治和现代医学的诊断学结合起来，施行“病证结合”的诊断模式，这样才能了解患者的整体状态，明确疾病的病因、病机，严重程度和预后，选择中西药在治疗上的各自优势，取长补短，进行中西药有机结合的治疗。

急性肾小球肾炎由于患者往往因首发症状“水肿”就诊，中医则多以“水肿”论治，随着水肿的消退，血尿、蛋白尿及高血压均恢复正常。但是，仍有部分患者的血尿、蛋白尿会依然存在。肾小球肾炎在西医循证诊治指南中，没有对尿血的治疗进行论述。而中医对本病尿血的治疗，则具有明显的优势。小儿尿血的治疗应遵循“急则治其标、缓则治其本”的原则，针对病因，结合证候之虚实而辨证论治。实证尿血当以祛邪为主，勿见血止血；虚证尿血则以扶正为主，见血勿忘止血。

七、预后

急性肾炎急性期预后好，在合并严重的并发症如高血压脑病、严重循环充血及肺水肿、肾功能不全和肾蛋白尿时预后差。95% APSGN 病例能完全恢复，小于 5% 的病例可有持续尿异常，死亡病例在 1% 以下。目前主要死因是急性肾衰竭。远期预后小儿比成人佳，一般认为 80% ～95% 终将痊愈。转入慢性者多呈自身免疫反应参与的进行性肾损害。

八、预防与调护

1. 预防

减少呼吸道及皮肤等感染是预防急性肾炎的根本。健康宣教，劳逸结合，起居规律。适当锻炼，增强体质，提高抵抗力。对扁桃体炎、猩红热及脓疱疮患儿应尽早、彻底地用青霉素或其他敏感抗生素治疗。另外，感染后 1～3 周内应随访尿常规，及时发现和治疗本病。预防或慎用肾毒性药物。

2. 调护

病初应注意休息，尤其水肿、肉眼血尿、尿少、高血压明显者应卧床休息，待症状缓解或消失后逐渐增加活动。彻底清除呼吸道、皮肤、口腔、中耳等部位感染，水肿期应保持皮肤清洁。水肿期及血压增高者，应控制水、盐的摄入量；高度水肿者和明显高血压者，应忌盐，严格控制水入量。尿少、尿闭时应限制高钾食物。急性期，尤其有水肿、尿量减少、氮质血症者，应限制蛋白质摄入量。注意能量、矿物质、维生素的供给。水肿期应每日准确记录 24h 出入液量，急性期应每日监测血压，以预防高血压脑病的发生。

九、研究进展

急性肾小球肾炎在中医主要属于水肿之阳水的范畴，阳水之重要形式主要见于风水，三焦是水液通行的道路，三焦气机的通畅，又赖肺、脾、肾三脏的功能。任何一脏功能失常，皆可造成三焦气机不畅，出现水肿症状。

中医治疗本病有其自身的优势，历代医家在前人的基础上，结合自己的临床所得，从理、法、方、药各个层面不断发挥，使对本病的认识不断地发展与完善，总结出大量治疗本病的有效方剂，经方药简效宏，经方治疗肾小球肾炎在临床上具有广泛适用性，有发掘和利用的广阔空间。

刘宏宇、宋俊生采用循证医学回顾性的研究方法，提炼出经方治疗肾小球肾炎的诊治规律，以期为临床拓展思路及提高疗效：

（1）以治水肿标实为主的越婢汤、越婢加术汤等，此类方剂以改善急性临床症状为主，治症多属于急性肾小球肾炎范畴，或者是慢性肾小球肾炎的急性加重期。重在驱邪利水消肿，除优势高频方外尚有众多方剂可辨证运用，如防己茯苓汤、瓜蒌瞿麦丸、甘遂半夏汤、五苓散、麻黄杏仁薏苡甘草汤等。

（2）以治脏腑本虚为主的肾气丸、真武汤等，此类方剂多为补益之剂，或重在固本，治症多属于慢性肾小球肾炎范畴，或者是急性肾小球肾炎的缓解期。除优势高频方外尚有众多方剂可以辨证运用，如茯苓四逆汤、黄芪建中汤、苓桂术甘汤、桂枝加黄芪汤、黄芪桂枝五物汤等。

（3）以标本兼顾为主或夹杂其他病因的当归芍药散、防己黄芪汤、猪苓汤、小柴胡汤等，此类方剂驱邪与扶正相兼，多用于久病稳定期。除优势高频方外尚有众多方剂可以辨证运用，如木防己汤、泽漆汤、温经汤、麻黄附子汤、乌梅丸等。

【参考文献】

[1] 吉泽信行．急性肾炎综合征 [J]. 日本医学介绍，2007 年，28（7）：295-299.
[2] 中国人民解放军医学会儿科分会肾脏病学组．急性肾小球肾炎的循证诊治指南 [J]. 临床儿科杂志，2013，31（6）：561-564.
[3] 刘宏宇，宋俊生，经方治疗肾小球肾炎证治规律研究 [J]. 四川中医，2018，36（10）：209-212.

第二节　急进性肾小球肾炎

一、概述

1. 西医定义

急进性肾小球肾炎（rapidLy progressive glomerulo nephritis，RPGN）又称恶性肾炎、毛细血管外增生性肾炎、新月体肾小球肾炎（crescentic glomerulo nephritis，CGN)。1942年首先由 Elli 所描述，Heptinstall 于 1966 年明确了其定义，1968 年 Bacani 等详细阐述了本病的临床和组织学特征。RPGN 是指在肾炎综合征（血尿、蛋白尿、水肿和高血压）基础上短期内出现少尿或无尿等进行性肾衰竭的一组临床综合征。

该病起病急、进展快、预后差，如果诊断、治疗不及时，多进展至终末期肾病，病死率高达 25%，但如果早期诊断和及时治疗可显著改善其预后。

2. 中医定义

在中医文献中，无“急进性肾小球肾炎”这一病名，也没有有关本病的系统记载，但依据其发生与发展及主要临床特征，按不同时期仍属中医的“水肿”“关格”“隆闭”范畴。但又不同于一般的水肿。其特点为：发病急，病势凶猛；病情重，尿极少或无尿，用普通利水法治疗不效；尚伴有恶心、呕吐、纳差、腹胀等中焦脾胃升降功能失常的症状。

3. 中西医认识的交叉点

急进性肾小球肾炎起病急骤、进展迅速、病情危重、治疗棘手，有抗体、补体、炎症细胞、细胞因子等众多因素的参与，中医认为其发病的外因为风热毒邪外袭，抗体、补体、炎症细胞、细胞因子的致病性与风热毒邪的骤发性、酷烈性、火热性、顽固性特点相类似。而其病理变化如肾小球毛细血管破裂、微血栓形成、细胞增生、细胞性新月体或纤维性新月体形成以及后期的肾小球硬化、间质纤维化等，与中医热盛、血瘀、痰凝所致之病变相类似。热盛、血瘀、痰凝日久，使得毒邪内生，毒邪既成之后，加重热盛、血瘀、痰凝之证，正如抗体、补体、炎症细胞、细胞因子等促使新月体形成、肾小球硬化、间质纤维化，而后者形成之后，又产生更多的抗体、补体、炎症细胞、细胞因子等，而使病情不断加重、缠绵难愈、治疗棘手。

二、病因病理

（一）西医病因病理

1. 病因及发病机制

A. 病因

急进性肾小球肾炎的发病因素包括毒素（如烃化物溶剂）、药物、病毒和细菌感染、单克隆丙种球蛋白、恶性肿瘤、自身免疫和免疫遗传因素等。

引起急进性肾小球肾炎的疾病种类很多，基本可分为如下几类：原发性肾小球疾病、感染性疾病、多系统疾病、药物因素，具体有下列疾病：

（1）原发性肾小球疾病：①Ⅰ型：IgG线性沉积（抗肾小球基底膜抗体介导）。②Ⅱ型：IgG颗粒样沉积（免疫复合物介导）。③Ⅲ型：少或无免疫复合物的沉积（缺乏免疫反应）。

（2）继发于其他原发性肾小球肾炎，膜增殖性肾小球肾炎（尤其Ⅱ型），膜性肾小球肾炎伴有附加抗基底膜型肾炎，IgA肾病。

（3）继发于感染性疾病、急性链球菌感染后肾小球肾炎，急性或亚急性感染性心内膜炎，内脏化脓性病灶引起的慢性败血症及肾小球肾炎，其他感染如分流性肾炎、乙型肝炎病毒肾炎、人类免疫缺乏病毒感染等。

（4）继发于多系统疾病，系统性红斑狼疮、肺出血－肾炎综合征、过敏性紫癜、弥散性血管炎如坏死性肉芽肿、过敏性血管炎及其他类型、混合性冷球蛋白血症、类风湿性关节炎伴血管炎、恶性肿瘤及复发性多软骨炎等。

（5）药物：青霉胺、肼屈嗪、别嘌呤醇及利福平等。

B. 发病机制

RPGN根据免疫病理可分为3型，其病因及发病机制各不相同：

Ⅰ型又称抗肾小球基底膜型肾小球肾炎，由于抗肾小球基底膜抗体与肾小球基底膜（GBM）抗原相结合激活补体而致病。

Ⅱ型又称免疫复合物型，因肾小球内循环免疫复合物的沉积或原位免疫复合物形成，激活补体而致病。

Ⅲ型为少免疫复合物型，肾小球内无或仅有微量免疫球蛋白沉积。现已证实50%～80%该型患者为原发性小血管炎肾损害，肾脏可为首发、甚至唯一受累器官或与其他系统损坏并存。原发性小血管炎患者的血清抗体中性粒细胞胞浆抗体（ANCA）常呈阳性。

2. 病理

本病的病理改变特征为肾小囊内细胞增生、纤维蛋白沉积，肾脏体积稍增大，肿胀，呈苍白色或暗灰色，可见到瘀点，切面皮质增厚，肾小球呈灰色点状，又名新月体性肾炎，我国目前采用的新月体性肾炎的诊断标准为肾穿刺标本中 50% 以上的肾小球有大新月体（新月体占肾小囊面积 50% 以上）形成。

病变早期为细胞新月体，后期为纤维新月体。肾小球周围有中性粒细胞、单核细胞、淋巴细胞浸润，肾小球系膜细胞及内皮细胞也可明显增生。另一少见类型为开始时肾小球毛细血管丛坏死病变，肾小球几乎完全破坏，继之被瘢痕组织所代替。而肾小球囊腔之新月体数目和程度都较轻。

新月体的形成对肾小球的结构和功能都有重要的影响，是肾小球严重损伤的组织学标志。总的来说，肾小球内新月体的百分数与损伤的严重程度相关。另外，疾病的持续时间及其是否能逆转也与新月体中细胞成分及纤维成分所占的比例有关。

本病按免疫病理学分类，可分为 3 型：

Ⅰ型，即抗肾小球基底膜抗体型，免疫荧光镜检、沿肾小球基膜可见 IgG 呈线条状的均匀沉积物，新月体形成数量多，血清中可测到抗肾小球基底膜抗体，预后最差。

Ⅱ型，即免疫复合物型，免疫荧光镜检，肾小球基底膜及系膜区有 IgG 及 C3 呈颗粒状沉积，电镜下可见致密沉积物在基底膜内皮下及系膜区沉积，血清免疫复合物常呈阳性，预后较Ⅰ型为好。

Ⅲ型，无或微量免疫球蛋白沉积型，免疫荧光镜检肾小球没有或仅微量免疫沉积物。近年认为本型新月体肾炎多数是由原发性小血管炎所致，肾小球有局灶性节段性纤维样坏死，且血清中性粒细胞胞浆抗体阳性，可分 3 个亚型，即微血管炎、Wegener 肉芽肿病及变应性肉芽肿性小血管炎，预后较Ⅰ型为好。此为 RPGN 中最多见的类型。

（二）中医病因病机

中医认为本病外因为风热毒邪外袭，内因多为饮食劳倦、七情内伤等致正气虚弱。风热毒邪外袭，首先犯肺，导致肺失宣降，水道通调失职，以致水液内停，风水相搏，泛溢肌表，发为水肿。继而风热之邪化热、化毒，热毒炽盛与湿相合，氤氲蒸腾，弥漫三焦，困阻脾胃，损伤肾脏，导致肺、脾、肾、三焦功能失常，水液代谢紊乱加剧，出现三焦水道壅塞，脾胃升降逆乱，肾关开合失常等一系列病理变化。

临床表现为水肿、呕恶、尿少甚至尿闭等关格、癃闭的危重症候。本病早期以实证为主，多因热毒壅结，气滞血瘀，痰浊壅盛，以后迅速累及五脏、气血、阴阳，形成虚实夹杂证候。后期毒邪伤及阴液，气血亏耗，正气衰败，阴阳俱损。病位在肾，与肺、脾、肝、膀胱、三焦等脏腑密切相关。其病机当属水湿浊邪郁闭，致三焦水道不通：上焦肺气壅滞，失于宣降，水湿不得下行；中焦瘀阻，清气不升，浊阴不降；下焦肾阳虚衰，不能助膀胱气化，清浊不分，水湿不得外泄，终致水湿泛滥周身，秽浊停积体内，久而成毒，预后凶险。

此外，本病的各个阶段常出现尿血、呕血、便血、皮肤瘀斑、腰背刺痛等各种出血症状，此出血症状的病机为瘀血，临床上这一瘀血病机常贯穿本病的始终。

三、临床表现

1. 临床表现

（1）前驱症状：大多数患者在发病前1个月有先驱感染史，起病多突然，但也可隐性缓慢起病。

（2）起病多以少尿开始，或逐渐少尿，甚至无尿。可同时伴有肉眼血尿，持续时间不等，但镜下血尿持续存在，尿常规变化与急性肾小球肾炎基本相同。

（3）水肿：约半数患者在开始少尿时出现水肿，以面部及下肢为重，水肿一旦出现难以消退。

（4）高血压：起病时部分患者伴有高血压，也有在起病以后过程中出现高血压，一旦血压升高，呈持续性，不易自行下降。

（5）全身症状较重，如疲乏无力、精神萎靡，体重下降，可伴发热、腹痛、贫血，病情进展急骤。

（6）肾功能损害：呈持续性加重是本病的特点，肾小球滤过率明显降低和肾小管功能障碍同时存在。

2. 中医辨证特点

中医对急进性肾小球肾炎是结合邪正虚实、标本缓急和脏腑病机进行辨证论治的。急进性肾小球肾炎多属本虚标实之证，正虚为脾肾两虚，脏腑阴阳气血失调；邪实为水湿之邪郁中焦，气滞血瘀，以致浊阴上逆。由于这些变化在数周或数月之内先后或同时发展，所以临床见证错综复杂。

四、实验室及其他检查

（1）尿常规：尿沉渣可见大量红细胞，以变形红细胞占多数，常见红细胞管型和透明管型，尿中白细胞亦增加，多为中性粒细胞，尿比重一般正常，尿蛋白（2+～3+）。

（2）尿蛋白定量：多数超过50mg/kg。

（3）血常规：常呈严重贫血，有时存在着微血管病性溶血性贫血，有时伴白细胞及血小板增高，与C-反应蛋白阳性共同存在则提示急性炎症。

（4）肾功能：血尿素氮、血清肌酐进行性升高，反映肾脏病变严重，肾功能进行性减退，如血尿素氮超过28.6mmol/L，血清肌酐超过707μmol/L，为尿毒症。

（5）肾脏彩超检查：双肾增大或正常大小，轮廓整齐，但皮、髓质交界不清，与肾脏水肿有关。

（6）肾活组织检查：肾小球囊内细胞增生，形成新月体，受累肾小球的数量超过50%。

（7）免疫学检查：Ⅰ型患者血清抗GBM抗体阳性，Ⅱ型患者血循环免疫复合物及冷球蛋白阳性，伴血清 C3 降低，Ⅲ型患者 ANCA 阳性。

五、诊断和鉴别诊断

当临床出现急性肾炎综合征的表现：即急性起病、尿少、水肿、高血压、蛋白尿、血尿，而以严重的血尿、突出的少尿及进行性肾衰竭为表现者应考虑本病，并及时进行肾活检。

1. 诊断：RPGN 的诊断包括两大方面

A. 组织病理学诊断

RPGN 的病理改变特征为肾小囊内细胞增生、纤维蛋白沉积形成新月体并累及 50% 以上的肾小球，故有新月体肾炎（CGN）之称，但两者并非在任何时候都完全一致。新月体性肾炎的病理诊断标准强调两点：

（1）新出现的新月体为闭塞肾小囊腔 50% 以上的大新月体，不包括小型或部分新月体。

（2）伴有大新月体的肾小球必须超过全部肾小球数的 50%。

B. 病因诊断

RPGN 是一组临床表现和病理改变相似但病因各异的临床综合征，因此在诊断 RPGN 时应做出病因诊断。详细询问病史，积极寻找多系统疾病的肾外表现，并进行有关检查（如抗核抗体、抗 ds-DNA 抗体、ANCA、ASO 等）。只有确定病因、免疫类型、疾病的发展阶段、活动性后，方可选择合理治疗、权衡治疗的利弊与风险，并做出预后评价。

2. 鉴别诊断

A. 引起少尿性急性肾衰竭的非肾小球疾病

急性肾小管坏死：常有明确的病因，如中毒因素（药物、鱼胆中毒等），休克，挤压伤，异型输血等；病变主要在肾小管，故见尿少、低比重尿及低渗透压尿，尿中有特征性的大量肾小管上皮细胞，一般无急性肾炎综合征表现。

B. 尿路梗阻性肾衰竭

常见于肾盂或双侧输尿管结石，或一侧无功能肾伴另侧结石梗阻，膀胱或前列腺肿瘤压迫或血块梗阻等。患者常突发或急骤出现无尿，有肾绞痛或明显腰痛史，但无急性肾炎综合征表现，B 超、膀胱镜检查或逆行尿路造影可证实存在尿路梗阻。

C. 急性过敏性间质性肾炎

可以急性肾衰竭起病，但常伴发热、皮疹、嗜酸性粒细胞增高等过敏表现，尿中嗜酸性粒细胞增高。常可查出药物过敏的原因。

D. 双侧肾皮质坏死

高龄孕妇的妊娠后期，尤其合并胎盘早期剥离者，或各种严重感染及脱水之后亦有发生。本病由于反射性小动脉（尤其肾皮质外层 2/3 小动脉）收缩所致，病史及肾活检有助鉴别。

E. 原发性肾小球疾病

常见于重型急性肾小球肾炎，其病变较重和（或）持续，个别情况亦可出现新月体，临床上呈现急进性肾炎综合征，有血尿、蛋白尿、水肿、高血压，表现为进行性肾损害，但本病应有急性肾炎的典型临床表现，部分病例有急性链球菌或其他病原微生物的前驱感染史，多在感染后1～2周发病，肾功能损害为短暂的，可自愈，血补体开始时下降，但8周内恢复正常，病理改变为毛细血管内增生性肾小球肾炎，临床鉴别有困难时应及早进行肾穿刺活检，以便通过病理检查确诊。

F. 继发性急进性肾小球肾炎

膜性肾病、奥尔波特（Alport）综合征、淋巴瘤及霍奇金病也可引起继发性 RPGN。但依据系统受损等表现和实验室特异性检查，鉴别诊断一般不难。

六、治疗

（一）临床思路

1. 西医临床治疗思路

重视早期诊断：急进性肾小球肾炎临床少见，但该病发展过程极快，肾脏功能迅速恶化，预后极为凶险。由于本病表现酷似重症急性肾炎，从而使多数患者易于误诊，造成误治或错过有效的治疗时机，在临床诊断上对于典型的急性肾炎综合征的患者，要密切注意病情的发展与变化，尤其是对经治1个月病情未见明显好转，且血肌酐增高的患者，要高度怀疑急进性肾炎，及时给予肾穿刺病理学检查。病理检查证实后即可针对病因选择甲泼尼龙和环磷酰胺冲击治疗，同时应用血浆置换效果更好，只有在疾病的早期，新月体处在细胞性或细胞纤维性，患者尚未进入不可逆性终末期肾衰竭时治疗反应好。

2. 中医辨证思路

应分阶段辨证治疗，急性期往往呈肺热壅盛，湿热内蕴，且多伴瘀证，治宜清热解毒化湿、活血化瘀。急性期后多有气阴两虚、脾肾阳虚或肝肾阴虚之证，在辨证论治基础上重用活血化瘀药，配合西医治疗可取得更好疗效。

（二）西医治疗

本病无特异治疗。RPGN 一旦确诊即应争分夺秒进行治疗，以尽量恢复肾功能，阻止病变慢性化发展。

RPGN 的治疗分4个阶段：①急性期应尽早治疗，越早越好，采取控制炎症反应、免疫反应的强化治疗方案，在诱导治疗后予以维持治疗。②慢性期治疗旨在防止和延缓慢性肾衰竭的进展。③复发与加重时去除诱因，再度诱导治疗。④终末期肾衰（ESRD）时采取肾脏替代疗法。

1. 强化疗法：RPGN 患者若病情危重必须采用强化治疗，包括如下措施

A. 强化血浆置换

该法是用膜血浆滤器或离心式血浆细胞分离器分离患者的血浆和血细胞，然后用正常人的血浆或血浆成分（如白蛋白）对其进行置换，每日或隔日置换 1 次，每次置换 2～4 L。此法清除致病抗体及循环免疫复合物的疗效肯定，已被临床广泛应用。该疗法能够提高患者的治愈率，降低其并发症的发生率及病情的复发率。

B. 免疫吸附治疗

该法为不弃去用膜血浆滤器分离出的患者血浆，而让血浆通过免疫层析吸附柱清除其中的致病成分，再自体回输。此法清除致病抗体和（或）循环免疫复合物的疗效肯定，但是价格较昂贵。

上述两项治疗主要用于病情险恶的Ⅰ型 RPGN，需治疗至患者血中抗 GBM 抗体消失。Ⅱ及Ⅲ型 RPGN 一般不用这些治疗，因为其疗效，包括远期预后，并不优于甲泼尼龙冲击治疗。

2. 甲泼尼龙冲击治疗

甲基泼尼松龙 0.5～1.0g [7～15g/（kg·d），总量不超过 1.0g] 静脉注射，每天 1 次或隔天 1 次，3 次为 1 个疗程，根据病情需要可用 1～3 个疗程；2 个疗程间隔 3～7d。激素治疗作为基础治疗，一般在冲击结束后应给予口服治疗，常规起始量为 1mg/（kg·d），不过最大剂量常不超过 60 mg/d；减药、撤药要慢（足量服用 12周后开始减药，每 2～3 周减去原用量的 10%）；维持用药要久（以 10 mg/d 做维持量，服半年至 1 年或更久），且需常规联合其他细胞毒药物治疗。甲泼尼龙冲击疗法缓解率高，且复发率较低，尤其适用于Ⅱ型及Ⅲ型 RPGN。

3. 大剂量丙种球蛋白静脉滴注

当 RPGN 患者合并感染等因素不能进行上述各种治疗时，则可应用此治疗，具体方案是：丙种球蛋白 400 mg/（kg·d）静脉滴注，5d 为 1 个疗程，必要时可应用数个疗程。已有报道应用此法治疗 ANCA 阳性的Ⅲ型 RPGN，取得了良好疗效。

4. 免疫抑制治疗

（1）常用环磷酰胺：分静脉冲击及持续口服两种方法。静脉注射剂量 0.05～0.1g/m^2，或每次 1 g，口服剂量 2mg/（kg·d）。

（2）其他免疫抑制药

近年问世的吗替麦考酚酯（MMF）抑制免疫疗法的疗效肯定，而不良反应较细胞毒药物轻，已被广泛应用于肾病治疗，包括Ⅱ及Ⅲ型 RPGN。起始剂量 1～2 g/d（常为 1.5g/d），以后每半年减 0.5g/d，最后以 0.5g/d 剂量维持半年至 1 年。

5. 替代治疗

如果患者肾功能急剧恶化达到透析指征时，应尽早进行透析治疗，以维持生命、赢得治疗时间。如果治疗过晚，疾病已进入不可逆性终末期肾衰竭，则应予患者长期维持透析治疗或肾移植。肾移植应在病情静止半年至 1 年、血中致病抗体（抗 GBM 抗体、ANCA 等）转阴后才进行，以免术后移植肾再发 RPGN。

（三）中医治疗

急进性肾小球肾炎在整个病程中由于病情发展的不同阶段，分期进行辨证施治。早期正盛邪实，治当祛邪为主；中期邪实正虚，治当扶正祛邪；后期正虚为主，治当温补脾肾之阳。

1. 外邪侵袭，热毒壅盛

证候：急性起病，发热头痛，无汗或少汗，咳嗽咯血，咽干咽痛，面肢水肿，小便短少，尿色红赤或便秘溲黄，舌质红，苔薄黄，脉浮数（此型多见于急进性肾炎早期）。

治法：疏风清热，解毒利湿。

主方：银翘散合黄连解毒汤加减。

常用药：金银花、连翘、荆芥、薄荷、牛蒡子、桔梗、竹叶、芦根、甘草、黄连、黄芩、黄柏、栀子。若头痛剧烈加野菊花；咽喉肿痛加射干、马勃；水肿重加茯苓、猪苓、泽泻；大便秘结加大黄、芒硝；尿血重加丹皮、大蓟、小蓟、白茅根；恶心、呕吐加苏叶、姜半夏等。

2. 湿毒内壅，弥漫三焦

证候：全身水肿，身体困重，脘闷纳呆，恶心呕吐，尿少色赤或无尿，心烦急躁，口苦口黏，腹胀便秘，或大便黏滞不爽，舌质红，苔黄腻，脉滑数（此型多见于急进性肾炎病程中期肾功能不全氮质血症期）。

治法：分利湿热、清热解毒。

主方：已椒苈黄丸合黄连解毒汤加减。

常用药：防已、椒目、葶苈子、大黄、黄连、黄芩、黄柏、栀子。若水肿甚加茯苓、猪苓、泽泻、大腹皮等；尿血加蒲黄、白茅根、生茜草、参三七等；大便黏滞不爽者加槟榔、枳实、薏苡仁、白豆蔻；恶心呕吐加苏叶、姜半夏、姜竹茹等。

3. 脾肾衰败，溺毒潴留

证候：精神萎靡，面色晦暗，全身水肿，气促心悸，纳呆腹胀，泛恶呕吐，口气秽浊，尿少尿闭，或兼见皮肤瘙痒，衄血、便血、呕血、尿血、皮肤瘀斑等，舌质淡，苔白腻，脉沉无力（多见于急进性肾炎肾功能衰竭尿毒症期）。

治法：温补脾肾，降浊解毒。

主方：温肾解毒汤加减。

常用药：熟附子、党参、白术、生黄连、生大黄、绿豆、丹参、生姜、半夏、紫苏。若呕恶较甚加陈皮、姜竹茹；肤痒加地肤子、白鲜皮、苦参；水肿重加茯苓、猪苓、泽泻、大腹皮；血尿较重加白茅根、生茜草、蒲黄等；气促心悸，心包腔积液者，加葶苈子、桂枝、白术、茯苓等。

4. 肝肾阴虚，浊毒内滞

证候：面色枯槁晦暗，头晕目眩，腰膝酸软，手足麻木，下肢水肿，口干饮水不多，恶心呕吐，口气秽浊，尿黄赤或尿血，少尿或无尿，舌质红，苔黄腻或中有裂纹，脉沉细数。

治法：滋补肝肾，解毒降浊。

主方：知柏地黄汤合大黄黄连泻心汤加减。

常用药：知母、黄柏、熟地黄、山药、山茱萸、丹皮、泽泻、茯苓、大黄、黄连、黄芩。若头晕目眩，手足麻木加菊花、夏枯草、钩藤、天麻；恶心呕吐，口气秽浊加佩兰、苏叶、姜半夏、姜竹茹；血尿加生茜草、蒲黄、白茅根、紫草等。

此外，本病的各个阶段常出现尿血、呕血、便血、皮肤瘀斑、腰背刺痛等各种出血症状，此出血症状的病机为瘀血，临床上这一瘀血的病机常贯穿本病的始终，药用丹参、桃仁、红花、川芎、赤芍、益母草。

（四）中西医结合治疗优势

随着医学的发展，近数十年，多数中医学者以辨病和辨证相结合的方法作为提高疗效的关键，尤其中西医结合学者对此最有体会，认为急进性肾小球肾炎的中药治疗的原则应考虑到 4 个方面：①针对急进性肾小球肾炎的免疫机理。②针对肾炎综合征的临床表现。③针对进行性尿毒症。④针对各时期西药治疗的副作用。

本病可分为急性期、慢性期，急性期的治疗应立足于西医，而以中医药减轻副作用，兼顾本病的免疫机理和临床表现为辅，如大剂量激素首始治疗阶段，引起医源性肾上腺皮质功能亢进，表现出阴盛火旺，可加用生地黄、知母、黄檗、牡丹皮、玄参；在使用细胞毒性药物过程中易发生骨髓抑制和细胞减少症，可加用补益气血药：当归、黄芪、黄精、鸡血藤、淫羊藿等；胃肠道反应加陈皮、半夏、竹茹、紫苏梗等。慢性期需要替代治疗的患者，中药应以温补脾肾为主，尽可能促进受损的肾组织结构的重构，兼顾减轻透析 / 移植的并发症为辅；对于部分不需要替代治疗的病例，但肾功能尚未恢复正常，处于疾病的恢复期，则应以中医药治疗为主，西医对症处理为辅。中西医联合用药治疗本病的意义在于：中西药物在治疗方面的协同作用，中药对西药毒副作用的监制。

七、预后

本病如能早期诊断、及时治疗，可明显改善患者的预后。

影响预后的因素：主要有尿量、新月体形成程度、肾小球毛细血管襻病理改变、免疫沉积类型和间质病变。

（1）临床上出现少尿、血肌酐＞600μmol/L 者预后差；细胞新月体、间质病变轻者好。

（2）疾病的类型：Ⅲ型及有前驱感染和病理有血管炎的Ⅱ型治疗效果较好，Ⅰ型 RPGN 最差，且与抗 GBM 抗体的滴度无关。

（3）肾活检中 85% 的肾小球有大新月体、严重广泛肾小球硬化、小管萎缩、间质纤维化及小动脉硬化者预后差。

八、预防与调护

（1）消除感染源：由于患者营养情况欠佳，同时应用较大剂量的肾上腺皮质激素，极易感染，应用抗生素又可能加大肾脏负担，积极的预防感染成为必然。

（2）饮食：应吃营养丰富、易消化、富含维生素的食物。蛋白质摄入，应根据病情决定。发病初期，如尿少、有氮质潴留者，应限制蛋白质摄入量，仅给予优质蛋白，以减轻肾脏排泄氮质的负担。当病情好转时，蛋白质可逐渐增加至每日每千克体重 1g。碳水化合物及脂肪一般不限制，以保证热量供应，对生长期儿童尤其重要。水肿严重而少尿者，应根据排尿量等决定入水量，每日为前一日出量加 500mL。有水肿及高血压者，要严格限制食盐。

（3）休息：在急性期，对血尿、水肿、高血压症状较明显者，应令其卧床休息 4～6 周，当症状好转，可以下床在室内活动。如活动后血尿、蛋白尿无加重或继续好转，则经 1～2 周，可以到户外活动，甚至做些轻工作或试行半天学习、工作。定期复查，若发现尿改变加重，则应再次卧床休息。

九、研究进展

2016年4月，日本肾脏病学会（JSN）发布了急进性肾小球肾炎最新临床实践指南。指南主要包括以下章节：疾病的概念和定义，诊断，流行病学和预后，诊断和临床治疗问题，共涉及 20 个临床问题，并针对这些临床问题提出推荐意见。

【参考文献】

[1] 罗丹，张浩，用血浆置换疗法治疗急进性肾小球肾炎的效果观察 [J]. 当代医药论丛，2014，12（14）：179-180.

[2] Ito-Ihara T，Ono T，Nogaki F，et al. Clinical efficacy of intravenous im-munoglobulin for patients with MPO-ANCAAssociated rapidLy progres-sive glomerulonephritis [J]. Nephron Clin Pract，2006，102：c35-c42.

[3] Japanese Society of Nephrology，Evidence-based clinical practice guidelines for rapidLy progressive glomerulonephritis 2014 [J].Clin Exp Nephrol. 2016 Apr 21.

第三节　迁延性肾小球肾炎

一、概述

1. 西医定义

迁延性肾小球肾炎是一组临床表现为病程迁延，但全身症状轻微的肾小球肾炎综合征。我国儿科肾脏疾病科研协作组将有明确急性肾炎病史，血尿和（或）蛋白尿迁延达1年以上，或没有明确急性肾炎病史，但血尿和蛋白尿超过6个月，不伴有肾功能不全或高血压的肾小球肾炎总称为迁延性肾炎。

2. 中医定义

迁延性肾小球肾炎属于中医水肿、尿血范畴。《诸病源候论·水肿候》："夫水肿病，皆由荣卫痞涩，肾脾虚弱所为"，首次将水肿作为各类水病的总称。《丹溪心法·水肿》："若遍身肿，烦渴，小便赤涩，大便闭，此属阳水……若遍身肿，不烦渴，大便溏，小便少，不涩赤，此属阳水"，通过临床症状来区分阴水、阳水。《素问·气厥论》："胞移热于膀胱，则癃，溺血"提出尿血为肾和膀胱病变。小儿尿血首见于《诸病源候论·小儿杂病诸侯》："血性得寒则凝涩，得热则流散，而心主于血。小儿心脏有热，乘于血，血渗于小肠，故尿血也"。

3. 中西医认识的交叉点

由于肾小球肾炎病情反复发作，体内长期受抗原的刺激，患者免疫功能低下，不能迅速消除抗原，致使发生免疫反应，造成肾组织损伤，其病理损害为炎性细胞浸润，肾小球毛细血管壁弥漫性增生，基底膜增厚。患者常有神疲乏力、腰膝酸软等脾肾两虚症状，因此，临床上有肾小球肾炎病情反复发作，免疫功能低下的患儿，考虑为气虚证，故治疗当以健脾补肾、益气活血为主。

血瘀证的病理、生理改变为血液循环障碍和受累组织损害，而活血化瘀药作用在于扩张血管，从而解除微血管痉挛，降低毛细血管通透性，使停滞体内的湿毒易于排出。因此，临床有舌红有瘀点瘀斑，或者尿血症状等血瘀证，机体可能存在血液循环障碍的情况，中药的活血化瘀药类似于西药的潘生丁、肝素之类。补肾益气药能改善机体的免疫功能，有修复肾小球纤维化的作用。肾小球的基本组织为血管，补肾药物可以增强肾脏功能，即改善肾小球的血管状态，从而达到修复肾小球纤维化的作用。

二、病因病理

（一）西医病因病理

多数患儿有较明确的急性肾炎病史，部分患儿无肾炎病史。病因复杂，多为细菌、病毒等反复感染引起的免疫复合物肾炎。

急性肾小球肾炎迁延病例，肾组织活检可见残余灶性肾小球系膜硬化。肾小球部分呈完全纤维化，但病变稳定非进行性。隐匿起病者，儿童肾组织活检大多数肾脏病理变化轻微，可呈局灶性肾炎，单纯系膜增生性肾炎。少数病例呈膜性或膜增生性肾小球肾炎。

（二）中医病因病机

《医宗金鉴·幼科心法要诀》“小儿水肿皆因水停于肺脾二经”。《诸病源候论·小儿杂病诸候》：“小儿肿满，由将养不调，肾脾二脏俱虚也。肾主水，其气下通于阴。脾主土，候肌肉而克水。肾虚不能传其水液，脾虚不能克制于水，故水气流溢于皮肤，故令肿满。”指出本病以肺、脾、肾为主，迁延性肾小球肾炎以反复发作为特点，那么肺、脾、肾之不足是其本，以脾气虚、脾阳虚、肾阳虚、肾阴虚、脾肾阳虚多见。

小儿迁延性肾炎病位虽与肾和膀胱有关，但关键病位在肺脾，因小儿为稚阴稚阳之体，气血未充，卫外不固，且“小儿脾常不足”运化功能尚未健全，外感或内伤饮食均可损及于脾，脾虚运化失司，清阳不升，精微下泄；湿浊内阻，日久化热，湿热伤肾，脉络受损，故见持续性镜下血尿和蛋白尿，证属本虚标实，治疗当审察虚实主次，本着攻补兼施的原则，勿犯虚虚实实之戒，小儿“稚阳未充，稚阴未长”，当慎用甘寒攻伐之品。

1. 禀赋不足，脏腑虚损

慢性肾炎的发生主要责之于肺、脾、肾功能失调。《素问·水热穴论》曰：“故其本在肾，其末在肺，皆积水也。”《诸病源候论·水病诸候》曰：“水病无不由脾肾虚所为，脾肾虚则水妄行，盈溢肌肤而令周身肿满”“风水者，由于脾肾虚弱所为也”，指出肺、脾、肾虚损是发病的根本原因。《丹溪心法》：“惟肾虚不能行水，惟脾虚不能制水，肾与脾气合，胃为水谷之海，又因虚不能传化焉。故肾水泛滥反得以浸渍脾土，于是三焦壅滞，经络壅塞，水渗于皮肤，注于肌肉而发水肿矣。”脾主转输，肾主气化，肺主通调水道。若禀赋不足，年少失养；或饮食不节，劳倦太过，耗伤血气；或生育不节，房劳过度，暗耗肾精；或久病不愈，失于调养，正气不复；或年老体弱，正气自虚，均可导致肺、脾、肾功能失调，外邪乘虚而入，内外相合，肺不能通调水道，脾不能转输水谷精微，肾不能气化津液，水湿停聚，外溢肌肤而发为水肿。

2. 肺气亏虚，感受外邪

肺气不足，不能抗御外邪，风寒、风热、风湿之邪乘虚侵入人体，郁闭肺气，损伤肺脏功能，导致肺失宣发、肃降。肺为水之上源，肺虚不能通调水道，下输膀胱，水液内停，风遏水阻，风水相搏而出现水肿。

3. 湿邪内侵，脾失健运

起居不慎，冒雨涉水，久居湿地，感受水湿之邪，入里困阻脾胃，导致脾胃转输失司，升降失常，水液代谢紊乱，停聚为水，溢于肌肤而为水肿。若肌肤湿热毒邪入里，亦可损伤脾胃功能，导致水液内停而发为水肿。

在疾病演变、发展过程中，病机也随之变化。风寒、风热、水湿之邪久留，可以损伤肺、脾、肾等脏腑功能，导致其气血阴阳亏虚，则可出现一系列虚实夹杂症候。久病入络，久病多瘀。无论风寒、风热、水湿、气滞，还是气虚、阴虚、阳虚，均可导致血液运行不畅，瘀阻肾络，使病情更复杂。

三、临床表现

（1）急性肾小球肾炎迁延型：有急性肾炎病史。持续性镜下血尿或蛋白尿，或伴有发作性肉眼血尿，活动过多可使尿改变加重。水肿消退或尽在活动过多后出现眼睑水肿。无高血压。无肾功能不全。

（2）隐匿起病型：起病隐匿，偶然在尿常规检查或普查时发现。持续性或再发性轻度镜下血尿和蛋白尿。偶有肉眼血尿，感染、劳累等可使尿改变暂时加重。偶有晨间起床轻度眼睑水肿。无高血压及肾功能不全。

四、实验室及其他检查

（1）血尿：尿沉渣红细胞 6～20 个 /HP。

（2）蛋白尿：轻度或中度蛋白尿，24h 蛋白尿定量多＜ 50mg/kg。

（3）肾功能检查正常。

（4）血清补体正常。

五、诊断和鉴别诊断

1. 诊断

我国儿科肾脏疾病科研协作组将有明确急性肾炎病史，血尿和（或）蛋白尿迁延达 1 年以上，或没有明确急性肾炎病史，但血尿和蛋白尿超过 6 个月，不伴有肾功能不全或高血压的肾小球肾炎总称为迁延性肾炎。

2. 鉴别诊断

（1）血淋：血淋与尿血均以小便出血为主证，血淋同时伴有小便滴沥涩痛或疼痛难忍，而尿血则多无疼痛。两者鉴别要点在于疼痛。《丹溪心法·溺血》："溺血，痛者为淋，不痛者为尿血"。

（2）石淋：石淋与尿血均有小便出血，但石淋尿中常夹有砂石，且小便艰涩或刺痛，或排尿突然中断，或见小腹拘急或腰腹绞痛。

西医方面须与急性肾炎的恢复期，或慢性肾炎早期相鉴别。必要时参考肾功能、肾超声波检查、静脉肾盂造影等进行鉴别。必要时应行肾穿刺检查以明确诊断。

六、治疗

（一）西医治疗

（1）血尿一般无须特殊药物治疗，且药物治疗效果往往不佳。

（2）急性肾炎的恢复期或良性的无症状持续蛋白尿和（或）血尿患者应预防感染，避免过分劳累。

（3）蛋白尿的治疗，口服泼尼松 1～2mg/kg，转阴后减量。

（二）中医治疗

迁延性肾小球肾炎多属本虚症，治本则补益为主。又因"久病多瘀"和"瘀血不去，新血不生"的理论，应用清热利湿、活血化瘀药治疗小儿迁延性血尿，对病久伤及脾肾患儿，加补肾益气药以提高疗效。

1. 脾气虚

症状：四肢及全身水肿，小便短少，头晕头昏，乏力倦怠，腹胀，口淡无味，便溏，舌淡苔白，脉弱。

治法：健脾益气，运湿利水。

主方：参苓白术散加减。药用党参、茯苓、白术、升麻、柴胡等。便溏，加用车前子、泽泻；腹胀，加用香橼、青皮。

2. 脾虚湿泛证

症状：镜下蛋白尿或血尿，面浮肢肿，神倦肢冷，少气懒言，纳呆便溏，泛恶，舌质淡，苔白滑，脉濡细。

治法：益气健脾，利水消肿。

主方：实脾饮或参苓白术散加减。药用：白术、茯苓、甘草、厚朴、木香、大腹皮或党参、茯苓、白术、升麻、柴胡等。上半身肿甚，加麻黄、苏叶；腰以下肿甚，加防己、薏苡仁；水湿过重加桂枝、猪苓、泽泻；气虚息短加黄芪、党参；蛋白尿，加薏苡仁。

3. 脾肾阳虚证

症状：全身水肿，腰以下尤甚，面色皖白，神倦乏力，四肢厥冷，可伴胸腔积液、腹水或阴囊肿大，纳呆呕恶，甚则喘咳气短，不得平卧，舌质淡，苔白润，舌边有齿痕，脉沉细。

治法：温阳利水。

主方：附子理中汤合真武汤加减。方用：制附子、党参、干姜、甘草、白术、桂枝等。虚寒甚者加肉桂、巴戟天；喘息自汗加炙黄芪、太子参；腹胀加木瓜、枳实。

4. 肝肾阴虚证

症状：镜下血尿日久，时轻时重，水肿，下肢肿甚，五心烦热，午后颧红，口干唇赤，头晕耳鸣，腰膝酸软，盗汗，大便干结，舌红少苔，脉数。

治法：补肾养肝，滋阴潜阳。

主方：杞菊地黄丸加减。药用：枸杞、菊花、熟地黄、山茱萸、山药、牡丹皮、泽泻、茯苓等。盗汗加牡蛎、龟板；大便干结加花粉、玄参；腰膝酸软加女贞子、菟丝子、桑葚子；血尿加蒲黄炭、地榆；口干加石斛。

5. 阴虚血瘀证

症状：水肿不甚，小便短赤，血尿或蛋白尿，腰膝酸软或腰部刺痛，面色晦暗，五心烦热，口干咽燥，心悸失眠，舌质暗红或有瘀斑、瘀点，脉细涩。

治法：滋补肝肾，化瘀通络。

主方：六味地黄丸合桃红四物汤加减。药用：熟地黄、山茱萸、山药、牡丹皮、泽泻、茯苓、桃仁、红花、川芎、白芍、当归等。若腰膝酸软较甚者，加桑寄生、川断、枸杞子；若五心烦热者，加知母、黄柏、女贞子、旱莲草；若有血尿重者，加侧柏炭、白茅根、地榆；若有蛋白尿重者，加萆薢、蝉衣、金樱子；若兼头晕、头痛者，加天麻、钩藤；兼有湿热者，加金银花、蒲公英、紫花地丁。

6. 气阴两虚证

症状：面色无华，少气乏力，或易感冒，午后低热或手足心热，口干咽燥，舌质偏红少苔，脉细弱。

治法：健脾益肾，养阴益气。

主方：参芪地黄汤加减。药用：党参、黄芪、熟地黄、山茱萸、山药、牡丹皮、泽泻、茯苓。心悸气短者，合用生脉散；若咽痛日久，咽喉暗红者，可加沙参、麦冬、桃仁、赤芍以养阴活血；纳差腹胀加砂仁、木香、枳壳；易感冒者合用玉屏风散加减；五心烦热或低热者，加地骨皮、鳖甲、女贞子、旱莲草。

7. 阴阳两虚

症状：腰膝酸软，神疲乏力，气短懒言，面色㿠白或萎黄不泽，畏寒肢冷，眼睑、下肢轻度水肿，小便短少，纳食不香，舌淡苔薄白，或舌红少苔，脉沉细无力。

治法：补益脾肾，调和阴阳。

主方：六味地黄丸合二仙汤加减。药用：熟地黄、山茱萸、山药、牡丹皮、泽泻、茯苓、淫羊藿、仙茅、黄柏等。兼有瘀血，面色黧黑，舌质暗红或有瘀斑、瘀点，脉细涩者，加丹参、川芎、红花、益母草、当归；若蛋白尿较重者，加草薢、蝉衣、金樱子；若尿血重者，加侧柏炭、小蓟、白茅根。

七、预后

大多数儿科的迁延性肾小球肾炎预后良好。发展为进行性慢性肾小球肾炎者预后较差。

【参考文献】

[1] 王琴，刘代祥．中药治疗小儿迁延性血尿 30 例 [J]. 按摩与康复医学，2012，3（2）：182.
[2] 吴艳，蒋茂剑．益肾清利活血法治疗小儿迁延性肾炎临床观察 [J]. 山西中医，2010，20（11）：15-16.

第四节　慢性肾小球肾炎

一、概述

1. 西医定义

慢性肾小球肾炎（chronic glomerulonephritis，CGN）指由不同发病原因，多种病理类型所组成的一组原发性肾小球疾病。临床特点为起病缓慢，病情迁延且呈缓慢进行性，临床表现可轻可重，或时轻时重，随着病情发展，多数患者可有不同程度肾功能减退、高血压、贫血，并多以慢性肾衰竭为最终结局。尿常规检查可有不同程度的蛋白，尿沉渣检查可有红细胞、管型。

我国儿科肾脏病科研协作组将病程超过 1 年，或隐匿起病，伴有不同程度的肾功能不全和（或）肾性高血压的肾小球肾炎称之为慢性肾小球肾炎。本病儿科较少见，是慢性肾功能衰竭的最常见的病因。本病可分为原发性、继发性和遗传性 3 类。

2. 中医定义

慢性肾小球肾炎相当于祖国医学"肾风""水肿""虚劳""腰痛""血尿"等范畴。如《黄帝内经》中所说的"水病""水气",《金匮要略》中所说的"正水""石水"均与慢性肾炎的水肿相似。《素问·风论》曰:"肾风之状,多汗恶风,面然浮肿。"《素问·奇病论》曰:"有病然如水状,病生在肾,名为肾风。"《素问·水热学论》曰:"……水病下为胕肿大腹,上为喘呼,不得卧者,标本俱病。";《素问·评热病论》曰:"诸有水气者,微肿见于目下也。"《金匮要略》:"正水,其脉沉迟,外证自喘","石水,其脉自沉,外证腹满不喘"。《丹溪心法·水肿》:"遍身肿,不烦渴,大便溏,小便少,不涩赤,此属阴水。"由于慢性肾小球肾炎病程长,病变日久,五脏俱损,可出现"虚劳"症状。慢性肾炎常伴有高血压,可出现"眩晕""头痛"等症。

二、病因病理

(一)西医病因病理

1. 病因及发病机制

A. 病因

慢性肾小球肾炎病因大多不明,可以从 3 种途径演变而来:①急性肾炎迁延不愈,病程超过 1 年以上者,临床上可认为已进入慢性肾炎期。②过去有急性肾炎史,症状已消失多年,被认为已经"痊愈",但炎症仍继续缓慢进行,经若干年后,临床症状又复出现,而成为慢性肾炎。③肾脏炎症从开始即为隐匿性,无明显急性肾炎表现,但炎症呈缓慢发展,经若干年后成为慢性肾炎。

B. 发病机制

慢性肾炎的发病机制与急性肾炎相似,属于自身免疫反应,大部分是免疫复合物疾病,如可溶性循环免疫复合物沉积于肾小球或肾小球原位抗原与抗体形成,通过"经典途径"激活补体引起组织损伤;沉积于肾小球的细菌毒素、代谢产物等经"旁路系统"激活补体使 Ig、C3、C1q、备解素及 β 因子等沉积于肾小球内皮细胞、基膜、上皮细胞等引起一系列炎症反应而导致肾炎。

导致肾炎成为慢性的因素尚不清楚,一般认为可能与下列因素有关:①感染病灶长期存在或反复发作,致机体长期有抗原刺激。②患者有某些免疫缺陷,不能识别自身组织,而产生自身免疫反应。③患者无能力产生强有力的抗体将抗原迅速清除,以致抗原持续存在于体内,形成分子量不大不小的免疫复合物,沉积于肾小球引起慢性炎症反应。④补体系统有某些缺陷,如 C3、C2、C1 合成不足的缺陷。⑤人类白细胞抗原(HLA)系统的型别(如 HLA-A10、A2、BW35)被认为和肾炎转变为慢性有一定关系。

2. 病理

慢性肾炎的病变为双肾弥漫性肾小球病变，因反复发作和（或）长期持续进展、肾间质纤维化、肾小球萎缩及肾小球硬化均可呈现，故而慢性肾炎后期肾皮质变薄、肾脏体积通常变小。慢性肾炎病理类型主要分为以下几型：①系膜增生性肾炎。②膜性肾小球肾炎。③局灶节段性肾小球硬化。④系膜毛细血管性肾小球肾炎。⑤增生硬化性肾炎。慢性肾炎的病变发展，最终导致肾组织严重破坏，形成终末期固缩肾。

（二）中医病因病机

中医学慢性肾小球肾炎的发生属于本虚标实，多因脏腑虚损，外邪侵袭所致。发病机制复杂，主要为肺失通调，脾失转输，肾失开合，三焦气化不利，封藏失职，水液输布失常，水湿停聚，精微下泄。

1. 禀赋不足，脏腑虚损

慢性肾炎的发生主要责之于脏腑虚损，尤其是肺、脾、肾功能失调。《素问·水热穴论》曰："故其本在肾，其末在肺，皆积水也。"《诸病源候论·水病诸候》曰："水病无不由脾肾虚所为，脾肾虚则水妄行，盈溢肌肤而令周身肿满""风水者，由于脾肾虚弱所为也"，可见脾肾虚损是发病的根本原因。《丹溪心法》则进一步指出："惟肾虚不能行水，惟脾虚不能制水，肾与脾气合，胃为水谷之海，又因虚不能传化焉。故肾水泛滥反得以浸渍脾土，于是三焦壅滞，经络壅塞，水渗于皮肤，注于肌肉而发水肿矣。"故水肿的发生主要与肺、脾、肾虚损有关，盖脾主转输，肾主气化，肺主通调水道。若禀赋不足，年少失养；或饮食不节，劳倦太过，耗伤血气；或生育不节，房劳过度，暗耗肾精；或久病不愈，失于调养，正气不复；或年老体弱，正气自虚，均可导致肺、脾、肾功能失调，外邪乘虚而入，内外相合，肺不能通调水道，脾不能转输水谷精微，肾不能气化津液，水湿停聚，外溢肌肤而发为水肿。

2. 肺气亏虚，感受外邪

肺气不足，不能抗御外邪，风寒、风热、风湿之邪乘虚侵入人体，郁闭肺气，损伤肺脏功能，导致肺失宣发、肃降。肺为水之上源，肺虚不能通调水道，下输膀胱，水液内停，风遏水阻，风水相搏而出现水肿。

3. 湿邪内侵，脾失健运

起居不慎，冒雨涉水，久居湿地，感受水湿之邪，入里困阻脾胃，导致脾胃转输失司，升降失常，水液代谢紊乱，停聚为水，溢于肌肤而为水肿。若肌肤湿热毒邪入里，亦可损伤脾胃功能，导致水液内停而发为水肿。

4. 肝气不舒，气滞血瘀

七情不舒，忧思恼怒，导致肝气郁结，疏泄失常。一则肝失疏泄，不能调畅气机，则三焦水道不畅，水液停留；二则肝木横逆克脾土，脾失健运，不能转输水津，停聚为水；三则肝郁气滞，血行不畅，气血郁阻，血液不得气化，反而化为水液，均可导致水液内停，泛溢肌肤而为水肿。

在疾病演变、发展过程中，病机也随之变化。风寒、风热、水湿之邪久留，可以损伤肺、脾、肾等脏腑功能，导致其气血阴阳亏虚，则可出现一系列虚实夹杂证候。久病入络，久病多瘀。无论风寒、风热、水湿、气滞，还是气虚、阴虚、阳虚，均可导致血液运行不畅，瘀阻肾络，使病情更复杂。

综上所述，慢性肾炎的发生主要责之于脾肾，与肺肝密切相关。盖肾主藏精，主水，司前后二阴，为人身阴阳之根本。若肾虚不固，不能分清别浊，精微物质外泄，则出现蛋白尿；肾虚气化不利，水液潴留，则可出现水肿。脾为后天之本，主运化水谷精微，为制水之脏。若脾虚不能运化水谷，导致水湿停聚，泛溢肌肤而发为水肿；脾虚不能固摄精微，清气不升，精微物质反而下注，故而出现蛋白尿。肺为水之上源，主通调水道。若外邪侵袭，肺卫失和，郁闭肺气，水道闭塞，水液内停而为水肿。肝主疏泄，若七情伤肝，肝气郁结，导致三焦气机不畅，水液运行障碍，停聚为水肿。诚如《景岳全书·肿胀》所说："凡水肿等症，乃肺、脾、肾三脏相干之病。盖水为至阴，故其本在肾；水化于气，故其标在肺；水惟畏土，故其制在脾。"

三、临床表现

1. 临床表现

原发性慢性肾小球肾炎的临床症状可轻可重或时轻时重，轻者在缓解期无明显临床症状，重者出现慢性肾功能不全。起病多隐匿，常在健康查体或尿筛查中发现高血压和（或）尿异常，但其临床发病多呈急性过程，慢性肾炎急性发作常因呼吸道感染或其他原因诱发，表现类似急性肾炎或肾病综合征，大量蛋白尿、血尿、明显水肿、高血压及肾功能恶化，病因去除后可缓解到原来水平，也可因此导致疾病进展。起病时均有不同程度水肿，轻者仅见于颜面部、眼睑及组织疏松部（如阴部），重者则全身普遍性水肿，甚至出现浆膜腔积液（如腹水、胸腔积液等）。一部分患儿有高血压，可为持续性或间歇性，以舒张压升高为特点，可伴有眼底出血、视盘水肿等。症状典型时可有不同程度的肾功能不全，最早表现为肾小球滤过率下降和尿浓缩功能受损。早期尿量减少不明显，晚期多有尿量减少，但夜尿可增多，少数出现遗尿症。其他非特异性表现可有疲劳、乏力、腰酸、头痛、头晕、食欲减退等。小儿可见发育迟缓，易并发感染、低蛋白血症和心功能不全。

2. 中医辨证特点

（1）辨虚实：慢性肾炎为本虚标实之证，辨证时要分清是以正虚为主，还是以邪实为主，或者是本虚标实并重。以正虚为主者，主要为肺、脾、肾亏虚，表现为腰膝酸软、神疲乏力、气短、纳呆、便溏等症；以邪实为主者，主要为水湿、湿热、瘀血，风寒、风热外感，表现为水肿较甚，或尿血鲜红，或皮肤生疮疡、痈疽，或有外感表证，或舌质紫暗，脉细涩等症。

（2）辨病位：病起初期多在肺、脾；久病多属脾、肾。腰脊酸痛，下肢水肿明显者，病在肾；纳少脘胀，大便溏者，病在脾；颜面水肿，咽痛，易感冒，病在肺；头晕耳鸣，视物模糊者，病在肝。

（3）辨病性：面肢水肿，苔腻脉沉为水湿；咽喉肿痛，皮肤疮疡，小便黄赤，苔黄，脉数为热邪；腰痛固定，舌暗红有瘀斑为血瘀；恶心呕吐，口有尿味为湿浊。

（4）辨水肿：若水肿起病缓慢，多为正虚，以脾肾两虚为主；若水肿来势汹涌，迅速发展，则以实邪为主，多为风邪犯肺或水湿浸渍。若水肿程度较轻，或仅有晨起眼睑水肿，多为脾虚湿阻、气虚水停；若水肿较甚，甚至全身水肿，多为脾肾阳虚，或阴阳两虚。若水肿仅见于头面部，则为实证，多为风邪犯肺；若水肿腰以下为甚，多为脾肾阳虚，或水湿停留。若水肿伴发热、咳嗽、咽痛、鼻塞等症，多为外感诱发；若水肿伴有纳呆、腹胀、便溏，则多为脾虚湿阻；若水肿伴有腰膝酸软、五心烦热、舌红少津，则多为肝肾阴虚；若水肿伴有畏寒肢冷、小便清长、夜尿增多，则多为脾肾阳虚；若水肿伴有面色晦暗、舌质紫暗、舌有瘀斑或瘀点、脉沉细涩，则多为瘀遏水停；若水肿伴有少尿、腹大胀满、喘逆心悸，则为水气凌心的危候。

（5）辨蛋白尿：慢性肾炎蛋白尿总由脾肾两虚所致，可由外邪引动而增加。神疲乏力，食少便溏者以脾虚为主；腰膝酸软，时头晕耳鸣者以肾虚为主；感受外邪，发热、咽痛、尿赤、口干苦，苔黄腻者为热毒内蕴；蛋白尿持续或伴镜下血尿，神疲乏力，咽干，苔黄，脉细数，为湿热留恋。

（6）辨血尿：若见肉眼血尿，尿色深如浓茶，或如洗肉水样，小便量少，小便不畅或灼痛者，多为实证，或为感受外邪，或为湿热蕴结下焦，损伤血络。若尿色深红，伴有腰膝酸软、头晕头痛、五心烦热、口干咽燥、舌红少苔者，多为阴虚火旺证。若镜下血尿，伴有腰酸、疲乏、头晕、气短、舌淡苔白、脉细者，多为脾肾亏虚。持续镜下血尿，伴有舌质紫暗或有瘀斑、瘀点者，为血瘀证，多为阴虚血瘀或气虚血瘀。

四、实验室及其他检查

（1）尿常规以蛋白尿为主，尿蛋白 + ~ +++，部分呈选择性蛋白尿，部分呈非选择性。血尿一般较轻，多数为镜下血尿，急性发作期血尿加重或出现肉眼血尿。尿沉渣中常有较多颗粒管型和透明管型，急性发作者可见细胞管型，晚期可见大颗粒管型和蜡样管型。

（2）血常规可呈轻度以上贫血，呈正色素、正细胞性。

(3) 肾功能检查内生肌酐清除率、酚红排泄试验降低，血清尿素氮、肌酐增高。可有代谢性酸中毒，血清钙、钠及氯可降低，血磷增高。血钾可增高、正常或降低。血沉增快。尿 FDP（纤维蛋白降解产物）多增高，血纤维蛋白原增高，血清补体可降低。人血白蛋白降低，胆固醇升高。

(4) 彩超检查早期肾脏大小正常，晚期则可出现双侧对称性缩小，皮质变薄，光点增多等。

五、诊断和鉴别诊断

1. 诊断

原发性慢性肾炎可根据以下 4 项做初步诊断：①尿变化包括不同程度的蛋白尿、血尿和管型尿。但疾病晚期上述尿改变反而“减轻”。②有不同程度的肾功能不全和（或）高血压。③病程较长迁延可超过 1 年，病情呈缓慢进行性发展。④已排除继发于全身性疾病和遗传性肾炎者。

尽管小儿原发性慢性肾炎的诊断较困难，尤其是既往无肾炎史隐匿起病的患儿，我们认为对临床均有肾炎综合征和肾功能不全表现者，结合以下临床特点：①慢性肾炎尿异常以蛋白尿或（和）血尿同时存在而以蛋白尿为主。②持续固定的低比重尿是肾功能不全的早期表现，且肾小管功能改变较肾小球功能异常更早提示肾功能不全的存在，因此注意监测尿比重，对诊断慢性肾炎有重要作用。③小儿夜尿增多或持续遗尿亦提示早期肾功能不全。④慢性贫血较重，且持续时间长，在临床排除营养和血液系统疾病后可考虑肾性贫血。⑤慢性肾炎多有肾脏缩小，但在急性发作时亦可见肾脏大小正常或略有增大。⑥低蛋白血症多见。⑦肾功能不全时低钾血症多见。⑧持续性低补体血症。排除了继发性和遗传性肾炎，应考虑慢性肾炎的可能。有条件者应及时行肾穿刺活检确定其病理类型。

2. 鉴别诊断

慢性肾炎常与以下疾病相鉴别：

(1) 慢性肾盂肾炎：慢性肾盂肾炎晚期可有大量蛋白尿和高血压，需与慢性肾炎相鉴别。后者女性多见，有反复泌尿系感染史，多次尿沉渣检查发现白细胞明显增多，甚至有白细胞管型及尿细菌培养阳性有助于鉴别。此外，慢性肾盂肾炎是肾小管功能损害往往先于氮质血症出现，而尿蛋白较少且具有肾小管性蛋白尿的特征，一般不发生低蛋白血症。儿童慢性肾盂肾炎患者常继发于反流肾病，此时作静脉肾盂造影，可发现肾盏有瘢痕变形、杵状扩张或肾影两侧不对称，做放射性核素肾图检查如发现双侧肾脏损害呈不对称，且彩超示双肾大小不等，有助于慢性肾盂肾炎的诊断。

(2) 高血压肾损害：原发性高血压会继发肾损害而出现尿检异常以及肾功能下降等，而有些慢性肾小球肾炎以高血压为首发症状，故两者需要相互鉴别。肾炎多发于青壮年，而原发性高血压继发肾损害往往具有较长高血压病史，患者年龄相对偏大。仔细询问病史对鉴别很重要，是高血压在先，还是尿蛋白在先至关重要。故临床上发现高血压患者，应常规做尿检查，必要时做肾功能检查。高血压继发肾损害者，尿蛋白一般较少（＜1～1.5g/d），尿蛋白定性多为（+-）～（+），24h尿蛋白定量超过3g者罕见，大多不伴有肉眼血尿和镜下血尿。高血压继发肾损害者往往肾小管损害在先，尤其是远曲小管功能减退，临床上常有夜尿、多尿、尿比重低和尿渗透压低等尿浓缩功能不良的临床表现。

（3）Alport综合征：多于青少年起病，其主要特征是肾脏损害、双侧高频性神经性耳聋及眼部双侧圆锥晶状体前突及黄斑周围微粒，有阳性家族史可资鉴别。

（4）狼疮性肾炎：系统性红斑狼疮好发于年轻女性，为系统性疾病，除常有肾脏损伤的临床表现外，可伴有高烧、皮疹、口腔溃疡、光过敏和关节痛等多系统受损的表现。实验室检查常可有血细胞下降，免疫球蛋白增加，抗核抗体和dsDNA抗体阳性，血清补体C3下降。肾活检荧光可呈满堂亮（各种免疫球蛋白及C3、C1q等呈阳性），光镜下可有白金耳样改变（广泛的内皮下免疫复合物所致）和电镜下可见GBM上皮细胞侧、内皮细胞侧、GBM膜内和系膜区多部位电子致密物。上述病理改变有助于狼疮肾炎的诊断。

（5）链球菌感染后肾小球肾炎：链球菌感染后肾小球肾炎常需与慢性肾炎急性发作相鉴别。前者无肾炎病史，在链球菌感染后1～3周发病，有低补体血症，8周内恢复，是一种自限性疾病。肾活检病理示毛细血管内增生性肾炎，电镜下可见“驼峰”样电子致密物在基膜上皮侧沉积。而慢性肾炎急性发作常在感染后1周内发病。

（6）其他：糖尿病肾病、过敏性紫癜性肾炎、痛风肾、多发性骨髓瘤肾损害、肾淀粉样变、乙肝病毒相关性肾炎等均可表现为水肿、蛋白尿等症状，但通常均存在原发疾病的临床特征及实验室检查及病理特点，在诊断慢性肾炎时，均应予以排除。

六、治疗

（一）西医治疗

慢性肾炎治疗原则是防治或延缓肾功能恶化，改善临床症状，防治并发症。

1. 一般治疗

（1）饮食控制：肾功能正常患者不必过分限制饮食，如伴有大量蛋白尿应放宽蛋白摄入量或同正常人，但不宜超过1.0g/（kg·d），以免因加重肾小球高滤过而加速肾小球硬化进程。有水肿、高血压或肾功能不全者应强调适当休息，且低盐饮食（1～3g/d），但不主张长期摄入无盐饮食。血清尿素氮增高者予优质低蛋白饮食，小儿因生长发育需要不宜过分限制，一般按1.2～1.6g/100cal计算，应以优质蛋白为主，肾功能越差，越应限制蛋白质摄入，根据肾功能减退的程度可适当辅以α-酮酸或肾衰氨基酸以补充体内必需氨基酸的不足。在低蛋白饮食时，可适当增加碳水化合物，以满足机体基本能量需要、防止负氮平衡。

（2）运动控制：慢性肾炎患者在病情稳定期，应进行适当的锻炼，以提高机体防御功能，但应避免剧烈运动，避免劳累。

（3）防治肾损害因素：慢性肾炎患者应注意防寒保暖，尽可能避免上呼吸道感染以及其他部位感染，以免加重、甚至引起肾功能急剧恶化；不宜长期预防性使用抗生素，应谨慎使用肾毒性药物，如庆大霉素、磺胺药物和其他有肾毒性的抗生素；对易诱发肾功能损伤的非固醇类消炎药、造影剂等应慎用，必须使用时应采取保护措施，并密切监测肾功能。对有高脂血症、高血糖、高钙血症和高尿酸血症应予以恰当治疗，防止上述因素加重肾功能损害。

2. 对症治疗

包括利尿消肿、纠正电解质紊乱及控制高血压等。

经控制水、盐入量仍水肿、少尿者可用氢氯噻嗪 1～2mg/（kg·d），分 2～3 次口服，尿量增多时可加用螺内酯 2mg/（kg·d）口服。无效时需用呋塞米，1～2mg/（kg·次），1～2 次 /d，静脉注射。

高血压治疗首选血管紧张素转换酶抑制剂（ACEI）、血管紧张素受体拮抗剂（ARB），二者对治疗高血压和延缓肾功能恶化有较肯定疗效。小儿常用卡托普利，开始剂量为 1mg/（kg·d），逐渐增加，最大量可达 6mg/（kg·d），分 3 次口服。不含巯基的依那普利作用时间长，常用剂量为每 0.05～0.2mg/（kg·次），1 次 /d。

3. 激素及免疫抑制剂

常规剂量的激素和免疫抑制剂治疗无效。但大剂量激素可加重高血压和肾功能不全，应特别注意。激素推荐方案如下：

（1）高血压不明显者可用甲泼尼龙冲击：甲泼尼龙剂量 15～30mg/kg，最大剂量不超过 1g/d，加 5% 或 10% 葡萄糖 100～200mL，1～2h 内静脉滴注，连用 3d 或隔日 1 次，3 次为 1 个疗程，可用 2～3 个疗程，期间注意防治感染及控制血压。冲击后泼尼松 2mg/kg，隔日顿服，继续治疗。

（2）肾病表现者：①甲泼尼龙冲击疗法（同上）。②泼尼松长程治疗，剂量 2mg/（kg·d），每天早晨 8 时顿服，持续 4～8 周后改隔日顿服，再 4 周后，再酌情减量至维持量 0.5～1mg/kg，隔天顿服，总疗程 2 年以上。

（3）膜增生性肾炎：长期泼尼松治疗，1.5～2mg/kg，隔天顿服，持续 1～2 年以后减量至 0.5～1mg/kg，隔天顿服，酌情加用一些免疫抑制剂，经数年的持续治疗，可取得一定效果。

4. 抗凝疗法

（1）肝素 1mg/（kg·d），加入 10% 葡萄糖液 50～400mL 中静脉滴注，1 次 /d，疗程 2～4 周。如病情好转可改用口服华法林 1～2mg/d，持续 6 个月。

（2）双嘧达莫 5～10mg/（kg·d），分 3 次饭后服，6 个月为 1 个疗程。或口服阿魏酸哌嗪，100～150mg，每天3次，2～3个月为1个疗程。

5. 促红细胞生成素治疗

对明显贫血者可用人类重组红细胞生成素（rhEPO），50ug/kg，皮下注射，3次/周，维持血红蛋白和红细胞比容达到或接近正常值。

6. 血管紧张素转换酶抑制剂（ACEI）

该类药物可以降血压，降低尿蛋白，减轻肾小球硬化，以延缓肾功能恶化。

（二）中医治疗

治疗慢性肾炎，应当补虚泻实，以扶正为主，兼顾祛邪，或以祛邪为进，不忘扶正，标本兼顾。本虚以脾肾亏虚为主，治当培补脾肾，标实或为外感、或为湿热，或为瘀血，治当疏风宣肺、清热化湿降浊，活血化瘀等。

临床常见以下几种证型：

1. 风邪外感证

证候：原有头面水肿病史，近期突然加重，小便短少，伴有恶寒发热、头痛咽痛、咳嗽气急、鼻塞流涕、周身关节疼痛等症，舌苔薄白或薄黄，脉滑或沉或浮。

治法：疏风清热，宣肺利水。

主方：越婢加术汤加减。

常用药：麻黄、杏仁、生石膏、生姜皮、甘草梢、茯苓皮、桑白皮、白术、黄芪、防风。若感受风寒，恶寒重，发热较轻，去生石膏，加桂枝；若咽喉肿痛者，加金银花、连翘、山豆根；若热邪伤阴，口干舌燥，腰膝酸软者，合用六味地黄丸；若有蛋白尿者，加萆薢、蝉衣；若有血尿者，加侧柏叶、小蓟、白茅根。

2. 湿热壅盛证

证候：眼睑水肿波及全身，小便短少，皮肤疮疡、痈疽，口苦胸闷，身体困重，纳呆便溏或便秘，舌红苔黄腻，脉濡数。

治法：清热解毒，利湿消肿。

主方：麻黄连翘赤小豆汤合五味消毒饮加减。

常用药：麻黄、连翘、赤小豆、金银花、蒲公英、紫花地丁、黄连、黄柏、土茯苓、白鲜皮、滑石、车前子、泽泻。若皮肤瘙痒者，加蝉衣、地肤子、苦参；若皮肤红肿者，加丹皮、赤芍；若大便秘结者，加大黄、芒硝；若有蛋白尿者，加萆薢、蝉衣；若有血尿者，加小蓟、白茅根。

3. 脾虚湿泛证

证候：面浮肢肿，神倦肢冷，少气懒言，纳呆便溏，泛恶，舌质淡，苔白滑，脉濡细。

治法：益气健脾，利水消肿。

主方：实脾饮或参苓白术散加减。

常用药：附子、白术、茯苓、薏苡仁、厚朴、干姜、木香、甘草。水湿过重加桂枝、猪苓、泽泻；气虚息短加黄芪、党参。

4. 脾肾阳虚证

证候：全身水肿，腰以下尤甚，面色㿠白，神倦乏力，四肢厥冷，可伴胸腔积液、腹水或阴囊肿大，纳呆呕恶，甚则喘咳气短，不得平卧，舌质淡，苔白润，舌边有齿痕，脉沉细。

治法：温阳利水。

主方：附子理中汤合真武汤加减。

常用药：茯苓、白术、淫羊藿、白芍、附子、干姜、甘草。虚寒甚者加肉桂、巴戟天；喘息自汗加炙黄芪、太子参；腹胀加木瓜、枳实。

5. 肝肾阴虚证

证候：面目水肿，下肢肿甚，五心烦热，午后颧红，口干唇赤，头晕耳鸣，腰膝酸软，盗汗，大便干结，舌红少苔，脉数。

治法：补肾养肝，滋阴潜阳。

主方：杞菊地黄丸加减。

常用药：枸杞子、生地黄、山茱萸、丹皮、泽泻、石斛、菊花、五味子。盗汗加牡蛎、龟板；大便干结加天花粉、玄参；腰膝酸软加女贞子、菟丝子、桑葚子。

6. 阴虚血瘀证

证候：水肿不甚，小便短赤，血尿或蛋白尿，腰膝酸软或腰部刺痛，面色晦暗，五心烦热，口干咽燥，心悸失眠，舌质暗红或有瘀斑、瘀点，脉细涩。

治法：滋补肝肾，化瘀通络。

主方：六味地黄丸合桃红四物汤加减。

常用药：生地黄、山茱萸、山药、茯苓、泽泻、丹皮、红花、川芎、丹参、赤芍、益母草。若腰膝酸软较甚者，加桑寄生、川断、枸杞子；若五心烦热者，加知母、黄柏、女贞子、旱莲草；若有血尿重者，加侧柏炭、白茅根、地榆；若有蛋白尿重者，加萆薢、蝉衣、金樱子；若兼头晕、头痛者，加天麻、钩藤；兼有湿热者，加金银花、蒲公英、紫花地丁。

7. 气阴两虚证

证候：面色无华，少气乏力，或易感冒，午后低热或手足心热，口干咽燥，舌质偏红少苔，脉细弱。

治法：健脾益肾，养阴益气。

主方：参芪地黄汤加减。

常用药：党参、黄芪、生地黄、山茱萸、山药、丹皮、茯苓、泽泻。伴心悸气短者，合用生脉散；若咽痛日久，咽喉暗红者，可加沙参、麦冬、桃仁、赤芍以养阴活血；纳差腹胀加砂仁、木香、枳壳；易感冒者合用玉屏风散加减；五心烦热或低热者，加地骨皮、鳖甲、女贞子、旱莲草。

8. 阴阳两虚证

证候：腰膝酸软，神疲乏力，气短懒言，面色㿠白或萎黄不泽，畏寒肢冷，眼睑、下肢轻度水肿，小便短少，纳食不香，舌淡苔薄白，或舌红少苔，脉沉细无力。

治法：补益脾肾，调和阴阳。

主方：六味地黄丸合二仙汤加减。

常用药：熟地黄、山茱萸、山药、茯苓、泽泻、丹皮、仙茅、淫羊藿、巴戟天、菟丝子、枸杞子、紫河车。若兼有瘀血，面色黧黑，舌质暗红或有瘀斑、瘀点，脉细涩者，加丹参、川芎、红花、益母草、当归；若蛋白尿较重者，加萆薢、蝉衣、金樱子；若尿血重者，加侧柏炭、小蓟、白茅根。

（三）中医外治法

1. 针灸

慢性肾炎肾阳虚者，取肾俞、太溪、志室穴，配昆仑穴，毫针刺，用补法；肾阳虚者，取肾俞、命门、腰阳关穴，毫针刺，用补法，加灸。1 次 /d，10 次为 1 个疗程。

慢性肾炎水肿明显者，取脾俞、足三里、肾俞、命门、水分、气海、复溜穴，艾条灸，每穴 15 ~ 20min，每日灸 2 次，10 天为 1 个疗程。

2. 推拿

慢性肾炎腰痛者，捶背俞，搓肾俞、志室、命门、擦腰骶、按揉委中、阳陵泉、揉气海、关元；属肾虚者，摩中脘、按揉足三里、三阴交；属血瘀者，按揉大杼、擦大椎、按揉压痛点、按揉血海、三阴交，1 次 /d，10 次为 1 个疗程。

3. 拔罐

取穴：①大椎、肺俞、脾俞 。②命门、三焦俞、肾俞。③水道、水分。每次选择一组穴位，用刺络拔罐法治疗，每日 1 次，每次留罐 5 ~ 10min，也可用普通拔罐法治疗。

（四）中西医结合治疗优势

慢性肾小球肾炎使用激素及免疫抑制药物的患者，配合使用中药，可减少激素的副作用。一般在足量激素阶段，患者表现为肾上腺皮质功能亢进症，中医证型以阴虚为主，可服知柏地黄丸等滋补肝肾，养阴泻火之品。在激素撤减过程中，患者出现肾上腺皮质功能低下症，中医证型以阳虚为主，可服金匮肾气丸等温补肾阳之品，以减少对激素的依赖，缓解长期使用激素所造成的肾上腺皮质功能减退症，使激素得以顺利撤减。

七、预后

本病早期以邪实为主，若肺、脾、肾亏虚不严重，此时若能及时有效地治疗，预后相对较好，若失治、误治，或反复感染，而致疾病反复发作，或正气虚弱，则病情容易进一步发展，最终发展为癃闭、关格等重症。

本病预后以及疾病进展速度有个体差异，小儿慢性肾炎预后较成人好，缓解与进展时常交替，多数病例病程迁延数年至数十年，且肾组织病理变化呈缓慢进展。膜增生性肾炎约50%患儿在起病11年内进入终末期肾炎。局灶性阶段性硬化由于肾小球呈进行性硬化，平均6年左右发生肾功能不全。慢性肾炎病情轻重差异较大，部分较轻病例可自行缓解，部分病例对长疗程激素治疗极敏感，预后较好。持续性肾病综合征者，往往较早出现肾功能不全，持续性肾功能不全或持续性高血压者预后差，有效的治疗措施可延长缓解期。

八、预防与调护

1. 预防

(1) 慢性肾炎在急性期应积极治疗，缓解期要劳逸结合，调畅情志，避免劳累、熬夜以及感染，以免加重病情或导致复发。

(2) 积极治疗扁桃体炎、慢性咽炎、慢性鼻炎、化脓性皮肤感染等疾病，以避免发生免疫反应而导致肾脏免疫损伤。

(3) 患急性肾炎后，定期复查尿常规，以防转化成慢性肾炎，做到早期发现，及时治疗。

(4) 要注意生活规律，丰富多样，动静结合，既不能长期卧床以图“静养”，也不可过度运动。应在体力允许的情况下，练习太极、八段锦等舒缓的运动，并多参加户外活动，可有助于适应气候变化，避免因免疫力低下而易发感冒导致慢性肾炎急性发作。

(5) 慢性肾炎患者禁止一切预防接种注射，以防诱发本病。

(6) 保持乐观积极的心态，无论是急性发作期，还是缓解期都要坚持治疗，巩固疗效。

2. 调护

(1) 适当休息：慢性肾炎缓解期患者若无明显临床症状表现，尿常规基本正常，应注意适当休息，逐步增加活动量。若有水肿、大量蛋白尿、血尿、高血压者，应卧床休息，一般需要休息2~3个月，直至临床症状消失。若起床活动后又出现蛋白尿和血尿，则需要继续休息。休息可使肾脏血流量增加，有利于肾脏功能的恢复。疾病缓解期尤其要防止劳累，促进人体正气的恢复。

（2）饮食调节：慢性肾炎患者饮食应以清淡为主，切忌大补，应禁食辛辣刺激、肥甘厚味、禁烟酒、禁海鲜发物。水肿较甚，低蛋白血症者，则应限制水和食盐的摄入量，给予高蛋白饮食，以补充血浆蛋白，纠正低蛋白血症。若临床无明显水肿，无低蛋白血症，仅有少量蛋白尿和红细胞尿，可给予少盐饮食，无须限制水液摄入量。若慢性肾炎急性发作，则应低盐、低蛋白、高热量、高维生素饮食，每天水液摄入量不超过1000~1500mL。若出现肾功能损害，应摄入优质动物蛋白饮食，禁食植物蛋白饮食。

（3）防止感染：慢性肾炎患者抵抗力低下，容易患感冒或其他感染性疾病，应注意清洁卫生，防止发生呼吸道和皮肤感染。对于有咽喉炎、牙龈炎、扁桃体炎、鼻炎、上呼吸道感染、消化道感染、皮肤感染等感染性疾病患者，应积极治疗，直至痊愈，以防诱发肾脏的免疫损伤。

（4）精神调养：慢性肾炎患者由于病程较长，容易产生悲观情绪，不利于疾病的康复。因此，应帮助患者树立正确的疾病观，了解必要的医学知识，树立与疾病长期做斗争的信心，积极配合医生的治疗。

（5）生活护理：参加一些力所能及的体育锻炼，增强机体的抗病能力。但不能进行任何形式的免疫预防注射，以免诱发本病。

九、研究进展

（一）西医现代研究

1. 慢性肾小球肾炎相关生化指标

（1）RBP、mALB：有研究指出血清视黄醇结合蛋白（ RBP）广泛分布于血清和尿液中，主要由肝细胞中糙面内质网合成，其主要功能为转运视黄醇类物质，正常情况下血液中大部分RBP与甲状腺结合蛋白结合，因此肾小球不易滤出，仅10% RBP会以游离状态被肾小球滤出并经肾小管重吸收，因此血清RBP水平的检测有助于判断肾小球滤过功能是否正常，同时血清RBP水平的显著升高可反映肾近曲小管的损害程度，是反映肾小管重吸收功能的敏感指标之一。微量白蛋白（mALB）带负电荷，是血清中的高含量蛋白质之一，正常生理情况时在电荷选择性屏障作用下，血液中mALB不能通过肾小球滤过膜，因此mALB在尿液中的含量极少，肾功能异常时患者肾小球滤过膜的通透性增强，或出现肾小管对蛋白质的重吸收功能减弱等情况，导致尿液中mALB水平显著增高，且升高幅度与肾小球损伤程度呈正相关，是肾损伤的早期敏感指标之一。T细胞是主要的淋巴细胞亚群，起到细胞免疫和免疫调节的主要执行作用，其中$CD4^+$细胞是辅助性免疫细胞，$CD8^+$细胞是抑制性免疫细胞，$CD4^+$和$CD8^+$维持并调节体内免疫功能的平衡，其水平增高或降低而导致的 $CD4^{+}$/ $CD8^{+}$失调可反映机体免疫功能的异常或紊乱；$CD3^{+}$细胞亚群协助 T 细胞识别抗原，其水平下降提示机体免疫功能受到抑制。有研究者指出慢性肾小球肾炎患者血清 RBP 和尿液 mALB 水平的检测及 T 淋巴细胞亚群 $CD3^{+}$、$CD4^{+}$、$CD4^{+}$/$CD8^{+}$水平的检测对慢性肾小球肾炎的判断有一定的临床参考价值，但有待于扩大样本量做进一步研究。徐雷霞等人通过随机选取 50 例慢性肾小球肾炎患者为观察组和 50 例健康患者为对照组检测发现观察组血清视黄醇结合蛋白（RBP）和尿液 α1 微球蛋白（α1-MG）、微量白蛋白（mALB）水平明显偏高，RBP、α1-MG 以及 mALB 3 项指标在慢性肾小球肾炎患者肾功能损害以及预后效果评估中具有重要的应用价值。

（2）HIF-1α：杨涵通过研究指出，慢性肾小球肾炎患者血清 HIF-1α 与正常人相比明显升高，且 HIF-1α 水平的升高参与了蛋白尿的形成，是慢性肾脏病患者肾功能进行性恶化的独立危险因素。

（3）补体 C3：肾小球肾炎在病情发展过程中，由于抗原与抗体在肾小球原位形成免疫复合物，补体系统激活，其效应分子 C3 与其相应受体结合，吸引炎症介质浸润，产生炎性反应，从而导致血清中补体过度消耗，C3 水平降低。同时，由于肾小球上皮细胞受到损伤，其表面的 C3b 受体会进一步诱使大量免疫复合物沉积至上皮下，进一步诱导肾病的加重。

（4）PGE1：慢性肾小球肾炎主要由血栓素 A2 和前列腺素 E 在肾组织中的浓度失衡所致，前列地尔为前列腺素 E1（PGE1），通过补充外源性的 PGE1 可以改善肾组织血液流变学指标，提高肾血流供应，调节肾小球滤过率，从而降低 24 h 尿蛋白定量及尿红细胞计数，使肾功能得到明显改善。

2. 现代西药及作用机制

（1）环磷酰胺：环磷酰胺是临床常见的免疫抑制剂，其药理作用是通过促进免疫活性细胞的产生，缓解炎性反应，使患者 SCr、BUN 水平恢复正常。MMP-2 是 MPPs（基质金属蛋白酶，matrixmetalloproteinases）的主要成分，PLA2R1 是一种具有调节生物效应的跨膜糖蛋白，两者可作为慢性肾小球肾炎预后及检测的指标。侯睿等研究指出慢性肾小球肾炎患者在常规治疗基础上联合环磷酰胺治疗，可以有效降低患者血清 MMP-2 以及肾组织 PLA2R1 水平，从而延缓疾病进展。

（2）麦考酚酯：麦考酚酯也属于免疫抑制剂，其与人体体内的活性代谢产物霉酚酸能够阻断鸟嘌呤核苷酸合成，并且选择性抑制 B 细胞抗体合成及 T 细胞增殖，抑制人体细胞黏附分子的活性，从而有效发挥免疫抑制作用。麦考酚酯能减少肾小管、肾小球及间质细胞增殖，有效防止出现肾纤维化及肾毒性。吴雪婷等研究指出麦考酚酯联合小剂量激素治疗能有效改善慢性肾小球肾炎疾病疗效。

（3）来氟米特：来氟米特（LEF）作为一种新型的免疫抑制剂，其独特的免疫抑制及抗病毒作用已被广泛应用于多种免疫性疾病和免疫介导性疾病。实验表明 LEF 可以降低慢性肾小球肾炎大鼠中炎症介质及调节 T 淋巴细胞亚群比例以缓解临床症状，达到治疗的目的。

（二）中医现代研究

1. 中医新理论探索

（1）从咽论治：王越用金蒲麦斛汤（金银花 20g、蒲公英 20g、麦冬 10g、石斛 10g）。徐明运用银翘桔梗汤（金银花、连翘、桔梗、甘草、白茅根、芦根等加减）。刘艳华运用紫金肾安方加减（金荞麦 30g、紫荆皮 15g、木蝴蝶 15g、广郁金 10g、土茯苓 50g、白茅根 100g、生蒲黄 15g、马勃 15g）。

（2）从风论治：王钢用独活寄生汤加减：独活 10g，桑寄生 15g，防风 10g、防已 10g，怀牛膝 15g，川芎 12g，赤芍 12g，生地黄 10g，黄芪 20g，蝉衣 6g，地龙 15g，全蝎 5g，青风藤 20g，僵蚕 10g。

（3）从痹论治：刘力等将本病分为：风寒肾痹（麻黄汤加减）、风热肾痹（银翘散加减）、热毒肾痹（五味消毒饮加减）、湿浊肾痹（二陈汤加减）、湿热肾痹（黄连温胆汤加减）。

（4）从毒论治：于俊生将本病治法分为：清肺利咽解毒（银翘散合玄麦甘桔汤加减）、清热除湿解毒（甘露消毒丹加减）、清利化瘀解毒（肾炎化瘀解毒汤加减）、和解升降解毒（小柴胡汤合升降散加减）、和中化浊解毒（黄连温胆汤加减）、通腑泻浊解毒（大黄、芒硝、番泻叶、牵牛子等通腑利溺解毒之药）。

2. 中医内治法

徐荣谦教授以五草肾炎方加减治疗脾肾气虚型慢性肾小球肾炎，（五草肾炎基础方：黄芪 30g、山药 30g、党参 10g、熟地黄 15g、炒白术 15g、马鞭草 15g、辛夷 10g、玄参 15g、柴胡 12g、黄芩 15g、鱼腥草 15g、车前草 15g、红茜草 15g、灯芯草 3g、半枝莲 15g、鹅不食草 10g、莪术 15g、川芎 15g。加减：湿热盛者加薏苡仁 30g、金钱草 15g；瘀血明显者加用三七 6g、丹参 15g；咽喉肿痛症状明显者加僵蚕 15g、蝉衣 15g、桔梗 6g、蒲公英 30g。肾阳不足明显者加用菟丝子 10g、枸杞子 10g。）可以改善慢性肾小球肾炎患者倦乏力，夜尿频多，腰膝酸痛等临床症状，具有减轻患者的蛋白尿、血尿，保护和稳定肾功能的作用。

徐富业教授根据患者的临床表现和舌象、脉象，把慢性肾炎辨证分型为脾肾气虚、肝肾阴虚、气阴两虚、脾肾阳虚型。运用其治疗慢性肾炎经验方消白复肾汤系列方治疗，获得较好的疗效。脾肾气虚证予消白复肾汤 1 号方治疗：黄芪 30g、党参 15 g、白术 10 g、茯苓 15 g、山药 25 g、枸杞子 10 g、菟丝子 10 g、金樱子 25g、芡实 30g、蝉衣 10g、紫苏叶 10g、益母草 15g；肝肾阴虚证予消白复肾汤 2 号方治疗：当归 10g、鳖甲 25g、桑螵蛸 15g、莲须 10g、杜仲 10g、牛膝 8g、玄参 10g、麦冬 10g、女贞子 10g、旱莲草 15g、益母草 15g；气阴两虚证予消白复肾汤 3 号方治疗：太子参（ 党参）10g、沙参 15g、麦冬 15g、生黄芪 30g、生地黄 10g、山茱萸 10g、山药 15g、牡丹皮 10g、茯苓 15g、泽泻 10g、积雪草 30g、猫须草 25g ；脾肾阳虚证予消白复肾汤 4 号方治疗：制附子 10g、干姜 10g、白术 15g、茯苓 20g、大腹皮 10g、熟地黄 10g、山茱萸 15 g、山药 25 g、泽泻 10 g、牡丹皮 12 g、牛膝 10 g、仙茅 15 g、淫羊藿 30 g、益母草 15 g。

陈阵以西医常规治疗和加味生地六味益肾活血汤（水蛭 3 ~ 6 g、炒白术 10 g、泽泻 10 g、丹皮 10 g、菟丝子 20 g、淫羊藿 20 g、茯苓 20 g、山药 20 g、益母草 30 g、白茅根 30 g、山茱萸 20 ~ 40 g、生地黄 30 ~ 90 g）治 38 例慢性肾小球肾炎疗效显著。

全红等研究指出，自拟健脾益肾汤加减（黄芪、桂枝、白术、茯苓、菟丝子、女贞子、丹参、益母草、牡丹皮、炙甘草）以健脾益肾、活血利水，联合雷公藤多甙片可明显降低脾肾气虚型慢性肾小球肾炎患者血肌酐、血尿素氮、24h 尿蛋白定量、尿红细胞计数。

楚旭等以西医常规对症治疗为对照组（予口服依那普利、双嘧达莫，同时给予泼尼松标准口服、改良式环磷酰胺冲击治疗、抗感染、降压、纠正酸碱平衡紊乱及水电解质失调等治疗），治疗组在此基础上加用自拟活血益肾汤（组成：甘草 9g，茯苓、桔梗各 12g，丹参、山药、熟地黄、当归各 18g，黄芪 24g。肺肾气虚者方中加白术 18g、党参 18g；脾肾阳虚者方中加淫羊藿 15g；肝肾阴虚者方中加女贞子 12g、枸杞子 18g；气阴两虚者方中加淫羊藿 15g、女贞子 12g、枸杞子 18g。）治疗 86 例慢性肾小球肾炎患者，提示联合治疗效果明显，Scr、BUN 水平明显降低，头晕、水肿、夜尿多等中医证候评分显著下降。

郑晓明等治疗 88 例慢性肾小球肾炎患者，分为对照组予常规西医治疗，实验组在参照组基础上加用自拟肾炎益气汤治疗（黄芪、土茯苓各 30g，杜仲、山茱萸、牛膝各 20g，熟地黄、知母、泽泻、芡实各 15g，白术 10g；气虚乏力太子参，血瘀甚者加益母草、丹参，血尿加三七、旱莲草、藕节炭，反复出现尿蛋白者加金樱子，湿浊甚者加败酱草、青蒿）结果指出实验组的治疗总有效率为 90.91%，显著高于对照组的 63.64%。

薛薇等治疗 160 例以血尿为主要临床表现的慢性肾小球肾炎患者，对照组常规予西医常规治疗，观察组给予参麦知地汤加减治疗（组方：元参 30g，麦冬、生地黄各 20g，小蓟、车前草各 15 g，知母、黄柏、栀子、石韦、萹蓄各 10g，蒲黄 6g）以补虚、清热、祛瘀为原则治疗慢性肾小球肾炎血尿，结果提示观察组治疗总有效率明显高于对照组，差异具有统计学意义（$P < 0.05$）。

陶勤锋等人自拟脾肾双补活血汤（黄芪、山药、焦白术、茯苓、淫羊藿、熟地黄、怀牛膝、生晒参、丹参、红花、川芎、白花蛇舌草、白茅根、牡丹皮、陈皮、甘草）以健脾益肾、利湿化瘀为主，治疗脾肾气虚型慢性肾小球肾炎效果良好。

3. 现代中成药治疗

李晓宁等研究指出复方石韦颗粒（石韦、萹蓄、黄芪、苦参）联合缬沙坦和前列地尔治疗慢性肾小球肾炎临床疗效显著，可明显改善患者肾功能和临床症状。

宋卫国等研究发现益肾化湿颗粒（其成分为人参、黄芪、白术、茯苓、泽泻、半夏、羌活、防风等）配合洛丁新（盐酸贝那普利片）治疗慢性肾小球肾炎，在控制 24h 尿蛋白定量方面比单用洛丁新效果好。

陈剑钢通过研究指出黄葵胶囊可有效降低慢性肾小球肾炎患者尿蛋白定量水平。

有学者研究指出槐杞黄颗粒（槐耳菌质、黄精、枸杞子）能有效改善气阴两虚型慢性肾小球肾炎患者乏力症状。

4. 中医外治法

朱崇安等研究指出针灸董氏奇穴“下三皇”治疗慢性肾炎能减少蛋白尿和改善肾功能。董氏奇穴双侧“下三皇”，即天皇副穴“肾关”“地皇”“人皇”。天皇副穴“肾关”在胫骨头之内侧凹陷中，距膝关节4寸；“地皇”在胫骨内侧，距内踝上7寸；“人皇”相当于脾经之三阴交穴，在胫骨内侧后缘，距内踝上3寸。

张超等人研究得出温针灸在辅助治疗脾肾阳虚型的慢性肾小球肾炎的临床治疗中有良好疗效。取穴：双肾俞（温针灸）、双脾俞（温针灸）、命门（温针灸）、双足三里（温针灸）、气海（温针灸）、关元（温针灸）、双三阴交（温针灸）、百会（热敏灸）、双隐白（针刺）。

贾英辉等以西医常规治疗为对照，治疗组在对照组基础上给予中药浴（桑寄生30g、补骨脂30g、蛇床子30g、熟地黄30g、丹参60g、泽兰40g、酒大黄40g、桂枝20g，中草药水煎取汁20 L，再加适量水，全身浴浸，每次45min，每日2～3次，疗程1个月）治疗100例慢性肾小球肾炎肾衰竭患者。结果治疗组患者临床有效率为86%，高于对照组。

吕朋飞等人以西医常规对症治疗（促红素、多糖铁复合物胶囊、叶酸片、腺苷钴胺片、盐酸贝那普利、硝苯地平控释片、辛伐他丁）为对照组，治疗组在对照组基础上给予中药足浴、灌肠治疗（灌肠方药组成：牡蛎30 g、红花15 g、川芎20 g、土茯苓20 g、苍术20 g、白花蛇舌草20 g、大黄30 g水煎取汁600mL，每日分2次经一次性使用肠道冲洗袋A型高位保留灌肠，每次60min。足浴方药组成：黄芪20 g、红花15g、桂枝15g、川芎15g、党参15g、白术15g。水煎取汁2000mL，睡前足浴1次）100例慢性肾小球肾炎合并失代偿期慢性肾衰竭患者，治疗2个月后，治疗组总有效率和临床控制率均明显高于对照组。

陈艳林等人研究指出参附注射液、黄芪注射液、丹参注射液可以提高机体免疫功能，调节免疫平衡，增加血液流变性，促进骨髓造血功能，对缺血肾脏有保护作用，临床应用于脾肾气虚型慢性肾炎，多数病例2～4周起效，六大常见脾肾气虚症状（神疲乏力、少气懒言、面色萎黄、食欲减退、腰背酸痛、水肿）改善总有效率在85%以上，能有效消除尿蛋白，提高血浆白蛋白容量，升高红细胞、血红蛋白水平。

5. 中医内外治法

宁志春对102例脾肾阳虚型慢性肾小球肾炎，予口服中药（黄芪30 g、益母草30g、山茱萸15g、白术15g、菟丝子15g、附子6g、巴戟天10g、苍术10 g、藿香10g、茯苓15g、商陆10g、白花蛇舌草15g），配合猪苓多糖注射液穴位注射（选穴：肾俞、足三里、脾俞、阴陵泉）治疗总有效率为90.2%。

郭继承等用推拿手法联合口服中药治疗60例脾肾气虚型慢性肾炎患者，治疗组予口服慢肾汤（组成：黄芪40g、焦白15g、茯苓40g、石莲子20g、旱莲草20g、女贞子

20g、金樱子 20g、川牛膝 15g、杜仲炭 15g、罗布麻 15g、侧柏炭 15g、地榆炭 15g、川续断 15g、桑寄生 15g、炙甘草 15g、砂仁 15g。每日 1 剂、150 mL 早晚分服。）配合推拿治疗（滚法：腰背部脊柱两侧；按法：神道、灵台、中枢、脊中、肺俞、脾俞、肾俞、大肠俞、大肠次、承扶、委中、昆仑、太溪、涌泉；摩法：腹部，腰背部脾俞至肾俞区间；擦法：左侧背部，腰骶部；提捏法：腰背脊柱两侧；一指禅法：腰背部脾俞至肾俞区间。每日 1 次，每次 30 ~ 40min。治疗组疗效好于单纯口服汤药的对照组，且能明显减少 24h 尿蛋白量，改善患者机体免疫功能。

【参考文献】

[1] 易著文，何庆南 . 小儿临床肾脏病学 [M]. 北京：人民卫生出版社，2016：183–185.

[2] 陈星，曹修岩 . 实用小儿肾脏病 [M]. 山东：山东科学技术出版社，2001：172–177.

[3] 吴莉，朱光华 . 现代小儿肾脏病学 [M]. 福建：福建科学技术出版社，2003：255–259.

[4] 易著文，吴小川 . 实用小儿肾脏病手册 [M]. 北京：人民卫生出版社，2005：321–326.

[5] 石效平 . 中西医临床儿科学 [M]. 北京：中国中医药出版社，1996：245–246.

[6] 叶任高 . 中西医结合肾脏病学 [M]. 北京：人民卫生出版社，2003：192–199.

[7] 孙伟 . 肾病实用中西医结合治疗 [M]. 北京：人民军医出版社，2008：50–64.

[8] 黄泰康 . 中医肾病学 [M]. 北京：中国医药科技出版社，2002：420–428.

[9] 戴京璋 . 实用中医肾病学 [M]. 北京：人民卫生出版社，2002：121–135.

[10] 陈珑，朱泓，孙伟 . 朱良春教授治疗慢性肾小球肾炎经验撷菁 [J]. 中西医结合心血管病电子杂志，2017，5（25）：34–35.

[11] 白旭，郭利明，谭奎璧，等 . 慢性肾小球肾炎患者血清视黄醇结合蛋白、尿微量白蛋白水平及 T 淋巴细胞亚群水平的变化及临床意义 [J]. 中国卫生检验杂志，2018，28（14）：1716–1718.

[12] 徐磊霞，许琴，曹娟 .RBP 联合尿液蛋白检测对慢性肾小球肾炎预后的评估 [J]. 临床输血与检验，2018，20（01）：54–56，60.

[13] 杨涵 . 慢性肾小球肾炎患者血清 HIF 表达水平及其意义 [D]. 大连医科大学，2018.

[14] 朱娜，彭建美，冯婷，等 . 肾小球肾炎患者血清补体 C3，C4 水平检测及其临床意义 [J]. 陕西医学杂志，2017，46（12）：1706–1707.

[15] 刘文花 . 前列地尔治疗慢性肾小球肾炎的临床观察 [J]. 中国药房，2011，22（24）：2240–2241.

[16] 侯睿，胡炜，董佩，等 . 环磷酰胺治疗慢性肾小球肾炎疗效及其对血清 MMP–2、肾组织 PLA2R1 水平的影响 [J]. 疑难病杂志，2018，17（02）：161–164.

[17] 吴雪婷，丁少波，叶艮英，等 . 麦考酚酯与环磷酰胺联合激素治疗慢性肾小球肾炎的临床疗效分析 [J]. 中国现代药物应用，2014，8（06）：135–136.

[18] 王鑫，王欠欠，吴玉梅 . 来氟米特在慢性肾小球肾炎中的研究进展 [J]. 中国实用内科杂志，2018，38（S1）：39–41.

[19] 姚洁琼 . 从“咽肾相关”理论探讨慢性肾炎血尿与咽炎关系的研究 [D]. 北京中医药大学，2017.

[20] 刘尚建 . 徐荣谦教授学术思想与临床经验总结及五草肾炎方治疗脾肾气虚型慢性肾小球肾炎的临床研究 [D]. 北京中医药大学，2017.

[21] 庞学丰，王乾，黄彬，等 . 徐富业教授运用动静并治法辨治慢性肾炎经验 [J]. 时珍国医国药，2014，25(07)：1717–1718.

[22] 陈阵 . 加味生地六味益肾活血汤用于治疗慢性肾小球肾炎的效果分析 [J]. 中西医结合心血管病电子杂志，2018，6（18）：173–174.

[23] 全红，李秀英 . 自拟健脾益肾汤加减联合雷公藤多甙片治疗脾肾气虚型慢性肾小球肾炎的临床研究 [J]. 中医药信息，2017，34（06）：102–104.

[24] 楚旭，楚修林 . 活血益肾汤联合西药治疗慢性肾小球肾炎的临床效果 [J]. 中国医药导报，2017，14（27）：

153–156.
[25] 郑晓明 . 肾炎益气汤治疗慢性肾小球肾炎临床观察 [J]. 中西医结合心血管病电子杂志，2017，5（20）：134–135.
[26] 薛薇，王鲲 . 参麦知地汤对慢性肾小球肾炎血尿的治疗效果评价 [J]. 中国实用医药，2017，12（20）：121–122.
[27] 陶勤锋，王峰，杨国峰 . 自拟脾肾双补活血汤治疗慢性肾小球肾炎的疗效分析 [J]. 中国中医药科技，2018，25（02）：281–282.
[28] 李晓宁，王向荣 . 复方石韦颗粒联合缬沙坦和前列地尔治疗慢性肾小球肾炎的临床研究 [J]. 现代药物与临床，2016，31（10）：1628–1631.
[29] 宋卫国，黄玲 . 益肾化湿颗粒配合洛丁新治疗慢性肾小球肾炎临床观察 [J]. 新中医，2013，45（08）：61–62.
[30] 陈剑钢 . 黄葵胶囊治疗慢性肾小球肾炎蛋白尿临床疗效观察 [D]. 山西中医药大学，2017.
[31] 宋渊杰 . 槐杞黄颗粒治疗慢性肾小球肾炎气阴两虚证的疗效观察 [D]. 南京中医药大学，2018.
[32] 朱崇安，罗云波 . 针灸董氏奇穴“下三皇”治疗慢性肾炎蛋白尿临床对照研究 [J]. 中国针灸，2015，35(04)：335–338.
[33] 张超，张春艳，吉勤，等 . 温针灸治疗慢性肾小球肾炎脾肾阳虚型临床观察 [J]. 新中医，2015，47（04）：240–242.
[34] 贾英辉，刘盼，杨立豹 . 中药浴联合西医治疗慢性肾小球肾炎慢性肾衰竭的疗效观察 [J]. 检验医学与临床，2015，12（10）：1374–1375，1377.
[35] 吕朋飞，刘计宁，黄同玉，等 . 中药灌肠、足浴联合西医治疗慢性肾小球肾炎失代偿期慢性肾衰竭疗效观察 [J]. 现代中西医结合杂志，2015，24（28）：3082–3084.
[36] 陈艳林，彭仲杰 . 参附黄芪丹参注射液治疗慢性肾炎 50 例临床观察 [J]. 中国中医药信息杂志，2001（01）：65–66.
[37] 宁志春 . 中药加穴位注射治疗脾肾阳虚型慢性肾小球肾炎 102 例临床观察 [J]. 河北中医，2011，33（02）：213–214.
[38] 郭继承，金丽霞 . 推拿结合中药治疗慢性肾小球肾炎 [J]. 针灸临床杂志，2007（06）：38–39.

第五节 IgA 肾病

一、概述

1. 西医定义

IgA 肾病是一组以肾小球系膜区 IgA 沉积、同时伴系膜细胞增生和系膜基质扩张为主要病理改变的原发性肾小球肾炎。

2. 中医定义

中医历代典籍中均无 IgA 肾病的记载，根据其临床表现，应该属于“血尿、水肿、尿浊”等范畴。《素问·气厥论》云：“胞移热与膀胱，则癃，溺血。”中医认为，本病属“虚证”，脾肾俱虚是主要机制，可致肝阴不足，常是邪实夹杂，是蛋白尿、血尿反复加剧的主要原因，所以治疗上以清热利湿，凉血止血为主。

3. 中西医认识的交叉点

IgA 肾病呈逐年上升趋势，也是引起终末期肾衰竭的主要原因，尽早采取积极有效的治疗是延缓疾病发展的重点，也是提高患者生存质量的关键。针对此疾病西医治疗以控制饮食、糖皮质激素、免疫抑制剂等药物治疗为主，激素、免疫抑制剂应用相对广泛，但不良反应明显且影响其治疗效果。近年来关于 IgA 肾病的研究开始增多，研究表明中医辨证论治 IgA 肾病在症状改善方面效果显著，可以改善肾功能情况。有研究指出，采用中医和中西医结合方案治疗 IgA 肾病均有疗效，治疗病理类型更为严重的 IgA 肾病患者时采取中西医结合方案治疗更佳，单纯的中医治疗更适合较轻及早期的 IgA 肾病患者。

二、病因病理

（一）西医病因病理

1. 病因及发病机制

IgA 肾病的病因和发病机制目前尚不清楚，但有证据表明 IgA 肾病是一种免疫复合物性疾病。IgA 肾病的肾小球系膜区内以 IgA 为主要沉积物，其来源可能为：①可能的遗传背景因素。②呼吸道及肠道免疫异常引起大量 IgA 在循环中聚集。③先天性体质异常，机体产生 IgA 的功能异常。④肾小球系膜功能缺损不能清除沉着在该区域的免疫复合物而致病。

迄今为止，IgA 肾病的发病机制尚未阐明。多种因素参与 IgA 肾病的发生发展。研究证实系膜区 IgA 沉积物主要以多聚 IgA1（pIgA1）为主，多聚 IgA1 在肾小球系膜区沉积，触发炎症反应，引起 IgA 肾病的发生和发展。目前认为 IgA1 分子的糖基化异常可造成 IgA1 易于自身聚集或被 IgG 或 IgA 识别形成免疫复合物，这一过程可能是 IgA 肾病发病的始动因素，而遗传因素可能参与或调解上述发病或进展的各个环节。因此 IgA1 分子合成、释放及其在外周血中的持续存在，与系膜细胞的结合及沉积，以及触发的炎症反应这 3 个环节，是 IgA 肾病“特异”的致病过程，而其后的炎症反应所致的肾小球细胞增生，肾小球硬化、小管萎缩和间质纤维化是所有肾小球疾病进展的共同通路。

2. 病理

原发性 IgA 肾病的主要病变在肾小球，其基本病理改变：①系膜增生，包括系膜细胞增生和系膜基质增宽。②毛细血管内增生，包括局灶节段性毛细血管内增生和弥漫性毛细血管内增生。毛细血管内增生伴有系膜区增生，其细胞成分是系膜细胞，内皮细胞和浸润的白细胞。③正常肾小球或仅轻度有肾小球病变。另外还有伴 IgA 肾病不占多数。伴发病理改变包括：①粘连。②毛细血管外增生，包括毛细血管襻坏死和新月体。后两者在发生时通常相互关联。

A. 光镜

1）肾小球的基本病变

（1）系膜细胞增生和系膜基质增宽：IgA 肾病的病理改变的差异性很大，几乎所有类型的肾小球免疫复合物损伤均可见于 IgA 肾病。光镜下，系膜增生和局灶增生性肾小球肾炎是 IgA 肾病的主要病理特征。63% 的 IgA 肾病患者的病理改变主要表现为系膜细胞增生和系膜基质增宽。有时 IgA 肾病仅表现为系膜细胞增生，而有时仅为系膜基质增宽或是两者均有。系膜基质增宽多呈弥漫、球性分布，可与系膜细胞增生程度相一致，但多数情况不相一致。HS Lee Ⅳ级和Ⅴ级系膜细胞增生程度不如系膜基质增宽明显，而在 HS Lee Ⅲ级时则系膜细胞增生明显。增生的系膜基质成分与正常细胞基质相似，如Ⅳ型胶原、LN、FN、硫酸、乙酰肝素等，但光镜下观察系膜基质增多在 PAS 染色切片比在银色染色切片明显，因为病理状态下增生的基质嗜银性不如正常细胞外基质，而 PAS 染色性状与正常细胞基质相似。系膜基质增宽除系膜基质增生外，还与免疫复合物在系膜区的沉积有关；后者的光镜表现多数不明显；但在银色切片有时可见系膜区透亮小病灶，在 Masson 染色切片可见嗜复红沉积。系膜细胞增生由系膜细胞增生或肥大及外来白细胞浸润引起；浸润白细胞包括淋巴细胞、单核 / 巨噬细胞及中性粒细胞，但这不是 IgA 肾病稳定的病理特征，因为增生细胞的主要成分为固有的系膜细胞。

（2）毛细血管内增生：17% 的 IgA 肾病表现为毛细血管内增生，以局灶节段分布为主，但 5% 的患者呈弥漫分布。毛细血管内增生的一个重要后果是毛细血管襻阻塞，而且几乎均伴有系膜区的改变（系膜细胞增生和系膜基质增宽），后者在伴随毛细血管内增生时的增生程度比单纯系膜区病变时更为明显。毛细血管内增生的细胞成分是系膜细胞、内皮细胞及浸润的白细胞，其中系膜细胞和内皮细胞是毛细血管襻阻塞的主要细胞成分，但这些细胞是否真的增生及增生程度如何将有待讨论；因为细胞迁移及肥大也可能导致毛细血管襻阻塞。与单纯系膜区病变相比，毛细血管内增生的白细胞浸润严重，但少于典型的链球菌感染后肾小球肾炎（后者的基本病理改变也为毛细血管内增生）。部分毛细血管内增生的毛细血管襻呈节段性或不规则增厚，但后者也见于无毛细血管内增生的小叶。在毛细血管内增生的肾小球，系膜区免疫复合物沉积较为均一，但在阻塞的毛细血管襻，可伴有局灶节段的免疫复合物沉积。肾小球与 Bowman 囊阶段性粘连多见于毛细血管内增生病变。

（3）壁层上皮细胞增生、新月体及毛细血管襻坏死：局灶壁层上皮细胞增生可见于病变较严重的肾小球。单纯系膜增生病变患者，也伴有壁层上皮细胞增生，但大多数没达到新月体的诊断标准，而且累积的肾小球数量不多，体积小，也不与阶段性毛细血管襻坏死相关联，因此，壁层上皮细胞增生不是预后不良的病理指标。

2）肾小管的基本病变

肾小管内红细胞和/或红细胞管型是IgA肾病常见的小管病变。小管内红细胞与血尿高度相关。57%的IgA肾病患者的肾小管呈局灶退行性病变，以急性肾衰竭或肾病综合征患者表现明显。蛋白尿严重时，小管上皮细胞胞浆脂质空泡和蛋白质小滴形成。部分IgA肾病患者可见小管炎（白细胞浸润于肾小管上皮细胞之间），但这并非IgA肾病特有或常见的病理特征。

（1）间质的基本病变：40%的IgA肾病患者皮质区间质纤维化，多呈局部分布，其中15%轻度，15%中度，7%重度，弥漫的中重度间质纤维化仅占所有IgA肾病的3%～5%。间质纤维化被认为是IgA肾病预后不良的独立危险因素。

（2）血管的基本病变：54%的IgA肾病患者动脉中层肥厚、透明变性/硬化或两者兼有。IgA肾病动脉硬化部分由高血压导致，但多数情况高血压与IgA肾病动脉硬化不一致。

B. 免疫荧光

IgA肾病特征的表现是以IgA或IgA为主的免疫球蛋白在肾小球系膜区呈颗粒状或团块状弥漫沉积，部分病例可沿毛细血管襻沉积。约84%的病例可以观察到IgM的沉积，62%的病例有IgG的沉积，其沉积部位与IgA相同，但强度明显减弱。如果以0^{+}～4^{+}来判断沉积的免疫球蛋白的强度，IgA的荧光强度平均为3^{+}，IgG和IgM的荧光强度平均只有1^{+}左右。

C. 电镜

肾小球系膜细胞增生、系膜基质增加并伴有大团块状电子致密物沉积是IgA肾病典型的超微病理改变。电子致密物可由系膜区、副系膜区延续到毛细血管壁内皮细胞下或上皮下，与免疫荧光检查所见免疫复合物沉积相一致。大约1/3 IgA肾病患者肾小球毛细血管基底膜异常。常见基底膜局部增厚，分裂和板层状改变，其局部分布的特点有助于与弥漫基底膜病变的遗传性肾炎和薄基底膜肾病相鉴别。偶尔也可见到肾小球基底膜弥漫变薄，可能是与薄基底膜肾病共存所致。

（二）中医病因病机

《景岳全书》中云："盖脾统血，脾气虚则不能摄血、化血，肾气虚则不能运化，是血皆无所主，因而脱陷妄行。"《血证论》中对其病因进行总结，认为"其致病之由。则有内外二因。一外因，乃太阳阳明传经之热，结于下焦。一内因，乃心经遗热于小肠，肝经遗热于血室"。总结历代医家所言，其病因病机主要为禀赋不足，正气亏虚，肺朝百脉功能失司，百脉不利，血不循经而行；或因脾气亏虚，无力统血，血渗于下；或因肾精亏虚，阴虚内热，热灼血络，血络受损；或因感受外邪，上犯咽喉，肾气上络于咽，邪气入里或直入少阴，下焦热结，灼伤血络；或因脏腑热盛，扰动血脉，血不循经，溢于脉外；或因饮食不节，嗜食肥甘厚味，日久湿热内生，湿热下注，伤及下焦，肾与膀胱络脉受损，血溢脉外；或因劳倦内伤，导致心气不足、脾胃虚弱、肝气郁滞、肾精亏虚等，五脏虚而生客热，血络受损等均可导致尿血。大多数医家认为IgA肾病为本虚标实之病，常因先天禀赋不足，后天调养失当，正气亏虚，外邪侵袭，湿、热、瘀内生，继而导致阴虚，以致虚实夹杂。而且急性期多以邪实为主，外感风热，客于咽喉，邪热入里侵袭肾和膀胱，致使络脉受损，血溢脉外，形成血尿。慢性期主要责之肺、脾、肾亏虚，其与湿、热、瘀互结，出现镜下或肉眼血尿、蛋白尿、水肿、高血压等临床表现。

三、临床表现

IgA 肾病多见于青壮年男性，临床表现多种多样，最常见的临床表现为发作性肉眼血尿和无症状性血尿和（或）蛋白尿。

（一）症状

1. 发作性肉眼血尿

40% ~50% 的患者表现为一过性或反复发作性肉眼血尿，通常呈洗肉水样，在酸性条件下血尿可呈咖啡色、红棕色或茶色，在碱性条件下则成鲜红色。大多伴有上呼吸道感染，少数伴有肠道或泌尿道感染，个别患者发生于剧烈运动后。多数患者的肉眼血尿可在感染后几小时或 1 ~ 2d 后出现，故有人称之为“感染同步性血尿”，与链球菌感染后急性肾炎不同，后者肉眼血尿约在感染 1 ~ 3 周后发生。血尿持续时间几个小时至数日不等。肉眼血尿有反复发作的特点，发作间隔随年龄增长而延长，部分患者转为持续性镜下血尿。在肉眼血尿发作时，患者可伴有全身轻微症状，如低热、全身不适、肌肉酸痛，个别患者有严重的腰痛和腹痛。发作性肉眼血尿的患者可伴有肾炎综合征的表现，如一过性的尿量减少、水肿、高血压和血肌酐、尿素氮的升高，少数患者有少尿性急性肾衰竭，但常为可逆性的，与大量红细胞致急性肾小管堵塞有关。

肉眼血尿发生率在儿童和青年人中比成年人常见，80% ~90% 的儿童 IgA 肾病有肉眼血尿发作史，成年人 30% ~40%。以往曾认为血尿是 IgA 肾病预后不良的指标。

血尿的病因不相同，其伴随的体征不完全相同。IgA 肾病血尿患者通常伴蛋白尿、水肿及高血压体征，蛋白尿严重者可有胸腹水体征，高血压者可伴有头痛、头晕、视物不清及恶心呕吐等表现。非肾小球性的血尿主要来源于肾盏、肾盂、输尿管、膀胱或尿道等疾病，可有相应的临床表现，如肾绞痛伴肾区叩痛，多提示泌尿结石；如无痛性肉眼血尿，要注意有无泌尿系肿瘤等相关体征。

2. 无症状镜下血尿伴或不伴蛋白尿

30% ~40% 的 IgA 肾病患者表现为无症状性尿检异常，多在体检时被发现。这部分患者的检出与所在地区的尿检筛查和肾活检的指征密切相关。由于疾病呈隐匿性，多数患者的发病时间难以确定。患者尿常规中红细胞管型少见，尿蛋白多低于 2g/24h。

3. 蛋白尿

IgA 肾病患者不伴血尿的单纯蛋白尿者非常少见。多数患者表现为轻度蛋白尿，10% ~ 24% 的患者出现大量蛋白尿，甚至肾病综合征。

蛋白尿患者可有颜面水肿及双下肢凹陷性水肿，重度蛋白尿患者可有胸腹水体征、关节痛及咯血等表现，部分患者可伴有慢性肾炎及系统性红斑狼疮等病史。部分患者出现心衰及肾静脉淤血时也可有蛋白尿表现。部分肾病综合征出现在病程的早期，病理改变多为轻微病变或伴有明显的活动性系膜增生病变；部分 NS 患者伴有高血压和肾功能损害，病理上肾小球病变较重，弥漫系膜增生伴局灶节段区化，并伴有肾小管间质损害，是慢性肾小球肾炎进展的晚期表现。

我国学者对 56 例尿蛋白大于 3.5g/24h 的一组 IgA 肾病患者（其中 8 例为 NS，占 14.3%）的临床病理分析显示，大量蛋白尿的 IgA 肾病患者中 20% ~ 30% 病变极轻，小病变或轻度系膜增生，激素疗效好，长期随访无肾功能减退，不同于多数来自西方国家的报道，而另一组对于中国裔及澳大利亚裔 IgA 肾病患者的临床病理对照研究显示，蛋白尿患者可有颜面水肿及双下肢凹陷性水肿，重度蛋白尿患者可有胸腹水体征，如肺部叩诊为浊音，呼吸音减弱；心包积液者可有心界扩大，心音遥远；腹水者可有腹部隆起，移动性浊音阳性。部分患者可有全身性表现，如高血压、贫血等。

（1）高血压：IgA 肾病伴高血压者，可有头痛、视力模糊或视力下降等。可有颜面水肿、恶心、呕吐、肉眼血尿和尿液增多，甚至少尿等。早期一般无特殊表现，到肾功能损害时多有贫血貌；眼底病变重，易发生心血管并发症；成年 IgA 肾病患者中高血压的发生率为 20%，而在儿童 IgA 肾病患者中仅占 5%。我国汉族 IgA 肾病患者高血压的发生率为 9.1%，而在澳大利亚裔白人中发生率为 39.8%。起病时即有高血压者不常见，随着病程的进展高血压的发生率增高，高血压出现在肾衰竭前平均 6 年。有高血压的 IgA 肾病患者肾活检多有弥漫性小动脉内膜病变，肾血管病变多继发于肾小球损害，常与广泛的肾小球病变平行，严重的肾血管损害加重肾小球缺血。有效降压可避免或延缓肾功能进展。IgA 肾病患者可发生恶性高血压，多见于青壮年男性，表现为头晕，头痛，视力模糊，恶心呕吐，舒张压≥ 16kPa（130mmHg），眼底血管病变在Ⅲ级以上，可伴有肾衰竭和（或）心衰，急性肺水肿，若不及时处理可危及生命。

（2）水肿：水肿表现为晨起时眼睑及颜面水肿，下肢凹陷性水肿，重者出现肾性水肿，重者出现胸腔积液或腹水，表现为胸闷、咳嗽、气促等，腹水者可表现为腹胀，部分患者可有会阴部水肿，男性患者出现阴囊水肿，女性患者表现为外阴水肿。水肿严重者，可同时伴有尿量减少。患者可见踝部、眼睑及面部或全身水肿，水肿常成凹陷性，水肿严重者可有胸腔、腹腔或心包积液等体征，如呼吸音低，腹部膨隆，移动性浊音阳性，心界增大，心音遥远等体征。并发周围性水肿导致蜂窝组织炎，静脉血栓形成，生理活动受限。胸腔积液可以导致胸闷、气促、呼吸困难，腹水可以导致胸闷、气促、呼吸困难，腹水可以导致腹胀、脐及腹股沟疝、细菌性腹膜炎、食管反流、抬高横膈导致呼吸困难。

（二）并发症

1. 急性肾衰竭

IgA 肾病中以急性肾衰竭表现者较少（占 IgA 肾病的 5%～10%），常见于以下三种情况：①急进性肾炎综合征：患者多有持续性血尿 / 肉眼血尿，大量蛋白尿，肾功能进行性恶化，可有水肿和高血压及少尿或无尿，肾活检病理示广泛新月体形成（50% 以上，甚或 100% 的肾小球有新月体形成），免疫荧光以 IgA 为主的免疫复合物沉积，新月体内可常见纤维蛋白原沉积，为Ⅱ型新月体型肾炎。②急性肾炎综合征：表现为血尿、蛋白尿，可有水肿和高血压，出现一过性的肾衰竭，但血肌酐很少≥ 400μmol/L，肾脏病理同急性链球菌感染后肾小球肾炎，以毛细血管内皮细胞增生为主要病变。③大量肉眼血尿：可因血红蛋白对肾小管的毒性和红细胞管型堵塞肾小管引起急性小管坏死，多为一过性，有时临床不易察觉。

在急性肾衰竭少尿期时，由于容量增加可导致血压升高；酸中毒时可导致呼吸深快；脉搏细速可见于心力衰竭及休克时；心率减慢可见于高钾血症。由于少尿导致体内水钠潴留，体重增加，可呈现非凹陷性水肿。肾前性因素导致急性肾衰的早期，其血容量可以不足，水肿可不明显。水钠及毒素潴留可导致心衰、心率增快，闻及奔马律及第三心音，双肺闻干湿啰音。尿毒症脑病及脑水肿可出现意识障碍、躁动、谵语、抽搐及昏迷等表现，病理征可以阳性。肾后性少尿可有肾区叩击痛。

2. 多尿和夜尿增多

IgA 肾病患者多尿及夜尿增多并不常见，一般无特殊表现。当 IgA 肾病患者合并有严重的小管间质损伤时，其远曲小管的重吸收功能的下降，导致患者夜尿增多及口渴等表现。患者可有高血压、贫血貌及营养状态欠佳表现；大量蛋白尿者可有水肿、胸腔积液及腹水等体征。

3. 慢性肾衰竭

大多数 IgA 肾病患者在确诊 10～20 年后逐渐进入慢性肾衰竭期。部分患者第 1 次就诊即表现为肾衰竭，同时伴有高血压，既往病史不详或从未进行过尿常规检查，有些患者因双肾缩小而无法进行肾活检确诊。慢性肾衰竭起病的患者在成年人中远较儿童常见。

4. 家族性 IgA 肾病

目前国际上对于家族性 IgA 肾病的定义如下：家族史调查 3 代以上，所有家庭成员均经过尿筛查或肾功能检查，家族性 IgA 肾病是指同一家系中至少有两个血缘关系的家庭成员经肾活检证实为 IgA 肾病：若家系中有一个明确诊断 IgA 肾病，其他家庭成员有持续的镜下血尿、蛋白尿、慢性肾小球肾炎、无其他原因的肾功能减退，但未经病理证实，则定义为可疑的家族性 IgA 肾病。目前一般认为家族性 IgA 肾病约占全部 IgA 肾病的 10%。

家族性 IgA 肾病患者的临床表现及病理改变与散发性 IgA 肾病相似，但肾功能损害和终末期肾病的发生明显高于散发性 IgA 肾病患者，尤其在家族性 IgA 肾病患者的一级亲属患者中，肾脏的生存率明显降低。

四、实验室及其他检查

迄今为止，IgA 肾病尚缺乏特异性的血清学或实验室诊断性检查。

1. 尿常规检查

IgA 肾病患者典型的尿检异常为持续性镜下血尿和（或）蛋白尿。尿相差显微镜异形红细胞增多＞ 50%，提示为肾小球源性血尿，部分患者表现为混合性血尿，有时可见红细胞管型。多数患者为轻度蛋白尿（小于 1g/24h），但也有患者表现为大量蛋白尿甚至肾病综合征。

2. 肾功能检查

IgA 肾病患者可有不同程度的肾功能减退。主要表现为肌酐清除率降低，血尿素氮和肌酐逐渐升高，血尿酸常增高；同时可伴有不同程度的肾小管功能的减退。

3. 免疫学检查

IgA 肾病患者血清中 IgA 水平增高的比例各国报道不同，占 30% ~ 70% 不等。我国 10% ~ 30%。血清中 IgA 水平的增高在 IgA 肾病患者中并不特异。有些 IgA 肾病患者血清存在抗肾小球基底膜、抗系膜细胞、抗内皮细胞的抗体和 IgA 类风湿因子，但目前没有一个抗体的检查能在大样本患者群中被确定，他们的临床意义还有待进一步证实。IgG、IgM 与正常对照相比无明显变化，血清 C3，CH50 正常或轻度升高。

4. 其他检查

有研究报道，尿液中一些细胞因子的浓度或活性增加可用于鉴别 IgA 肾病患者或监测病情活动，如：尿中 IL-6 活性增加，与系膜细胞增生程度呈正相关；尿中血小板因子 4 增加有助于鉴别 IgA 肾病和薄基底膜肾病。这些尿中的生物标志物在 IgA 肾病诊断中的意义尚未被广泛接受和应用。

五、诊断和鉴别诊断

1. 诊断

IgA 肾病临床表现多种多样。多见于青壮年，与感染同步的血尿（镜下或肉眼），伴或不伴蛋白尿，从临床上应考虑 IgA 肾病的可能性。 但是，IgA 肾病的确诊依赖于肾活检，尤其需免疫病理明确 IgA 或以 IgA 为主的免疫复合物在肾小球系膜区弥漫沉积。因此无论临床表现上考虑 IgA 肾病的可能性多大，肾活检病理在确诊 IgA 肾病是必备的。

2. 鉴别诊断

（1）链球菌感染后急性肾小球肾炎：典型表现为上呼吸道感染（或急性扁桃体炎）后出现血尿，感染潜伏期为 1～2 周，可有蛋白尿、水肿、高血压，甚至一过性氮质血症等急性肾炎综合征表现，初期血清 C3 下降并随病情好转而恢复，部分患者 AOS 水平增高，病程为良性过程，多数患者经休息和一般支持治疗数周或数月多数可痊愈。少数以急性肾炎综合征起病的 IgA 肾病患者，临床上从感染潜伏期，血清 C3、ASO、IgA 水平可以提供诊断线索。若患者病情迁延，血尿和（或）蛋白尿反复发作，有时需依靠活检病理检查加以鉴别。

（2）非 IgA 系膜增生性肾小球肾炎：我国发生率高。约 1/3 患者表现为肉眼血尿。临床与 IgA 肾病很难鉴别，须靠免疫病理检查进行区别。

（3）过敏性紫癜肾炎：该病与 IgA 肾病病理、免疫组织学特征完全相同。临床上 IgA 肾病患者病情演变缓慢，而紫癜肾炎起病多为急性。除肾脏表现外，还可有典型的皮肤紫癜、黑便、腹痛、关节痛、全身血管炎改变等。紫癜肾炎与 IgA 肾病是一种疾病的两种不同表现或为两种截然不同的疾病，尚存在较大的争论。目前两者的鉴别主要依靠临床表现。

（4）遗传性肾小球疾病：以血尿为主要表现的单基因遗传性肾小球疾病主要有薄基底膜肾病和 Alport 综合征。前者主要临床表现为持续性镜下血尿（变形红细胞尿），肾脏是唯一受累器官，通常血压正常，肾功能长期维持在正常范围，病程为良性过程；后者是以血尿、进行性肾功能减退直至终末期肾脏病、感音神经性耳聋及眼部病变为临床特点的遗传性疾病综合征。除肾脏受累外，还有多个器官系统受累。两者的遗传方式不同。若儿童和年轻患者以血尿为主要表现时，应详细询问家族史，进行眼睛、耳朵等方面的检查以除外遗传性肾小球疾病。关于家族性 IgA 肾病，必须强调同一家系中两个以上的家庭成员经肾活检证实为 IgA 肾病。另外，有研究显示 IgA 肾病患者中有约 6% 经电镜检查证实合并薄基底膜肾病，因此，家族性 IgA 肾病诊断应强调同时电镜检查，以除外薄基底膜肾病和早期 Alport 综合征。肾活检病理检查是明确和鉴别 3 种疾病的主要手段，电镜检查尤为重要。此外，肾组织及皮肤Ⅳ型胶原 α 链检测乃至家系的连锁分析对于鉴别家族性 IgA 肾病、薄基底膜肾病和 Alport 综合征具有重要意义。

（5）肾小球系膜区继发性 IgA 沉积的疾病：慢性酒精性肝病，血清学阴性脊椎关节病，强直型脊柱炎，Reiter's 综合征（非淋病性尿道炎、结膜炎、关节炎），银屑病关节炎等，肾脏免疫病理可显示肾小球系膜区有 IgA 沉积，但肾脏临床表现不常见，部分疾病表现为 HLA B-27 增高，血清和唾液中 IgA 浓度升高，而且均有相应的肾外改变，不难与 IgA 肾病进行鉴别。此外，狼疮肾炎、乙肝病毒相关肾炎等虽然肾脏受累常见，但肾脏免疫病理除有 IgA 沉积外，伴有多种免疫复合物沉积，同时临床多系统受累和免疫血清学指标均易与 IgA 肾病鉴别。

六、治疗

（一）临床思路

1. 西医临床治疗思路

由于 IgA 肾病的病因不清，发病机制未明。临床及病理表现的多样化及预后的异质性，因而目前尚无特效的药物治疗方法，也没有一个公认的治疗指南。治疗的主要目标是减少蛋白尿、减轻肾损伤及延缓肾衰竭的进展。目前公认的原则是 IgA 肾病的治疗方案要依据临床及病理表现，根据已有的循证医学证据，采取不同的治疗方法。临床中既不能单独依据临床表现，也不能仅凭借病理类型而决定治疗方案。

2. 中医辨证思路

IgA 肾病属于本虚标实和虚实夹杂之证。临床辨证时，首当辨明虚实、标本之主次，注意辨病与辨证相结合。

（1）分期辨证：鉴于 IgA 肾病的血尿有反复发作与迁延的特点，因而在临床上大多医家将其的病程分为急性发作期、慢性迁延期两期。急性发作期需辨风热、火热、毒热；慢性期应辨气阴两虚、肝肾阴虚、脾肾气虚、脾肾阳虚、湿热、血瘀等。

（2）辨病与辨证相结合：由于临床表现的多样化及复杂性，分期辨证往往难以达到统一，并在临床上得到推广。医学界开始寻求 IgA 肾病的中医辨证客观化指标，提出辨病与辨证相结合，探索 IgA 肾病的辨证规律。IgA 肾病辨证具有一定规律性，呈肾病综合征的患者辨证以脾肾气虚为主；表现慢性肾炎者以肝肾阴虚为多；以急性肾炎表现者常见脾肾气虚及湿热；血尿为主伴高血压及肾功能损害者以阴虚及气阴两虚多见。

（3）病理表现与中医辨证：鉴于 IgA 肾病是靠肾穿刺病理学结果确诊，不少医家开始进行 IgA 肾病中医辨证分型与西医病理表现的相关性研究。此类研究不但有助于中医辨证的客观化和标准化，而且可通过中医证型的变化判断 IgA 肾病的病理损害和预后。

（二）西医治疗

1. 一般治疗

（1）控制感染：IgA 肾病肉眼血尿常和上呼吸道感染同时发生，提示感染刺激可诱发 IgA 肾病。因此，积极治疗和去除口咽部（咽炎、扁桃体炎、龋齿）及上颌窦感染灶，对减少肉眼血尿反复发作可能有益。有研究建议扁桃体切除可使患者肉眼血尿发作减少，尿蛋白及镜下血尿降低，但其确切疗效尚未肯定。对 IgA 肾病患者合并呼吸道或其他黏膜感染时，可以常规应用抗生素治疗 1～2 周，注意避免使用肾脏毒性药物。

（2）控制高血压：IgA 肾病发病时合并高血压是肾脏预后不良的指标。此外，IgA 肾病发病时无高血压，但在随访过程中出现高血压。在 IgA 肾病的病程进展中，伴随着肾脏损害的加重，高血压的发生也增加。因此，IgA 肾病患者的高血压要积极治疗。对于 24h 蛋白尿＜ 1.0g 者，血压应控制在 17.3/10.6kPa（130/80mmHg）。对于 24h 蛋白尿＞ 1.0g 者，血压应控制在 16.6/10kPa（125/75mmHg）。对于 IgA 肾病合并高血压者，降血压治疗应首选 ACEI 或 ARB 类药物；若患者血压不能达标，可联合使用其他降压药，如钙通道阻滞剂、利尿剂、β 受体阻滞剂、α 受体阻滞剂等药物。

（3）饮食：部分 IgA 肾病患者体内可出现醇溶蛋白的抗体，提示部分 IgA 肾病患者也许由于通过黏膜屏障的抗原增加，导致 IgA 复合物在肾脏沉积。已有研究证实，食物抗原可参与 IgA 肾病的发生发展。

2. 药物治疗

（1）ACEI/ARB：血管紧张素转换酶抑制剂或血管紧张素Ⅱ受体拮抗剂，通过抑制血管紧张素系统，在减少 IgA 肾病患者的尿蛋白、降低其发展为终末期肾脏病的危险、保护肾脏功能等方面优于其他降压药。对于慢性肾脏病，ACEI 或 ARB 降血压的同时，还有降血压以外的减少尿蛋白、延缓肾衰竭进展的益处。现在认为，ACEI 类药物对于有蛋白尿、肾功能正常的 IgA 肾病患者，可以明显降低蛋白尿，保护肾功能。ARB 类药物对 IgA 肾病也具有降蛋白和保护肾功能的作用，对 ACEI 类药物不能耐受的患者（咳嗽、血管神经性水肿及过敏），ARB 类药物通常可以耐受。在一定剂量范围内，ARB 类药物降尿蛋白效果呈剂量依赖性，大剂量 ARB 类药物降尿蛋白作用优于常规剂量。此外，ARB 类药物还可与 ACEI 类药物联合使用。在降低尿蛋白方面，二者联合使用比单独使用更有效。

（2）糖皮质激素：糖皮质激素是治疗 IgA 肾病的基础药物之一。临床试验证实，激素能减少 IgA 肾病患者的尿蛋白及进入 ESRD 的危险。尤其对于中－重度蛋白尿的患者，激素治疗可以改善 IgA 肾病的预后。糖皮质激素多用于治疗 24h 尿蛋白大于 1.0g 的 IgA 肾病患者。

（3）免疫抑制剂：IgA 肾病患者肾脏病理改变严重时，单纯使用糖皮质激素虽然可以减少蛋白尿，但不足以保护肾脏功能，不能延缓肾衰竭的进展，此种情况需要与免疫抑制剂联合使用。治疗 IgA 肾病常用的免疫抑制剂有环磷酰胺（CTX）、硫唑嘌呤等，常与糖皮质激素联合使用。环磷酰胺在进展性 IgA 肾病中常被推荐使用。环磷酰胺对组织增生严重的 IgA 肾病（系膜增生，新月体形成）效果明显。而 IgA 肾病重度蛋白尿患者则应使用激素加硫唑嘌呤，能减少尿蛋白及改善预后。但对于肾功能恶化进展较快的 IgA 肾病患者，不主张使用激素加硫唑嘌呤，而是推荐使用糖皮质激素联合环磷酰胺的治疗方案。对于肾组织严重慢性化改变的患者，也不主张使用激素加硫唑嘌呤的方案，因为有一定的风险，且未能达到预期的效果，对预后无益。

3. 其他治疗

（1）抗凝及抗血小板治疗：虽然医生在临床上应用抗凝药与抗血小板聚集药治疗 IgA 肾病，但目前并没有循证医学证据。目前常用的药物包括双嘧达莫、华法林、尿激酶、肝素及低分子肝素等。

（2）扁桃体摘除术：目前绝大多数资料显示扁桃体切除术具有减少血尿、蛋白尿的作用，但有关扁桃体切除对肾功能的保护作用报道不一，仍存在争议，尚需要更多的前瞻性临床研究证实。但病情发作与扁桃体炎密切相关的患者，可考虑进行扁桃体切除。

（三）中医治疗

我们查阅大量文献，发现历来医家将 IgA 肾病进行分阶段辨证论治，其中邪实为主阶段，主要包括风热犯肺证和湿热下注证，选用银翘散、小蓟饮子治疗；本虚为主阶段常见脾肾气阴两虚证、肺脾气虚证及阴虚火旺证，分别采用参芪地黄汤、参苓白术散、知柏地黄丸合二至丸加减。也有医家将本病分急性期与慢性期辨证论治，其中急性期主要有风热上扰证、热毒扰肾证、心火炽盛证，采用银翘散合小蓟饮子治疗，取其清热解毒、凉血止血法；下焦湿热型，方拟小蓟饮子合藿香正气散加减。慢性期包括气虚挟瘀证、肝肾阴虚证、脾肾阳虚证和阴虚挟瘀证，治疗则应标本兼顾，扶正祛邪，采用四物汤合四君子汤、四物汤合知柏地黄汤治疗。辨证论治是中医学的基本特点之一，也是中医学认识疾病和治疗疾病的基本原则，中医辨证分型论治 IgA 肾病往往能收到良好的疗效。

中医治疗原则，急治标缓求本，实则泻之，虚则补之。攻邪治以宣散风热，清热利湿，泻火解毒或理气活血等方法；补虚治以补气养血，健脾益肾养肝等方法；血尿为临床表现者，重点调整气血阴阳，清除风湿热邪，不一味追求血尿的消失；蛋白尿为临床表现者，尽可能控制尿蛋白的排泄，目标为每日尿蛋白量$<0.3g$；中医治疗的最终目标，为保护肾功能，延缓肾功能衰竭的发生和进展为终末期肾衰竭。

对 IgA 肾病初病者的治疗，以肺气虚最为多见，或兼有脾气不足，或兼有肾之气阴不足，在治疗 IgA 肾病时，根据该病临床的主要证候，多用“滋肾清利”和“益气清利”的方法，而以后更为常用。气阴两虚者可用两方化裁使用。

（四）中西医结合治疗优势

部分 IgA 肾病患者表现为肾病综合征或高血压明显者为缩短病程，降低肾功能下降的风险，有必要采取中西医结合的治疗方法。肾病综合征常规激素治疗，或加用免疫抑制剂，或加雷公藤制剂，中药滋益、养阴、清热、扶正；伴有高血压者，使用 ACEI/ARB、CCB 等降压，减少蛋白尿，抑制肾小球硬化。

七、预后

1. 血尿

发作性肉眼血尿被认为是预后良好的因素，但是严重的肉眼血尿可能诱发急性肾衰竭，有 25% 的病例在肉眼血尿消失后肾功能不能回到基线水平。一般认为孤立性血尿的 IgA 肾病是预后良好的类型，但需密切观察其病情的变化。孤立性血尿的 IgA 肾病虽然大部分病理改变轻，中期预后好，但仍需要密切随访。

2. 蛋白尿

蛋白尿是该疾病进展的强预测因子之一，24h 蛋白尿＞ 1.0g 是公认的 IgA 肾病预后不良的临床指标。蛋白尿程度和肾小球滤过率（GFR）下降程度相关。尿蛋白的缓解程度也有助于判断预后。尿蛋白是临床最简单的检验指标，联合平均动脉压检查，有利于提高预后评估的准确性。需要注意，一些早期蛋白尿少或无的患者，在长期随访中出现蛋白尿增多者，部分将发展到 ESRD。

3. 肾功能

肾功能不全是 IgA 肾病患者进展到 ESRD 的危险因素。尽管肌酐升高在一定程度上代表了肾脏病理损害严重程度，但是并不完全代表接受治疗后的最终结局。实际上，部分肌酐值不是大幅升高的患者，经合理的治疗后，病情可以控制甚至逆转。

4. 高血压

高血压是 IgA 肾病恶化的独立危险因素，高血压是预后不良的指标。除了收缩压和舒张压，平均动脉压也被用于预后分析，但是哪个指标更能反映预后，尚无统一意见。有 1% ~15% 的 IgA 肾病患者可能发生恶性高血压。和原发性恶性高血压相比，IgA 肾病恶性高血压的血压更高、蛋白尿和血尿以及肾小球损伤更重，但血肌酐水平较低，动脉内膜增生和纤维素样坏死较轻，肾存活率较原发性恶性高血压好。良好的血压控制，可以延缓其进展到 ESRD 的危险。

5. 年龄

老年是预后不良的危险因素，因为老年患者有更多影响预后的并发症。但年龄是否是预后不良的独立危险因素还存在争议。

6. 性别

尽管部分研究认为女性的预后较差，但是多数研究认为，性别和 IgA 肾病的预后无关。且未发现与性染色体连锁的易感基因、致病基因和影响预后的基因。

八、预防与调护

(1) IgA 肾病患者注意休息。避免剧烈运动、过度劳累。病情较轻者。可循序渐进，适当锻炼。

(2) 饮食要清淡，不食辛辣、油腻、燥热之品，少食油煎、油炸之食物，以防辛燥动火，迫血妄行。戒烟酒，节房事。

(3) 增加抗病能力，避免受凉，减少感染的机会，一旦出现各种感染，应及时应用强有力的抗生素以及及早控制感染。对反复肉眼血尿发作者，可以消除慢性感染灶，如做扁桃体切除；采取家庭调查形式，建立家族史档案；注意个人卫生。

九、研究进展

（一）异常糖基化 IgA1 与 IgA 肾病

1. 异常糖基化 IgA1 的产生

在 IgA 肾病发病机制研究过程中，异常糖基化的 IgA1 扮演着重要的角色，Gd-IgA1，可相互聚集并沉积于肾小球，虽然正常人体同样也发现了 Gd-IgA1，几项研究表明与健康的对照组相比，IgA 肾病患者的 Gd-IgA1 水平明显增高。Hitoshi S 研究表明，尽管在蛋白尿肾疾病中总 IgA 水平升高，但在 Ig A 肾病中 Gd-Ig A1 的比例更高。某研究明确了异常的 IgA1 在 IgA 肾病中的重要作用。Suzuki 在对人类 IgA1 铰链区域的 GalNAc 残留物研究中发现了专门识别 gd-IgA1 的一种单克隆抗体，即 KM55。对于 IgA 肾病和 IgA 血管炎研究发现抗体的沉积与 gd-IgA1 沉积重叠，但与 gd-IgA1 的临床特征和血清水平无关，进一步明确含有 IgA 沉积的肝硬化，丙型肝炎相关肾小球疾病，以及风湿性关节炎相关的 IgA 肾病，KM55 并没有表达。因此证实了其对 IgA 肾病特异性。

2. 循环免疫复合物形成

肾小球沉积的免疫复合物可引起补体系统的局部激活，系膜细胞增殖，细胞外基质和细胞因子的产生，可以改变足突细胞基因表达和肾小球通透性。目前，普遍认可的 IgA 肾病损伤观点是“多重打击”模型，其致病过程：①首先由于遗传或环境因素，产生半乳糖缺陷型 IgA1（Gd-IgA1）。② IgG 抗体直接作用于 Gd-IgA1 铰链区。③形成 IgA-IgG 免疫复合物。④这种免疫复合物堆积于肾小球系膜区域。这种免疫复合物直接诱发肾小球炎症反应及肾小球系膜增生，进而造成反复发作性血尿、蛋白尿等肾功能疾病。基于“多重打击”模型，通过分析患者血清和尿液中的 Gd-IgA1 相关免疫复合物和多种生物指标，进而对 IgA 肾病进行早期诊断和病情活动分析，提供了一种简单有效的检测手段。

3. 关于 IgA 肾病易感基因

近年来随着全基因组关联分析研究（genome-wide association study，GWAS）在人类医学领域的应用，有数篇文章报道共筛选了 15 个敏感性基因，可造成 IgA 肾病发病风险提高 6% ~8%（表 13-1），其中中山大学第一附属医院在 1434 名患者和 4270 名正常人中筛选出 2 个汉族人群中 IgA 肾病的易感性基因 DFFA 和 TNSF13，这两个基因与免疫反应和炎症反应相关，影响 IgA 患者的临床表现和敏感性。总体上，全基因组关联分析研究筛选的 IgA 肾病敏感基因主要涉及抗原提呈基因（MHC），补体系统（CFHR1/3、ITGAM/ITGAX），调控 IgA 产生（TNSF13），固有免疫系统（DEFA、CARD9、ITGAM/ITGAX、VAV3）等相关通路。因此，基于对患者或患者家属的基因组测序结果，对比易感基因 SNP 位点，对患者或患者家属进行患病风险评估，进而进行针对性的预防和诊治。

表 13-1　全基因组相关分析鉴定的 IgA 肾病敏感基因

基因名称	功能
VAV3	鸟嘌呤核糖核酸交换子，调节免疫，B 细胞和巨噬细胞激活 NK κ B 信号通路
CFHR1/3	补体 H 因子相关蛋白，调节旁路途径激活补体反应
ITGAM/ITGAX	整联蛋白 α-M/α-X，表达与树突细胞，参与形成白细胞特异性补体受体
IgA	类别转换重组
TAP1，PSMB8	抗原肽转运蛋白 -1，蛋白酶体 b8 亚单位，涉及抗原加工提呈过程
HLA-DQA1	主要组织相容性抗原 2 类分子，调节免疫，抗原提呈
DQB1	主要组织相容性抗原 2 类分子，调节免疫，抗原提呈
DRB1	主要组织相容性抗原 2 类分子，调节免疫，抗原提呈
DP	主要组织相容性抗原 2 类分子，调节免疫，抗原提呈
DEFA	α 防御素，抗菌肽，参与黏膜固有免疫反应
TNSF13	肿瘤坏死因子配体超家族，B 细胞刺激因子，诱导 IgA 类别转换
HORMAD2	IL-6/130 相关细胞因子，黏膜免疫反应

【参考文献】

[1] 柏琳．中西医结合治疗 IgA 肾病的临床观察 [J]. 中国卫生标准管理，2018，9（21）：81–83.

[2] 王颖超，张寅，谢雁鸣，等．2 683 例 IgA 肾病患者临床特征及用药规律分析 [J]. 中国中西医结合肾病杂志，2017，18（6）：494–497.

[3] 彭亚军，胡淑娟，李旭华，等．中医药治疗 IgA 肾病的 meta 分析 [J]. 中国中西医结合肾病杂志，2015，16（2）：151–154.

[4] 杨茜，孙鸿燕，李雨欣，等．中西医结合延续护理对气虚质 IgA 肾病患者自我管理能力和生活质量的影响 [J]. 临床医药实践，2015，24（8）：620–623.

[5] 聂莉芳．IgA 肾病中医病名、证候特点及益气滋肾治法研究 [J]. 中国中西医结合肾病杂志，2015，16（1）：1–3.

[6] 王先锋，孔令辉．中医及中西医结合方案治疗 IgA 肾病的疗效观察 [J]. 光明中医，2015，30（11）：2397–2399.

[7] 胡顺喜，盛新民 . 中医及中西医结合方案治疗 IgA 肾病的疗效分析 [J]. 中国医药指南，2016，14（16）：198.

[8] 姚奇，颜玲，边璐，等 . IgA 肾病检测的生物标志研究 [J]. 当代医学，2019，25（8）.

[9] Feehally J，Farrall M，Boland A，et al. HLA hasstrongest association with IgA nephropathy in genome-wide analysis[J]. J Am Soc Nephrol，2010，21（10）：1791-1797.

[10] Gharavi AG，Kiryluk K，Choi M，et al. Genome-wide association study identifies susceptibility loci forIgA nephropathy[J]. Nat Genet，2011，43（4）：321-327.

[11] Yu XQ，Li M，Zhang H，et al. A genome-wide association study in Han Chinese identifies multiple susceptibility loci for IgA nephropathy[J]. Nat Genet，2011，44（2）：178-182.

[12] Kiryluk K，Li Y，Scolar F，et al. Discovery of newrisk loci for IgA nephropathy implicates genes involved in immunity against intestinal pathogens[J].Nat Genet，2014，46（11）：1187-1196.

[13] 杨彦 . 叶传蕙教授治疗 IgA 肾病临床经验缬英 [J]. 四川中医，2018，36（10）：12-13.

[14] 朱星瑜，陈宁宁，范永升 . 范永升治疗 IgA 肾病经验 [J]. 中华中医药杂志，2018（10）：4466-4468.

第十四章

小儿继发性肾小球肾炎

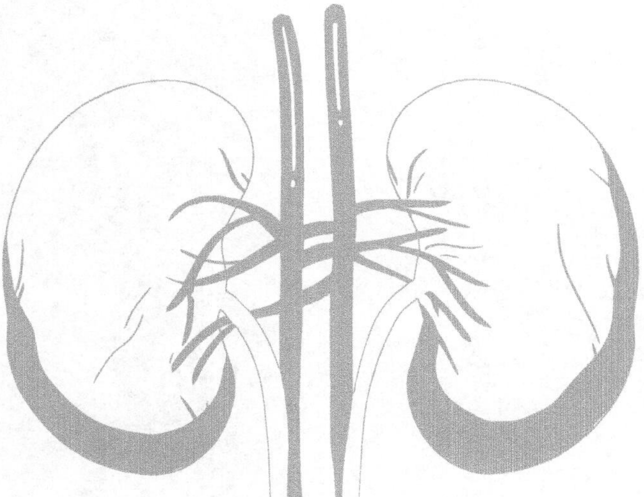

第一节　紫癜性肾炎

一、概述

1. 西医定义

紫癜性肾炎是一种常见的继发性肾小球肾炎。过敏性紫癜（henoch-schonlein purpura，HSP）伴发肾脏损害者称为紫癜性肾炎（henoch-schonlein purpura nephritis，HSPN）。是过敏性紫癜全身性血管炎在肾脏的病理表现，为免疫复合物介导的肾小球损伤［备注：过敏性紫癜（HSP），是以皮肤紫癜、出血性胃肠炎、关节炎及肾脏损害为特征的综合征。基本病变是全身弥漫性坏死性小血管炎］，HSPN 好发于儿童和青少年，约占儿童及青少年继发性肾小球疾病的首位，仅次于急性肾炎和原发性肾病综合征而居第 3 位。大部分患儿症状不重，仅表现为镜下血尿或微量蛋白尿；极少部分患儿进展为肾功能不全。

流行病学：本病男女儿童均可发病，男女比例约为 1.6∶1。其中 90% 以上的患儿年龄在 5~13 岁。四季均可发病，但具有明显的季节性发病特点，即秋季、冬季（9 月至次年 3 月）为 HSPN 发病高峰季节，发病率约占全年的 80% 以上，农村和城市患儿发病率无显著差别。HSPN 患儿可因致敏原性质不同、个体反应差异及血管炎累及的器官和病变程度不同，在临床症状和肾脏病理改变上也会呈现不同的表现，同时对治疗的反应和预后也具有较大差异。部分患儿可自愈。目前国际上尚无统一的治疗方案，但一致认为早诊断、早治疗对预后意义重大，尤其对于蛋白尿不转阴的患儿更应积极治疗。

2. 中医定义

关于本病病名，古籍无明确记载。由于本病的临床症状及病情演变具有明显的个体差异性；且病情缠绵、病程迁延、病证变化多端，疾病演变过程所涉及的中医病证较多，如“紫癜”“肌衄”“水肿”“尿血”“便血”“水肿”等，可将“紫癜、便血、尿血、肌衄”归于“血证”（备注：凡血液不循常道，或上溢于口鼻诸窍，或下泄于前后二阴，或渗出于肌肤所形成的一类出血性疾患，统称为血证）。病情终末期可归属中医学中的“虚劳”，现代学者多认为本病病名可参考以上范畴。

3. 中西医的交叉点

关于紫癜性肾炎中医学和西医学均有各自的诊疗特点及优势，同时也存在异曲同工之妙。中西医学关于本病的交汇点大概可体现在以下几个方面：

本病的病因，中西医两者皆认为紫癜性肾炎可概括为两大类：一是外因，中医学认为外邪入侵机体或进食腥发荤类等食物，致蕴热伏于体内，扰血妄行，使血运不循常道，溢于脉外成为离经之血，滞留于肌肤腠理之间则可见皮肤紫癜、肌衄；下行于膀胱渗于尿中则可见血尿；精微物质渗于尿中则可见蛋白尿；西医学有研究表明，对HSP患者进行过敏原特异性IgE检测，发现患者血清IgE水平增高，对2种以上过敏原呈阳性反应者为29.7%，对1种以上过敏原呈阳性反应者为70.3%。吸入组中特异性IgE最常见的致敏原为真菌，其次为蒿类、花粉及尘螨。食物组最常见的为牛奶，鸡蛋、鱼类及虾蟹。认为过敏原与肥大细胞表面的IgE交联启动了信号传导机制，诱发变态反应，可能是造成小血管炎性损害的机制之一。二是内因，中医学认为主责于小儿先天禀赋不足及生理特点。过敏性紫癜及紫癜性肾炎所具有家族易感倾向及显著的个体差异性均与先天禀赋相关；与西医学认为HSPN存在家族好发倾向，可能与基因多态性表达相关。小儿五脏六腑的形、气皆属不足，其中又以肺、脾、肾三脏不足更为突出，常表现为“肺常不足、脾常不足、肾常虚”的特点，肺脏娇嫩，肌肉薄弱，腠理不实，主气功能不足，卫外机能未固，故易受外邪所侵而致病；根据中医五行学说，肺属金，肾属水，金水相生，母病则子亦易受邪所侵；根据经络循行，足少阴肾经肾部直行脉向上穿过肝、膈，进入肺中，再沿喉咙上行，止于舌根两旁；肺部支脉，联络于心，流注于心中，咽喉为肺之门户，故咽喉与肺部受邪，循经下扰，则致肾脏病也。这与西医学从小儿呼吸系统解剖特点与免疫功能的角度分析，小儿呼吸道短而且比较狭窄，黏膜薄嫩富于血管和淋巴管，支气管黏膜纤毛运动较差，肺内含血量多，含气量少；免疫功能尚未发育完善至成人水平，尤其是呼吸道分泌型IgA少，若调护失宜或感受时邪，导致呼吸道感染从而诱发或加重本病，又有小儿鼻咽部淋巴组织丰富，包括咽扁桃体及腭扁桃体，以腭扁桃体为最大。于HSPN患儿而言，若扁桃体炎反复发作亦可诱发或加重病情。

本病的发病机制，中医学认为小儿体禀纯阳，处于生长发育状态，正气相对旺盛以助机体脏腑升发，故机体受外邪所侵时多处于邪盛而正未虚的状态，故邪易化热，热扰血脉，伤于阳络则多见皮肤紫癜，伤于阴络则可见便血及尿血。关于本病的病理因素可归结为“湿、热（毒）、瘀、虚”为主，而“瘀血阻络”则是病机关键，故治疗时无论何期都予治以“活血化瘀”之法。

西医学认为，HSPN发病则与机体的免疫系统异常及凝血和纤溶作用密切相关，其中免疫系统异常主要可分为三大类：体液免疫异常和细胞免疫异常及细胞因子异常，关于体液免疫异常，如IgA在HSPN发病中起重要作用。血液循环中IgA1的结构发生改变，减少了与基质蛋白、IgA受体和补体间的相互作用，造成其在肾小球系膜区沉积，从而导致肾脏受损；关于细胞免疫异常，主要为HSP发病与T细胞亚群功能紊乱相关。关于细胞因子异常，如血清IL-1、IL-4、IL-5、IL-6和IL-10的水平升高，肾小球系膜区及间质的单核巨噬细胞中IL-1、IL-6和TNFα的mRNA表达增强。关于凝血与纤溶作用：HSP及HSPN患儿体内存在不同程度的高凝状态，表现为TT、PT、APTT缩短，血尿D二聚体增高。HSPN时，机体免疫反应激活单核细胞和巨噬细胞释放促凝物质，活化的白细胞及系膜细胞释放的IL-1、肿瘤坏死因子、血管内皮下胶原纤维，使内源性凝血系统激活，引发凝血反应，导致肾小球局部纤维蛋白沉着，发现系膜纤维蛋白原沉积与新月体形成有关。这与中医学所认为本病发病机制及病机关键相应。

二、病因病理

（一）西医病因病理

1. 病因及发病机制

A. 病因

（1）感染：HSP的发生多有近期上呼吸道感染病史。

（2）疫苗接种：某些疫苗接种可能诱发HSP，如流感疫苗、乙肝疫苗、狂犬疫苗、流脑疫苗、白喉疫苗、麻疹疫苗等，但尚需可靠研究证据证实。

（3）食物或药物因素：目前尚无明确证据证明食物过敏是导致过敏性紫癜的原因；有个案报道某些药物的使用也能诱发HSP的发生。

（4）遗传因素：HSP存在遗传好发倾向，白种人的发病率明显高于黑种人。近年来有关遗传学方面的研究涉及的基因主要有HLA基因、家族性地中海基因、血管紧张素转换酶基因（ACE基因）、甘露糖结合凝集基因、血管内皮生长因子基因、PAX2基因、TIM-1等。有文献报道黏附分子P-selectin表达增强及基因多态性可能与HSP发病相关，P-selectin基因启动子-2123多态性可能与儿童HSP发病相关。

B. 发病机制

（1）紫癜性肾炎与免疫系统：HSPN患儿的免疫学紊乱十分复杂，包括免疫细胞（如巨噬细胞、淋巴细胞、嗜酸性细胞）和免疫分子（如免疫球蛋白、补体、细胞因子、黏附分子、趋化因子）的异常，它们在HSPN的发病机制中起着关键作用。

（2）凝血与纤溶：20世纪90年代后，对凝血与纤溶过程在紫癜性肾炎发病中的作用的探讨，更多关注点在交联纤维蛋白（cross-linked fibrin，xFb）。交联纤维蛋白（xFb）主要沉积在内皮细胞和系膜区，与系膜及内皮损伤有关。

（3）遗传学基础：本病为非遗传性疾病，但存在遗传好发倾向。①C4基因缺失可能直接参与HSPN发病。②IL-1ra基因型-IL-1RN*2等位基因的高携带率，使机体不能有效拮抗IL-1致炎作用可能是HSPN发病机制中非常重要的因素之一。

2. 病理

A. 常见病理改变

紫癜性肾炎可见到各种类型的肾损害，其病理特征以肾小球系膜增生，系膜区IgA沉积以及上皮细胞新月体形成为主。光镜可见肾小球系膜细胞增生病变，可伴内皮细胞和上皮细胞增生，新月体形成，系膜区炎性细胞浸润，肾小球纤维化，还可见局灶性肾小球坏死甚至硬化。间质可出现肾小球萎缩，间质炎性细胞浸润，间质纤维化等改变。免疫荧光可见系膜区和肾小球毛细血管襻有IgA、IgG、C3备解素和纤维蛋白原颗粒沉积。电镜可见系膜区有不同程度增生，系膜区和内皮下有电子致密物质沉积。

B. 病理分级标准

根据1975年国际儿童肾脏病研究中心（ISKDC）按肾脏组织病理检查将其分为6级：Ⅰ级：轻微肾小球异常；Ⅱ级：单纯系膜增生；Ⅲ级：系膜增生伴＜50%肾小球新月体形成；Ⅳ级：系膜增生伴50%～75%肾小球新月体形成；Ⅴ级：系膜增生伴75%肾小球新月体形成；Ⅵ级：膜增生性肾小球肾炎。其中Ⅱ～Ⅴ级根据系膜病变范围程度分为：①局灶性。②弥漫性。

（二）中医病因病机

本病的病因复杂，现代中医医家多将本病的病因分为内因、外因两方面。外因多为外感四时之邪或时行疠气引发体内伏热，或进食鱼虾蟹、荤腥、蕈类等腥发动风之品。其中多认为“风、热、毒、湿”为主要致病因素。内因主要责于小儿先天禀赋不足、生理特点及体质因素。

1. 外因

A. 四时邪气

如陈实功《外科正宗》云：“葡萄疫，其患多生于小儿，感受四时不正之气郁于皮肤不散，结成大小青紫斑点，色若葡萄，发在遍体头面。”指出本病多发于小儿，小儿稚阴稚阳之体，脏腑娇嫩，形气未充，卫表未固，易受邪气所侵而感邪发病，并形象地描述了发病部位的特点，指出其病因为“感受四时不正之气”。

《素问·风论》云：“风者，百病之长也。”一是指风邪袭人，致病最多。风邪一年四季皆有，为春季之主气，风邪有轻扬开泄的特点。小儿脏腑娇嫩，肺常不足，卫外不固，风邪侵袭，使皮毛腠理开泄，邪气从口鼻、皮毛、腠理而侵犯肌表，可出现皮肤病变，即皮肤紫癜。风邪入里，风性开泄，精微不固，故可见尿中大量泡沫。“风者，善行数变。”风邪致病，具有病位游走、行无定处的特点。风邪侵犯关节，则可出现游走性关节痛。二是指风邪常夹他邪致病，《临证指南医案·卷五》有云：“盖六气之中，唯风能全兼五气，如兼寒则曰风寒，兼暑则曰暑风，兼湿则曰风湿，兼火则曰风火......”，即如《诸病源候论》有云：“风邪客与少阴，则尿血”之说，这是由于感受风邪，或风热相兼，或风湿兼挟，均可酿湿生热，湿热留恋，蕴久化热，热迫下焦，伤及血分，灼伤脉络，血离经妄行，溢出常道而致血尿。

寒为冬季之主气，故寒邪致病常见于冬季。其他季节也可发病，如饮食生冷、冒雨涉水、空调过凉等。“寒为阴邪，易伤阳气”，寒邪袭表，郁遏阳气，则可出现恶寒、发热、无汗、鼻塞、流涕等感冒症状；若寒邪直中脾胃，损伤脾阳，则可出现腹痛、腹泻、呕吐等胃肠道症状。《灵枢·经脉篇》云：“足少阴之脉，从肾上贯肝膈，入肺中，循喉咙，夹舌本。”风寒犯表，肺气失宣，水液输布不利，则水寒不散，因寒为阴邪，其性敛降，故循经下移于肾，损伤肾阳，使足少阴经脉气血运行滞塞，或凝结阻滞不通，故可见血尿、蛋白尿。

热邪发病无明显的季节特点，但凡热气太过，或它邪入里蕴热，变为热邪，便可致病。热为阳邪，其性趋上，易袭人体上部，故发于热邪者多可见咽喉肿痛、口舌生疮等。热邪易耗气伤津，津液受损，无以濡养肌肤，故部分患儿可见皮肤干燥；热邪易灼伤血脉，迫血妄行，致使皮肤发斑、血尿等。正如《小儿卫生总微方论·血溢论》中云："小儿诸溢血者，由热成于血气也，血浮热则流溢……渗于小肠而下者为溺血。"《景岳全书·血证》亦云："血本阴精，不宜动也，而动则为病……盖动者多为火，火盛则迫血妄行。"由此可以看出对于血证，强调因于热者多，热盛动血为病。若风邪兼夹热邪致病，侵犯肌表，搏结于咽喉，肺气不宣，邪气循经损伤肾体，灼伤肾络，或气化不利，水湿泛滥，则发为肾病。

湿邪为长夏主气。湿邪致病多见于夏季，或久居潮湿环境中，冒雨涉水亦可感受湿邪而发病。湿性重着黏滞，易阻滞经络关节，气机不得条达，则可见关节疼痛。"湿性趋下，易袭阴位"，肾在五行属水，为阴中之阴，故湿邪为患易出现肾脏病变。《温病条辨·上焦篇》有云："其性氤氲黏滞，若非寒邪之一汗即解，温热之一凉即退，故难速也。"湿为阴邪，其性黏滞，易阻遏气机，气不行则湿难化，郁滞经络，不通则痛。湿邪为重浊有质之邪，类水属阴而有趋下之势，人体下部亦属阴，同类相求，故湿邪为病，多易伤及人体下部。故紫癜性肾炎皮肤症状多分布于腰部以下；关节肿胀以膝、踝关节常见，且起病缓慢，病程较长，病情反复，缠绵难愈。风邪携湿入侵，困遏脾气，使脾气不升，失于运化，水湿内停，损伤肾阳，则精关不固，则可见蛋白尿。寒邪携湿入侵机体，困遏脾肾，损伤脾肾之阳气，阳不化水，水气内停，泛溢肌肤则见水肿。邪气客于血脉，血行不畅，可见紫癜或（和）血尿。

瘀既是病理产物，同时也是致病因素。清代唐容川在《血证论》中云："事物有根者逢时必发，失血何根，瘀血即是根也，故反复发者，其中多伏瘀血"亦说道："既然是离经之血虽是清血、鲜血，亦是瘀血，瘀血在经络脏腑之间，则周身作痛，其阻塞气之往来，故滞而痛，所谓痛则不通也。"瘀则不通，不通则痛，瘀血留滞脏腑，可发为腹痛，留滞经络关节发为关节痛，其病因主要为瘀血所致。

B. 时行疠气

疠气又称瘟疫病邪、疫疠之气、毒气、异气、戾气或杂气等，是各种具有强烈传染性病邪的统称。《素问·六元正纪大论》云："厉大至，民善暴死。"古人认为疠气的产生及其致病流行，与久旱、酷热等反常气候有关。

C. 饮食失宜

多与食用鱼虾、蟹、蕈类、腥发动风之品有关。宋·严用和·《济生方》曰"善摄生者，谨于和调，使一饮一食，入于胃中，随消随化，无留滞为患。"若饮食失宜，则会导致脏腑功能失调而成为发病的原因。鱼、虾、蟹、牛肉均为肥甘厚味之品，易于聚湿化热。湿性趋下，与紫癜多发于下肢及臀部相吻合；食积化热，灼伤津血，热扰血分，迫血妄行，则可出现紫癜、血尿及蛋白尿。又有小儿为稚阴稚阳之体，脾胃功能尚不完善，服食不洁之品，损伤脾胃，脾虚运血乏力，不能统摄血行，血溢脉外亦可致病。

2. 内因

A. 先天禀赋不足

此类患儿多素体较弱，易受外邪侵袭或七情内伤而致病。可有明显的家族发病倾向。或体虚久病，统血无权，血不循经而致出血。若损伤于气，则气虚不能摄血，以致血液外溢而见衄血、吐血、便血、紫斑；若损伤于阴，则阴虚火旺，迫血妄行致衄血、尿血、紫斑；若久病入络，使血脉瘀阻、血行不畅、血不循经。

B. 小儿生理特点

小儿体禀"纯阳"，为"稚阴稚阳"之体。五脏六腑成而未全，以"肺、脾、肾"三脏常不足为特点。无论是形体上还是脏腑功能上都不成熟、不完善，对疾病的抵抗差，对环境的适应性差，饮食尚不知自节，感邪之后易于发病，且具有发病急、传变快的特点。

C. 体质因素

发病与否，与邪气的盛衰有关，同时也与个人体质密切相关。《大生要旨》指出："小儿出生，形骸虽具，筋骨甚柔，气质未实，尤木之柔条楔梗，可使或曲或直或俯或仰也。"它认为小儿形气未充，易于受后天环境因素的影响，具有明显的可塑性。早在《黄帝内经》中就有关于体质的论述，认为人体体质的形成秉承于先天而得养于后天，先天遗传、胎养因素为影响体质的先天因素，性别、年龄、心理状态、饮食结构、自然环境和社会环境作为后天因素影响体质的形成。体质因素决定着个体对病邪的易感性和耐受性。《灵枢·五变》指出："肉不坚，腠理疏，则善病风……五脏皆柔弱者，善病消瘅……腠理肉不坚者，善病痹。"意在说明不同体质的人易感的致病因素不同，具有不同的发病倾向性。

本病病位在肾，与肺脾两脏相关。病机难辨，无法单一以紫癜或肌衄或尿血、水肿等中医病证概括疾病的全过程，给临床治疗加大了难度。需从善变的病理变化中寻找规律性、本质的要点，才能因人施治。紫癜性肾炎患儿大多病程迁延，其病理变化复杂，虚实夹杂，或因实致虚，亦或因虚致实。小儿生理特点素有"肺、脾常不足""肾常虚"之说，虚实俱见，为本虚标实之证，本虚即脏腑阴阳失调，标实主要责于瘀血和毒热。瘀血热毒伤耗机体正气，祸及脏腑，为导致本病病情缠绵难愈的关键因素。病机特性为"热、毒、瘀、虚"。

3. 分期论病机

初期，以血热内蕴为主；中期，以热毒蕴结，迫血妄行为主；后期，耗伤气血，进而损及脾胃，形成邪热未去，正气已伤的虚实夹杂之候。简言之，本病之初为热毒炽盛，中期主责于正气不足，至后期可发展为肾精亏虚。在整个疾病过程中病机关键是：瘀血阻络，"瘀"贯穿疾病的整个过程。故疾病之初表现为"热毒血瘀""阳络伤则血溢脉外""阴络伤则血渗于里"。血分热盛，炼灼津液，可致瘀血内阻，血行脉外，外溢于肌肤可见紫癜，内渗于膀胱则可见血尿。病之初期多为热毒与瘀血互结，邪、瘀互结则凝滞难祛，病程迁延。中期多表现为气虚血瘀，根据小儿生理特点，且热毒之邪盛极易耗伤人之正气，故可多见气虚血瘀之证。气虚，固摄无力，不能摄血归经，无力升举清阳，致使精微物质下注于尿中，此为见血尿、蛋白尿的主要原因。《景岳全书·血证》云："血主营气，不易损也，而损则为病；损者多由于气。气伤则血无以存。"肺气虚，卫外不固，易外感。病在血分，血溢于脉外，离经之血难复故道而成瘀，亦或气虚无力推动血液运行，血流速度缓慢易成瘀，正所谓"气虚不足以推血，则血必有瘀"。由此可见本病病程中期基本病理变化是气虚血瘀兼有余毒未尽。病变脏腑主责于肺脾两脏。因正虚与邪毒并存，故病程绵长，病情反复发作。后期则多以肾虚血瘀表现为主：病程日久，反复发作，迁延不愈，累及肾脏。肾气亏虚，封藏失司，精关不固，蛋白精微物质失守，下泄于尿中见蛋白尿；水液气化失常，泛溢于肌肤则可见水肿。肾阴虚，阴虚火旺，虚火扰血妄行，使其不循常道，形成离经之血，留于肌肤之间则可见皮肤紫癜，渗于脏腑之间则可见血尿。久病入络，则可见瘀，并有肾阳虚弱，寒从中生，凝滞血脉，血行不畅滞塞而成瘀，可见肢体寒凉麻木或肌肤甲错，舌色紫暗或有瘀点瘀斑。至终末期，则以肾脏亏虚为本，瘀血阻络为标，属本虚标实之证。

4. 从邪论病机

本病病机关键是"血瘀"，病理因素主要以"湿、热（毒）、瘀、虚"为主，"瘀"贯穿疾病过程的始终。本病的病理变化过程可概括为"以热（毒）为先、以瘀为重、先实后虚、因实致虚"。

A. 因热（毒）致瘀

小儿外感风寒、风热、湿热或时行邪毒，或恣食辛辣肥甘腥发之品，加之小儿体禀"纯阳"，阳常有余，阴常不足，蕴而化热，热伏血分，与血搏结，血分热盛，灼伤血络，迫血妄行，血不循常道。或热盛耗血，血液黏稠，瘀血内阻，外溢肌肤而成紫癜，内迫胃肠而腹痛、便血，渗于肾络膀胱而成血尿。故有"阳络伤则血外溢，血外溢则衄血；阴络伤则血内溢则后血……胃肠之络伤则血溢于胃肠"之说。血热内盛，灼炼津液，血稠而成瘀。可见病之初期多为热毒与瘀血互见。

B. 因湿致瘀

湿热是肾病发生、发展、迁延反复的重要病因，其可因水湿内停、郁久化热而成湿热；或肾病日久，真阴亏虚，虚热内生，热与湿互结而成湿热；或因长期使用激素而助火生热，并易招致外邪热毒入侵，致邪热与水湿互结，难解难分。湿热壅滞气机，致使血行迟缓，血液运行不畅而成瘀。湿瘀互结是疾病缠绵难愈的原因所在。

C. 因虚致瘀

病程日久，反复发作，迁延不愈，耗血伤气，加之小儿稚阴稚阳之体，"肺常不足""脾常不足""肾常虚"，而热毒偏盛极易伤及人体正气，故表现为肺脾气虚之征。气虚运血无力而成瘀，正如周学海所说"气虚不足以推血，则血必有瘀"。此外，气虚不能摄血归经，血液妄行，形成离经之血，"离经之血即为瘀血"，即有出血必兼瘀滞。久病累及肾脏，肾气亏虚，失于封藏，精关不固，蛋白精微失守下泄尿中，可见蛋白尿，水液气化失常，泛溢肌肤，则产生水肿。肾阴虚，虚火扰血妄行，血不循常道，留于肌肤、脏腑之间而成紫癜、血尿。如叶天士所云“久病入络”。瘀血阻滞脉道，血不循经而加重出血；肾病日久，损伤阳气，虚寒内盛，寒凝血脉，滞塞不畅而成瘀。

D. 因瘀致瘀

瘀血形成后，又可作为新的致病因素阻滞经络气机，瘀血不去，新血不生，无以营养脏腑、经络，则病情反复，缠绵难愈，加之病程中易反复受内外之邪相干而致气血失调，湿热、瘀血等相互兼夹为病，终致瘀血阻络，血溢脉外。

归纳起来，本病病机可分为虚、实两大类。虚证主要是气不摄血和阴虚火旺灼伤血络，血溢脉外而出血；实证主要是气火亢盛，血热妄行而致出血。此外，出血后的“留瘀”也是血脉瘀阻、血行不畅、血不循经，成为出血不止或反复出血的原因之一。关于本病的病因病机，还须重视三个关系：一是气、火与血的关系，《景岳全书·血证》载：“血动之由，唯火唯气耳。故察火者，但察其有火无火，察气者，但察其气虚气实”“动者多由于火，火盛则迫血妄行，损者多由于气，气伤则血无以存”。二是本病的虚实及其转化关系，实证是基本证候，阴虚证多由实热证演变而成，而气虚证多属变证，三者有时还可错杂并见。三是本病与脏腑之间的病理关系，出血的部位与形式可提示病变的脏腑。

三、临床表现

1. 肾脏表现

HSPN 主要表现为血尿，蛋白尿，也可出现高血压，水肿，氮质血症甚至急性肾衰竭。肾脏症状可以出现于 HSPN 的整个病程，但多发生在 HSP 后 2～4 周内，少数病例出现于 HSP 6 个月后，因此追踪尿常规检查是及时发现肾脏损害的重要方法。目前，对肾损害较为一致的观点是即使尿常规正常，肾脏组织学已发生改变。部分 HSPN 患者，尿常规常无异常发现，只表现为肾功能减退。

2009 年中华医学会儿科学分会肾脏病学组发布了儿童紫癜性肾炎的诊治循证指南，将 HSPN 临床分型分为：①孤立性血尿型。②孤立性蛋白尿型。③血尿和蛋白尿型。④急性肾炎型。⑤肾病综合征型。⑥急进性肾炎型。⑦慢性肾炎型。临床以孤立性血尿型、血尿和蛋白尿型、孤立性蛋白尿型较为多见。

2. 全身表现

典型表现有皮肤紫癜、胃肠道症状及关节症状为 HSPN 的三大主要肾外症状。皮肤病变通常发生在四肢，也可发生于其他部位，表现为出血性皮疹，压之不褪色，皮疹界限清晰，或融合成片。皮肤活检可见 IgA 免疫复合物沉积。25%～90% 患者出现胃肠道表现，如腹部绞痛、恶心、呕吐和便血。关节病变最常累及的部位是踝关节和膝关节，表现为关节痛或关节肿胀。其他如神经系统症状，生殖系统症状，也可累及呼吸循环系统，甚至发生严重的并发症，如急性胰腺炎、肺出血、肠梗阻、肠穿孔等。

3. 中医辨证特点

中医学对本病的病机、证候及治疗方面缺乏统一认识。辨证论治是中医学的特色和优势，其中辨证是论治的前提和基础。儿童紫癜性肾炎有其自身的发生、发展、转化和预后规律，具有特定的证候。目前紫癜性肾炎以八纲辨证为主，结合病性辨证及脏腑辨证。初期以邪实为主，常见血热妄行、风热伤络、湿热内阻等证，随着疾病的发展正虚渐著，后期往往见阴虚火旺、气不摄血、气阴两虚或脾肾两虚等证，病程中常兼夹血瘀证。

A. 辨病症的不同

紫癜性肾炎具有明确而突出的临床表现——出血。但由于引起出血的原因及部位不同，应注意辨清不同的病症。如小便出血，应与淋证进行鉴别；大便下血，则需鉴别便血、痔疮、痢疾之异。应根据临床表现、病史等加以鉴别。

B. 辨病邪性质的不同

若见起病较急，皮肤紫斑色较鲜红，呈腰部以下对称性分布，略高于皮肤，或有痒感；伴有发热，腹痛，关节酸痛等症状；舌尖红，苔薄黄，脉浮数者多为风热之邪所致。若见皮肤骤见青紫色点状或斑块，此起彼伏；身热烦渴，面红升火，伴有齿衄、鼻衄，甚或便血、月经过多；舌质红绛，苔黄燥，脉数有力者，多为热扰血分，迫血妄行，使血行不循常道。

若见皮肤有青紫点或斑块，时发时止，手足烦热，颧红咽干，或午后潮热，盗汗，月经过多，或伴有齿衄、鼻衄，舌红，少苔，脉细数者多为久病或服用糖皮质激素治疗时气阴耗伤，阳气相对旺盛，虚火灼伤脉络所致。若见皮肤紫斑反复发作，色暗呈乌青斑块，面色㿠白，神倦乏力，头晕目眩，心悸少寐，舌淡，苔薄白，脉细弱者，多为久病伤及正气，耗气伤血，使气无力摄血，无力推动血液运行，气血无法濡养机体形骸脏腑所致。

若见起病缓慢，病程较长，病情反复，缠绵难愈；皮肤紫癜多分布于腰部以下，肢体重着，双下肢水肿，关节肿痛，以膝、踝关节多见，小便短赤，大便溏，舌红、苔黄腻或舌淡苔白腻，脉滑数或滑者多为湿邪或湿热之邪阻滞气机，脉络瘀阻，血行不畅，关节不利所致，湿性黏滞，多于热邪相搏，故可见病情反复发作，缠绵难愈。若见皮肤瘀点，瘀斑色紫暗，反复发作；腹痛、关节疼痛者，痛处多固定；或伴月经量过多或减少，舌质紫暗、边有瘀点瘀斑、舌下络脉青紫，苔白或少苔，脉涩者，多为瘀血在经络脏腑之间，留滞脏腑、留滞经络关节所致。若见起病急骤、皮肤瘀点瘀斑色鲜红，密集成片，腹痛剧烈、或伴有发热、口干欲饮，舌质红，苔黄或薄黄，脉数；起病前多有疫苗接种或流行病感染史，多为时邪疠气所致。

C. 辨脏腑病变之异

紫癜性肾炎病变可涉及不同脏腑，且多见脏腑相兼病变。如肺气虚，卫外力弱，平素易受外邪内侵；经常呼吸道感染增加了患紫癜性肾炎的概率，或容易诱使病情复发或加重；又有肺脏与肾脏，金水相生，肺病肾亦易受邪攻伐，肾病则可见血尿、蛋白尿、水肿等症状。脾为后天之本，主运化水谷精微，主生血摄血；小儿脾常虚，后天饮食失调，护理失宜，易导致脾脏受损；脾运化失司，精微物质运化输布异常，致脏腑失养，功能异常；肺失所养，卫气不捍，邪易攻伐，继而致病；肾失所养，精关不固，水液失司，肾病则见血尿、蛋白尿、水肿。本病病位在肾，临床表现以血尿、蛋白尿为主，还可见水肿，故治疗时在祛邪的同时，还要考虑护固肾本。

D. 辨证候之虚实

一般初病多实，久病多虚；有热毒迫血所致者属实，由阴虚火旺、气不摄血，甚至阳气虚衰所致者属虚或虚实夹杂。实证者，病势急，病程短，皮肤紫癜多鲜红、瘀点、瘀斑密集或融合成片，关节肿胀疼痛，腹痛，便血，颜色多鲜红，舌质红，苔黄或黄腻，脉数；虚实夹杂者，多为本虚标实，因实致虚，因虚致实，此时邪盛但正气不足，故临床表现可表现为实证，但舌苔或呈虚象；虚证者，多由于病久，耗伤机体正气，临床表现多起病缓慢，时发时隐，或皮肤紫癜颜色紫暗或已经消退，或有腰背酸软、潮热盗汗、头晕耳鸣、神疲倦怠，腹痛绵绵，纳少，舌淡，苔白，脉细弱。

四、实验室及其他检查

（1）血常规：白细胞正常或轻度增高，中性粒细胞或嗜酸细胞比例增多。

（2）尿常规：可有血尿、蛋白尿、管型尿。

（3）凝血功能检查：可与血液病所致紫癜相鉴别。

（4）毛细血管脆性实验：急性期毛细血管脆性实验阳性。

（5）血沉、血清 IgA 及冷球蛋白：血沉增快，血清 IgA 和冷球蛋白含量增加。但血清 IgA 增高对本病的诊断无特异性。

（6）补体：血清 C3、C1q、备解素多正常。

（7）肾功能：多正常，严重病例可有肌酐清除率降低和 BUN、血 Cr 增高。

（8）血生化：表现为肾病综合征者，有血清蛋白降低和胆固醇增高。

（9）皮肤活检：无论是皮疹部位或非皮疹部位，免疫荧光检查均可见毛细血管壁有 IgA 沉积。此点也有助于和除 IgA 肾病外的其他肾炎作鉴别。

（10）肾脏穿刺活检：肾穿刺活组织检查有助于本病的诊断，也有助于明了病变严重度和评估预后。

五、诊断与鉴别诊断

1. 诊断

2009 年中华医学会儿科分会肾脏病学组制定的儿童紫癜性肾炎的诊治循证指南中诊断标准为：在过敏性紫癜病程 6 个月内，出现血尿和（或）蛋白尿诊断为 HSPN。其中血尿和蛋白尿的诊断标准分别为：血尿，肉眼血尿或镜下血尿；蛋白尿，满足以下任一项者：①1 周内 3 次尿常规尿蛋白阳性。②24h 尿蛋白定量 $>$ 150mg/24h。③1 周内 3 次尿微量白蛋白高于正常值。极少数患儿在过敏性紫癜急性病程 6 个月后，再次出现紫癜复发，同时首次出现血尿和（或）蛋白尿者，应争取进行肾活检，如 IgA 系膜内沉积为主的系膜增生性肾小球肾炎，则应诊断为 HSPN。

2. 鉴别诊断

就诊时没有 HSP 临床表现的 HSPN 应与原发性 IgA 肾病、急性肾小球肾炎、血管炎肾损害、狼疮性肾炎等肾脏疾病相鉴别，追问病史，包括回顾皮疹的形态和分布、关节和胃肠道症状有助于 HSPN 的诊断。紫癜合并肾损害者，需与特发性血小板减少性紫癜、血栓性血小板减少性紫癜相鉴别，血小板数量和功能的检查有助于鉴别诊断。

六、治疗

（一）临床思路

1. 西医临床治疗思路

HSPN 临床病情急性期，伴有 HSP 者的饮食需注意避免蛋白类食物的摄入，或有明确变应原物质应避免接触；清淡流质或半流质饮食。还应注意避免剧烈运动。HSPN 起病前期多有上呼吸道感染，故治疗时多以控制感染为首要治疗手段；HSPN 患儿多免疫系统紊乱，故糖皮质激素和免疫抑制剂的应用是重要环节；HSPN 患儿血液多呈高凝状态，临床多采用低分子肝素或肝素、双嘧达莫等以抗凝治疗。临床缓解期时应定期监测尿常规并加强随访。

2. 中医辨证思路

A. 审查病因病机

谨守病机，知常达变。儿童紫癜性肾炎的病因多为外感时邪引发伏热，或进食鱼虾荤腥、蕈类等腥发动风之品。病机为湿热下注，或风热相搏，或热毒炽盛、血分伏热，或气血虚损、瘀阻络脉，导致血热不循常道而溢于脉络之外。表现于皮肤则出现瘀点、瘀斑，表现于胃肠道则出现腹痛、便血，留着于关节则出现关节肿痛，损伤肾与膀胱脉络，血不归经溢于水道，则形成血尿、蛋白尿。病理因素主要为“湿、热（毒）、瘀、虚”，其病理演变过程概括为“以热（毒）为先，以瘀为重，先实后虚，因实致虚”，而“瘀”则贯穿本病的整个过程。

B. 辨明病变脏腑

本病病位在肾，与肺脾两脏相关。疾病初期多由外邪侵袭机体所致，此时多于肺脏相关，肺气虚则卫气不捍，腠理不实，故易受外邪侵袭。少数患儿由进食鱼虾蟹等腥发动风之品、蕈类或服食不洁之品而诱发本病，此时则主责于脾脏。疾病中后期，病情进展过程中耗伤机体正气，肾为先天之本，肾络受损，则见血尿、蛋白尿；脾为后天之本，脾脏受损则统血、摄血失责，可见皮肤紫癜、胃肠道出血、血尿等。

C. 辨疾病虚实

本病证候变化，大体可概括为本虚标实之证。疾病初期邪盛，正气未虚，正邪交争剧烈，此时临床表现多以实证为主；中期正气受损，邪气不虚，此时正邪交争胶着，故临床表现多虚实兼见；后期正气已亏，正虚邪恋，故此时临床表现多以虚证为主。

D. 中医治法方药

火热熏灼，损伤脉络，是血证最常见的病因病机。气为血之帅，气能统血，气血休戚相关，治疗血证不可不治气。血证病位不离血，血证必须治血。因此治火、治气、治血是血证治疗的三大原则。此外，还应注意紫癜性肾炎的具体病因及受损脏腑，结合证候虚实及病情轻重辨证论治。

（1）治火：治火即泻火，根据证候虚实的不同，实热证应清热泻火，火降则血自宁，用药如重楼、蒲公英、栀子、大黄、黄连、黄芩等；虚热证因阴虚火旺动血，故当滋阴降火，用药如生地黄、白芍、墨旱莲等。还要结合病程长短，分别选择适当的方药。

（2）治气：明·赵献可《医贯·血证论》云："血随气乎，治血必先理气。"理气即根据证候虚实的不同，实证当清气降气，虚证当补气益气。一是清气，因气分热盛则血热妄行，气清血凉则血自循经，故凉血必先清气，药如石膏、知母、芦根等；二是降气，因气郁则化火，火性上炎，气降则火降，故对上焦血络受损，药如旋覆花、苏子、竹茹、代赭石、降香等；三是补气，因气虚不能摄血，故当补气摄血，药如人参、黄芪等；四是益气，因阳虚不运则血不归经，若阳气旺盛，则气能帅血循经而行，故应温阳益气，药如附子、肉桂、炮姜、艾叶等。

（3）治血：唐容川《血证论》提出止血、消瘀、宁血、补虚仍是当今治血证应当遵循的四条原则。唐氏认为："唯以止血为第一要法。血止之后，其离经而未吐出者，视为瘀血。既与好血不相合，反与好血不相能……必亟为消除，以免后来诸患，故以消瘀为第二治法。止血消瘀之后，又恐血再潮动，则须用药安之，故以宁血为第三法。邪之所凑，其正必虚，去血既多，阴无有不虚者矣，阴者阳之守，阴虚则阳无所附，久且阳随而亡，故又以补虚为收功之法。"

（二）西医治疗

本病有一定的自限性，特别是儿童病例。对一过性尿检异常者不需特殊治疗，但应注意尿常规的变化。

1. 一般治疗

A. 休息

急性期有发热、消化道和关节症状显著者，应注意休息，注意保暖，并对症治疗。停用可疑过敏药物及食物，避免接触可疑变应原。腹痛明显者可应用 H_2 受体阻断剂，肌内注射维生素 K_1、阿托品等。酌情采用抗过敏、抗感染、降压、利尿等治疗。

B. 饮食控制

目前尚无明确证据证明食物过敏是导致 HSP 的病因，故仅在 HSP 胃肠损害时需注意控制饮食，以免加重胃肠道症状。HSP 腹痛患儿若进食可能会加剧症状，但是大部分轻症患儿可进食少量少渣易消化食物。呕血严重及便血者，应暂禁食，给予止血、补液等治疗。严重腹痛或呕吐者可考虑营养要素饮食或肠外营养支持。

C. 抗感染治疗

有明确的感染或病灶时应选用敏感的抗生素，但应尽量避免盲目地预防性使用抗生素。

2. 肾损害的治疗

根据中华医学会儿科分会肾脏病学组制定的儿童紫癜性肾炎的诊治循证指南：

A. 孤立性血尿或病理Ⅰ级

仅对过敏性紫癜进行相应治疗。应密切监测患儿病情变化，加强随访，建议至少随访 3 ~ 5 年。

B. 孤立性蛋白尿、血尿和蛋白尿或病理Ⅱa级

建议使用血管紧张素转换酶抑制剂（ACEI）和（或）血管紧张素受体拮抗剂（ARB）类药物，可起到降尿蛋白的作用。目前国内有用雷公藤总苷进行治疗 HSPN，疗程 3 个月，但应注意其胃肠道反应、肝功能损伤、骨髓抑制及可能导致性腺损伤的副作用。

C. 非肾病水平蛋白尿或病理Ⅱb、Ⅲa级

用雷公藤总甙片疗程 3 ~ 6 个月。也可激素联合免疫抑制剂，如激素联合环磷酰胺治疗、环孢素 A 治疗。

D. 肾病水平蛋白尿、肾病综合征或病理Ⅲb、Ⅳ级

该组患儿的临床症状及病理损伤均较重，现多采用激素联合免疫抑制剂治疗，其中疗效最为肯定的是糖皮质激素联合环磷酰胺治疗。若临床症状较重、病理呈弥漫性病变或伴有新月体形成者，首选糖皮质激素联合环磷酰胺冲击治疗，当环磷酰胺治疗效果欠佳或患儿不能耐受时，可更换其他免疫抑制剂。

E. 急进性肾炎或病理Ⅳ、Ⅴ级

这类患儿的临床症状较重，病情进展快，现多采用三联疗法及四联疗法，常用方案：甲强龙冲击治疗 1 ~ 2 个疗程后口服泼尼松 + 环磷酰胺（或其他免疫抑制剂）+ 肝素 + 双嘧达莫。亦有甲强龙联合尿激酶冲击治疗 + 口服泼尼松 + 环磷酰胺 + 华法林 + 双嘧达莫治疗。

（1）糖皮质激素：临床表现为肾病综合征，或尿蛋白定量＞ 1g/d，病理表现为活动增生性病变的患者，可采用糖皮质激素治疗。激素可以减轻蛋白尿，缓解胃肠道症状、关节肿痛及皮肤紫癜。泼尼松初始剂量 0.6 ~ 1.0mg/（kg · d），服用 8 周后逐渐减量，每 2 ~ 4 周减 10%，逐渐减量至隔日顿服，维持量为隔日 5 ~ 10mg，总疗程 6 ~ 12 个月以上。对于有细胞或细胞纤维新月体形成、毛细血管襻坏死的患者，首选甲泼尼龙冲击治疗，剂量 0.5 ~ 1.0g/d，静脉滴注 3 天，根据病情需要可追加 1 个疗程，间歇期及疗程结束后，改为泼尼松口服 0.6 ~ 1.0mg/（kg · d），减量同上方案。

（2）免疫抑制剂：对于明显新月体形成、单用激素治疗效果不佳的患者，可联合使

用其他免疫抑制剂，如环磷酰胺、吗替麦考酚酯、环孢素、来氟米特、咪唑立宾、雷公藤总苷等。

- 环磷酰胺静脉或口服用药：静脉用药环磷酰胺的剂量为 $0.75/m^2$ 体表面积，每月 1 次，总剂量＜ 9g。肾功能不全者环磷酰胺剂量减半；环磷酰胺冲击后如出现血白细胞减少，下次剂量减半或停药。应用环磷酰胺时要注意性腺抑制、出血性膀胱炎、骨髓抑制等不良反应。用药时应充分水化，促进排尿，处理胃肠道症状，如果发生则暂缓用药。
- 吗替麦考酚酯：起始治疗剂量 20～30mg/（kg·d），分 2～3 次口服，3～6 个月后逐渐减量，总疗程 12～24 个月。吗替麦考酚酯剂量调整方案如下：①治疗初期有严重消化道症状者剂量可减半，待症状减轻后逐渐加至治疗剂量。②治疗过程中如出现血白细胞减少，剂量减半或停药。③如果并发感染，吗替麦考酚酯减至 0.5g/d 或暂停，激素同时减量，待感染完全控制后加至原剂量。

（3）肾素—血管紧张素系统（RAS）阻断剂：可采用血管紧张素转换酶抑制剂（ACIRE）或血管紧张素受体拮抗剂（ARB），如贝那普利或氯沙坦等。这类药物用药期间注意防止出现低血压、咳嗽、高血钾等不良反应。

（4）抗凝治疗：有新月体形成、明显纤维蛋白沉积或肾病综合征型患者，可给予肝素、双嘧达莫、硫酸氯吡格雷等抗凝、抗血小板治疗。

3. 肾外症状的治疗

A. 关节症状治疗

关节痛患儿通常予以非甾体类消炎药可以很快止痛。口服泼尼松 1mg/（kg·d），2 周后减量可降低 HSP 患儿关节疼痛及疼痛持续时间。

B. 胃肠道症状治疗

糖皮质激素治疗可以较快缓解急性 HSP 的胃肠道症状，缩短腹痛持续时间。腹痛明显时需要严密监测患儿出血情况（如呕血、黑便或血便），必要时需行内镜检查。严重胃肠道血管炎，应用丙种球蛋白、甲泼尼龙静滴及血浆置换或联合治疗均有效。

C. 急性胰腺炎的治疗

予对症支持疗法，卧床休息，少蛋白低脂少渣半流质饮食，注意维持水电解质平衡，监测尿量和肾功能。

D. 肺出血的治疗

应在强有力支持疗法的基础上，排除感染后早期使用甲泼尼龙静脉冲击，并配合使用环磷酰胺或硫唑嘌呤，加强对症治疗，如贫血严重可予输血，呼吸衰竭时及早应用机械通气，并发 DIC 可按相关诊疗指南进行治疗。

（三）中医治疗

明·张介宾《景岳全书·血证》对血证的内容做了比较系统的归纳，将引起出血的病机提纲挈领地概括为“火盛”及“气虚”两个方面。明·赵献可著《医贯·血证论》重视气血的关系，明确提出“血脱必先益气”的主张，治血必先理气，血脱必先益气，“有形之血，不能速生，无形之气，所当急固”，对血证的治疗有一定的指导意义。清·唐容川《血证论》是论述血证的专书，对各种血证的病因病机、辨证论治均有精辟论述，提出的止血、消瘀、宁血、补虚的“治血四法”，是通治血证之大纲。

1. 风热伤络证

证候：起病较急，尿血，少尿、尿混浊，多沫；皮肤有瘀点、瘀斑，尤多见下肢及臀部，对称分布，色泽鲜红，大小形态不一，或伴痒感，伴发热，微恶风寒，咳嗽，咽红，或腹痛、便血，舌质红，苔薄黄，脉浮数。

治法：疏风清热，凉血止血。

主方：银翘散（《温病条辨》）加减。

常用药：金银花、连翘、牛蒡子、薄荷、淡竹叶、淡豆豉、荆芥、板蓝根、紫草、赤芍。临证加减：皮肤瘙痒加浮萍、蝉蜕、地肤子；关节肿痛加桑枝、苍耳子、牛膝；咳嗽加桑叶、菊花、前胡；腹痛加延胡索、甘草；尿血甚者加白茅根、小蓟、藕节炭。

2. 血热妄行证

证候：疾病急骤，尿血，少尿，尿混浊，多沫；皮肤出现密集的瘀点、瘀斑，色泽鲜红，或伴呕血、腹痛、关节痛、便血，或发热，心烦口渴，舌质红绛，苔黄燥，脉数有力。

治法：清热解毒，凉血止血。

主方：犀角地黄汤（《备急千金药方》）加味和（或）十灰散加减。

常用药：水牛角、生地黄、牡丹皮、赤芍、紫草、玄参、黄芩、甘草；大蓟、小蓟、侧柏叶、荷叶、茜根、栀子、白茅根、大黄、棕榈皮。临证加减：腹中作痛加白芍、甘草；大便出血加地榆炭、槐花；关节肿痛加牛膝、黄柏。

3. 气不摄血证

证候：病程迁延，尿血，少尿，尿混浊，多沫；反复出现紫癜，隐约散在，色泽淡紫，神疲倦怠，脸色少华，食少纳呆，头晕心悸，舌质淡，苔薄白，脉细无力。

治法：益气摄血，健脾养心。

主方：归脾汤（《重订严氏济生方》）加减。

常用药：党参、白术、茯苓、甘草、黄芪、当归、酸枣仁、阿胶、龙眼肉、木香、生姜、大枣。临证加减：出血不止加云南白药（冲服）、蒲黄炭、仙鹤草；神疲肢软，四肢欠温，畏寒恶风，腰膝酸软，面色苍白为肾阳亏虚，加鹿茸、肉苁蓉、巴戟天；食欲不振加砂仁、焦三仙。

4. 阴虚火旺证

证候：病程日久，尿血，少尿，尿混浊，多沫；紫癜时发时隐，腰背酸软，手足心热，潮热盗汗，舌质红，苔少，脉细数。

治法：滋阴降火，凉血止血。

主方：大补阴丸（《丹溪心法》）和（或）茜根散加减。

常用药：熟地黄、龟甲、黄柏、知母、牡丹皮、牛膝、墨旱莲；茜根、黄芩、阿胶、侧柏叶、生地黄、炙甘草。临证加减：鼻衄、齿衄加白茅根、栀子；低热加银柴胡、地骨皮；盗汗加煅牡蛎、煅龙骨、浮小麦。

5. 肾气不固证

证候：久病尿血，少尿，血色淡红，伴头晕耳鸣，精神困惫，腰脊酸痛；舌质淡，脉沉弱。

治法：补益肾气，固摄止血。

主方：无比山药丸。

常用药：熟地黄、山药、山茱萸、牛膝、肉苁蓉、菟丝子、杜仲、巴戟天、茯神、泽泻、五味子、赤石脂等。临证加减：若血尿重者，加牡蛎、金樱子、补骨脂等；腰脊酸痛，畏寒神怯者，加鹿角片、狗脊等。

（四）中西医结合优势

本病可涉及多个脏腑组织，而在临床常常病证夹杂。既可单独出现，又常伴发紫斑及其他病证。在中医学中，本病可归属于血证范畴，且中医学对血证具有系统而有特色的理论认识，积累了丰富的临床经验，具有重要的临床指导意义。

唐容川提出的治血四法尤其值得重视。首先是止血，应根据病因、病机进行辨证论治。凉血止血，用于血热妄行出血，血得热则行，血凉则自能归经，药用水牛角、牡丹皮、赤芍、白茅根等；收敛止血，用于出血量多而不止者，当收敛止血以治标为主，但须结合病理表现用药，忌单纯见血止血，而致蓄积成瘀，一般多取炭类药或酸涩药。如侧柏炭、茜根炭、藕节炭、血余炭，以及大蓟、小蓟、白及、仙鹤草等；祛瘀止血，用于离经之血瘀滞体内，血脉涩滞，气血不能循经畅行，血出不止者，药用郁金、蒲黄、三七、花蕊石、血竭、失笑散等。其次是消瘀，出血之后常有留瘀，因此血证之治都应消瘀，应辨证后采取止血祛瘀、祛瘀通络、祛瘀生新等法，也可在止血中兼祛瘀，或在止血之后施以祛瘀。第三是宁血，出血之证，血出虽止，须防再发，应祛病因以图安宁，故谓宁血。根据辨证施以清热泻火、滋阴降火、清气降火、益气养血、祛瘀生新等法。最后为补虚，阴损可以及阳，失血之后不但血虚，还可致气虚，轻者气血两虚，重者阴阳俱虚，因此补虚生血是血证调理善后不可缺少的步骤。气虚应扶脾益气；血虚宜养心补肝，或气血双补，或阴阳兼顾。治血四法临床应用时可以一法单行，亦可数法并用，应根据临床实际灵活运用。

近年来，众多医家对尿血的病因病机看法较为一致，认为主要有热（毒）、湿、瘀、虚，尤以前三者多见。因此，清热利湿、凉血止血，滋阴降火、养血止血，补脾固肾、益气摄血，三法为尿血的重要治法。临床用药方面，白茅根、小蓟、石韦、琥珀等药，既能止血，又可利小便，可酌情使用。

中医学的辨证论治与现代医学的诊断学相结合，施以“病证结合”的诊断模式，可以了解患者的整体状况（患者本人身心的整体状况以及疾病病情的整体状况），了解疾病的病因、病机、病情进展及预后，选择中药、西药治疗上的优势，将中西医有机地结合在一起，制定最佳的治疗方案。如西医治疗 HSPN 以抗过敏、糖皮质激素、免疫抑制剂及对症支持治疗为主。但由于激素及免疫抑制剂自身难以避免的副作用及存在用药周期长，患儿不能耐受以致治疗不能顺利进行。近年来，中医以其安全性、有效性引起广泛关注。其主要体现在两方面：一方面中医药本身较少存在类似激素及免疫抑制剂的毒副作用；另一方面，中药在联合西药一起使用的时候，可以起到减毒增效的作用。

七、预后

病理类型与预后有关，病理改变中新月体＜50% 者，预后好，仅 5% 发生肾衰竭；而新月体＞50% 者约 30% 发生肾衰竭；而新月体超过 75% 者 60% ～70% 发生肾衰竭。按 ISKDC 分类法Ⅱ、Ⅲ a 级预后较好，Ⅲ b、Ⅳ及Ⅴ级的预后较差。且肾小管间质改变严重者预后差，电镜下见电子致密物质沉积在上皮下者预后差。对 HSPN 患儿应加强随访，病程中出现尿检异常的患儿则应延长随访时间，建议至少随访 3 ~ 5 年。

八、预防和调护

1. 预防

（1）首先要注意气候变化，避免感冒。

（2）积极参加体育活动，增强体质，提高机体的抗病能力。

（3）积极防治上呼吸道感染，控制扁桃体炎、龋齿、鼻窦炎等慢性感染灶。驱除体内各种寄生虫，根据个人体质，避免进食可引起过敏的食物及药物。

2. 调护

（1）急性期，需要卧床休息，限制患儿活动，尤其伴发严重的过敏性紫癜、水肿、肉眼血尿、尿少、高血压明显者，待症状缓解或消失后逐渐增加活动。帮助患儿消除其恐惧、紧张的心理。

（2）饮食宜清淡，富于营养，易于消化。呕血、便血者应进半流质饮食，忌硬食及粗纤维食物，忌辛辣刺激性食物。

（3）肾病综合征型患儿，水肿期应保持皮肤清洁，控制水、盐的摄入量；高度水肿或（和）伴有明显高血压者，应忌盐，严格控制水入量。限制蛋白的摄入量。注意能量、矿物质、维生素的供给。每日准确记录24h出入水量。

九、研究进展

HSP是儿童时期最常见的以系统性小血管炎为基本病理改变的疾病，而由其引起的肾脏损害称为HSPN。Kawasiki等对22年中日儿童研究显示HSPN的平均发病率为(3.6±1.0)/10万。由于HSPN的诊断标准不同，导致HSPN的发病率相差甚远，若以HSP患儿的尿常规检查异常为诊断标准，国内报道肾损害率为30%～60%；若以尿微量蛋白指标异常为诊断标准，报道肾损害率可达80.43%；若以HSP患儿肾活检的病理改变为准，几乎每个患儿都存在不同程度的肾损伤。

本病的病因复杂，目前研究主要集中在感染和遗传学方面，考虑可能为抗原刺激易感个体产生的免疫介导的血管炎，近年关于本病与肠道菌群的有关研究也十分活跃。研究发现呼吸道病原体、肠道菌群体，如链球菌、腺病毒、合胞病毒及流感病毒、幽门螺杆菌与HSPN相关，提示HSPN可能由潜在的感染引发，国外有报道显示HSPN的感染率高达70%以上。关于遗传学的研究，Tabel等研究发现，IL-8基因上3·端2767（G/A）位点多态性与HSPN的发生有一定关联，肾脏损害发生率、肌酐水平及尿蛋白程度与A等位基因出现频率呈正比。但目前尚未发现某个特定的基因与之相关联。

关于本病的发病机制，目前多认为与免疫复合物及激活的补体沉积于肾小球系膜有关。近年来有研究指出，IgA1糖基化异常可能是引发HSPN的主要病理基础：①沉积在肾小球系膜区的半乳糖缺乏IgA1免疫复合物激活补体系统，如旁路途径及凝集素途径。②沉积在肾小球系膜区的半乳糖缺乏IgA1免疫复合物在引起系膜细胞增殖、细胞基质增多，以及炎症细胞的招募中发挥了关键作用。在对于辅助性T细胞（Th）参与HSPN发病机制的研究中发现Th1/Th2免疫细胞失衡，Th2免疫细胞过度活化已成为共识。研究发现肿瘤坏死因子-α（TNF-α）可改变肾脏的血流动力学、抑制内皮细胞的生长及诱导细胞凋亡，在肾脏损伤组TNF-α水平显著高于无肾脏损害组，一定程度上可反映肾损害程度。目前有研究证实，最具有价值的内皮细胞损伤标志物——血栓调节蛋白（TM）和血管性假血友病因子（vWF）参与了HSPN的发病过程。在HSPN急性期中，T细胞活化后可致单核—巨噬细胞激活而释放促凝物质，其与活化后的白细胞及系膜细胞释放的白介素-1（IL-1）、肿瘤坏死因子（TNF）均能激活外源性凝血系统，而肾小球内免疫复合物沉积可通过激活补体系统，使得血管内皮细胞受损并暴露出内皮下胶原纤维，进而使内源性凝血系统激活，促进纤维蛋白原（FIB）降解生成纤维蛋白原降解产物（FDP)、D—二聚体（D-dimer）等，引起抗凝、抗血小板聚集及血管通透性增高、凝血与纤溶系统紊乱。HSPN急性期，单核—巨噬细胞、多形性白细胞等其他炎症细胞激活时可释放出氧化应激产物，同时沉积在血管壁及肾小球基底膜上的免疫复合物以及活化的补体均使自由基连锁反应激发，增强了脂质过氧化能力而降低了抗氧化功能，是炎性反应的放大。

关于HSPN的危险因素，国外回顾性研究发现，约85%的HSP患儿在病程的4周内出现血尿或蛋白尿，91%发生在病程的6周内，97%发生在病程的6个月内。目前国内外研究者已对 HSPN 的发生危险因素进行了相关研究。有研究认为持续的皮疹、严重的腹部症状、年龄较大的儿童是HSPN的危险因素。肾活检是确定肾脏受累的金标准。国际小儿肾脏病研究组（ISKDC）根据肾小球的受损程度、结合临床表现及预后将肾小球病理改变进行分类。国外一项对 HSPN 患者进行平均 5.2 年的长期随访研究显示，临床表现重、治疗 1 年时尿蛋白量仍较重及肾活检病理分级Ⅲ级—Ⅴ级者预后较差，提示治疗 1 年时的尿蛋白量、肾活检 ISKDC 分级是判断预后的两个关键因素。肾小管的病理改变是肾脏疾病慢性化的重要因素之一，而长期蛋白尿可导致肾小管退行性病变的发生及间质纤维化，因此对临床上出现尿蛋白程度较重的患儿必要时应尽早进行肾活检。

【参考文献】

[1] 丁樱，任献青，郑贵珍，等．丁樱教授从热、毒、瘀、虚辨证小儿过敏性紫癜性肾炎经验 [J]. 中华中医药杂志，2013.28（12）：3586–3588.

[2] 张君．谈过敏性紫癜性肾炎的中医证治 [J]. 世界中西医结合杂志，2007，002（3）：127–129.

[3] 曹俊，张君．张君教授从瘀论治儿童过敏性紫癜性肾炎经验拾撷 [J]. 中医儿科杂志，2014，10（2）：12–15.

[4] Kawasaki Y，Suyama K，Yugeta E，et al.The incidence and severity of Henoch–Schonlein purpura nephritis over a 22–Year period in Fukushima prefecture，Japan[J].Int Urol Nephrol，2010，42（4）：1023–1029.

[5] 易著文．实用小儿肾脏病手册 [M]. 北京：人民卫生出版社，2005：384.

[6] Rigante D，Castellazzi L，Bosco A，et al.Is there a cross–road between infections，genetics and Henoch–Schonlein purpura[J]，Autoimmun Rev，2013，12（10）：1016–1021.

[7] Kawasaki Y，Ono A，Ohara S，et al.Henoch–Schonlein purpura nephritis in childhood：pathogenesis，prognostic factors and treatmeat[J].Fukushima Med Sci，2013，59（1）：15–26.

[8] 黄灵．过敏性紫癜患儿 IL–6、IL–8 和 TNF–α 表达的临床意义 [J]. 中国实验诊断学，2015，19（3）：464–465.

[9] 桂永浩，薛辛东，杜立中，等．儿科学 [M]. 北京：人民卫生出版社，2015：297–300.

[10] 中华医学会儿科分会肾脏病学组．紫癜性肾炎诊治循证指南（2016）[J]. 中华儿科杂志，2017，55（9）：647–650.

[11] 中华医学会．临床诊疗指南 – 肾脏病学分册 [M]. 人民卫生出版社，2011：67–69.

[12] 张伯礼，吴勉华．中医内科学 [M]. 中国中医药出版社，2017：295–308.

第二节　狼疮性肾炎

一、概述

1. 西医定义

狼疮性肾炎（lupus nephritis，LN）是系统性红斑狼疮（sysemic lupus erythematosus，

SLE）最常见和最重要的内脏并发症，是我国最常见的继发性肾小球疾病之一。不同种族的发病率存在明显差异。该病在亚洲地区女孩发病率最高，有研究报道，白种女孩的发病率为1.27/10万～4.44/10万，而亚洲女孩的发病率则为6.16/10万～31.14/10万。我国发病率约为70/10万人口，其中女性占85%～95%，多数发生在13～14岁。当SLE并发肾脏损害时即为狼疮性肾炎。系统性红斑狼疮是一种累及多系统，多器官的具有多种自身抗体的免疫性疾病。一般认为狼疮性肾炎占SLE的46%～77%，而对SLE患者肾活检发现，SLE患者100%有轻重不等的肾损害。儿童LN损害的发生率等同于成人，SLE起病早期可有60%～80%的肾脏受累，2年内可有90%出现肾脏损害。肾脏病变的程度直接影响SLE的预后。肾受累及进行性肾功能损害是SLE的主要死亡原因之一。

我国狼疮性肾炎的发病率高，随着社会工业化的发展，环境污染加重，有着不断升高的趋势。狼疮性肾炎的临床表现多样化，病情程度的轻重不一，对治疗的反应和预后也存在明显的个体差异性。系统性红斑狼疮好发于育龄期女性，发病不仅受个体遗传背景、自身免疫系统功能等先天因素影响，环境因素、性腺功能等也在其中发挥重要作用。

2. 中医定义

中医学没有关于本病病名的记载，根据其临床表现和病理特点，现代学者认为本病可归属于中医学中的“水肿”“阴毒”“日晒疮”“虚劳”“肾脏风毒”“痹症”等范畴。

3. 中西医认识的交叉点

近年来中西医结合诊治现状，多把西医的分期与中医的辨证分型结合起来，并已取得较好的疗效。中西医并重，免疫制剂和糖皮质激素对于维持肾脏功能稳定，祛除病理产物，降低疾病病情活动性意义重大。不应因尚存未解问题而避之不用，反而加重病情，失去治疗时机。激素的强化治疗配合免疫制剂的治疗能有效祛除病理因素，缓解病情进展。联合解毒滋阴、祛瘀及扶正之中药可改善机体紊乱的内环境，减轻多因素损伤，减少激素用量，减轻或避免毒副作用。中西医结合治疗SLE和LN具有明显增效减毒的优势，加强中西医并重治疗方案的探索，可为提高患者生活质量提供更多的机会。

二、病因病理

（一）西医病因病理

1. 病因及发病机制

A. 病因

本病病因不明确，且其发生、发展均与SLE有关，目前认为可能致病因素有：

（1）病毒感染：与C型DNA病毒（慢病毒）感染有关。

(2) 遗传因素：本病的遗传易感基因位于第 6 对染色体中，遗传性补体缺陷易患 SLE，带 HLA-DW3（Human Leukocyte Antigen-Dw3），HLA-BW15（Human Leukocyte Antigen-BW15）者易发生 SLE。

(3) 性激素：患者体内雌激素增高，雄激素降低，雌激素增高可加重病情。

(4) 自身组织破坏：日晒紫外线可使 40% 的患者病情加重。某些药物如氨基柳酸、青霉素、磺胺等可诱发或加重 SLE。

B. 发病机制

本病的发病机制较为复杂，尚不完全明了。目前研究认为，SLE 患儿体内存在多种自身抗体，在 LN 的发生、发展过程中占有非常重要的地位，其产生与细胞凋亡密切相关：主要是自身反应性 T 淋巴细胞、B 淋巴细胞逃脱细胞凋亡而处于活化增值状态，引起机体对自身抗原的外周耐受缺陷，导致自身免疫异常而致病。促发因素包括：①遗传：小儿 SLE 有家族遗传倾向：13.8% 小儿 SLE 患者的三代亲属中有一或更多亲属有结缔组织病，同卵双胞胎一致发病率高达 70%。②病毒感染、日光、药物等。

近年来，关于 LN 的发病机制有了更加深刻的认识，普遍观点认为，自身抗体通过核小体介导与肾脏结合而致病。细胞凋亡的产物是核小体（由组蛋白和 DNA 两部分组成）作为自身抗原诱导机体产生自身抗体，即抗核抗小体。近年来的研究表明，在 LN 的病程中抗核抗小体可早于抗 dsDAN 抗体出现，其敏感性及特异性均优于后者，且血中抗体水平与蛋白尿、疾病活动具有显著相关性。目前认为：核小体的一端通过组蛋白或 DNA 与肾小球基底膜、系膜细胞等相结合，另一端暴露出抗体的结合位点，从而介导自身抗体与肾脏结合，导致补体活化、炎症细胞聚集和细胞因子释放，诱发 LN。核小体中组蛋白或 DNA 与肾小球不同成分的结合，可以导致自身抗体不同部位形成沉积，从而产生不同的临床表现和病理分型。

此外，细胞凋亡对维持肾小球内环境的稳定也同样具有重要意义。近年来，认识到 LN 时除了整体水平上的淋巴细胞凋亡异常外，肾小球局部也存在细胞凋亡调节紊乱。

2. 病理

狼疮性肾炎治疗方案的选择需以肾活检病理类型为基础。因此，在治疗前应积极行肾活检检查以明确肾脏病理类型。

A. 病理改变

(1) 电镜：多数肾小球电子致密沉积物呈颗粒状。少数患者可出现直径为 10 ~ 15nm 的指纹状、结晶以及发夹样结构等。在狼疮性肾炎患者的肾脏中，还可见直径 24nm 管状包涵体，主要分布于肾脏内皮细胞内质网中。

(2) 免疫荧光：狼疮性肾炎患者肾小球免疫荧光通常为 IgG 为主沉积，并出现 C4、C1q 与 C3 共沉积。IgG、IgA、IgM 以及 C3、C4、C1q 染色均阳性，称之为“满堂亮”，对狼疮性肾炎的诊断有重要的意义。免疫复合物在肾小管—间质沉积也是狼疮性肾炎的特点之一。各型均可见肾小管—间质免疫荧光染色阳性（以Ⅳ型最突出）。

(3) 间质和肾小管损伤：狼疮性肾炎的间质和肾小管损伤相当常见，表现为肾小管变性、萎缩和坏死，炎性细胞浸润，基膜变厚和间质纤维化。免疫荧光可见 IgG、C1q、

C3、C4局灶性沉积于肾小球基底膜。电镜下可见电子致密物沿肾小管基膜沉积。少数以急性小管间质肾炎单独存在，可表现为急性肾衰竭。

（4）血管损伤：血管免疫沉积、透明和非炎症性坏死性病变、伴血管壁淋巴细胞和单核细胞浸润的真性血管炎均可见，罕见肾内小动脉血栓，这些血管病变提示预后不良，偶见血栓性微血管病。

B. 病理学分类标准

国际肾脏病协会（ISN）和肾脏病理学会（RPS）于2004年正式公布最新狼疮性肾炎的病理学分类：Ⅰ型－系膜轻微病变型狼疮性肾炎；Ⅱ型－系膜增生型狼疮性肾炎；Ⅲ型－局灶型狼疮性肾炎；Ⅳ型－弥漫性狼疮性肾炎；Ⅴ型－膜性狼疮性肾炎；Ⅵ型－进行性硬化型狼疮性肾炎。

据研究报道，儿童狼疮性肾炎中Ⅰ～Ⅱ型占25%，Ⅲ～Ⅳ型占65%，Ⅴ型占9%。值得注意的是，上述各型之间转型常见。此外，狼疮性肾炎免疫荧光检查典型表现是以IgG为主，早期补体成分如C4、C1q通常与C3一起存在。3种免疫球蛋白加上C3、C4、C1q均存在时，称满堂亮，见于1/4～2/3患者。

C. 病理分型

狼疮性肾炎的病理分型主要根据肾小球光镜组织学、免疫荧光或电镜改变的特征，具体分型如下（根据2003年国际肾脏病学会/肾脏病理学会－（ISN/RPS）对狼疮性肾炎分型提出的修改）：

Ⅰ型：光镜下肾小球形态正常，但免疫荧光可见系膜区免疫复合物沉积。

Ⅱ型：光镜下见不同程度系膜细胞增生或系膜基质增多，伴系膜区免疫复合物沉积。电镜或免疫荧光检查除系膜区沉积外，可存在很少量、孤立的上皮或内皮下沉积物。

Ⅲ型：累及＜50%的肾小球（局灶）。病变可表现为活动或非活动性、节段性或球性、毛细血管内或毛细血管外增生。通常伴有节段内皮沉积物，伴或不伴系膜增生性病变。

Ⅲ（A）：活动性病变—局灶增生性狼疮性肾炎。

Ⅲ（A/C）：活动性病变和慢性化病变并存—局灶增生伴硬化性狼疮性肾炎。

Ⅲ（C）：慢性非活动性病变伴肾小球瘢痕形成—局灶硬化性狼疮性肾炎。

Ⅳ型：受累肾小球≥50%。病变可表现为活动或非活动性、节段性或球性、毛细血管内或毛细血管外增生。通常伴弥漫内皮下沉积物，伴或不伴系膜增生性病变。肾小球的病变又分为阶段性（S）——指病变范围≤单个肾小球的50%，球性（G）——指病变范围＞单个肾小球的50%。当50%以上受累的肾小球为阶段病变时，称弥漫性节段性狼疮性肾炎（Ⅳ－S），当50%以上受累肾小球表现为球性病变时，称弥漫性球性肾小球肾炎（Ⅳ－G）。此型还包括弥漫性“白金耳”但不伴明显肾小球增生性病变。

Ⅳ－S（A）：活动性病变——弥漫节段增生性狼疮性肾炎。Ⅳ－G（A）：活动性病变——弥漫增生性狼疮性肾炎。

Ⅳ－S（A/C）：活动性病变和慢性病变并存——弥漫节段增生伴硬化性狼疮性肾炎。

Ⅳ－G（A/C）：活动性病变和慢性病变并存——弥漫球性增生伴硬化性狼疮性肾炎。

Ⅳ－S（C）：慢性非活动性病变伴瘢痕形成——d弥漫节段硬化性狼疮性肾炎。

Ⅳ-G（C）：慢性非活动性病变伴瘢痕形成——弥漫球性硬化性狼疮性肾炎。

Ⅴ型：光镜、免疫荧光或电镜检查见大部分肾小球存在弥漫性或节段上皮侧免疫复合物沉积，伴或不伴系膜病变。

Ⅵ型：指 90% 以上肾小球球性硬化，无活动性病变。

D. 活动性病变和慢性病变的判断

狼疮性肾炎活动性指数（AI）和慢性指数（CI）的判断是评估疾病活动性及预后的标准指标。AI 越高，表明肾脏活动性越明显，是给予积极免疫抑制剂治疗的指征。CI 高低则决定病变的可逆程度与远期肾功能。目前多参照美国国立卫生研究院（NIH）的半定量评分法如表 14-2-1。

表 14-2-1　狼疮性肾炎活动指数（AI）和慢性指数（CI）量化表

活动性病变	积分	
	1	2
活动性病变	—	—
肾小球	—	—
毛细血管内细胞增生（细胞数 / 肾小球）	120 ~ 150	151 ~ 230
白细胞浸润（个 / 肾小球）	2	2 ~ 5
核破裂（%）*	< 25	25 ~ 50
纤维素样坏死（%）*	< 25	25 ~ 50
内皮下透明沉积物（白金耳，%）	< 25	25 ~ 50
微血栓（%）	< 25	25 ~ 50
细胞性新月体（%）	< 25	25 ~ 50
间质炎性细胞浸润（%）	< 25	25 ~ 50
动脉壁坏死或细胞浸润	—	如有，计 2 分
慢性化病变	—	—
肾小球球性硬化（%）	< 25	25 ~ 50
纤维性新月体（%）	< 25	25 ~ 50
肾小管萎缩（%）	< 25	25 ~ 50
间质纤维化（%）	< 25	25 ~ 50
小动脉内膜纤维化	—	如有，计 2 分

* 积分 ×2

（二）中医病因病机

1. 病因

本病的病情常虚实夹杂互见，变化多端。六淫侵袭、劳倦内伤、七情郁结、妊娠分娩、日光暴晒、内服药物都可成为发病的诱因。

狼疮性肾炎之病起于系统性红斑狼疮，故病因之说亦源于此。总由先天禀赋不足，肝肾亏虚而成。因肝主藏血，肾主藏精，精血不足，虚火上炎；兼因腠理不密，日光暴晒，外热入侵，热毒入里，二热相搏，瘀阻脉络，内伤脏腑，外伤肌肤而发病。

热毒蕴结肌肤，上泛头面，则生盘状红蝴蝶疮；热毒内传脏腑，瘀阻于肌肉、关节，则SLE。在本病病程中，或因热毒炽盛，燔灼营血，阻隔经络，则可引起急性发作而见高热、肌肉酸楚、关节疼痛；或邪热渐退，则又多表现为低热、乏力、唇干舌红、盗汗等阴虚火旺、肝肾不足证候；或因肝气郁结，久而化火，致气血凝滞；或因病久气血两虚，致心阳不足。疾病后期每多阴损及阳，累及于脾，以致脾肾阳虚，水湿泛滥，膀胱气化失权而见便溏溲少、四肢清冷、下肢甚至全身水肿等症。在整个发病过程中，热毒炽盛之证可相继或反复出现，甚或表现为热毒内陷，热盛动风。

2. 病机

A. 毒瘀互结致病

素体亏虚，而致毒瘀之邪阻滞经络。中医理论认为，正气存内，邪不可干。《素问·生气通天论》有云："风雨寒热不得虚，邪不独伤人。"故内外之邪侵袭人体，必有正气亏虚。肾为先天之本，肾阴亏虚是本病的主体，后症皆从此得之。或因外感六淫而致热毒内侵，或由饮食劳倦、七情过极、服药不当扰乱阴阳所致虚火内生，伤阴耗液，阴阳气血失于平衡，使毒邪郁于脏腑经络，煎熬津液，酿生瘀热，而发SLE之病；若后治不及时、药物所伤或病情缠绵加重而发LN。

B. 肝郁及肾，风湿扰肾

SLE常发于育龄期女子。《临证指南医案》认为"女子以肝为先天"，又有"乙癸同源"之理，肝肾本虚、病情日久难解，情怀久郁，肝郁化火，耗伤肝肾之阴，使血热火盛；或接触化学毒物，均损伤气血，使脏腑气阴亏虚，功能失调，虚火内生，酿成LN发病之基础。

三、临床表现

系统性红斑狼疮多见于育龄期女性，男女比例为1：7～1：9.5。系统性红斑狼疮属全身性疾病，在肾脏受累的同时，伴有肾外其他器官的损害，病情常常迁延。

概括来说，狼疮性肾炎的临床表现主要分为两大类：

1. 肾脏表现

1/4～2/3的SLE患者会出现狼疮性肾炎（LN）的临床表现。狼疮性肾炎的临床表现差异很大，100%可出现不同程度的蛋白尿、80%镜下血尿，常伴有管型尿、水肿、高血压及肾功能障碍，夜尿增多也常常是狼疮性肾炎的早期症状之一。根据中华医学会儿科学分会肾脏病学组2010年制定的《狼疮性肾炎的诊断治疗指南》将儿童LN临床表现分为以下7种类型：①孤立性血尿和（或）蛋白尿型。②急性肾炎型。③肾病综合征型。④急进性肾炎型。⑤慢性肾炎型。⑥肾小管间质损害型。⑦亚临床型。SLE 患者无肾损害临床表现，但存在轻重不一的肾病理损害。

蛋白尿是狼疮性肾炎最常见的临床表现，约有 25% 的患者出现肾病综合征。镜下血尿多见，肉眼血尿的发生概率＜ 6.4%，部分患者还会出现白细胞尿和管型尿，血尿和白细胞尿及管型尿的多少在一定程度上反映了肾脏病变的活动性。少数患者还可出现肾小管功能障碍，表现为肾小管性酸中毒及钾代谢紊乱。15% ~ 50% 的狼疮性肾炎患者存在高血压，伴有肾功能损伤，严重者表现为少尿、高血压、肾功能进行性减退。

2. 肾外表现

（1）全身症状：活动期患者多有全身症状，可表现为发热、全身不适、乏力、纳差、消瘦。

（2）皮肤与黏膜：面部蝶形红斑、盘状斑、口腔溃疡、光敏感、脱发、雷诺现象、网状青斑、肢端血管炎等。

（3）关节与肌肉：肌痛、肌无力、肌炎、关节炎、关节痛等。

（4）浆膜炎：胸膜炎、心包炎。

（5）血液系统：溶血性贫血、白细胞和（或）血小板减少，淋巴结炎。

（6）神经系统：持续性偏头痛、性格改变、认知障碍、舞蹈病、神经麻痹、脑血管意外、昏迷、癫痫发作等。

（7）其他：可累及心血管（心肌损害、心律失常、心绞痛、疣状心内膜炎等），肺（间质性肺炎、肺血管炎、肺动脉高压等），消化系统（食欲减退、腹痛、腹水、肝酶升高、脾大等），可出现口干、眼干、视网膜血管炎、眼底静脉迂曲扩张、视神经盘萎缩、虹膜炎、巩膜炎，典型的眼底改变是棉绒斑。

3. 中医辨证特点

可结合西医临床分期，急性期多为热毒炽盛证，正邪交争剧烈，故起病急骤，病情进展迅速，此期以标实为主，故临床症状及体征多为实证，如小便短赤，面部蝶形红斑，色鲜艳；伴高热，大便干结；舌红绛，苔黄腻，脉洪数。在大剂量应用激素治疗期，多为阴虚火旺证，临床可出现口干咽燥、五心烦热、消谷善饥，此期多虚实夹杂。在激素减量期时，多以脾肾阳虚证为主，临床主要表现有畏寒肢冷、腰膝酸软、纳少便溏等。病程较长或应用免疫抑制剂后出现白细胞减少、贫血等，此时多为气血两虚证，此期以本虚为主。

四、实验室及其他检查

（1）抗核抗体（ANA）是系统红斑狼疮的特征性抗体，阳性率高达 98%；抗 dsDNA 抗体阳性率为 40% ~ 90%，高滴度抗 dsDNA 抗体是系统性红斑狼疮活动的标志；抗 Sm 抗体阳性率为 20% ~ 76%，对系统性红斑狼疮诊断也具有较高特异性。

（2）低补体血症，C3 和 C4 同等程度下降，或 C4 下降更显著。

（3）C-反应蛋白结果可升高。

（4）血沉可增快。

（5）尿常规可见尿蛋白阳性、镜检可见红细胞；尿微量蛋白可高出正常或（和）24h尿蛋白定量＞150mg。

（6）肾功能可见异常。

（7）肾脏穿刺检查。

（8）其他自身抗体（如抗SSA抗体、抗SSB抗体、抗组蛋白抗体、抗磷脂抗体、抗红细胞抗体、抗淋巴细胞抗体等）可呈阳性，同时伴有球蛋白升高等。

五、诊断与鉴别诊断

1. 诊断

狼疮性肾炎的诊断标准：根据中华医学会儿科分会肾脏学组2010年制定的《狼疮性肾炎的诊治指南》，在确诊为SLE的基础上，患儿有下列任一项肾脏受累表现者即可诊断：①尿蛋白检查满足以下任一项者：1周内3次尿蛋白定性检查阳性；或24h尿蛋白定量＞150mg；或1周内3次尿微量白蛋白高于正常值。②离心尿每高倍镜视野（HPF）RBC＞5个。③肾功能异常（包括肾小球和（或）肾小管功能）。④肾活检异常。

2. 鉴别诊断

SLE的临床表现多种多样，临床误诊率较高，尤其是临床表现不典型和早期SLE，诊断时应注意与原发性肾小球疾病、感染性疾病、慢性活动性肝炎、特发性血小板减少性紫癜等相鉴别。

六、治疗

（一）临床思路

1. 西医临床治疗思路

2016版指南强调了狼疮性肾炎的早期诊断、早期治疗以及药物治疗的个体化。

治疗主要分两个阶段，即诱导缓解和维持治疗。

诱导缓解的目的在于迅速控制病情，阻止或逆转内脏损害，力求疾病完全缓解（包括血清指标、症状和受损器官的功能恢复），但应注意过分免疫抑制诱发的并发症，尤其是感染、性腺抑制等。治疗药物主要为糖皮质激素和免疫抑制剂。只要是活动性狼疮性肾炎，为了迅速控制其活动性，就要同时使用糖皮质激素及免疫抑制剂，根据肾脏病理类型结合狼疮活动情况合理选用方案。由于目前药物选择途径比传统的多，为了避免环磷酰胺的严重不良反应，尤其是为了避免远期性腺损害。

狼疮肾炎患者诱导治疗阶段所需的环磷酰胺累积量通常已经接近性腺损害的负荷剂量。如果继续按照静脉用环磷酰胺治疗狼疮肾炎的方案要求，疾病控制后，继续每3个月冲击治疗1次，连续2年，作为巩固治疗又增加了的环磷酰胺，性腺的危害无疑是雪上加霜。因此2016版指南建议环磷酰胺的累计量为150～250mg/kg，当累计剂量达到建议的最大量就要改用非环磷酰胺免疫抑制治疗方案替代，如吗替麦考酚酯（MMF）代替环磷酰胺。

2. 中医辨证思路

（1）固源正本：《素问·阴阳应象大论》云："治病必求于本。"狼疮性肾炎致病首先责于脏腑亏虚，而使内、外之邪得以侵袭，蕴于体内，使邪气交织成疾，再耗肾阴。仲景有言治病有急当救表救里者，当分轻重缓急，急则治其标，缓则治其本。在狼疮性肾炎缓解期以固源为本，应在治疗中时时谨记脏腑亏虚之病机，虚则补之，治疗不当不忘扶脏腑之正气，祛除诱因治其本。又则本病病本肝肾亏虚，阴血虚耗，热毒则伏于内，故固护正气需慎用温燥之品，当缓缓图治，以防内伏之邪滋生，变生危候。

（2）解毒祛瘀：毒瘀之邪为标，是发病的关键。病邪、药邪均可产生毒、瘀，毒、瘀结于体内，火毒炽盛，瘀热互结，相互为害，败坏形体。治当不可分之，清热解毒、活血化瘀应贯穿始终。是以清热解毒则热、毒得解，热毒得解则血分伏邪得以祛除。而活血化瘀可使气血得行，机体循环畅通，脏腑气机得以调达，亦能增清热解毒之效。

（3）调和阴阳：本病脏腑阴阳气血失调，加之长期服用糖皮质激素引起的人体阴阳失衡。"阴平阳秘，精神乃治；阴阳离决，精神乃绝"，故调和阴阳，消除病理因素，改善患者阴虚内热、毒瘀互阻之候是狼疮性肾炎的治疗关键。

（4）气帅血行，调畅情志：《证治汇补·郁证》言："郁病虽多，皆因气不周流，法当顺气为先，开提为次，至于降火、化痰、消积，犹当分多少治之。"脏气弱，思虑深，七情不舒，则郁证生，郁之久，变化多端。故狼疮性肾炎的治疗应注重疏通气机，调畅情志，以解肝郁，减肝肾互损。《灵枢·本脏》言："气帅血而行，血不和则瘀积易病。"指出气机郁滞则血行不利，调畅气血瘀滞则可使毒瘀互结易解。狼疮性肾炎治疗解郁为大法，以疏肝行气开郁之药疗之。

（二）西医治疗

1. 治疗原则

狼疮性肾炎的病理类型不同，免疫损伤性质不同，应按照肾脏病理类型进行相应的治疗。治疗的早晚、是否正确用药及疗程的选择是决定狼疮性肾炎疗效的关键。①伴有肾损害症状者，应尽早行肾活检，以利于依据不同肾脏病理特点制订治疗方案。②积极控制SLE/LN的活动性。③坚持长期、正规、合理的药物治疗，并加强随访。④尽可能减少药物的毒副作用，切记不要以生命的代价去追求药物治疗的完全缓解。

Ⅰ型及轻症Ⅱ型狼疮性肾炎患者无须针对狼疮性肾炎进行特殊治疗，一般给予小、中剂量糖皮质激素治疗；有严重肾外症状时，则按肾外情况给予相应治疗。对于较重的Ⅱ型和轻症Ⅲ型狼疮性肾炎，可给予单纯的糖皮质激素治疗，如泼尼松 0.5～1.0mg/（kg·d）待病情控制后逐渐减量并维持。如单纯激素治疗反应不佳或激素治疗禁忌时，可给予免疫抑制剂治疗。

重症Ⅲ型及Ⅳ、Ⅴ型（包括Ⅴ+Ⅳ、Ⅴ+Ⅲ），治疗一般包括诱导阶段及维持阶段。诱导阶段主要针对急性严重的活动性病变，迅速控制免疫性炎症及临床症状，免疫抑制剂药物作用较强，剂量较大，诱导时间一般为 6～9 个月。维持阶段重在稳定病情，防止复发，减轻组织损伤及随后的慢性纤维化病变，免疫抑制药物剂量小，不良反应少。

2. 一般对症治疗

包括疾病活动期卧床休息，注意营养，避免日晒，防止感染，避免使用引起肾损害和能够诱发本病的药物。不作预防注射。所有狼疮性肾炎均加用羟氯喹（HCQ）为基础治疗。HCQ 一般剂量为 4～6mg/（kg·d），最大剂量 6.5mg/（kg·d），对于眼科检查正常的患者通常是安全的；对于 GFR ＜ 30mL/min 的患者有必要调整剂量。

3. 狼疮性肾炎的治疗

根据我国儿童《狼疮性肾炎的诊断治疗指南》按照病理分型治疗：

（1）Ⅱ型：一般认为，伴有肾外症状者，予系统性红斑狼疮常规治疗；儿童患者只要存在蛋白尿，应加用泼尼松治疗，并按临床活动程度调整剂量和疗程。

（2）Ⅲ型：轻微局灶增生性肾小球肾炎的治疗，可予泼尼松治疗，并按临床活动程度调整剂量和疗程；肾损害症状严重、明显增生性病变者，参照Ⅳ型进行治疗。

（3）Ⅵ型：该型为狼疮性肾炎病理改变中最常见、预后最差的类型。指南推荐糖皮质激素加用免疫抑制剂联合治疗。治疗分诱导缓解和维持治疗两个阶段。诱导缓解阶段：共 6 个月，首选糖皮质激素 +CTX 冲击治疗。泼尼松 1.5～2.0mg/（kg·d），6～8 周，根据治疗反应缓慢减量。CTX 静脉冲击有 2 种方法可以选择：① 500～750mg/(m^2·次)，每个月 1 次，共 6 次。② 8～12mg/（kg·d），每 2 周连用 2d，总剂量 150mg/kg。肾脏增生病变显著时需给予环磷酰胺冲击联合甲泼尼龙冲击。甲泼尼龙冲击 15～30mg/(kg·d)，最大剂量不超过 1g/d，3d 为 1 个疗程，根据病情可间隔 3～5d 重复 1～2 个疗程。MMF 可作为诱导缓解治疗时 CTX 的替代药物，在不能耐受 CTX 治疗、病情反复或 CTX 治疗无效情况下，可换用 MMF，指南推荐儿童 MMF 剂量 20～30mg/（kg·d）。CTX 诱导治疗 12 周无反应者，可考虑换用 MMF 替代 CTX。维持治疗阶段：至少 2～3 年。在完成 6 个月的诱导治疗后呈完全反应者，停用 CTX，泼尼松逐渐减量至每日 5～10mg 口服，维持至少 2 年；在最后一次使用 CTX 后两周加用硫唑嘌呤（AZA）1.5～2mg/（kg·d）（1 次或分次服用）；或 MMF。初治 6 个月非完全反应者，继续用 CTX，每 3 个月冲击 1 次，至 LN 缓解达 1 年；近年来，MMF 在维持期的治疗受到愈来愈多的关注。MMF 可用于不能耐受 AZA 的患者，或治疗中肾损害反复者。

（4）Ⅴ型：临床表现为蛋白尿者，加用环孢素或 CTX 较单独糖皮质激素治疗者效果好。合并增生性病变者，按病理Ⅳ型治疗。近年有报道针对Ⅴ+Ⅳ型患者采取泼尼松 +MMF+FK506 的多靶点联合治疗有效，但仍需进一步的多中心 RCT 的验证。

（5）Ⅵ型：具有明显肾功能不全者，予以肾替代治疗（透析或移植），其生存与非狼疮性肾炎的终末期肾病患者无异。如果同时伴有活动性病变，仍应当给予泼尼松和免疫抑制剂治疗。

4. 血浆置换和血浆免疫吸附

血浆置换能够有效降低血浆中的免疫活性物质，清除导致肾脏损伤的炎性介质，因此能够阻止和减少免疫反应，中断或减缓肾脏病理进展，对激素治疗无效或激素联合细胞毒或免疫抑制剂无效，肾功能急剧恶化者，或Ⅳ型狼疮活动期，可进行血浆置换。近年来发展的血浆吸附治疗 SLE/LN 适用于：①活动性 SLE/LN 或病情急性进展者。②伴有狼疮危象者。③难治性病例或复发者。④存在多种自身免疫性抗体者。⑤因药物不良反应而停药，病情仍活动者。常与激素和免疫抑制剂合用提高疗效。

5. 抗凝治疗

狼疮性肾炎常呈高凝状态，可使用普通肝素 1mg/（kg·d），加入 50～100mL 葡萄糖溶液中静脉点滴，或低分子肝素 50～100AxaIU/（kg·d），皮下注射；已有血栓形成者可用尿激酶 2 万～6 万 U 溶于葡萄糖中进行静脉滴注，每日 1 次，疗程 1～2 周。

6. 透析和肾移植

肾衰竭者可进行透析治疗和肾移植，但有肾移植再发 LN 的报道。

（三）中医治疗

参照 2002 年国家卫生部颁布的《中药新药治疗系统性红斑狼疮的临床研究指导原则》《中药新药治疗慢性肾炎的临床研究指导原则》及国家核心期刊狼疮性肾炎中医辨证论证的相关文献。

1. 热毒炽盛证

证候：可见于狼疮性肾炎病情急性活动期，小便短赤，尿血，尿混浊，多沫；可伴面部蝶形红斑，色鲜艳，皮肤紫斑，水肿，关节疼痛；伴高热，烦躁口渴，抽搐，大便干结；舌红绛，苔黄腻，脉洪数或细数。

治法：清热解毒，化斑凉血。

主方：犀角地黄汤合黄连解毒汤加减。

常用药：水牛角、生地黄、赤芍、牡丹皮、黄连、黄芩、黄柏、栀子等。临证加减：血尿甚者可加白茅根、小蓟、地榆炭；高热者可加重楼、石膏、知母；烦躁口渴明显者可加淡豆豉、淡竹叶、芦根；高热神昏者加安宫牛黄丸，或服紫雪丹、至宝丹。

2. 阴虚火旺证

证候：可见于临床应用大剂量糖皮质激素后，尿血，尿混浊，多沫；可伴斑疹暗红，水肿，关节痛，足跟痛，伴有不规则发热或持续低热，手足心热，心烦失眠，疲乏无力，自汗盗汗，面浮红，月经量少或闭经；舌质红，少苔，脉细数。

治法：养阴清热，凉血止血。

主方：二至丸合大补阴丸加减。

常用药：女贞子、墨旱莲、桑葚、丹参、黄柏、知母、熟地黄、龟板、猪脊髓、蜂蜜等。临证加减：血尿、蛋白尿明显者加白花蛇舌草、白茅根、小蓟、芡实、金樱子；水肿甚者可加用五皮饮；心烦失眠甚者可加五味子、炒酸枣仁。

3. 脾肾阳虚证

证候：可见于临床激素减量时，尿血，尿混浊，多沫；眼睑、下肢水肿，胸胁胀满，尿少或尿闭，面色无华，腰膝酸软，畏寒肢冷，口干不渴，大便稀溏；舌淡胖，苔少，脉沉细。

治法：温肾健脾，助阳利水。

主方：附桂八味丸合真武汤加减。

常用药：炮附子、桂枝、熟地黄、山茱萸、山药、泽泻、牡丹皮、茯苓、芍药、白术、生姜等。临证加减：脾虚明显者可加白术、茯苓、党参、太子参；腰膝酸软明显者可加杜仲、牛膝、独活；血尿、蛋白尿甚者可加小蓟、地榆炭、芡实、金樱子、菟丝子。

4. 肝肾阴虚证

证候：可见于临床亚急性期，尿血，尿混浊，多沫；斑疹暗红，头晕目眩，目干耳鸣，肢体麻木，胁肋隐痛，腰膝酸软，失眠多梦，男子遗精，女子月经量减少或闭经，舌质红，少苔，脉弦细或细数。

治法：滋养肝肾，养阴清热。

主方：杞菊地黄丸合二至丸加减。

常用药：枸杞子、菊花、熟地黄、山药、山茱萸、茯苓、泽泻、牡丹皮等。临证加减：肝阳上亢者可加钩藤、白芍、龙骨、牡蛎；肢体麻木可加丹参、鸡血藤；月经量少或闭经可加红花、当归、丹参。

5. 气阴两虚证

证候：可见于临床亚急性或慢性期，尿血，尿混浊，多沫，面色苍白，头晕肢乏，心烦不舒，食欲不振，口干咽燥，神疲乏力，目涩泪少，手足心热，小便溲黄，大便干燥；舌红，苔少，脉细数。

治法：益气养阴，化瘀止血。

主方：参芪地黄汤或大补阴丸加减。

常用药：人参、丹参、黄芪、熟地黄、牡丹皮、泽泻、山药、山茱萸、茯苓，黄柏、知母、龟板、猪脊髓、蜂蜜等。临证加减：多汗者可加五味子、浮小麦、龙骨、牡蛎；口干咽燥明显者可加玄参、麦冬、芦根；食欲不振者可加焦三仙、鸡内金；大便干燥者可加桃仁、玄参、麦冬等。

治疗狼疮性肾炎的常用中成药有昆明山海棠，50mg/ 片，2～4 片 / 次，口服，每日 3 次；雷公藤总苷片，1～1.2mg/（kg·d），口服，分 2～3 次 /d，疗程一般不超过 3 个月。

（四）中西医结合治疗优势

中医学的辨证施治与现代医学的诊断技术相结合，以充分了解患者的整体情况，制定更适宜的个体治疗方案。利用中西医学各自的优势，取长补短，有机的结合治疗。如狼疮性肾炎的整个中医治疗过程中，始终加入活血化瘀之品，在分期治疗的基础上，可加丹参、益母草等活血化瘀之品，可以减轻狼疮性肾炎患儿体内血液的高凝状态。在应用激素治疗后，配合中医辨证治疗，可协同提高疗效，减少不良反应。激素应用初期表现为疾病本身的症状，辨证为热毒炽盛，可以犀角地黄汤等治疗；大剂量应用激素期，可出现口干咽燥、五心烦热、消谷善饥，辨证为阴虚火旺，可以二至丸合知柏地黄汤等方治疗；激素减量期，则表现为畏寒肢冷、腰膝酸软、纳少便溏等脾肾阳虚证时，可以真武汤等温阳利水。对应用免疫抑制剂后出现白细胞减少、贫血等气血两虚证，可以归脾汤等方健脾补肾、养阴补血。

七、预后

不定期随诊、不遵循医嘱、不规范治疗和严重感染是儿童 LN 致死的重要原因。

影响 LN 预后有诸多因素，若出现下列因素者提示预后不良：①儿童时期（年龄≤ 15 岁）发病。②合并有大量蛋白尿。③合并有高血压。④血肌酐明显升高，≥ 120umol/L。⑤狼疮肾炎活动性指数≥ 12 分和（或）慢性损害指数≥ 4 分。⑥病理类型为Ⅳ型或Ⅵ型。

八、预防与调护

（1）避免日光暴晒，夏日应特别注意避免阳光直接照射。

（2）避免感冒、受凉，严冬季节对暴露部位应适当予以保护，如戴手套、穿厚袜及戴口罩等。

（3）避免各种诱发因素，对易于诱发本病的药物如青霉素、链霉素、磺胺类、普鲁卡因胺、肼苯哒嗪等应避免使用，皮损处忌涂有刺激性的外用药。

（4）忌食辛辣刺激性食品；有水肿者应限制钠盐的摄取；注意加强饮食营养，多食富含维生素的蔬菜、水果。

（5）注意劳逸结合，适量活动，避免劳累，病情严重者应卧床休息。

（6）肾脏受损者应注意忌食豆类及植物蛋白含量高的食品，以免加重肾脏负担。

九、研究进展

狼疮性肾炎的结合治疗已取得一定的进展。激素与中药配合治疗，及采用西医分期与中医辨证结合诊治获得了一定共识。但中医证型与西医病理诊断之间的关系尚未清楚，有待进一步研究，以指导临床更明确的治疗。2011 年 6 月，中国系统性红斑狼疮研究协作组（CSTAR）在第十六次全国风湿病学学术会议上发布数据显示 SLE 全球平均患病率为 12/10 万～39/10 万，我国人群患病率为 30/10 万～70/10 万，仅次于黑人（100/10 万），位居全球第 2 位。研究表明，SLE 患者并发狼疮性肾炎（LN）的概率高达 50%，并且肾脏的受累程度将直接影响 SLE 的预后。

关于狼疮性肾炎的发病机制，有研究表明，狼疮性肾炎易感性的遗传基础主要表现在两个方面，一是一些敏感性候选基因的等位基因与 LN 疾病的严重程度相关；二是在肾脏存在一组特异性基因，可能导致 LN 的病理学改变，主要组织相容性复合体（MHC）已被证实与 SLE 、肾炎和自身抗体的产生密切相关。在一项研究中证明，FcgRIIIa-V/F158 的多态性可能是 SLE 及 LN 易感的重要因素，它在疾病的发病机制、早期治疗及预后都扮演着重要作用。

关于狼疮性肾炎的治疗，过去 10 年已经有了显著的进步。治疗的选择是由组织病理学分类作为指导的，同时也受人口统计学，临床和实验室特征的影响，因为这些特征可以帮助识别患者的更严重疾病。控制肾脏炎症活动、保护肾功能、阻止其发展为终末期肾衰竭是主要的治疗目标，因此成功地诱导和缓解肾损伤是治疗 LN 的关键。环磷酰胺（CTX）、环孢霉素 A（CsA）、硫唑嘌呤（Aza）、霉酚酸酯（MMF）、来氟米特（LEF）等药物分别从不同方面体现了对 LN 的治疗作用，它们的疗效得到了临床证据的支持。但不容忽视的是它们的不良反应，如 CTX 使得白细胞减少和诱发感染，CsA 使得牙龈增生、血压高等，这从很大程度上影响了这些药物在临床上的应用。

关于 LN 的治疗，近年有许多新的研究成果。CTX 治疗将病死率从 20 世纪 50 年代和 20 世纪 60 年代的超过 70% 降低到近年来的小于 10%。但是 CTX 联合糖皮质激素治疗对于保护肾功能只是部分有效，却可能引起卵巢衰竭、感染和膀胱毒性等并发症。有研究者通过活体组织检查评估不同免疫抑制治疗已经确诊的增生性 LN 的好处和危害，发现一些新的药物，包括 MMF，在疗效相同情况下，其毒性更低，因此认为 MMF 是有效的帮助缓解 LN 的 CTX，其卵巢衰竭的风险更低，因此更安全。在预防复发的维持治疗中 MMF 也比咪唑硫嘌呤更为有效，而临床上重要的不良反应却没有增加。有研究者报道，低剂量 CTX 治疗方案和麦考酚酯已被确认为是高剂量 CTX 的替代治疗方案，而咪唑硫嘌呤和麦考酚酯均是维护阶段首选治疗方案之一。

利妥昔单抗虽然在临床试验中效果不佳，但在临床实践中却效果良好。最近批准的贝利单抗治疗 LN 的治疗效果也正处于验证过程中。在 10 年前，LN 的治疗在很大程度上局限于糖皮质激素，大剂量烷化剂和咪唑硫嘌呤，不论患者的人口统计资料、临床表现或以前的毒性背景资料如何，这种疗法被不加区分地广泛使用。有研究者指出，最近的研究发现新的免疫调节剂已成为启动和维持 LN 治疗的有效手段。这些新的选项使临床医生能够采取个性化的治疗方案，以最大限度地保证疗效和减少不良事件。此外，患者的人口统计背景对疾病的严重程度和治疗反应的影响已经日益受到重视。

中医药治疗狼疮性肾炎的研究进展，现代医学多采用糖皮质激素和免疫抑制剂治疗，但在治疗期间，由于激素和免疫抑制剂的不良反应，影响了治疗效果。近年来中医药在防治 LN 方面取得较好的疗效。LN 的病机复杂，症候变化多样，不同的病变阶段可以有截然不同的临床表现，临床激素、细胞毒药物的大量使用对机体又有不同程度的影响。故众多医家主张分期施治，并与激素、免疫抑制剂相配合，用以减少激素剂量和降低激素的毒副作用。如史伟等认为，在整个中医治疗过程中，始终加入活血化瘀之品，从而可减轻 LN 患者体内的高凝状态。盛梅笑等认为，在 LN 病变活动期以热毒、湿热为主，缓解期以脏腑虚损为主，在疾病后期则是虚中挟瘀、挟湿浊。根据 LN 的不同阶段采取辨证分型的方案：活动期分热毒炽盛证、阴虚内热证和湿热壅滞证；缓解期分肝肾阴虚证、气阴两虚证、气血亏虚证和脾肾气（阳）虚证，湿热、瘀血、水湿等作为兼证；至疾病后期则与一切肾疾病发展至终末期时的表现相类似，可分为阴阳两虚证、浊阴两逆证。黄谨武在常规激素加免疫抑制剂基础上以中药辨证治疗此病。

目前中医药治疗 LN 有了较大进展，中医在整体治疗 LN，提高机体的免疫力以及在递减激素、减少西药的毒副作用、降低复发率等方面作用肯定，但临床上较难单纯控制病情。中西医结合已被众人接受，中医分期和西医分型结合在一定程度上也达成一定共识，今后在临床上应加大中医辨证施治，并充分利用现代诊疗手段，扩展中医认识疾病的深度与广度，对治疗 LN 将会取得突破性的进展。

【参考文献】

[1] Ortega LM，Schultz DR，Lenz O，et al.Lupus nephritis：pathologic features，epidemiology and a guide to therapeutic decisions[J].Lupus，2010，19（5）：557–574.
[2] 李倩倩，周佳，李海昌，等．狼疮性肾炎辨证证思路探讨 [J]. 新中医，2018，50（4）：186–188.
[3] 高景环，孟祥振．狼疮性肾炎临床诊治体会 [J]. 天津中医药，2007，24（4）：293.
[4] 党西强，易著文．狼疮性肾炎诊治循证指南（2016）解读 [J]. 中华儿科杂志，2018，56（2）：95–98.
[5] 中华医学会．临床诊疗指南：肾脏病学分册 [M]. 人民卫生出版社，北京，2011：58–66.
[6] 桂永浩，薛辛东．儿科学 [M]. 人民卫生出版社，2015：300–303.
[7] Morel L . Genetics of human lupus nephritis [J] . Semin Nephrol，2007，27（1）：2–11.
[8] Lindqvist AK ， Alarcon - Riquelme M E . T he genetics of systemic lu - pus ery thematosus[J].Scand J Immunol，1999，50（6）：562–571.
[9] A - V/F15. polymorphism in susceptibility to systemic lupus ery - thematosus and lupus nephritis ： a meta - analysis [J] . Scand J Rheu - matol ，2010，39（2）：148–154.
[10] 袁红，曾雪曦．狼疮性肾炎的研究进展 [J]. 国际检验医学杂志，2016，37（4）：523–526.
[11] 史伟，唐爱华，吴金玉，等．中西医结合分阶段治疗狼疮性肾炎 32 例 [J]. 现代中西医结合杂志，2000，9（19）：1858–1860.
[12] 盛梅笑，王身菊．狼疮性肾炎中医临床证候分型的调研分析 [J]. 江苏中医药，2004，25（4）：12–14.
[13] 黄谨武．狼疮性肾炎的中医辨治 [J]. 中国社区医生．综合版，2005，7（1）：37–38z.

第三节 乙型肝炎病毒相关性肾炎

一、概述

1. 西医定义

乙型肝炎病毒（hepatitis B virus，HBV）侵入人体后可在肝脏中短暂和 / 或持续感染，通过依赖于肝细胞自身完成复制。HBV 还可能感染肝外组织，如胆管、胰腺、淋巴系统和肾脏。乙型肝炎病毒相关性肾炎（hepatitis B virus associated glomerulonephritis，HBV–GN）是指由于乙型肝炎病毒感染后导致的免疫复合物性肾小球肾炎，以肾病综合征或不同程度的蛋白尿、血尿为主要临床表现，膜性肾病是最常见的 HBV 介导的肾小球肾炎。占全部肾小球病的 5%～8%。在儿童期尤为明显，男孩发病率高于女孩，起病隐匿，家族多有 HBV 感染携带者。

2. 中医定义

中医学对乙型肝炎病毒相关性肾炎并无相应独立病证。根据其临床症状，可称为“尿血”“胁痛”“臌胀”“黄疸”“水肿”及“虚劳”。《金匮要略·水气病脉证并治》提出：“肝水者，其腹大，不能自转侧，肋下腹痛，时时津液微生，小便续通……脾水者，其腹大，四肢苦重，津液不生，但苦少气，小便难。肾水者，脐中腰痛，不得溺，阴下湿如牛鼻上汗，其足逆冷，面反瘦。”《脾胃论·脾胃胜衰论》曰：“肝木妄行，胸胁痛，口苦舌干，往来寒热而呕，多怒，四肢满闭，淋溲便难，转筋腹中急痛，此所不胜乘之也。”对于本病的治疗，历代中医名著也有论述。如《素问·汤液醪醴论》提出：“去宛陈莝”。《素问玄机原病式·吐下霍乱》认为：水肿是湿热相间，蕴蓄而成，治以“辛苦寒药为君而利其小便也”。《景岳全书·水肿论治》曰：“……治以温脾补肾，此正法也。”《景岳全书·水肿论治》又曰：“血有蓄而结之，宜破之逐之……”。

3. 中西医认识的交叉点

对于乙型肝炎病毒相关性肾炎的发病机制及治疗方法已研究探索了 10 余年，中医药对乙型肝炎病毒相关性肾炎的研究、探索有着极其广阔的前景。中西医结合治疗，是目前对乙肝病毒相关性肾炎治疗有效的、安全的方法。在克服单纯西医治疗方案副作用的同时，容易复发的缺点，又充分体现了中医整体调治、攻补兼施、副作用小的优点。目前西医研究认为乙肝及相关肾炎的发生、发展、转归与机体免疫反应关系密切，治疗乙型肝炎病毒相关性肾炎，促使HBV抗原转阴是阻断肾脏病变的关键。故清化湿热疫毒是本病治疗的重要原则，近年来的研究表明，中药白花蛇舌草、半边莲、仙鹤草、生薏苡仁、白头翁、虎杖、猪苓等多种解毒利湿类药有促使HBV转阴的作用。而培补正气也是本病治疗中关键的方面。现代医学也认为，机体免疫功能低下可使乙型肝炎病毒在体内长期存在。故在本病治疗上顾护正气，贯穿整个治疗方案中，强调扶正祛邪，标本兼治。并依据病情或以治本为主，或以治标为急。现代中药的药理研究发现，黄芪、女贞子、桑寄生、淫羊藿等益气、养阴、补益肝肾类药具有提高机体免疫功能的作用，可在辨证与辨病的基础上加以选用。

目前对于中西医结合治疗HBV-GN虽没有统一的观点，但很多临床医生采用中西医结合的治疗方案，均取得了满意的治疗效果。所以中西医治疗方案干预的效果及可能的作用机制，可以拓展中西医结合治疗HBV-GN的研究内容，是将来中医药治疗乙肝病毒相关性肾炎的研究方向。

二、病因病理

（一）西医病因病理

1. 病因及发病机制

HBV-GN是病毒、宿主和环境因素间相互作用的结果。慢性HBV感染本身并不足以发展为HBV-GN，只有当遗传和环境因素同时作用于易感个体，才会最终发展为HBV-GN。目前对HBV-GN发病机制的研究仍处于探讨阶段，近年来关于基因及分子生物学方面的研究为HBV-GN的发病机制提供了新的方向和理论依据，其可能与以下因素有关：

A. 免疫复合物介导的炎性反应

HBV-GN是一种免疫复合物性肾小球疾病，乙型肝炎病毒是一种DNA病毒，在病毒颗粒的不同部位存在3种主要抗原，分别为HBsAg、HBcAg、HBeAg。HBV-GN的常见病理类型，其中膜性肾病（MN）和膜增生性肾小球肾炎（MPGN）具有不同的免疫机制。HBV抗原和抗体形成免疫复合物在肾小球毛细血管壁或系膜区均有沉积，在此基础上激活了补体及一系列细胞因子，引起炎性反应，导致肾小球滤过膜损伤从而发病，这是HBV-GN主要的发病机制。

（1）原位免疫复合物形成：儿童乙型肝炎病毒相关性肾炎在病理上主要表现为膜性肾病，抗原植入肾小球上皮下形成原位免疫复合物是乙型肝炎病毒相关性肾炎中膜性肾病的主要发病机制之一。3种抗原中只有HBeAg能够通过肾小球内皮细胞和基底膜。因其分子量最小，带负电荷，等电点低，不容易克服肾小球滤过膜阳电荷屏障达上皮下，而抗HBeIgG分子量也低，带有强大的正电荷，可靠其他阳电荷先定位于上皮下，再吸引HBeAg穿过基底膜与其结合，从而直接穿过肾小球基底膜植入上皮下，与相应抗体在上皮下结合，形成原位免疫复合物导致乙型肝炎病毒相关性肾炎的发生。

（2）循环免疫复合物沉积：感染HBV后，机体中的HBsAg和HBcAg与相应的抗体形成循环免疫复合物沉积于系膜区和内皮细胞下，通过激活补体及细胞因子，导致肾小球免疫损伤。这是乙型肝炎病毒膜增生性肾小球肾炎（HBV-MPGN）发病的关键机制。此外，沉积于肾小管的HBV抗原还可以诱发炎细胞浸润，使肾小管向重塑化和纤维化方向发展。

B.HBV直接感染肾脏导致肾损伤

（1）HBV-GN肾小球内可发现HBV-DNA：目前人们认为，HBV的泛嗜性可直接感染肾脏，使肾脏细胞破坏、死亡。国内外学者分别应用原位分子杂交、原位PCR及Southern杂交等技术研究发现，HBV-GN的肾小球内皮细胞、系膜细胞和肾小管上皮细胞中均有发现，另外在肾间质组织中也有部分HBV-DNA存在，其阳性率达66.7%～85%，电镜检查亦可观察到HBV-GN患者肾小球内免疫复合物中有病毒样颗粒出现。有研究表明，HBV-DNA在血液循环中、肾脏组织上的表达越多，HBV-GN临床表现也越重，两者表现出显著相关性。在蛋白尿弱阳性或阴性患者肾组织中却未发现HBV-DNA。

（2）肾组织中HBV-DNA整合型作用：在肾组织中HBV-DNA存在游离型和整合型两种形式，在膜性乙肝病毒相关性肾炎（HBV-MN）等肾组织中，存在着与HBAg分布一致的HBV-DNA，特别是整合型DNA及RNA。在整合人细胞染色体之前，以游离形式出现。由于游离的病毒颗粒中可有基因组DNA和RNA存在，可表达包括HBsAg、HBcAg在内的各种抗原。所以在肾脏局部检出的HBV基因组DNA或RNA，既可能反映HBV在肾组织复制，也难以排除循环中游离寄生于肾外细胞的病毒颗粒或被免疫效应细胞吞噬的病毒颗粒滞留在肾组织。整合型HBV-DNA中部分基因保留或残缺重组，因而它可能表达人乙型肝炎病毒X抗原（HBxAg）和中分子阶段HBsAg，后两种蛋白可发挥反式调节作用。HBV感染者血中不会出现HBcAg，但发现肾组织中HBeAg的阳性率较高，可能是局部HBV表达。同时，研究表明，在肾单位和肾间质中HBV-DNA存在时间越长，HBV-GN患者的临床表现越重，这些都支持HBV可以直接感染肾组织，表达HBV抗原。HBV直接感染肾组织，改变足细胞表面标志物表达，激活细胞免疫，促进细胞因子合成及释放，引起局部免疫反应导致损伤。

C.HBV感染诱发自身免疫损伤

HBV感染还可诱发自身免疫损伤，可在体内出现多种自身抗体，如抗DNA抗体、抗细胞骨架成分、抗肝细胞膜特异脂蛋白抗体、抗鼠肾小管刷状缘抗体等。HBV可能通过改变自身抗原成分然后随肝细胞破坏而释放入血，与肾细胞膜蛋白起交叉反应；HBV感染靶细胞后引起细胞毒性T细胞对靶细胞免疫杀伤，改变靶细胞的抗原决定簇，导致自身免疫反应。狼疮性肾炎（LN）的肾组织中通常能找到HBV抗原，比例可达40%以上，其病理表现有时与HBV-GN十分相似，免疫荧光检查都可出现“满堂亮”现象，仅从病理上两者难以区别。由此提示两者在发病机制上可能有相似之处。

D.机体免疫功能异常

研究表明，HBV-MN患者存在T细胞亚群失衡，$CD4^+$T细胞减少，而$CD8^+$T细胞增多，$CD4^+/CD8^+$下降，$CD4^+/CD8^+$与24h尿蛋白定量呈负相关。$CD4^+T$细胞的减少会使特异性抗体产生不足，对HBV及其抗原成分的清除能力降低，造成HBV在体内持续存在，不断地感染组织细胞，致使HBV-GN的发生。同时还发现，HBV-MN患者的血液循环中有低水平的HBeAg-HBeAb复合物，不伴肾脏损害的HBV携带者则无，提示HBV-MN患者可能存在某种细胞免疫的缺陷，不能有效地清除病毒。同时HBV-MN患者的细胞毒性T细胞的活性较HBV携带者低，血清Th1分泌的IL-2及IFN-γ水平也明显低于后者，但Th2分泌的IL-10较后者高，提示机体的细胞免疫受到抑制，说明HBV-MN患者可能对HBV不能产生足够的细胞免疫反应，当HBV感染时易发生HBV-GN。

E. 其他

(1) 免疫遗传因素：近年研究发现，HBV-GN的发生可能与某些遗传因素有关。Johnson等研究发现，膜性肾小球肾炎的MHC有HLA-DR2、DR7或BW73高水平表达，同时存在细胞免疫紊乱，推测在慢性HBV感染和膜性肾小球肾炎之间可能存在共同的遗传易感基因。Bhimma等通过对30例2～16岁HBV-MN黑人小儿肾组织HLA（人白细胞抗原）检测，发现HLADQB1抗原表达显著高于对照组，提示其可能是发生HBV-MN的遗传因素。

(2) HBV变异：HBV基因变异主要包括前C/C区变异、前S/S区变异、X区和P区变异，常导致病毒复制能力的改变。我国学者用PCR法检测30例HBV-GN患者中S基因的序列，发现21例患者存在S基因突变。由于HBVS区与P区完全重叠，因此S区变异可引起病毒多聚酶功能的改变，从而影响病毒的复制能力。

2. 病理

HBV相关性肾小球肾炎的病理类型包括膜性肾病、膜增生性肾小球肾炎、局灶节段性肾小球硬化和IgA肾病。其中绝大多数为膜性肾病，少数为膜增生性肾炎和系膜增生性肾小球肾炎。临床对于疑似膜性肾病的患者，即使乙肝血清学标记物为全阴性，也应进行肾活检及HBV抗原的免疫荧光染色，以提高HBV-MN的检出率。根据我国现行的儿童和成人关于乙型肝炎病毒相关性肾炎诊断的指南来看，即使是血清HBV标志物阴性，只要在肾组织中找到HBV抗原，就能诊断乙型肝炎病毒相关性肾炎。

（二）中医病因病机

饮食不洁，过度劳累，跋山涉水，感受湿热疫毒之邪，疫毒由表入里，寄居于肝，以致肝失疏泄而出现木郁土壅，脾失健运；或因先天禀赋不足，后天气血薄弱，大病久病，脏腑失养，皆可导致肝肾亏损。肝肾精血同源，又同居下焦，一脏有病易波及他脏。肝肾阴虚，虚火扰动，或湿热疫毒下注于肾，肾络受损，血溢络外而见血尿；邪扰肾关，肾失封藏，精微下泄而见蛋白尿；湿热疫毒蕴结，阻碍肾脏气化，肾主水功能失司，以致湿聚水潴留，溢于肌肤而见水肿；湿热疫毒停滞，日久耗气伤阴，导致肝肾阴亏，脾肾气（阳）虚或气阴两亏，临床上可出现虚实兼夹之候。病程中常因湿热疫毒阻滞气机，影响气血运行，导致肾络瘀阻而使血尿、蛋白尿加重，甚至瘀血阻滞肾关，而出现癃闭、关格。

三、临床表现

1. 症状

患儿大多表现为肾病综合征，少数为血尿和蛋白尿、甚至单纯蛋白尿，蛋白尿表现出较大的波动性，时轻时重，对肾上腺皮质激素治疗一般无反应。大多数有镜下血尿，并持续存在，往往蛋白尿转阴后镜下血尿仍可持续一段时间，部分患儿在此基础上出现发作性肉眼血尿；部分患者表现为乙肝症状，主要为乏力、食欲减退、恶心、呕吐、厌油、肝大与肝功能异常等，甚至发生黄疸。

2. 体征

患儿多无明显体征，水肿多不明显，且无明显尿少，但也有少数患者呈明显凹陷性水肿伴有腹水，而高血压、肾功能不全非常少见。肝脏症状多不明显，约一半患儿有肝大或肝功能异常，表现为转氨酶升高，但黄疸者较少。

3. 中医辨证特点

本病以肝、肾为中心，而兼及于脾，是由湿热疫毒先行伤肝，湿热聚居于肝，肝为肾之子，肝肾同源，肝为湿热所郁遏，不得疏泄，子病及母，日久浸淫及肾，肾络受损，肾失封藏，肾不主水，导致肝肾同病。湿热疫毒内蕴是其病机中的重要内容。瘀血内阻是病机中不可忽视的方面，本病总属本虚标实，本虚为肝肾阴虚，或脾肾气（阳）虚以及气阴两虚，标实主要为湿热，日久可兼有血瘀，其共同组成本病的重要证型。

四、实验室及其他检查

（1）尿液：可出现血尿及蛋白尿、管型尿，尿蛋白主要为白蛋白。

（2）血生化：往往有白蛋白下降，胆固醇增高，谷丙转氨酶及谷草转氨酶可升高或正常，血浆蛋白电泳 $\alpha 2$ 及 β 球蛋白升高，γ 球蛋白则往往升高。

（3）乙肝血清学标记和 HBV-DNA：大多数患者为乙肝大三阳（HBsAg、HBeAg 及 HBcAb 阳性），少数患者为小三阳（HBsAg、HBcAb 及 HBcAb 阳性），单纯 HBsAg 阳性者极少，血中 HBV-DNA 一般呈阳性。

（4）免疫学检查：约 1/3 表现为血 IgG 降低，C3 轻度降低。

（5）肾活检：肾活体组织检查是确定 HBV-GN 的最终手段，是诊断 HBV-GN 的必备条件。大多表现为膜性肾病，但与典型的膜性肾病有所区别：

- 往往伴有轻中度的系膜细胞增生且增生的系膜有插入但多限于旁系膜区，很少伸及远端毛细血管内皮下。

- 基底膜及系膜区沉淀的免疫球蛋白更多，使得免疫荧光镜下呈现粗颗粒甚至团块状，而非原发性膜性肾病的细颗粒样外观。采用抗 HBsAg 及 HBeAg 抗体进行免疫荧光或酶标检查可发现 HBeAg 和（或）HBsAg 在肾小球内沉积，是病理上不是膜性肾病患儿的确诊依据。

五、诊断和鉴别诊断

1. 诊断

2012 年 KDIGO 肾小球肾炎指南中就 HBV 相关性肾小球肾炎的诊断标准未作详细阐述，仅提到诊断需要在血液中检测到 HBV，并排除其他原因引起的肾小球疾病。

2010 年儿童乙型肝炎病毒感染肾炎诊断指南的诊断依据包括：

（1）血清乙肝病毒标志物阳性，大多数为 HBsAg、HBeAg 和 HBcAb 同时阳性（俗称大三阳），少数为 HBsAg、HBeAb 和 HBcAb 同时阳性（俗称小三阳），个别血清 HBsAg 阴性但 HBV-DNA 阳性。

（2）肾病或肾炎并除外其他肾小球疾病，大多数表现为肾病综合征，少数表现为蛋白尿和血尿。

（3）肾小球中有 1 种或多种 HBV 抗原沉积，大多有 HBsAg、HBcAg 或 HBeAg 在肾小球沉积。

（4）肾脏病理改变，绝大多数为膜性肾病，少数为膜增生性肾炎和系膜增生性肾炎。

确诊标准为：①同时具备上述第（1）、（2）和（3）条依据，不论其肾组织病理改变如何。②只具备（2）(3）条时也可确诊。③同时具备上述第（1)(2）条依据，并且第（4）条依据中为膜性肾病，尽管其肾组织切片中未查到 HBV 抗原或 HBV-DNA，也可诊断。④个别患者具备上述第（2)(3）条依据，血清乙型肝炎病毒标志物阴性也可确诊。

大多数学者也认为只要诊断标准第（2)(3）条肯定就可诊断乙型肝炎病毒膜性肾病，原因如下：一是部分患者肾组织存在游离型和（或）整合型 HBV-DNA，均可表达 HBV 抗原。因此，肾组织中的抗原也有可能为 HBV 直接感染肾组织后表达的产物，所以与血清 HBV 标志物不一致。二是血清 HBV 抗原滴度呈波动性，可时高时低，有时甚至可转为阴性，并不与肾组织中 HBV 抗原的消长同步。三是血清 HBV 抗原检测过程中存在方法敏感性问题。此外，HBV 低水平、HBV 变异、HBV 的一些亚型被漏检、乙肝免疫逃逸株，以及肾脏致病可能与血清感染时间窗口不一致等因素均可导致检测的血清 HBV 标记物全阴性。因此，如有条件可以对肾脏组织进行 HBV-DNA 检测，从而明确是否确实有 HBV 的感染。

2. 鉴别诊断

A. 急性乙型肝炎病毒相关性肾炎

临床表现以肝炎为主，食欲明显减退、胃肠功能紊乱、腹胀及肝区隐痛或钝痛等。

血清谷丙转氨酶增高，伴有絮状试验阳性，血清蛋白电泳提示 γ-球蛋白增高，HBsAg 阳性。在疾病的急性期常出现轻度蛋白尿、血尿及管型尿，黄疸明显时还可以出现胆汁管型，很少发生肾炎综合征或肾病综合征。

B. 慢性乙型肝炎病毒相关性肾炎

患者肝炎症状多较轻微，甚至无症状，而以肾炎症状较多者，尤其是肾病综合征。肾炎的临床表现与原发性肾小球肾炎相似，轻症仅有轻度蛋白尿，也可呈大量蛋白尿，发生肾病综合征。部分患者有血尿、水肿、高血压等肾炎综合征的表现，后期肾功能减退，可发生慢性尿毒症。血清 HBsAg 阳性，HBcAb 及 HBeAg 阳性率约为 90%。

同时由于乙型肝炎病毒感染在儿童中仍然比较普遍，因此，当患儿表现为肾病综合征、肾炎综合征、非肾病范围的蛋白尿等，同时具有乙型肝炎病毒感染标志物阳性者，此时要考虑是否为 HBV-GN。尤其是肾病综合征合并乙型肝炎病毒感染时，要首先明确两者间有无因果关系。满足上述诊断标准者，可以诊断为 HBV-GN，否则，不能确定两者的病因关系，只能考虑为伴发乙型肝炎病毒感染。随着现今疫苗的规律注射，乙型肝炎病毒感染发病率已明显减低，HBV-GN 的发病情况相对较少。

六、治疗

（一）临床思路

1. 西医临床治疗思路

HBV 相关性肾小球肾炎患者参照 HBV 感染的临床指南使用干扰素 -α 或核苷类似物治疗。使用抗病毒药物时需根据不同的肾功能（内生肌酐清除率）调整抗 HBV 感染药物的剂量。

2. 中医辨证思路

本病以肝、肾为中心，而兼及于脾，是由湿热疫毒先行伤肝，日久浸淫及肾，导致肝肾同病。湿热疫毒内蕴是其病机中的重要内容。瘀血内阻是病机中不可忽视的方面，而本虚主要是脾虚、肝肾阴虚、气阴两虚、脾肾阳虚；标实主要为湿热，日久可兼见血瘀。在临床治疗中应通过辨证论治准确掌握患儿疾病证型，通过疏肝健脾、补益脾肾，利水除湿、化瘀泄浊等治法，达到控制病情，改善临床症状。

本病湿热疫毒互结，肝脾肾气血同病。治疗以扶正祛邪、标本兼治为治疗原则。驱邪重在清热利湿解毒，兼以理气化瘀，改善机体的微循环，促使组织的修复；扶正以健脾柔肝、滋补肝肾等法，改善机体的免疫功能，促使病情恢复。

（二）西医治疗

1. 一般治疗

包括低盐饮食、适量优质蛋白饮食。

2. 水肿明显时应利尿

可给予各种口服利尿剂，严重水肿时可静脉应用呋塞米 1～2mg/（kg·次）；有高血压时应予硝苯地平（心痛定）0.25mg/（kg·次），一日 3～4 次或 ACEI 类药物口服治疗，如卡托普利 0.5～1mg/（kg·d），一日 2～3 次，对降低尿蛋白、保护肾脏有一定效果。有高凝倾向者需抗血小板或者肝素治疗，双嘧达莫 5～8mg/（kg·d），分 3 次口服，肝素则 1mg/（kg·次），每日 1～2 次。

3. 抗病毒治疗

是儿童 HBV-GN 主要的治疗方法，抗病毒治疗适合血清 HBV-DNA ≥ 10^4 拷贝 /mL（HBeAg 阴性≥ 10^4 拷贝 /mL）伴血清 ALT ≥ 2XULN 的 HBV-GN。大量蛋白尿患儿血清 ALT ＜ 2X ULN 但 HBV-DNA ≥ 10^4 拷贝 /mL 也可考虑进行抗病毒治疗。主要药物有 α-干扰素、拉米夫定、阿德福韦、恩替卡韦等。

儿童 HBV-GN 推荐采用充足人干扰素治疗，剂量为 3～6mU/m^2（≤ 10mU/m^2），每周皮下或肌注 3 次，疗程宜长，至少 6 个月。高剂量、长时间（12 个月）干扰素治疗常可获得较好的病毒学应答和临床应答。往往在用药 4 个月左右能促使 HBeAg 转阴，少数患儿在治疗 10 个月左右还能使 HBsAg 转阴，尿蛋白均能明显转阴或明显减轻。注射初期可出现发热、流感样症状，几天后即消失。治疗期间应检测血肝肾功能、血常规、甲状腺功能、血清病毒学指标及尿液分析，并定期评估精神状态。

对不耐受或不愿意干扰素注射治疗的儿童可选择口服拉米夫定治疗。其为核酸类抗病毒药，每日 3mg/kg，1 次顿服，疗程至少 1 年。无论治疗前 HBeAg 是否阳性，于治疗 1 年后仍可检测到 HBV-DNA，或 HBV-DNA 下降＜ $2\log^{10}$ 者，应该用其他药物（可先重叠用药 1～3 个月）。拉米夫定治疗儿童乙型肝炎的疗效与成人相似，且安全性良好，但目前用于治疗儿童 HBV-GN 的资料较少，疗效有待更多资料确定。

4. 糖皮质激素与免疫抑制剂治疗

对儿童 HBV-GN 应以抗病毒治疗为主，在抗病毒治疗同时应慎用糖皮质激素治疗，不推荐单用激素。因为糖皮质激素对肾病并不能带来额外收益，且有增加 HBV 复制的风险，对表现为膜性肾病的患儿不推荐使用，对于膜增生性肾炎的 HBV-GN 可在抗病毒治疗的基础上加用免疫抑制剂，不推荐单用免疫抑制剂治疗。

5. 免疫调节治疗

可用胸腺素和中药增强免疫治疗，在抑制 HBV 增殖上有一定效果。

6. 抗病毒治疗指征

2012 年 KDIGO 肾小球肾炎指南指出，诊断 HBV 相关性肾小球肾炎即有指征使用干扰素 α 或核苷类似物治疗，并没有以血清 HBV-DNA 的拷贝数及 ALT 水平来界定治疗起点。我国的儿童乙型肝炎病毒相关性肾炎诊断治疗指南（2010 版）考虑到儿童乙型肝炎病毒相关性肾炎有一定的自发缓解率，因此建议的抗病毒治疗起点和慢性乙型肝炎防治指南（2010 版）一致：① HBeAg 阳性者，HBV-DNA $\geqslant 10^5$ 拷贝 /mL；HBeAg 阴性者，HBV-DNA $\geqslant 10^4$ 拷贝 /mL；② ALT $\geqslant 2\times$ ULN（正常上限）。由于有证据表明 HBeAg 的清除与蛋白尿的缓解密切相关，因此我国指南提出存在大量蛋白尿时，血清 ALT 水平在正常上限的 2 倍内，也可开始抗病毒治疗。有 meta 分析证据表明抗病毒治疗 3～12 个月后蛋白尿缓解率高于对照组（73.3% vs 7.4%，$P < 0.00001$），并在一定程度上能延缓肾功能恶化的发生。

7. 抗病毒药物的选择、剂量和疗程

目前被批准用于治疗儿童的抗 HBV 药物只有干扰素 α 和拉米夫定，KDIGO 指南中未推荐哪种药物作为首选，可综合考虑患儿的 HBV 滴度、肝功能水平、依从性及有无并发症，来选择一线的抗病毒治疗药物。KDIGO 指南中不推荐干扰素 α 联合拉米夫定治疗，在国内的指南中也没有联合用药的建议。对于抗病毒药物的疗程，由于目前尚缺乏数据来证明抗 HBV 治疗是否会影响 HBV 相关性肾小球肾炎的自然病程，因此 KDIGO 指南建议参照 HBV 感染的临床实践指南治疗 HBV 相关性肾小球肾炎。

使用干扰素 α 可能会出现流感样症状、疲乏、白细胞减少和抑郁等不良反应，对高病毒水平及免疫受抑制者效果较差，治疗过程中可能出现肝炎的加重，使潜在的免疫性疾病发作或加剧，因此使用时 ALT 应 $\leqslant 10\times$ ULN，血清总胆红素应 $< 2\times$ ULN。严重抑郁症、未能控制的癫痫、未戒掉的酗酒或吸毒者，未经控制的自身免疫性疾病、失代偿期肝硬化、有症状的心脏病为使用干扰素 α 的绝对禁忌证。我国指南推荐儿童剂量每次为 3～6U/m^2，最大剂量为 10mU，每周皮下或肌注 3 次，疗程至少 3 个月。

拉米夫定口服方便，依从性好，起效较干扰素 α 快，同时无干扰素 α 增加肝硬化患者出现失代偿的风险。但其缺点是停药后疗效的持久性较低和长期治疗会增加耐药突变株。多数复发出现在停药后 1 年内，停药后 3 年的累计复发率为 36%～54%。拉米夫定治疗 1 年耐药突变株最高可达 20%，治疗 5 年耐药突变株最高可达 70%，耐药突变株的出现可使部分患者病情加重。我国指南推荐 2～17 岁儿童推荐剂量为 3mg/(kg·d)，最大剂量为 100mg/d，一次顿服，疗程至少 1 年。

8. 不同肾功能（内生肌酐清除率）的抗 HBV 感染药物剂量，见表 14-3-1

表 14-3-1 不同肾功能（内生肌酐清除率）的抗 HBV 感染药物剂量

药物	CrCl ＞ 50 (mL/min)	30 ＜ CrCl ＜ 50 (mL/min)	10 ＜ CrCl ＜ 30 (mL/min)	CrCl ＜ 10 (mL/min)
拉米夫定	300mg p.o.q.d 或 150mg p.o.b.i.d	150mg p.o.q.d	首剂 150mg 后 100mg p.o.q.d.[a]	首剂 150mg 后 50mg p.o.q.d.[b]
阿德福韦	10mg p.o.q.d.	10mg p.o. 每 48h 1 次	10mg p.o. 每 72h 1 次	无推荐剂量
恩替卡韦	0.5mg p.o.q.d.	0.25mg p.o.q.d.	0.15mg p.o.q.d.	0.05mg p.o.q.d.
恩替卡韦（用于阿德福韦耐药的患者）	1mg p.o.q.d.	0.5mg p.o.q.d.	0.3mg p.o.q.d.	0.1mg p.o.q.d.
替比夫定	600mg p.o.q.d.	600mg p.o. 每 48h 1 次	600mg p.o. 每 72h 1 次	600mg p.o. 每 96h 1 次
替诺福韦	300mg p.o.q.d.	300mg p.o. 每 48h 1 次	300mg p.o. 每 72～96h 1 次	300mg p.o. 每周 1 次

注：[a] 对于 CrCI ＜ 15mL/min 者，首剂 150mg，后 50mg p.o.q.d.
[b] 对于 CrCI ＜ 5mL/min 者，首剂 50mg，后 25mg p.o.q.d.

（三）中医治疗

1. 肝郁脾虚证

证候：胁肋胀痛，脘闷腹胀，纳差口苦，神疲乏力，肢体水肿，便溏不爽，尿少色黄，多泡沫，舌红苔黄腻，脉弦数。

治法：疏肝健脾。

主方：柴苓汤（小柴胡汤合五苓散）加减。

常用药：人参、虎杖、白术、甘草、泽泻、猪苓、柴胡、川芎、地龙、车前草等。方中柴胡、川芎疏肝解郁；人参、白术、甘草益气补中；车前草、茯苓、猪苓利水健脾；虎杖清热利湿；地龙利尿消肿。肝病为原发，肾病为继发，肝为本，肾为标，因此，治从肝脾，疏肝健脾。毒邪日久不去，耗气伤阴，则肝脾虚损，可知本病是由实致虚，实邪与正虚并存。纳差口苦者加藿香、佩兰、黄芩，以化湿醒脾；尿少肢肿者加泽泻、车前子，以利尿消肿；若水肿较甚者，加大腹皮、猪苓。有黄疸者加茵陈、鸡骨草、凤尾草，以利湿退黄。若肝胆湿热明显者，可加龙胆草、薏苡仁、栀子。若内有积热者，加鱼腥草、瞿麦。若胁痛明显者，可加川楝子、川芎。若失眠多梦者，加合欢皮、夜交藤。若食少纳呆明显者，加炒山楂、炒麦芽。若有尿血者，加蒲黄、三七。若腹胀较甚者，加厚朴、炒麦芽、陈皮。

2. 脾肾两虚证

证候：纳少腹胀，饭后尤甚，腰膝酸软，耳鸣健忘，大便溏薄，乏力困倦，肢体水肿，舌淡苔白，脉沉弱。

治法：补益脾肾，利水除湿。

主方：防己黄芪汤加减。

常用药：汉防己、黄芪、白术、甘草、车前草、五味子、大枣、山药、当归、山茱萸等。方中白术、甘草、山药、大枣益气建中；五味子、山茱萸、当归补肾益血；黄芪、车前草、汉防己利水消肿。本病虚以脾肾为重，因脾虚则健运失司，清浊不分；肾虚则气化无权，封藏失职，以致精微下泄；标实则以水湿邪毒壅阻三焦气机为主。若水肿明显，出现胸腔积液、喘息气逆不得平卧，乃水气犯肺，肺气不利者，可加用葶苈子、苏子等配伍应用，或以三拗汤和三子养亲汤加减，以宣降肺气；下肢肿甚加漏芦、木瓜。若见脾虚纳呆，面色萎黄不华等，可用附子理中汤加减。若见恶心呕吐者，可合大黄附子汤。若见夜尿量多等，可以济生肾气丸加减。

3. 浊瘀内阻证

证候：胁痛隐隐，纳差消瘦，神疲乏力，面颊胸臂有血痣、丝状红缕，手掌齿痕，腰腹痛，肢体水肿，便溏不爽，尿少色黄，舌暗红或有瘀斑，脉弦细。

治法：化瘀泄浊。

主方：桃红四物汤合五苓散加减。

常用药：制大黄、桃仁、红花、川芎、地龙、车前草、猪苓、当归、丹皮、泽泻、土茯苓、水蛭、黄芪。方中制大黄化瘀泄浊；桃仁、红花、川芎、地龙、当归、水蛭、牡丹皮活血化瘀；车前草利水除湿；黄芪益气利水；在本病的治疗上应牢记顾护正气，扶正祛邪，标本兼治。便溏不爽者加山药、薏苡仁、白术，以健脾祛湿；腰胀痛或胁下有积块者加炮山甲、鳖甲，以软坚化积。若水肿较甚者，加茯苓、大腹皮。若出血明显者，加仙鹤草、牡丹皮。若小便短赤者，加白茅根、萹蓄。

4. 中医其他疗法

A. 中成药

（1）参苓白术散：每次 1 袋，每日 2～3 次。功效：健脾益气。本方适用于脾气虚弱者。

（2）血府逐瘀口服液：饭后口服，每次 10mL，每日 3 次。功效：活血化瘀。本方适用于有瘀血内阻者。

（3）雷公藤总甙片：适用于肝功能无明显损害者，每次 20mg，每日 3 次，功效：清热祛湿，减少尿蛋白。本方适用于尿蛋白较多者。

B. 单方验方

（1）蚤蚕汤：重楼、蛇床子、生黄芪、丹参、淫羊藿、蝉蜕、赤芍、香附、甘草。水煎服，每日 1 剂。功效：解毒祛湿、温肾健脾。

(2) 滋肾清热利湿汤：女贞子、旱莲草、苍术、黄柏、白花蛇舌草、石韦、萆薢、牛膝、车前草、半边莲、半枝莲、虎杖。水煎服，每日1剂。功效：滋养肝肾、清热利湿。

(3) 舒肝方：醋柴胡、杭白芍、当归、枳壳、黄连、山栀子、法半夏、滑石、茵陈、车前子、半枝莲、虎杖、白花蛇舌草、砂仁、白蔻仁。水煎服，每日1剂。适用于肝郁脾虚型。

(4) 滋肝补肾方：黄柏、知母、生地、山茱萸、山药、茯苓、泽泻、丹皮、女贞子、旱莲草、石韦、滑石、萆薢、白花蛇舌草、益母草、白茅根。水煎服，每日1剂。适用于肝肾阴虚型。

(5) 益气养阴方：太子参、生黄芪、生地、丹皮、赤芍、茯苓、泽泻、丹参、石韦、滑石、车前子、益母草、白茅根、白花蛇舌草、虎杖、桃仁、红花。水煎服，每日1剂。适用于气阴两虚型。

(6) 温阳方：制附片、白术、茯苓、泽泻、杭白芍、汉防己、大腹皮、车前子、川牛膝、炒杜仲。水煎服，每日1剂。适用于脾肾阳虚型。

(7) 二仙连芪汤：黄芪、仙茅、淫羊藿、紫草、甘草、白花蛇舌草、连翘。水煎服，每日1剂。适用于肝肾阴虚，湿热留恋型。

(8) 固肾方：蝉衣、益母草、小蓟、首乌、杜仲、核桃肉、补骨脂、细辛、覆盆子。水煎服，每日1剂。适用于治疗乙型肝炎病毒相关性肾炎蛋白尿明显者。

(9) 六五地黄汤：干地黄、牡丹皮、炒山药、山茱萸、白茯苓、盐泽泻、枸杞子、女贞子、桑葚子、地肤子、车前子。水煎服，每日1剂。适用于肝肾阴虚者。

(10) 清利饮：虎杖、柴胡、车前子、泽泻、木通、白花蛇舌草、甘草。水煎服，每日1剂。适用于湿热蕴结者。

(11) 黑豆丸：黑大豆、山药、黄芪、苍术。共研细粉，炼蜜为丸，每丸重5g，每次服1~2丸，每日服2次。适用于治疗乙型肝炎病毒相关性肾炎蛋白尿明显者。

(12) 现代中医药研究结果显示，黄芪注射液具有抗病毒、抗缺氧等功效；丹参等能增强肾上腺皮质功能，改善肾小球滤过膜的通透性，以及提升机体的免疫机制。

(四) 中西医结合治疗优势

乙型肝炎病毒相关性肾炎由于形成的原因与免疫有关，使肝炎相关性肾炎在治疗上自相矛盾，其疗效往往不能达到预期效果，特别是远期疗效较差。治疗肝炎，首选消除病毒对因治疗。干扰素是一种常用的免疫激活剂，其激活免疫的作用通常使肾炎加重，临床表现上会造成蛋白尿的加重；肾上腺皮质激素是一种免疫抑制剂，可以缓解各种免疫反应造成的肾脏损害，因而常用于治疗肾炎，对控制尿蛋白疗效显著，但对清除乙肝病毒，治疗肝炎起反作用，事实证明，有些患者反复使用上述疗法，使疗效并不明显，造成药物依赖，病情反复，加重病情，且引起许多不良反应。

医学界各位专家通过长期的科研及临床实践发现，通过特色的中西医治疗方法可以明显提高肾脏病的临床疗效，改善临床症状，提高生存质量，延长生存期。在今后的研究中，更应重视中医相关肾脏疾病文献的整理、名老中医专家的经验整理，以及有效方药的实验与临床应用。在此基础上加强对病种的规范化制定、推动中医肾病的持续发展。

七、预后

本病的预后与肾脏损害的病理类型有关。膜性肾病型患者肾功能衰退的进展速度较慢，患者多长期生存；膜增生性肾炎多较快进展至慢性肾衰竭。部分乙型肝炎患者血清 HBeAg 阳性或 HBsAg 阳性转为 HBeAb 阳性或 HBsAb 阳性后，其肾脏病变可自行缓解。

八、预防与调护

1. 预防

积极防止乙型肝炎的发生与传播，使用乙型肝炎疫苗预防该病毒感染；尽量避免不适当应用血液制品；使用一次性输液（血）注射器等；做好与传染期乙型肝炎患者的隔离和污染物品的严格的消毒等。

2. 调护

饮食有节，忌酒，冷暖适宜，防止感冒，避免劳累，定期进行肝脏、肾脏有关检查。有水肿及高血压者低盐饮食或忌盐；饮食主要以新鲜蔬菜、瓜果类、坚果类；淡水鱼、虾、瘦肉、鸡蛋等高生物价蛋白质类食物能增加蛋白质的吸收利用率；以汤、羹、煲类做法为主，忌煎炸、烧、烤类食法；日常应结合患儿消化功能选择性食用鲫鱼、鲤鱼、鲜蘑菇、红枣等调理脾胃；西瓜、冬瓜、芹菜、番茄等有清热解毒利尿作用；黑木耳、冬菇、洋葱、胡萝卜等有抗凝降脂作用。

九、研究进展

姬焕珍等通过使用加味五苓散治疗小儿乙型肝炎相关性肾炎，通过对 32 例住院治疗的患儿进行利尿、抗病毒、保肝等方法治疗时，加用中药五苓散加味；茯苓、茵陈各 15g，猪苓、炒白术、泽泻、泽兰各 8g，黄芪 20g，桂枝、柴胡各 6g，丹参 12g。尿蛋白严重者加用黄芪、党参。尿血者加用白茅根、丹皮、大蓟、小蓟等药物；尿素氮升高者加大黄、附子；血压升高者加用石决明、钩藤。每日 1 剂，分 2 次口服，30 日为 1 个疗程。治愈 4 例，有效 25 例，无效 3 例，总有效率 90.6%，其中肾炎治愈率达 75%。

尚菁等通过对 70 例乙型肝炎病毒相关性肾炎患儿随机分为对照组与观察组，对照组采用西医治疗方法，使用甘利欣（国药准字 0621H3000，正大天晴药业集团股份有限公司）加 250mL 5% 葡萄糖静脉滴注，5～8 岁患儿，80mg/ 次；9～11 岁，100mg/ 次；12～13 岁，120mg/ 次。观察组在对照组基础上联合中医治疗，组方：甘草、炒白术各 10g，茯苓、板蓝根、太子参、茵陈、鳖甲各 15g，白花蛇舌草、鸡内金各 20g。肝肾阴虚者，加女贞子与怀山药；气滞血瘀者，加丹参与赤芍；湿热中阻者，加黄芩、陈皮与苍术；肝郁脾虚者，加黄芪与郁金。每日 1 剂，水煎，分早晚两次服用。研究发现观察组有效率为 97.14%，对照组为 45.71%，观察组明显高于对照组。

邬学斌等通过对乙型肝炎病毒相关性肾炎病例 60 例患儿，进行随机分组，对照组患儿采用护肝药物肌苷，重者静脉注射甘利欣 50～150mg，每日 1 次；α－干扰素，每次 100 万～300 万 U，隔日肌注 1 次；维生素、能量及对症处理，有感染者予抗生素，有水肿者给予利尿剂，高血压者给予降压。1 个月为 1 个疗程，共治疗 3 个疗程。治疗组患儿在对照组基础上加服自拟“疏肝固肾汤”中药免煎颗粒，每天 1 剂，开水冲服，疗程同对照组。药物由茵陈、栀子、丹参、柴胡、牛膝、茯苓、甘草各 10g，紫草、活血莲、鱼腥草、山药各 12g，黄芪 20g 组成。根据临床症状酌加车前草、白茅根、仙鹤草清热凉血利尿；加夏枯草、天麻、钩藤平肝潜阳。通过研究发现治疗组总有效率为 90%，对照组总有效率 73.3%。

中西医结合治疗，是目前对乙型肝炎病毒相关性肾炎治疗有效的、安全的方法。避免了单独使用西药的副作用大，易复发的缺点，同时又充分体现了中医整体调治，攻补兼施，副作用小的优点。现代医学认为 HBV 抗原转阴是阻断肾脏疾病的关键。细胞免疫功能低下是 HBV 存在的基础，中药具有多重的治疗作用，例如在组方中使用的白花蛇舌草、半枝莲、虎杖、重楼、猪苓等清热解毒，具有 HBV 抗原转阴的抗病毒的药物，辨证加用具有增强细胞免疫功能的中药黄芪、淫羊藿、女贞子、桑寄生等，就是代表中药。总之，中西医结合治疗本病具有广阔的研究空间，通过新的研究方法及对其他单味中药的研究，可以探寻出更有效的治疗方法。

鉴于 HBV 相关性肾小球肾炎有较高的自发缓解率，目前仍需要通过设计良好的随机对照试验来确定最有效的抗病毒药物治疗方案。研究需要考虑到受试者不同的肾外疾病累及程度、肾脏症状的严重程度、不同的肾脏病理类型，并评价不同药物组合的疗效、治疗时机和疗程。

应进一步加强对中医古籍的认识学习，如《素问·天元纪大论》云：“善言始者，必会于终；善言近者，必知其远，是则至数极而道不惑，所谓明矣。”不仅指出了研究中医学术的思路和方法，同时说明了研究文献的重要，结合现代的科学进展，进一步发现中医学对于乙型肝炎病毒相关性肾炎的更加准确的治疗方法。

【参考文献】

[1] 徐茜茜，杨悦，李文歌．乙型肝炎病毒相关性肾炎发病机制的研究进展 [J]. 中华肾病研究电子杂志，2016，5（2）：85-88.

[2] 易著文，何庆南．小儿临床肾脏病原学 [M].2 版．北京：人民卫生出版社，2016：246-250.

[3] 周益 ，袁伟杰．乙型肝炎病毒相关性肾炎发病机制及治疗 [J]. 中国实用内科杂志，2011，31（2）：103-104.

[4] Johnson RJ，C ouser WG. Hepatitis B in fection and renal disease：clinical imm unopathogenetic and therap eutic

consid erations [J]. Kidney Int，1990，37（2）：663.
[5] Bhimma R，Hammond MG，Coovadia HM，et al. HLA class Ñ and Ò in black children with hepatitis B virus-associated membranous nephropathy [J]. Kidney Int，2002，61（4）：1510-1515.
[6] Hongzhu Lu，Hui Zhu，Jianhua Zhou.S gene mutations of HBV in children with HBV-associated glomerulonephritis [J].Virol J. 2012，9：59.
[7] 郑健，吴竞 . 中西医结合肾脏病学 [M]. 北京：科学出版社，2011：129-133.
[8] 徐虹 . 小儿肾脏疾病诊治指南解读 · 病案分析 [M]. 北京：人民卫生出版社，2015：76-85.
[9] 中华医学会儿科学分会 . 儿科肾脏系统疾病诊疗规范 [M]. 北京：人民卫生出版社，2016：64-68.
[10] 任开明，龚超，胡家才 . 肾脏病中西医结合治疗学 [M]. 北京：科学技术文献出版社，2004：167-171.
[11] 姬焕珍 . 加味五苓散治疗小儿乙型肝炎相关性肾炎 32 例 [J]. 陕西中医，2002，23（11）：993-994.
[12] 尚菁 . 中西医结合治疗小儿乙型肝炎相关性肾炎肾病 70 例的临床研究 [J]. 医学前沿，2014，26（3）：137-138.
[13] 邬学斌，余萍 . 疏肝固肾汤治疗小儿乙型肝炎病毒相关性肾炎 30 例 [J]. 中西医结合肝病杂志，2017，27（2）：116-118.

第四节　肺炎支原体相关性肾炎

一、概述

1. 西医定义

肺炎支原体相关性肾炎（mycoplasma pneumonia associated glomerulonephritis，MP-GN）是儿童肾脏疾病的重要组成部分，其发病率的高低与肺炎支原体（mycoplasma pneumonia，MP）感染率相关。5 ~ 14 岁儿童的肺炎支原体感染是比较常见的病原体，同时患病率也较其他年龄层高，其会导致多个器官及多个系统受到损害。急性肺炎支原体相关性肾炎占同期住院急性肾小球肾炎患儿的 21.8% ~ 38.0%。肺炎支原体是儿童呼吸道感染的常见病原体，主要经呼吸道传染侵袭肺部，也可引起广泛的肺外表现，造成多系统、多器官损害，出现肾脏损害者，称之为肺炎支原体相关性肾炎。各种类型的急性肾小球肾炎，间质性肾炎，肾病和免疫球蛋白（Ig）肾病，均可能与 MP 感染有关。

2. 中医定义

中医学对于肺炎支原体相关性肾炎并没有作为独立病症加以分型。根据本病的临床表现，属于中医“血证（尿血）”“溲血”“溺血”“尿浊”等范畴。“水肿”变证可发展为“癃闭”“关格”等。

中医学中无“支原体感染”之说。但 MP 感染热程较长，热势缠绵，又结合本病具有一定的季节性、地域性、传染性的特点，本病多属于中医学"温病"的范畴，但并非温病中的瘟疫。本病的病因是春季或冬季的风热病邪。春季风木当令，气候温暖多风，阳气升发，易于形成风热病邪。正如叶天士所说："春月受风，其气已温。"吴鞠通也指出："风温者，初春阳气始升，厥阴行令，风夹温也。"冬季气候反常，应寒反暖，也易形成风热病邪。

3. 中西医认识的交叉点

肺炎支原体感染，每 3~7 年发生一次周期性的社区流行，时间从几个月到数年不等，全年均有散发，患者、携带者均为传染源。同时肺炎支原体感染存在地理分布，日本的研究表明，肺炎支原体感染与气候变化有关，尤其是夏季气温和湿度升高。一项研究显示，肺炎支原体肺炎病例增加 17%，气温每增加 1℃，湿度每增加 1%，患病率增加 4%。在国内苏州一项研究表示，肺炎支原体发病率与气温呈正相关，即温度越高肺炎支原体感染阳性率就越高。

据统计，最近 10 年 MP 感染的发病率有逐年上升的趋势：肺炎支原体经过呼吸道分泌物排出，通过飞沫、气溶胶的形式进行传播。潜伏期 2~3 周，大多起病不急，在潜伏期内已有传染性，症状出现 1 周内呼吸道含菌量最高，患者经治疗后仍具有传染性。其流行表现为间歇性发病，长时间缓慢传播。儿童和青少年为肺炎支原体的主要感染者，以学龄期儿童阳性率最高，大约占 31.03%。但近年来肺炎支原体感染越来越倾向于小龄化趋势，有文献报道 1 例新生儿鼻咽部分泌物经 PCR 证实为先天性肺炎支原体，并认为是胎盘传播感染。

儿童肺炎支原体感染临床常见，可造成多系统、多器官损害，可分为肺部表现与肺外表现。肺部表现，如继发于气管支气管炎的咳嗽仍然是 MP 感染的最常见表现。肺部症状范围从轻微的病毒样症状到更严重的表现，例如伴有支气管痉挛或肺炎症状的阻塞性气道疾病的恶化。急性呼吸窘迫综合征（ARDS）或弥漫性肺泡出血。肺外表现，如胃肠道的恶心、呕吐、腹痛、厌食、腹泻、转氨酶升高；心血管系统出现心肌炎、心包炎、心律失常、血栓形成事件；神经系统出现脑膜炎、脑炎、视神经炎、格林—巴利综合征；肾脏方面的急性肾小管坏死、各种类型的肾小球肾炎、肾病，间质性肾炎和免疫球蛋白（Ig）肾病；肌肉骨骼/皮肤出现结节性红斑、皮肤白细胞碎裂性血管炎、多形性红斑、史蒂文斯—约翰逊综合征；MP 相关性黏膜炎、肌病、关节炎和横纹肌溶解症；或出现肺栓塞、脾动脉和左心房和右心室血栓形成、主动脉血栓形成/肾动脉血栓形成；还有可能出现血管炎（阳性抗中性粒细胞胞浆抗体）、血细胞减少症、冷凝集素诱导的自身免疫性溶血性贫血、镰状细胞病、特发性血小板减少性紫癜样综合征、川崎病等。有报道一例儿科阴茎异常勃起的新病例，证实这种情况可能是极为罕见但合理的血管闭塞型表现。

急性肺炎支原体相关性肾炎占同期住院急性肾小球肾炎的 21.8% ~38.0%，其发病率甚至高于链球菌感染后肾炎，提示本病已上升为急性肾小球肾炎的主要病因之一。肾脏疾病发病较隐匿，易被家长忽视，祖国医学对于治疗肾脏疾病具有中医诊疗优势，根据小儿的生长发育特点及疾病的传变特点，在临床治疗上具有令人满意的临床效果。

肺炎支原体感染后病程较长，符合中医湿邪致病，缠绵难愈的特点。肺炎支原体感染多表现为持续发热，舌苔黄厚腻，符合中医湿邪致病，黏滞不爽的特点。小儿脏腑娇嫩，稚阴稚阳，《温病条辨·解儿难·俗传儿科为纯阳辨》说："小儿稚阳未充、稚阴未长者也。"其次在形体结构上脾胃脆薄，在功能上脾常不足而虚弱，小儿处于迅速生长发育过程中，生机旺盛，水谷精微需求相对较大，脾胃负担较重。加之小儿神识未开，饮食不知自节，家长常有喂养不当，损伤脾胃，运化失司导致内湿停聚。薛生白指出："太阴内伤，湿因停聚，客邪再至，内外相引，故病湿热。"由于湿为阴邪，其性重浊黏腻，难于速化，与热相合，蕴蒸胶着，缠绵难解，所以热程较长，热势缠绵，患儿舌苔黄厚腻。湿热侵犯上焦则出现心肺疾患，轻者表现为呼吸道疾患，重者可出现心脑损伤，此为"湿邪上受，首先犯肺，逆传心包"；湿热蕴于中焦（脾胃），故可出现胃肠道症状；湿热流注下焦（肝肾），则可出现肾炎等。

二、病因病理

（一）西医病因病理

1. 病因及发病机制

A. 肺炎支原体直接侵入肾脏

肺炎支原体相关性肾炎的潜伏期很短，可无前驱感染症状，而以肾脏损害为首发症状。有研究表明可以从患者的肾脏组织中直接找到肺炎支原体，所以肺炎支原体可以通过直接侵入肾脏的方式造成肾实质损伤。

B. 免疫相关发病机制

（1）自身免疫

- 交叉抗原：肺炎支原体抗原与肾小球存在着部分共同抗原成分是糖脂质，当机体感染肺炎支原体时产生的抗体与肾小球的自身抗原形成原位免疫复合物而导致肾损害。
- 经改变的自身抗原：肺炎支原体的毒素损害肾脏而使肾脏的一些隐蔽的抗原暴露，被认为是外来抗原而引发细胞和体液免疫，或产生一些新的抗原引发自身免疫反应。
- 自身反应克隆脱抑制：T 抑制性细胞（Ts）能抑制自身反应细胞的激活，Ts 的数量或功能降低，TH 或反抑制性 T 细胞（Tes）细胞数量增多或活跃，使自身反应细胞脱抑制而功能亢进，导致自身免疫的发生。

（2）循环免疫复合物对肾脏的损害：有研究发现，在肾组织活检中，有肺炎支原体抗原及血清补体 C3 及 IgG 的沉积，从而证实肺炎支原体感染患者的血液中存在着循环免疫复合物，导致肾脏损害。

（3）免疫抑制：在支原体和免疫系统的相互作用的研究中，发现支原体诱导的免疫机制可以造成肺炎支原体感染的肺外并发症。可能与Ts或TH细胞之间紊乱引起的机体免疫抑制状态有关。

2. 病理

肺炎支原体相关性肾炎的病理改变多样。常见的光镜下病理改变：系膜增生性肾小球肾炎，系膜毛细血管性肾小球肾炎，毛细血管内、毛细血管外增生型肾小球肾炎、轻微病变型肾小球肾炎。还有以肾小管变性、坏死，间质水肿，炎性细胞浸润为主的肾小管间质损害。免疫荧光显示IgG、IgM、Cq、C3、C4等沉积在肾小球毛细血管壁、内皮下和系膜区。电子显微镜下可发现内皮细胞内有病毒样颗粒，上皮细胞足突融合、微绒毛化及轻微的透明样变性。

（二）中医病因病机

肺炎支原体相关性肾炎患病前均有不同程度的肺炎支原体感染的前驱病史。而支原体感染后病程较长、持续发热、舌苔黄厚腻的临床表现，所以湿热之邪是支原体感染的发病基础。同时肺炎支原体适合在高温潮湿的环境中生长繁殖，与中医湿热病邪特点相符合。湿食生痰，痰郁生热，小儿“阳常有余，阴常不足”，更易化热，痰热致瘀，痰瘀交织阻络。而津血同源，《医偏》说：“痰本我身之津液……斯成痰矣”。津血可以成瘀，《医学入门》：“痰乃津血所称”。而且风温属于阳邪，易从热化，小儿又为纯阳之体，火热炽盛，亦如《重订伤寒论》所云：“火热者，必有毒”。热毒炽盛，攻窜走络，热毒袭肺，表现为痰热闭肺证候，所以痰瘀是肺炎支原体感染的发病关键。

肺炎支原体相关性肾炎的发病往往在支原体感染之后，但不排除同时发病的可能，故导致本病的疫毒之邪与湿热之邪及痰瘀之邪既有相似之处但也存在不同。风温之邪侵袭人体，早期湿热、痰瘀之邪可致素禀不足，正气虚弱，卫外不固，或起居不慎，寒温失调之人，卫气防御能力下降，风热病邪则易乘虚而入导致发病。有时即使正气不虚，由于形成的风热病邪致病力较强，超出了人体的正常的防御能力亦可发病。风热病邪属阳邪，其性升散，疏泄，多从口鼻而入。肺为居高，为五脏六腑之华盖，首当其冲。所以本病初起即见：发热、咳嗽、口微渴等肺卫证候。继而风温之邪与内蕴痰浊相搏，交阻于肺，可见痰色黄而黏，舌苔黄厚腻等症状。当前驱症状缓解后，肺炎支原体仍可通过直接感染肾脏及免疫反应造成肾脏的损害，故将其统称为疫毒之邪。

故本病的病因主要分为两个方面：外因多为感受疫毒之邪；内因多为先天禀赋不足，日久肺肾两虚。内因外因密切相关。

肺为水之上源，肾为主水之脏；肺主呼吸，肾主纳气；肺属金，肾属水，金水相生。故肺肾之间的关系主要表现为呼吸和水液代谢两方面。若疫毒之邪，侵袭肺卫，肺失宣降而上逆，出现咳嗽，卫阳郁遏，则发热，肺失通调，风水相搏，发为水肿，或肾气受损，气化失常，水泛肌肤，发为水肿；先天禀赋不足，肺肾两虚，金水相生，肺气虚弱，下及于肾，气不归根，以致气短喘促；肺肾气虚，气虚不能摄血，以致血液外溢而形成尿血，或疫毒之邪下注于肾，肾络受损，血溢络外则见尿血；肾气亏损，封藏失职，精微外泄而见蛋白尿；湿热邪毒内蕴，阻塞三焦，上焦肺不能输布津液，中焦脾不能转输精微，下焦肾不能代谢水液，引发癃闭或关格。在病理上，肺肾功能失调，常互为因果，累及于脾，引起呼吸和水液代谢障碍。

三、临床表现

1. 症状

肺炎支原体相关性肾炎属于感染后肾炎的一种，其临床表现都以急性肾炎综合征为主。大多数患者都有呼吸道感染的前驱病史，或者有其他系统感染表现，而以肾脏损害为首发表现的患者则很少。一般在呼吸道感染 3 ~ 10d，出现肾脏损害的表现。

（1）血尿：主要的临床表现为血尿，大部分患者为镜下血尿，少数（严重）患者会出现肉眼血尿。

（2）蛋白尿：半数以上患者表现为不同程度的蛋白尿，但很少有肾病范围的蛋白尿。

（3）水肿：大部分患者可呈现不同程度的水肿，较少出现严重水肿患者。

（4）高血压：大约 40% 的患儿有轻度高血压。

（5）补体：部分患者有轻度血清补体 C3 降低，其降低的程度较急性链球菌感染后比肾炎小。

（6）其他：急性肾衰竭少见。

2. 中医辨证特点

本病以肺、肾为中心，与脾相关。湿热、痰瘀之邪作用于肺，毒热炽盛，造成高热、久热，攻窜走络，引疫毒下行至肾，灼伤肾络。故肺炎支原体相关性肾炎即疫毒之邪先行伤肺，日久下注于肾，导致肺肾同病。水不自行，赖气以动，本病的病理变化主要为肺失通调，脾失转输，肾失开阖。病位在肺、脾、肾，而重点在肾。温热疫毒之邪侵袭肺脏是本病的发病关键，肺肾气虚是本病的重要证型。

四、实验室及其他检查

1. 急性感染期

（1）血常规：白细胞计数可升高；中性粒细胞比例绝对值可升高，淋巴结细胞比例及绝对值下降、单核细胞比例及绝对值升高。

（2）C- 反应蛋白：CRP 可稍升高。

（3）降钙素原：可轻度增高。

（4）红细胞沉降率：可有不同程度的稍高。

（5）免疫蛋白：IgA、IgG、IgM 含量明显升高，在稍长的儿童中，可存在 IgM 不升高的情况，幼儿患者则以 IgM 升高为主。

（6）支原体抗体 IgM：MP-IgM 阳性。

（7）支原体血清学试验≥ 1：80 可判断为阳性，提示肺炎支原体感染。

2. 非急性感染期

血常规、C- 反应蛋白、降钙素原、红细胞沉降率可正常；支原体抗体 IgM 阴性。

五、诊断和鉴别诊断

1. 诊断

肺炎支原体相关性肾炎的诊断标准目前尚无统一的诊断标准，临床表现上如有咳嗽、发热、多器官受累的表现，同时以 ESILA 法检测血清 MP-IgM 抗体阳性合并下述表现中两项者为 MP-GN：①水肿。②高血压。③血尿。④低补体血症。

2. 鉴别诊断

本病应与下列疾病进行鉴别：

（1）急性链球菌感染后肾炎：其临床表现与肺炎支原体相关性肾炎相似。但本病有前驱呼吸道感染或皮肤感染史，潜伏期一般为 2～4 周；实验室检查 ASO 增高，血清补体下降的幅度较大。

（2）病毒感染相关性肾炎：临床表现与肺炎支原体相关性肾炎极其相似，但是该病的实验室检查有病毒血症，而支原体检测为阴性。

（3）IgA 肾病：该病表现为反复发作的血尿（和）蛋白尿，起病前 1～3d 可有呼吸道感染，但是肾活检在肾小球系膜区及毛细血管壁见到以 IgA 为主的免疫复合物沉积，在与 IgA 肾病鉴别时，应特别注意患儿是否有支原体感染的前驱病史，因支原体感染引起的免疫反应也可导致免疫球蛋白 IgA 肾病。

由于肺炎支原体感染的主要部位和随后的传播仅限于下呼吸道的纤毛上皮，因此在没有强烈咳嗽的情况下，任何现有的细菌细胞都不能转移到上呼吸道。在此因素下，肺外表现因肺炎支原体感染通常发生在没有肺炎或甚至没有呼吸道症状的情况下。因此，使用从上呼吸道获得的常规临床样品（例如咽拭子）的分子检测或培养方法并不总是足以诊断肺外表现。因此，诊断应通过血清学方法进行，通常需要获得第 2 份血清样本。在一些特殊情况下，分子检测方法可以应用于非呼吸道样本。所以对于肺炎支原体相关性肾炎的实验室诊断方法还应不断地进行探索。

六、治疗

（一）临床思路

1. 西医临床治疗思路

在 7 ~ 10d 内自发消除 MP 感染的情况并不少见。但是，规范化的治疗也是必要的。支原体没有细胞壁，这使得抗生素的选择仅限于那些作用于细菌核糖体以抑制蛋白质合成的细胞壁。对肺炎支原体具有最佳最小抑制浓度值的抗生素包括大环内酯类，四环素类和氟喹诺酮类。

虽然后两者药物对肺炎支原体具有良好的体外抑制作用，但四环素会导致牙齿变色，喹诺酮类药物可能影响幼儿软骨、关节的发育。因此，现行准则并未建议儿童使用四环素及喹诺酮类药物；四环素类药物的年龄应限制≥ 8 岁，而喹诺酮类药物的年龄限制是青春期骨骼成熟期。因此大环内酯类抗生素仍是儿童肺炎支原体感染的一线抗生素。

肺炎支原体相关性肾炎患者的治疗方案以抗肺炎支原体感染治疗为主，大环内酯类药物仍是首选。同时根据患者的年龄及肝肾功能选择药物及剂量。

2. 中医辨证思路

中医认为，小儿脏腑娇嫩，形气未充，抵御病邪能力较弱，又为纯阳之体，阴常不足，阳常有余，邪气郁而不解，容易循经入里化热。肺合皮毛，本病前期为湿热、痰瘀等风瘟疫毒之邪经患儿皮毛或口鼻侵袭肺脏，以致肺部通调失司，肺为水之上源，风遏水阻、风水相搏，故伴有咳嗽、发热、咽痛、舌红、水肿等表现。中期热结膀胱，损伤血络，血随尿出，发为血尿；毒热浸淫于肾，脾失转输，肾失开阖，精微外泄，则出现蛋白尿。后期久病不愈，气虚邪恋，损伤肾脏。本病虚实夹杂，前期以祛邪为主，中期祛邪兼扶正，后期扶正固本。急则治标，缓则治本。

（二）西医治疗

积极抗支原体治疗，大环内酯类抗生素是首选药物。

（1）红霉素 20 ~ 30mg/（kg·d）静脉滴注 1 周，改予口服红霉素，序贯治疗 2 ~ 3 周。

（2）阿奇霉素 10mg/（kg · d）静脉滴注 3d，改为相同剂量口服 3d，停 4d，序贯治疗 3 ~ 4 周。

（3）对症支持治疗，急性期注意休息；有严重水肿、少尿者给予利尿剂；有高血压者，给予血管紧张素转换酶抑制剂或钙离子拮抗剂；如有大量蛋白尿等肾病综合征表现者，可予糖皮质激素治疗。

（4）对于急性肾衰竭者可予腹膜透析或血液透析治疗。

（三）中医治疗

1. 前期

A. 疫毒闭肺

高热持续，咳嗽剧烈，气急鼻煽，喘憋，涕泪俱无，鼻孔干燥，面赤唇红，烦躁口渴，水肿自眼睑和面部开始迅速波及全身，以头面部肿势为著，皮色光亮，按之凹陷，随手而起，尿少色赤，大便秘结，舌红而干，舌苔黄，脉滑数。

治法：清热解毒，泻肺开闭，利水消肿。

主方：麻杏石甘汤与麻黄连翘赤小豆汤合越婢加术汤加减。

常用药：麻黄、苦杏仁、甘草、石膏、桂枝、连翘、茯苓、白术、车前子（包煎）、陈皮、生姜皮。咳嗽气喘者，加葶苈子、紫苏子、射干；咽喉肿痛者，加山豆根、玄参、桔梗；骨节酸痛者，加羌活、防己；发热、汗出、口干、苔薄黄者，加金银花、黄芩；血压升高者，去麻黄，加浮萍、钩藤、牛膝、夏枯草；血尿者，加小蓟、大蓟、茜草、仙鹤草。若肺热较甚者加鱼腥草、金银花。大便不畅者，去茯苓，加蒲公英。

B. 湿热蕴结

小便短赤，甚则尿血，水肿或轻或重，烦热口渴，口苦口黏，头身困重，倦怠乏力，恶心呕吐，脘闷纳差，大便黏滞不爽或便秘，舌质红、苔黄腻，脉滑数。

治法：清热利湿、凉血止血。

主方：五味消毒饮合小蓟饮子加减。

常用药：金银花、野菊花、蒲公英、紫花地丁、生地黄、大蓟、小蓟、滑石、淡竹叶、通草、蒲黄、甘草加减；小便赤涩者，加白花蛇舌草、石韦、金钱草；口苦、口黏者，加苍术、黄柏、黄连；皮肤湿疹者，加苦参、白鲜皮、地肤子；便秘者，加生大黄。风寒咳嗽者杏苏散加减；风热咳嗽者桑菊饮加减；风燥咳嗽者桑杏汤加减。

2. 后期

A. 邪陷心肝证

面浮肢肿，头痛眩晕，视物模糊，烦躁不安，口苦，恶心呕吐，甚至惊厥、抽搐、昏迷，小便短赤，高血压，舌质红、苔黄糙，脉弦数。

治法：平肝泻火、清心利水。

主方：龙胆泻肝汤合羚角钩藤汤加减。

常用药：龙胆草、栀子、黄芩、通草、泽泻、车前子、柴胡、当归、生地黄、羚羊角粉、钩藤、菊花、白芍、甘草。便秘者，加生大黄、玄明粉；头痛眩晕者，加牡蛎、石决明、夏枯草；恶心呕吐者，加姜半夏、胆南星；昏迷抽搐者，加服牛黄清心丸或安宫牛黄丸。

B. 水凌心肺证

全身明显水肿，频咳气急，胸闷心悸，烦躁不宁，不能平卧，面色苍白，易汗出，甚则唇甲青紫，舌质暗红、舌苔白腻，脉沉细无力。

治法：泻肺逐水、温阳扶正。

主方：己椒苈黄丸合参附汤加减。

常用药：防己、椒目、葶苈子、大黄、人参、附子。轻证加用白芥子、紫苏子、莱菔子；面色苍白、四肢厥冷、汗出脉微者，重用人参、附子，加龙骨、牡蛎。

C. 水毒内闭证

全身水肿，尿少或尿闭，色如浓茶，头晕头痛，恶心呕吐，神疲乏力，嗜睡，甚则昏迷，舌质淡胖、苔垢腻，脉滑数或沉细数。

治法：通腑泄浊、解毒利尿。

主方：温胆汤合附子泻心汤加减。

常用药：姜半夏、竹茹、枳实、陈皮、茯苓、附子、大黄、黄芩、黄连、生姜、甘草。呕吐频繁者，加服玉枢丹；抽搐明显者，加服羚羊角粉、紫雪。

3. 恢复期

A. 阴虚邪恋证

神倦乏力，头晕，手足心热，腰酸盗汗，或有反复乳蛾红赤，镜下血尿持续不消，水肿消退，尿色赤，大便干结，舌红、苔少，脉细数。

治法：滋阴补肾，兼清余热。

主方：知柏地黄丸合二至丸加减。

常用药：知母、黄柏、熟地黄、山药、山茱萸、泽泻、牡丹皮、茯苓、墨旱莲、女贞子。血尿者，加仙鹤草、茜草；舌质暗红者，加三七、琥珀粉；反复咽红或乳蛾肿大者，加玄参、山豆根、板蓝根。

B. 气虚邪恋证

身倦乏力，面色萎黄少华，纳少便溏，自汗，易感冒，或见血尿持续不消，水肿轻或无，舌淡红、苔白，脉缓弱。

治法：健脾益气，兼化湿浊。

主方：参苓白术散加减。

常用药：党参、黄芪、茯苓、白术、白扁豆、陈皮、山药、砂仁、薏苡仁、甘草。血尿持续不消者，加三七、当归；舌质淡暗或有瘀点者，加丹参、桃仁、红花、泽兰；汗多者，加白芍、煅龙骨、煅牡蛎；纳少者，加焦山楂、焦六神曲；便溏者，加苍术、炮姜。

（四）中西医结合治疗优势

由于西医目前只能采用抗感染对症治疗，同时也出现了越来越多的关于抗生素耐药的情况，所以中医药治疗本病的前景广阔。《温病条辨·解儿难》概括为："脏腑薄，藩篱疏，易于传变，肌肤嫩，神气怯，易于感触 。”即表明儿童在身体结构上易受外界毒邪侵害，又易于传变致其他脏腑功能失调引起周身不适。单纯的西医治疗在药物使用上能够做到控制、杀灭病原体，使病原体造成的临床表现得以治愈。但中医学认为辨病、辩证当以整体观念为基础，在治疗疾病的同时，更应攻补兼施，恢复脏腑功能，协调机体自身的调节机制，缩短疾病病程，减轻抗生素在使用过程中的副作用，减少抗生素耐药情况，增强患儿体质，所以中医、西医应同时施用做到以长补短。

中医学认为本病以肺、肾为中心，与脾相关。即疫毒之邪先行伤肺，日久下注于肾，导致肺肾同病。同时中医学认为小儿肺、脾、肾常虚，通过对患儿的辨证论治，不论是在早期的呼吸道感染（风瘟疫毒）治疗，还是累积肾脏造成的反复的血尿、蛋白尿，既可以做到未病先防，既病防变，减轻患儿痛苦，减少家长的经济及心理负担，同时亦可做到标本兼治的治疗目的。

七、预后

大多数患者预后良好，水肿消退、血尿消失、补体回升快，肺炎支原体感染合并肾炎损害相对较轻，病程较链球菌感染后肾小球肾炎短。支原体感染合并肾病综合征水肿、蛋白尿持续时间及发病年龄、性别与原发性肾病有显著差异：前者发病年龄较大，女性为多，水肿、蛋白尿恢复较快。但仍需密切监测尿常规，尤其当患儿出现发热、咳嗽、咽痛等上呼吸道感染症状时应特别注意。

八、预防与调护

近年来肺炎支原体感染合并肾炎、肾病发生率明显升高，已上升为儿童急性肾小球肾炎、肾病的主要病因之一，这不能不引起重视。国内外较多文献均报道 3 ~ 6 岁是 MP 感染发病的第一高峰，这也进一步说明 MP-GN 发病率与 MP 感染发病率高低有关，所以积极预防肺炎支原体感染是避免肾脏损害的首要途径。起病急性期应注意休息，避免剧烈体育运动，注意监测血压、防止感冒避免加重病情。

饮食上应该限制钠及水分：发病初以水肿、高血压为主要临床表现者应限盐限水，少钠饮食除少加食盐或酱油外，还要避免用含钠高的食物。低蛋白供给量：有氮质血症时应限制蛋白，以摄入优质蛋白 0.5g/（kg · d）为宜。给予高糖饮食以补足热量，循环充血、急性肾衰竭时严格限制入水量。

九、研究进展

自 20 世纪 90 年代，随着肺炎病原学的变迁，肺炎支原体已成为小儿肺炎的重要病原，肺炎支原体感染除肺部表现外，常可累及肾脏、血液、神经、心血管等多个系统，有研究表明，肺炎支原体相关性肾炎可出现急性肾衰竭，且进展迅速，由此注意到 MP 感染亦可能发生严重的肾脏损害，在临床工作中要高度重视，以便及时发现问题。

对于MP研究的另一个领域是疫苗的开发，在20世纪60年代至20世纪70年代曾尝试了使用MP疫苗，但通过动物实验均未成功，同时由于担心肺炎支原体疫苗株的残留毒力，减毒活疫苗也从未使用于人类。经过几年的研究，一项共有67268名志愿者参与的关于肺炎支原体灭活疫苗的研究显示，通过注射肺炎支原体疫苗可以使肺炎支原体肺炎和肺炎支原体引起的呼吸道感染的总发生率降低约40%。最近通过对重组蛋白的研究表明，使用重组蛋白作为潜在疫苗被认为是有希望的，但仍需进一步的实验证明。关于肺炎支原体的新研究应该集中在明确其发病机制及其相关疾病的诊断，同时防止抗菌素耐药性的出现。

大环内酯类药物已出现耐药的情况，导致人们开发了新的研究性抗生素药物，如Lefamulin，Solithromycin，Nafithromycin，Omadacycline和Zoliflodacin。广泛耐大环内酯类抗生素支原体感染（MRMP），是21世纪初在日本首次报告，近年来中国、韩国、以色列等国家耐药支原体菌株的分离率增长迅速，耐药机制的研究尚未完全明确。

大量使用大环内酯类药物导致全球范围内大环内酯类耐药肺炎链球菌菌株的流行率显著增加，因此MRMP的患病率的增加已成为一个重要问题。Kawai等人还表明，MRMP患者的MP生物数量较高。与大环内酯类敏感的MP相比，MRMP与更多的肺外症状和更严重的放射学发现和肺炎有关。因此，临床开展儿童MP感染患者耐药基因的常规检测，可能对于支原体感染患儿进一步有效治疗、减少肺外并发症的发生，以及对于后期耐药MP感染的治疗及耐药机制的研究、耐药控制等均有一定的临床指导意义。

在其治疗的选择上，除大环内酯类为首选外，今后还需加强如对临床辨证分型的标准化、客观化、规范化研究，探索出精炼、实用、高效的辨证论治体系，进一步指导临床工作。加强对比研究，以利于对比观察与提高疗效。加强中药单、复方及新的药品的研究，探寻更有效的治疗方法。加强对支原体相关性肾炎的随访调查，准确掌握该疾病的痊愈、复发的临床数据。中医药的使用对于疾病的治疗及控制均优于单纯的西药的治疗。祖国医学对于肾脏疾病的治疗尤具独到优势，目前对于其的中药治疗虽没有统一方案，但在未来的科研道路上，有望达成统一的临床应用。

【参考文献】

[1] 易著文，何庆南．小儿临床肾脏病原学[M]. 2版．北京：人民卫生出版社，2016：259-260.

[2] Onozuka D，Hashizume M，Hagihara A. Impact of weather factors on Mycoplasma pneumoniae pneumonia[J]. Thorax. 2009，64（6）：507 - 511.

[3] 钱前．苏州地区2006—2014年住院儿童肺炎支原体呼吸道感染的流行病学特征分析[D]. 苏州：苏州大学，2016.

[4] Jacobs M1，Lo MD，Lendvay TS.Painless pediatric priapism and cough [J]. Pediatr Emerg Care.，2015，31（1）：36-38.

[5] 王萌瑶，周朋．儿童支原体感染临床特点及中医学证治体会[J]. 世界最新医学信息文摘[J]. 2018，18（38）：204-205.

[6] 汪源．小儿肺炎支原体感染采用血常规、C-反应蛋白联合检诊的临床分析[J]. 临床检验杂志（电子版），2018，7（2）：221-222.

[7] 蔡妍，章金灿，陆卫歆，等．C-反应蛋白及血常规对肺炎支原体或军团菌感染儿童病情判断价值[J]. 分子诊断与治疗杂志，2015，7（2）：107-109.

[8] 李永赞，谢悦坚，李磊邦．儿童感染肺炎支原体的 C- 反应蛋白和中性粒细胞检测的临床意义 [J]. 中国医药科学，2018，8 (3)：144–146.

[9] Ken B. Waites，Deborah F. Talkington. Mycoplasma pneumoniae and Its Role as a Human Pathogen [J].Clin Microbiol Rev. 2004 ，17 (4)：697 - 728.

[10] Linchevski I，Klement E，Nir–Paz R.Mycoplasma pneumoniae vaccine protective efficacy and adverse reactions-- Systematic review and meta–analysis [J].Vaccine，2009，27 (18)：2437–2446.

[11] Patrick M. Meyer Sauteur，Wendy W. J. Unger. David Nadal.Infection with and Carriage of Mycoplasma pneumoniae in Children [J].Front Microbiol，2016，7：329.

[12] Bharat Bajantri，Sindhaghatta Venkatram，Gilda Diaz–Fuentes. Mycoplasma pneumoniae：A Potentially Severe Infection [J]. J Clin Med Res，2018，10 (7)：535 - 544.

[13] Mitsuo Narita.Classification of Extrapulmonary Manifestations Due to Mycoplasma pneumoniae Infection on the Basis of Possible Pathogenesis [J]. Front Microbiol，2016，7：23.

[14] Kawai Y，Miyashita N，Yamaguchi T. et al. Clinical efficacy of macrolide antibiotics against genetically determined macrolide–resistant Mycoplasma pneumoniae pneumonia in paediatric patients[J]. Respirology，2012，17 (2)：354 - 362.

[15] Narita M，Tanaka H. Cytokines involved in the severe manifestations of pulmonary diseases caused by Mycoplasma pneumoniae[J]. Pediatr Pulmonol，2007，42 (4)：397.

第十五章

肾病综合征

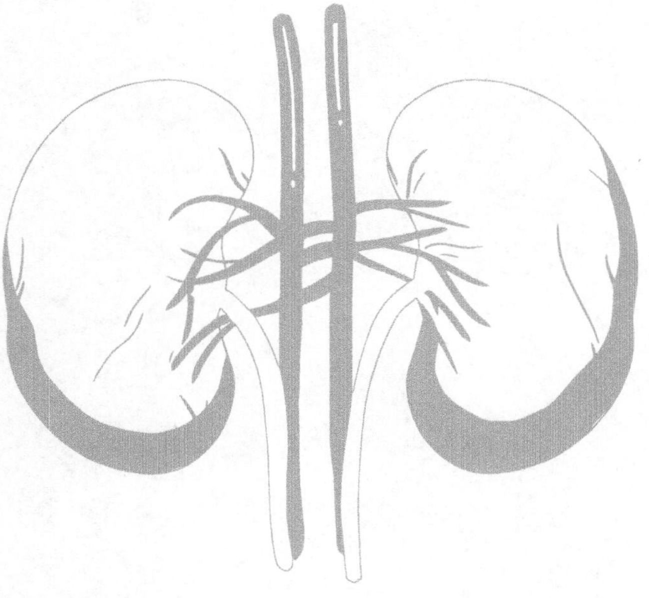

一、概述

1. 西医定义

肾病综合征（nephrotic syndrome，NS）是一组由多种原因引起的肾小球基底膜通透性增加，导致血浆内大量蛋白质从尿中丢失的临床综合征。临床有以下 4 大特点：①有大量蛋白尿。②低白蛋白血症。③高脂血症。④明显水肿。以上第①、②两项为必备条件。

肾病综合征在小儿肾脏疾病中的发病率仅次于急性肾炎，国外报道儿童 NS 年发病率为 2/10 万 ~ 4/10 万，患病率为 16/10 万。发病年龄多为学龄前儿童，3 ~ 5 岁为发病高峰。NS 按病因可分为原发性、继发性和先天性 3 种类型。肾病综合征多指原发性 NS（primary nephrotic syndrome，PNS）。PNS 约占小儿时期 NS 总数的 90%，是儿童常见的肾小球疾病。我国部分省、市医院住院患儿统计资料显示，PNS 约占儿科住院泌尿系疾病患儿的 21% ~ 31%。男女比例为 3.7：1。

2. 中医定义

中医古代文献中并无肾病综合征之病名，根据肾病综合征在临床中多表现为水肿、蛋白尿、乏力等症状，当属于中医文献中的“水肿”“尿浊”“肾风”“腰痛”“虚劳”等范畴。

小儿肾病属中医学水肿范畴，且多属阴水，以肺、脾、肾三脏虚弱为本，尤以脾肾亏虚为主。《诸病源候论·水通身肿候》云：“水病者，由脾肾俱虚故也。肾虚不能宣通水气，脾虚又不能制水，故水气盈溢，渗液皮肤，流遍四肢，所以通身肿也。”

二、病因病理

（一）西医病因病理

1. 病因及发病机制

A. 病因

一般而言，凡能引起肾小球滤过膜损伤的因素都可能导致肾病综合征，遗传、免疫、感染、药物以及环境均可参与其中。根据病因首先可将肾病综合征分为原发性和继发性，其中原发性肾病综合征占主要地位，常见微小病变、局灶节段性肾小球硬化、系膜增生性肾小球肾炎、膜性肾病综合征指继发于其他系统疾病，肾病综合征仅为原发病的部分临床表现，可见于感染性、药物或毒物损伤，过敏性、肿瘤、代谢性、系统性及遗传性疾病等。

B. 发病机制

PNS约占小儿时期NS总数的90%。原发性肾脏损害使肾小球通透性增加导致蛋白尿，而低蛋白血症、水肿和高胆固醇血症是继发的病理生理改变。PNS的病因及发病机制目前尚不明确。但近年来的研究已证实下列事实：

（1）肾小球毛细血管壁结构或电荷的变化可导致蛋白尿。实验动物模型及人类肾病研究发现，微小病变时肾小球滤过膜阴离子丢失增多，导致静电屏障破坏，使大量带负电荷的中分子血浆白蛋白滤出，形成高选择性蛋白尿；也可因分子滤过屏障损伤，尿中丢失多种大中分子蛋白，形成低选择性蛋白尿。

（2）非微小病变型常见免疫球蛋白和（或）补体成分在肾内沉积，局部免疫病理过程可损伤滤过膜的正常屏障作用而发生蛋白尿。

（3）微小病变型肾小球未见以上沉积，其滤过膜静电屏障损伤原因可能与细胞免疫失调有关。

（4）患者外周血淋巴细胞培养上清液经尾静脉注射可致小鼠发生大量蛋白尿和肾病综合征的病理改变，表明T淋巴细胞异常参与本病的发病。

近年来研究发现，NS的发病具有遗传基础。国内报道糖皮质激素敏感NS患者以HLA-A1、B、DR、DR、DRW出现的频率明显增高，而儿童HLA-DR抗原频率高达38%，频复发NS患儿则与HLA-DR相关。另外NS还有家族性表现，且绝大多数是同胞患病。在流行病学调查发现，黑人患NS症状表现重，对激素反应差。提示NS发病与人种及环境有关。自1998年以来，对足细胞及裂孔隔膜的认识从超微结构跃升到细胞水平，研究认识了“足细胞分子”nephrin、CD2-AP、podocin、α-actinin-4等，并证实这些分子是肾病综合征发生蛋白尿的关键分子。

2. 病理

原发性肾病综合征可见于各种病理类型。根据国际儿童肾脏研究组（1979年）对521例儿童原发性肾病综合征的病理观察发现有以下类型：微小病变（76.4%)、局灶性节段性肾小球硬化（6.9%)、膜性增生性肾小球肾炎（7.5%)、单纯系膜增生性(2.3%)、增生性肾小球肾炎（2.3%)、局灶性球性硬化（1.7%)、膜性肾病（1.5%)、其他(1.4%)。儿童肾病综合征最主要的病理变化是微小病变型。

引起原发性肾病综合征的肾小球疾病的主要病理类型包括：微小病变性肾病、局灶性节段性肾小球硬化（FSGS)、系膜增生性肾小球肾炎、膜性肾病及膜增生性肾小球肾炎。

光镜下观察不到肾小球的明显病变，或仅有轻微病变。肾小球毛细血管基膜正常。有时伴有系膜细胞和系膜基质的极轻度的节段性增生。病程较长者常表现出轻重不等的系膜细胞和系膜基质的增生，甚至出现个别的肾小球硬化。可见上皮细胞肿胀，病变极为轻微。由于大量蛋白尿，于肾小管管腔内可见多数蛋白管型。肾小管上皮细胞对尿中的蛋白及脂质进行回吸收，可致肾小管上皮细胞发生小滴状玻璃样变性及脂肪变性，严重时全部肾小管发生脂肪变性。病程较长者可见灶状肾小管萎缩及灶状肾间质纤维化。

电镜观察可见肾小球脏层上皮细胞肿胀，胞浆内可见空泡及吸收性蛋白滴沉积，其足突广泛融合变平及假绒毛变性。无电子致密物沉积。荧光显微镜观察绝大多未见到任何免疫球蛋白或补体成分在肾小球内沉积。有时在系膜区和肾小球血管极处有少量 IgM 沉积，并有 IgE 沉积的报道。

（二）中医病因病机

小儿禀赋不足，久病体虚，外邪入里，致肺、脾、肾三脏亏虚是发生本病的主要因素。而肺、脾、肾三脏功能虚弱，气化、运化功能失常，封藏失职，精微外泄，水液停聚则是本病的主要发病机制。

1. 肺、脾、肾脏亏虚

人体水液的正常代谢，水谷精微的输布、封藏，均依赖于肺的通调、脾的传输、肾的开阖及三焦、膀胱的气化来完成，若肺、脾、肾三脏虚弱，功能失常，必然导致“水精四布”失调。水液输布失常，泛溢肌肤则发水肿；精微不能输布、封藏而下泄则出现蛋白尿。正如《景岳全书·肿胀》说：“凡水肿等证，乃肺、脾、肾三脏相干之病。盖水为至阴，故其本在肾；水化于气，故其标在肺；水惟畏土，故其制在脾。今肺虚则气不化精而化水，脾虚则土不制水而反克，肾虚则水无所主而妄行。”可见肾病的病本在肾与脾，其标在肺。

2. 诸邪交互为患

外感、水湿、湿热、瘀血及湿浊是促进肾病发展的病理环节，与肺、脾、肾脏虚弱之间互为因果关系。若肺、脾、肾三脏气虚，卫外不固则易感受外邪，外邪进一步伤及肺、脾、肾，从而使水液代谢障碍加重，病情反复。水湿是贯穿于病程始终的病理产物，可以阻碍气机运行，又可伤阳、化热，使瘀血形成。水湿内停，郁久化热可成湿热；或长期过量用扶阳辛热之品而助火生热，并易招致外邪热毒入侵，致邪热与水湿互结，酿成湿热。湿热久结，难辨难分，从而使病情反复迁延难愈。肾病精不化气而化水，水停则气滞，气滞则血瘀，《金匮要略·水气病脉症并治》云：“血不利则为水。”血瘀又加重气滞，气化不利而加重水肿。水肿日久不愈，气机壅塞，水道不利，而至湿浊不化，水毒潴留。

《景岳全书·肿胀》云：“凡欲辨水气异者，在欲辨其阴阳耳。”肾病的病情演变，多以肺肾气虚、脾肾阳虚为主，病久不愈或反复发作或长期使用激素者，可阳损及阴，肝失滋养，出现肝肾阴虚或气阴两虚之证。

总之，肾病的病因病机涉及内伤、外感，关系脏腑、气血、阴阳，均以正气虚弱为本，邪实蕴郁为标，属本虚标实、虚实夹杂的病证。

三、临床表现

1. 症状与体征

A. 大量蛋白尿

尿常规检查尿蛋白定性多在 3+ 以上，大约有 15% 有短暂的镜下血尿，大多数可见到透明管型、颗粒管型和卵圆脂肪小体。24h 尿蛋白定量检查＞ 50mg/（kg · d）为肾病范围的蛋白尿。尿蛋白 / 尿肌酐（mg/mg），正常儿童上限为 2.0，肾病范围的蛋白尿≥ 2.0。

B. 低蛋白血症

低蛋白血症是肾病综合征的临床及实验室特征。主要原因是尿中丢失白蛋白，但另外一些因素如肝脏白蛋白的合成和白蛋白的分解代谢率的改变也决定了血浆白蛋白失衡。饮食中蛋白质摄入不适当，必需氨基酸不足会影响肝脏蛋白的合成。人血白蛋白浓度为 25g/L（或更少）可诊断为肾病综合征的低蛋白血症。由于肝脏合成增加，α_2、β 球蛋白浓度增高，IgG 减少，IgM、IgE 增加。

C. 高脂血症

高脂血症是肾病综合征的实验室特征，血浆胆固醇、三酰甘油、磷脂和脂肪浓度增高。肾病综合征也可见脂蛋白代谢异常，血清高密度脂蛋白（HDL）多正常，但低密度脂蛋白（LDL）和极低密度脂蛋白（VLDL）增高。高胆固醇血症和高三酰甘油血症的严重性与低蛋白血症和蛋白尿的严重性密切相关。另外一些影响因素决定高脂血症程度的有患儿的年龄、饮食、肾功能不全的存在和糖皮质激素的使用。血浆脂类和脂蛋白异常是由于低蛋白血症使肝脏脂质、脂蛋白和部分 VLDL 合成增加。胆固醇＞ 5.7mmol/L 和三酰甘油升高，LDL 和 VLDL 增加，HDL 多正常。没有缓解的肾病综合征患者，高脂血症可能决定着患者的预后。

D. 水肿

水肿最常见，开始见于眼睑，以后逐渐遍及全身，呈凹陷性，严重者可有腹腔积液或胸腔积液。一般起病隐匿，常无明显诱因。大约 30% 有病毒感染或细菌感染发病史，70% 的肾病复发与病毒感染有关。常伴有尿量减少，颜色变深，无并发症的患者无肉眼血尿，而短暂的镜下血尿可见于大约 15% 的患者。大多数血压正常，但轻度高血压也见于约 15% 的患者，严重的高血压通常不支持微小病变型肾病综合征的诊断。约 30% 的病例因血容量减少而出现短暂的肌酐清除率下降，一般肾功能正常，急性肾衰竭少见。部分病例晚期可有肾小管功能障碍，出现低血磷性佝偻病、肾性糖尿、氨基酸尿和酸中毒等。

2. 并发症

A. 感染

肾病患儿极易罹患各种感染。常见的感染有呼吸道、皮肤、泌尿道等处的感染和原发性腹膜炎等，其中尤以上呼吸道感染最为多见，占 50% 以上。呼吸道感染中病毒感染常见。结核杆菌感染亦应引起重视。另外肾病患儿的医院内感染不容忽视，以呼吸道感染和泌尿道感染最为多见，致病菌以条件致病菌为主。

B. 电解质紊乱和低血容量

常见的电解质紊乱有低钠、低钾、低钙血症。患儿可因不恰当长期禁盐或长期食盐代用品，过度使用利尿剂，以及感染、呕吐、腹泻等因素均可致低钠血症。在上述诱因下可出现厌食、乏力、懒言、嗜睡、血压下降甚至出现休克、抽搐等。另外，由于低蛋白血症，血浆胶体渗透压下降、显著水肿，而常有血容量不足，尤在各种诱因引起低钠血症时易出现低血容量性休克。

C. 血栓形成

NS 高凝状态易导致不同部位各种动脉、静脉血栓形成：①肾静脉血栓形成，表现为突发腰痛、出现血尿或血尿加重，少尿甚至发生肾衰竭。②下肢深静脉血栓形成，表现两侧肢体水肿程度差别固定，不随体位变化而变化。③皮肤突发紫斑并迅速扩大。④阴囊水肿呈紫色。⑤顽固性腹水。⑥下肢疼痛伴足背动脉消失等症状体征时，应考虑下肢动脉血栓形成。股动脉血栓形成是小儿 NS 并发的急症状态之一，如不及时进行溶栓治疗可导致肢端坏死而需截肢。⑦不明原因的咳嗽，咯血或呼吸困难而无肺部阳性体征时要警惕肺栓塞，其半数可无临床症状。⑧突发的偏瘫、面瘫、失语、或神志改变等神经系统症状在排除高血压脑病，颅内感染性疾病时要考虑脑栓塞的可能。血栓缓慢形成者其临床症状多不明显。

血栓形成的主要原因是 NS 时存在高凝状态，由于：①肝脏合成凝血因子增多，形成高纤维蛋白血症，Ⅱ、Ⅴ、Ⅶ、Ⅷ、Ⅹ因子增加。②血浆抗凝血物质浓度下降，特别是尿中丢失抗凝血酶Ⅲ过多。③血小板数量增多，黏附性和聚集率增加。④高脂血症时血流缓慢，血液黏稠度增高。⑤感染或血管壁损伤激活内源性凝血系统。⑥过多应用强有力的利尿剂使血容量减少、血液浓缩。⑦长期应用大剂量激素可促进高凝状态等。

D. 急性肾衰竭

5% 微小病变型肾病可并发急性肾衰竭。当 NS 在临床上出现急性肾衰竭时，要考虑以下原因：①急性间质性肾炎，可由使用各种治疗药物引起，如利尿剂的大量应用、使用氨基糖苷类药物、β 内酰胺类药物、利福平、阿昔洛韦、干扰素、静脉注射丙种球蛋白、环孢素 A、ACEI 类药物、造影剂等，都可能导致急性肾实质损伤。临床除肾功能减退外，常有发热、皮疹、血中嗜酸性粒细胞和 IgE 增高，尿中亦可见嗜酸性粒细胞。②严重肾间质水肿或大量蛋白管型致肾内梗阻。③在原病理基础上并发大量新月体形成。④血容量减少致肾前性氮质血症。⑤合并肾静脉血栓形成。

E. 肾小管功能障碍

NS 时除了原有的肾小球基础病可引起肾小管功能损害外，由于大量尿蛋白的重吸收，可导致肾小管，主要是近曲小管功能损害。临床上可见肾性糖尿或氨基酸尿，严重者可呈 Fanconi 综合征。

F. 生长延迟

肾病患儿的生长延迟多见于频繁复发和长期接受大剂量糖皮质激素治疗的病例。但其发生机制错综复杂，不仅由蛋白质营养不良或糖皮质激素 IGF/GH 轴的影响所致，而且存在 GH 和 IGF 基因表达受损。另外肾病本身也是生长障碍发生的重要因素，由于继发性营养不良和肾病本身所致肝脏和肾脏生长激素受体 GHR 表达下降可引发生长激素抵抗。糖皮质激素治疗后生长激素抵抗加重是其生长障碍加剧的重要因素。研究还提示胰岛素水平和效应下降，甲状腺激素减低，促性腺激素减少等也可能是肾病时引发生长障碍的机制之一。

3. 中医辨证特点

肾病的辨证首先要区别本证与标证，分清标本后，重在辨虚实。肾病的本证以本虚为主，有肺脾气虚、脾肾阳虚、肝肾阴虚及气阴两虚。肾病的演变，初期、水肿期及恢复期多以阳虚、气虚为主；难治病例，病久不愈或反复发作或长期使用激素者，可由阳虚转化为阴虚或气阴两虚，阳虚乃病理演变之本始。

肾病的标证以邪实为患，有外感、水湿、湿热、血瘀及湿浊。临床以外感、湿热、瘀血多见，水湿主要见于明显水肿期，湿浊则多见于病情较重者或病程晚期。

在肾病的发病与发展过程中，本虚与标实之间是相互影响、相互作用的，正虚易感外邪、生湿、化热、致瘀而使邪实，所谓“因虚致实”；邪实反过来又进一步损伤脏腑功能，使正气更虚，从而表现出虚实寒热错杂、病情反复、迁延不愈的临床特点，尤其难治性病例更为突出。在肾病不同阶段，标本虚实主次不一，或重在正虚，或重在标实，或虚实并重。一般在水肿期，多本虚标实兼夹；在水肿消退后，则以本虚为主。

四、实验室及其他检查

1. 尿液分析

（1）常规检查：尿蛋白定性多为 3+，约 15% 有短暂镜下血尿，大多可见透明管型、颗粒管型和卵圆脂肪小体。

（2）蛋白定量：24h 尿蛋白定量检查＞50mg/（kg · d）为肾病范围的蛋白尿。尿蛋白 / 尿肌酐（mg/mg），正常儿童上限为 2.0，肾病时常达≥ 3.0。

2. 血清蛋白、胆固醇和肾功能测定

人血白蛋白浓度＜ 30g/L（或≤ 25g/L）可诊断为肾病综合征的低蛋白血症。由于肝脏合成增加，α 球蛋白、β 球蛋白浓度增高，IgG 降低，IgM、IgE 可增加。胆固醇＞ 5.7umol/L 和甘油三酯升高，LDL 和 VLDL 增高，HDL 多正常。BUN、Cr 在肾炎性肾病综合征可升高，晚期可有肾小管功能损害。

3. 血清补体测定

微小病变型肾病综合征或单纯性肾病综合征患儿血清补体水平正常，肾炎性肾病综

合征患儿补体水平可下降。

4. 系统性疾病的血清学检查

对新诊断的肾病患者检测抗核抗体（ANA）、抗 -dsDNA 抗体、Smith 抗体等。对具有血尿、补体减少并有临床表现的患者尤其重要。

5. 高凝状态和血栓形成的检查

多数原发性肾病患儿都存在不同程度的高凝状态、血小板增多、血小板聚集率增加、血浆纤维蛋白原增加、尿纤维蛋白裂解产物（FDP）增高。对疑似血栓形成者可行彩色多普勒 B 型超声检查以明确诊断，有条件者可行数字减影血管造影（DSA）。

6. 经皮肾穿刺组织病理学检查

多数儿童肾病综合征不需要进行诊断性肾活体组织检查。肾病综合征肾活体组织检查的指征：①对糖皮质激素治疗耐药或频繁复发者。②对临床或实验室证据支持肾炎性肾病或继发性肾病综合征者。

五、诊断和鉴别诊断

1. 诊断

A. 诊断标准

①大量蛋白尿：1 周内 3 次尿蛋白定性 3+ ~ 4+，或随机或晨尿，尿蛋白 / 肌酐（mg/mg）≥ 2.0；24h 尿蛋白定量≥ 50mg/kg。②低蛋白血症：血浆白蛋白低于 25g/L。③高脂血症：血浆总胆固醇高于 5.7mmol/L。④不同程度的水肿。以上 4 项中以①和②为诊断的必要条件。

B. 临床分型

依据临床表现可分为以下两型：

（1）单纯型 NS（simple type NS）：具上述表现者。

（2）肾炎型 NS（nephritic type NS）：除以上表现外，尚具有以下 4 项之一或多项者。① 2 周内分别 3 次以上离心尿检查 RBC ≥ 10 个 / 每个高倍视野（HPF），并证实为肾小球源性血尿者。②反复或持续高血压（学龄儿童≥ 130/90mmHg，学龄前儿童≥ 120/80mmHg；1mmHg=0.133kPa），并除外使用 GC 等原因所致。③肾功能不全：排除由于血容量不足等所致。④持续低补体血症。

2. 鉴别诊断

PNS 还需与继发全身性疾病的肾病综合征相鉴别。儿科临床上部分非典型链球菌感染后肾炎、狼疮性肾炎、紫癜性肾炎、乙型肝炎病毒相关性肾炎及药源性肾炎等均可有 NS 样表现，在无禁忌证的情况下应积极肾活检以明确病理类型，指导治疗，评估预后。

A. 过敏性紫癜

好发于青少年，有典型皮肤紫癜，可伴关节痛、腹痛及黑便，多在皮疹出现后1～4周出现血尿和（或）蛋白尿，典型皮疹有助于鉴别诊断。

B. 狼疮肾炎

好发于青中年女性，根据多系统受损的临床表现和免疫学检查可检出多种自身抗体，一般不难明确诊断。

C. 糖尿病肾病

好发于中老年，表现为肾病综合征，患者糖尿病病史常达10年以上，有高血压及糖尿病眼底病变、病史及眼底病变有助于鉴别诊断。

D. 肾脏淀粉样变性

肾淀粉样变性是全身多器官受累的一部分，好发于中老年。原发性患者病因不明，主要累及心、肾、消化道、皮肤和神经；继发性患者常继发于慢性化脓性感染、结核、恶性肿瘤等疾病，主要累及肾、肝和脾等器官。肾受累体积增大，常表现为肾病综合征，须行肾活检确诊。

E. 骨髓瘤肾病

好发于中老年，男性多见。患者可有多发性骨髓瘤的特征性临床表现，如骨痛，血清单株蛋白增高，蛋白电泳M带及尿本周蛋白阳性，骨髓像显示浆细胞异常增生达15%以上，此类患者可呈肾病综合征，典型的影像学检查有溶骨破坏或病理性骨折等，可有助鉴别诊断。

六、治疗

（一）临床思路

肾病的治疗以扶正培本为主，重在益气健脾补肾、调理阴阳，同时注意配合宣肺、利水、清热、化瘀、化湿、降浊等祛邪之法以治其标。在具体治疗时应解决各个不同阶段的主要矛盾。如水肿严重或外邪湿热等邪实突出时，应先祛邪以急则治其标；在水肿、外邪等减缓或消失后，则扶正祛邪，标本兼治或继以补虚扶正为重。总之，应根据虚实及标本缓急，确定扶正与祛邪孰多孰少。单纯中药治疗效果欠佳者，应配合必要的西药等综合治疗。对肾病之重证，出现水凌心肺、邪侵心肝或湿浊毒邪内闭之证，应结合西药进行抢救治疗。

（二）西医治疗

1. 一般治疗

（1）休息：除水肿显著或并发感染，或有严重高血压外，一般不需要卧床休息。病情缓解后逐渐增加活动量。

（2）饮食：显著水肿和严重高血压时应短期限制水、钠摄入，病情缓解后不必继续限盐。活动期病例供盐 1～2g/d。蛋白质摄入 1.5～2g/（kg·d），以高生物效价的动物蛋白（乳、鱼、蛋、禽、牛肉等）为宜。在应用糖皮质激素过程中每日应给予维生素 D400U 及适量钙剂。

（3）防治感染：肾病患儿与感染性疾病患儿分室收治。避免受凉，不去人群拥挤的场所。

（4）利尿：对糖皮质激素耐药或未使用糖皮质激素而水肿较重伴尿少者可配合使用利尿剂，但需密切观察出入水量、体重变化及电解质紊乱。

（5）对家属的教育：应使父母及患儿很好地了解肾病的有关知识，积极配合随访和治疗。

2. 糖皮质激素

A. 初治病例诊断确定后应尽早选用泼尼松治疗

（1）短程疗法：泼尼松 2mg/（kg·d）（按身高标准体重，以下同），最大量 60mg/d，分次服用，共 4 周。4 周后不管效果如何，均改为泼尼松 1.5mg/kg，隔日晨顿服，共 4 周，全疗程共 8 周，然后骤然停药。短程疗法易复发，国内少用。

（2）中、长程疗法：可用于各种类型的肾病综合征。先以泼尼松 2mg/（kg·d），最大量 60mg/d，分次服用。若 4 周内尿蛋白转阴，则自转阴后至少巩固 2 周方始减量，以后改为隔日 2mg/kg 早餐后顿服，继续用 4 周，以后每 2～4 周总量中减 2.5～5mg，直至停药。疗程必须达 6 个月（中疗程法）。开始治疗后 4 周尿蛋白未转阴可继续服至尿蛋白阴转后 2 周，一般不超过 8 周。以后再改为隔日 2mg/kg 早餐后顿服，继续用 4 周，以后每 2～4 周减量 1 次，直至停药，疗程 9 个月（长程疗法）。

B. 复发和糖皮质激素依赖型肾病的其他激素治疗

（1）调整糖皮质激素的剂量和疗程：糖皮质激素治疗后或在减量过程中复发者，原则上再次恢复到初始治疗剂量或上一疗效剂量，或改隔日疗法为每日疗法，或将激素减量的速度放慢，延长疗程。同时注意查找患儿是否存在感染或影响糖皮质激素疗效的其他因素。

（2）更换糖皮质激素制剂：对泼尼松疗效较差的病例。可换用其他糖皮质激素制剂，如曲安西龙（阿赛松、康宁克通）等。

（3）甲泼尼龙冲击治疗：慎用，宜根据肾脏的病理改变进行选择。甲泼尼龙冲击疗法，冲击前需将血压控制好，矫正低钾血症，心电图基本正常。冲击时应进行心电监测。冲击间隔及冲击后给足量泼尼松治疗。副作用：高血压、水钠潴留，感染、消化道出血、心律不齐、头疼等。

C. 激素治疗的副作用

长期超生理剂量使用糖皮质激素可见以下副作用：①代谢紊乱：可出现明显的库欣貌、肌肉萎缩无力、伤口愈合不良、蛋白质营养不良、高血糖、尿糖、水钠潴留、高血压、尿中失钾、高尿钙和骨质疏松。②消化性溃疡和精神欣快感、兴奋、失眠，甚至呈精神病、癫痫发作等；还可发生白内障、无菌性股骨头坏死、高凝状态、生长停滞等。③易发生感染或诱发结核活动。④急性肾上腺皮质功能不全、戒断综合征。

3. 免疫抑制剂

主要用于肾病综合征频繁复发，糖皮质激素依赖、耐药或出现严重副作用者。在小剂量糖皮质激素隔日使用的同时可选用下列免疫抑制剂。

（1）环磷酰胺：一般剂量为2.0～2.5mg/（kg·d），加入5%葡萄糖盐水100～200mL内静脉滴注1～2h，连续2d为1疗程。用药日嘱多饮水，每2周重复1个疗程，累积量＜150mg/kg。副作用有白细胞减少、秃发、肝功能损害、出血性膀胱炎等，少数可发生肺纤维化。注意远期性腺损害。病情需要者可小剂量、短疗程、间断用药，避免青春期前和青春期用药。

（2）其他免疫抑制剂：可根据患者需要选用苯丁酸氮芥、环孢素、硫唑嘌呤、麦考分吗乙酯（酶酚酸酯）及雷公藤总苷片等。

4. 抗凝及纤溶药物疗法

由于肾病往往存在高凝状态和纤溶障碍，易并发血栓形成，需加用抗凝和溶栓治疗。

（1）肝素：剂量为1mg/（kg·d），加入10%葡萄糖50～100mL中静脉滴注，每日1次，2～4周为1个疗程。亦可选用低分子肝素。病情好转后改口服抗凝药维持治疗。

（2）尿激酶：有直接激活纤溶酶溶解血栓的作用。一般剂量为3万～6万U/d，加入10%葡萄糖液100～200mL中静脉滴注，1～2周为1个疗程。

（3）口服抗凝药：双嘧达莫5～10mg/（kg·d），分3次饭后服，6个月为1个疗程。

5. 免疫调节剂

一般作为糖皮质激素的辅助治疗，适用于常伴感染、频繁复发或糖皮质激素依赖者。左旋咪唑2.5mg/kg，隔日用药，疗程6个月。副作用可有胃肠不适、流感样症状、皮疹、周围血液中性粒细胞下降，停药即可恢复。

6. 血管紧张素转换酶抑制剂（ACEI）

对改善肾小球局部血流动力学、减少尿蛋白、延缓肾小球硬化有良好的作用。尤适用于伴有高血压的肾病综合征。常用制剂有卡托普利（captopril）、依那普利（enalapril）、福辛普利（fosinopril）等。

（三）中医治疗

1. 本证

A. 肺脾气虚

证候：全身水肿，面目为著，尿量减少，面白身重，气短乏力，纳呆便溏，自汗出，易感冒，或有上气喘息，咳嗽，舌淡胖，脉虚弱。

辨证：本证多由外感诱发，以头面肿甚、自汗出、易感冒、纳呆便溏、自汗气短乏力为特点。轻症可无水肿，但有自汗、易感冒的特点。本证多见于病程的早期或激素维持治疗阶段。

治法：益气健脾，宣肺利水。

主方：防已黄芪汤和五苓散加减。常用黄芪、白术益气健脾；茯苓、泽泻、猪苓、车前子健脾利水；桂枝、防已宣肺通阳利水。水肿明显者，加五皮饮，如生姜皮、陈皮、大腹皮以利水行气；伴上气喘息、咳嗽者，加麻黄、杏仁、桔梗宣肺止咳；常自汗而易感冒者，应重用黄芪，加防风、煅牡蛎；若同时伴有腰脊酸痛，多为肾气虚之征，应加用五味子、菟丝子、肉苁蓉等以资肾气。

B. 脾肾阳虚

证候：全身明显水肿，按之深陷难起，腰腹下肢尤甚，面白无华，畏寒肢冷，神疲蜷卧，小便短少不利，可伴有胸水、腹水，纳少便溏，恶心呕吐，舌质淡胖或有齿印，苔白滑，脉沉细无力。

辨证：本证多见于大量蛋白尿持续不消，病情加剧者。临床以高度水肿，面白无华，畏寒肢冷，小便短少不利为辨证要点。若脾阳虚偏重者，则腹胀纳差、大便溏泻；若肾阳虚偏重者，则形寒肢冷、面白无华、神疲蜷卧显著。

治法：温肾健脾，化气行水。

主方：偏肾阳虚，真武汤和黄芪桂枝五物汤加减。常用制附子、干姜温肾暖脾；黄芪、茯苓、白术益气健脾利水；桂枝、猪苓、泽泻通阳化气行水。偏脾阳虚，实脾饮加减。常用制附子、干姜温补脾肾；黄芪、白术、茯苓健脾益气，淡渗利湿；草果、厚朴、木香行气导滞，化湿行水。肾阳虚重者加用淫羊藿、仙茅、巴戟天、杜仲等增强温肾阳之力；水湿重者加五苓散，药用桂枝、猪苓、泽泻等通阳利水；若兼有咳嗽胸满气促不能平卧者，加用已椒苈黄丸，药用防己、椒目、葶苈子等泻肺利水。兼有腹水者，加牵牛子、带皮槟榔行气逐水。在温肾利水同时，加用木香、槟榔、大腹皮、陈皮、沉香等助气化，加强利尿。

C. 肝肾阴虚

证候：水肿或重或轻，头痛头晕，心烦躁扰，口干咽燥，手足心热或面色潮红，目睛干涩或视物不清，痤疮，失眠多汗，舌红少苔，脉弦细数。

辨证：本证多见于素体阴虚，过用温燥或利尿药物，尤多见于大量使用激素者，水肿或轻或无。临床以头痛头晕、心烦易怒、手足心热、口干咽燥、舌红少苔为特征。偏于肝阴虚者，则头痛头晕，心烦躁扰，目睛干涩明显；偏于肾阴虚者，口干咽燥、手足心热、面色潮红突出；阴虚火旺则见痤疮、失眠、多汗等。

治法：滋阴补肾，平肝潜阳。

主方：知柏地黄丸加减。常用熟地黄、山药、山茱萸滋补肝脾肾三阴以治其本；牡丹皮、茯苓、泽泻渗湿浊，清虚热以治其标；知母、黄柏、女贞子、旱莲草滋阴清热泻火。肝阴虚突出者，加用沙参、沙苑子、菊花、夏枯草养肝平肝；肾阴虚突出者，加枸杞子、五味子、天冬滋阴补肾；阴虚火旺者重用生地黄、知母、黄柏滋阴降火；

有水肿者加车前子等以利水。

D. 气阴两虚

证候：面色无华，神疲乏力，汗出，易感冒或有水肿，头晕耳鸣，口干咽燥或长期咽痛，咽部暗红，手足心热，舌质稍红，舌苔少，脉细弱。

辨证：本证多见于病程较久，或反复发作，或长期、反复使用激素后，其水肿或重或轻或无。本证的气虚是指脾气虚，阴虚是指肾阴虚。其中以汗出、反复感冒、神疲乏力为气虚特点；而阴虚则以头晕耳鸣、口干咽燥、长期咽痛、咽部暗红、手足心热为特征。此外，在激素减量过程中，患儿由阴虚转向阳虚，而见神疲乏力、面色苍白、少气懒言、口干咽燥、头晕耳鸣、舌质由红转淡，此乃阴阳两虚之证，临床应注意辨别。

治法：益气养阴，化湿清热。

主方：六味地黄丸加黄芪、生地黄、山茱萸、山药益气养阴；茯苓、泽泻、牡丹皮健脾利湿清热。气虚证突出者重用黄芪，加党参、白术增强益气健脾之功；阴虚偏重者加玄参、怀牛膝、麦冬、枸杞子以养阴；阴阳两虚者，应加益气温肾之品，如淫羊藿、肉苁蓉、菟丝子、巴戟天等阴阳并补。

2. 标证

A. 外感风邪

证候：发热，恶风，无汗或有汗，头身疼痛，流涕，咳嗽，或喘咳气急，或咽痛，乳蛾肿痛，舌苔薄，脉浮。

辨证：本证可见于肾病的各个阶段，尤多见于急性发病之始。此乃气虚卫表不固，加之长期使用激素或细胞毒药物，使免疫功能低下，卫外功能更差，易于感受风邪而致。临床应区别风寒或风热之不同。外感风寒以发热恶风寒、无汗、头身痛、流清涕、咳痰稀白、舌淡苔薄白、脉浮紧为特点；外感风热则以发热、有汗、口渴、咽红、流浊或黄涕、舌红、脉浮数为特征。如见喘咳气急，肺部细湿啰音者，则属风邪闭肺之证。

治法：外感风寒，辛温宣肺祛风；外感风热，辛凉宣肺祛风。

主方：外感风寒，麻黄汤加减。常用麻黄、桂枝、杏仁发汗祛风，宣肺利水；连翘、牛蒡子、蝉蜕、僵蚕、桔梗、荆芥清热解毒，疏风宣肺。外感风热，银翘散加减。常用金银花、连翘、牛蒡子辛凉透表，清热解毒；薄荷、荆芥、蝉蜕、僵蚕、桔梗疏风透表，宣肺泄热。无论风寒、风热，如伴有水肿，均可加五苓散以宣肺利水；乳蛾肿痛者，加板蓝根、山豆根、冬凌草清热利咽。风邪闭肺者，属风寒闭肺用小青龙汤或射干麻黄汤加减以散寒宣肺；属风热闭肺用麻杏石甘汤加减以清热宣肺。

B. 水湿

证候：全身水肿，肿甚者皮肤光亮，可伴见腹胀水臌，水聚肠间，辘辘有声，或见胸闷气短，心下痞满，甚有喘咳，小便短少，脉沉。

辨证：本证以中度水肿，伴水臌（腹水）、悬饮（胸腔积液）为特征。此外，尚可结合触诊、叩诊，腹、胸部 B 超、X 线等检查，不难确诊。水臌（腹水）责之于脾、肾、肝；悬饮（胸腔积液）责之于肺、脾。

治法：一般从主证治法。伴水臌、悬饮者可短期采用补气健脾、逐水消肿法。

主方：防己黄芪汤和己椒苈黄丸加减。常用黄芪、白术、茯苓、泽泻益气健脾，利湿消肿；防己、椒目祛风利水；葶苈子、大黄泻肺逐水。脘腹胀满加大腹皮、厚朴、莱菔子、槟榔以行气除胀；胸闷气短，喘咳者加麻黄、杏仁、苏子、生姜皮、桑白皮宣肺降气利水；若水臌，悬饮，胸闷腹胀，大小便不利，体质尚可者，可短期应用甘遂、牵牛子攻逐水饮。当单纯中药不能奏效时，可配合西药利尿剂短期应用。

C.湿热

证候：皮肤脓疱疮、疖肿、疮伤、丹毒等，或口黏口苦、口干不欲饮、脘闷纳差等，或小便频数不爽、量少、有灼热或刺痛感、色黄赤浑浊、小腹坠胀不适，或有腰痛、恶寒发热、口苦便秘，舌质红，苔黄腻，脉滑数。

辨证：湿热为肾病患儿最常见的兼夹证，可出现于病程的各个阶段，尤多见于足量长期用激素或大量用温阳药之后。临证应区分上、中、下三焦湿热之不同。上焦湿热以皮肤疮毒为特征；中焦湿热以口黏口苦、脘闷纳差、苔黄腻为主证；下焦湿热则以小便频数不爽、量少、尿痛及小腹坠胀不适等为特点。此外，下焦湿热之轻证可无明显症状，但尿有白细胞、脓细胞增多，尿细菌培养阳性。

治法：上焦湿热，清热解毒；中焦湿热，清热解毒，化浊利湿；下焦湿热，清热利湿。

主方：上焦湿热，五味消毒饮加减。常用金银花、菊花、蒲公英、紫花地丁、天葵子清热解毒；黄芩、黄连、半枝莲燥湿清热。中焦清热，甘露消毒丹加减。常用黄芩、茵陈蒿、滑石清热利湿，泻火解毒；藿香、厚朴、白蔻仁行气畅中利湿；薏苡仁、猪苓、车前子利湿等。下焦湿热，八正散加减。常用通草、车前子、萹蓄、滑石清热利湿通淋；栀子、大黄清热泻火；连翘、黄柏、金钱草、半枝莲清热解毒利湿。

D.血瘀

证候：面色紫暗或晦暗，眼睑下青暗，皮肤不泽或肌肤甲错，有紫纹或血缕，常伴有腰痛或胁下癥瘕积聚，唇舌紫暗，舌有瘀点瘀斑，苔少，脉弦涩等。

辨证：血瘀也为肾病综合征常见的标证，可见于病程的各个阶段，尤多见于难治病例或长期用足量激素之后，临床以面色晦暗、唇暗舌紫、有瘀点瘀斑为特点。也有以上证候不明显，但长期伴有血尿或血液流变学检测有高凝情况，也可辨为本证。

治法：活血化瘀。

主方：桃红四物汤加减。常用桃仁、红花、当归、生地黄、丹参、赤芍、川芎活血化瘀；党参、黄芪益气以助血运；益母草、泽兰化瘀利湿。尿血者选加仙鹤草、蒲黄炭、旱莲草、茜草、参三七以止血；瘀血重者加水蛭、三棱、莪术活血破血；血胆固醇过高，多从痰瘀论治，常选用泽泻、瓜蒌、半夏、胆南星、生山楂以化痰活血；若兼有郁郁不乐、腹胀腹痛、嗳气呃逆等气滞血瘀症状，可选加郁金、陈皮、大腹皮、木香、厚朴以行气活血。本证之高黏滞血症，可用水蛭粉装胶囊冲服，每日1.5～3g为宜。

E.湿浊

证候：纳呆，恶心呕吐，身重困倦或精神萎靡，水肿加重，舌苔厚腻，血尿素氮、肌酐增高。

辨证：本证多见于水肿日久不愈，水湿浸渍，脾肾衰竭，水毒潴留，使湿浊水毒之邪上逆而致。临床以恶心呕吐、纳差、身重困倦或精神萎靡，血尿素氮、血肌酐增高为辨证要点。

治法：利湿降浊。

主方：温胆汤加减。常用半夏、陈皮、茯苓、生姜燥湿健脾；姜竹茹、枳实、石菖蒲行气利湿降浊。若呕吐频繁者，加代赭石、旋覆花降逆止呕；若舌苔黄腻、口苦口臭之湿浊化热者，可选加黄连、黄芩、大黄解毒燥湿泄浊；若肢冷倦怠、舌质淡胖之湿浊偏寒者，可选加党参、淡附片、吴茱萸、姜汁、黄连、砂仁等以寒温并用，温中清热；若湿邪偏重、舌苔白腻者，选加苍术、厚朴、生薏苡仁燥湿平胃。

七、预后

肾病综合征的预后转归与其病理变化关系密切。微小病变型预后最好，灶性肾小球硬化和系膜毛细血管性肾小球肾炎预后最差。微小病变型 90% ~ 95% 的患儿对首次应用糖皮质激素有效。其中 85% 可有复发，复发在第 1 年比以后更常见。如果一个小儿 3 ~ 4 年还没复发，其后有 95% 的机会不复发。微小病变型发展成尿毒症者极少，绝大多数死于感染或激素严重副作用等。

八、预防与调护

保证患儿有充足的睡眠，调整饮食，以低盐饮食为主，积极预防感染。

（1）心理调护：对患儿及家长进行健康教育，很多家长对激素类药物治疗有很强烈的排斥心理，认为副作用大，且疾病周期久，需要长期服用，这给患儿或者家属带来一定的困惑，家属也容易产生焦虑和紧张等情绪，所以，对患儿家属进行充分的心理沟通，积极进行健康宣教，具有重要的意义，让患儿家属消除心中的顾虑，认识到激素类药物治疗的必要性和重要性，并且停药对患儿的危害很大，帮助树立信心，能正确辨识。

（2）饮食调护：营养不良可能会导致病情加重，增加病情复发风险，合理膳食可改善营养不良，避免贫血等事件发生，医护人员主动为家长讲述疾病相关知识及饮食的重要影响，提高其认知，严格限制盐分摄入，维持水电解质平衡，饮食保证低蛋白、清淡易消化，针对生长迟缓、营养不良者，可适当增加蛋白质摄入，如鱼类、牛奶等，鼓励、督促患儿多吃蔬菜水果，增加维生素的摄入。

（3）用药调护：针对长期应用激素者，加强知识普及工作，告知家长可能会出现的不良反应，引导其提前做好心理准备，避免不良心理应激，此类药物可能会诱发伤口愈合不良、骨质疏松、肌肉萎缩等现象，一方面增加维生素的摄入，另一方面尽可能避免摔伤等意外事件，一旦出现食欲不振、呕吐等不良反应，应立即就诊，勿自行医治，严格遵医嘱，按时按量使用药物，不得擅自停药、减药。

（4）感染预防：确保室内干净整洁，定期通风，加强皮肤、口腔护理，保持个人卫生，每日更换贴身衣物，防止感染发生，定期更换床上用品，控制患儿活动量，避免尿蛋白反复发作，尽量回避人多的公共场所，注意防寒保暖，留意天气变化，尤其是季节交替时期，一旦出现发热等异常，立即就医。

九、中西医结合治疗优势

从目前大量的临床研究表明，中西医结合治疗肾病综合征可以明显改善症状，疗效肯定，不良反应小，可提高疗效，其协同作用还可发挥中医与西医之所长，取长补短，相得益彰，减少了本病的复发概率，达到了更加完善的治疗目的，尤其是对于难治性肾病综合征的治疗。

十、研究进展

难治性肾病综合征

1. 难治性肾病综合征的概念

难治性肾病综合征（refractory nephrotic syndrome，RNS）一般指类固醇依赖 / 抵抗性肾病综合征。

类固醇依赖是指在隔日激素治疗或停药后 14 天内连续两次复发。

类固醇抵抗（SRNS）是指服用足量泼尼松［2mg/（kg · d）或 60mg/d］4 ~ 16 周，但肾病综合征没有缓解。

2. 难治性肾病综合征发病机制

A. 遗传因素

单基因突变是类固醇抵抗性肾病综合征（SRNS）的重要病因。迄今为止，SRNS 已涉及至少 53 种不同的基因，这些基因异常大都导致了足细胞结构或功能缺陷，少数基因与类固醇或环孢菌素敏感性有关（如 EMP2 或 KANK 基因）。这些突变大多是常染色体隐性遗传，少数以 X 连锁或常染色体显性为主。成年期单基因突变所致 SRNS 发生率仍有待确定。SRNS 单基因突变检测已可应用于临床，并正在改变着临床实践。目前最快可以在 4 周内发出结果，因此可能无须进行肾活检，如发现阳性结果，则应考虑早期停用免疫抑制剂治疗。外显子组 / 基因组测序与群体测序数据库（如外显子组聚集联合体）的应用使从散发病例中发现新基因成为可能。

B. 免疫因素

除基因筛查外，SRNS 患者某些临床特征也可能与复发相关，如发病年龄、种族、人血白蛋白水平或第 1 次透析 / 移植时间等。有研究者认为，如患者对最初的类固醇治疗敏感，则由免疫介导的循环因子致病的可能性较大，因此也具有高复发风险。SRNS 涉及的循环因子包括血红素结合蛋白、可溶性尿激酶型纤溶酶原激活物受体、肿瘤坏死因子-α、白细胞介素-13等，调节性T细胞和B细胞可能也参与了以上过程。迄今尚未明确某个特定的循环因子。免疫介导的循环因子相关肾病是否是一类独立的疾病，还需进一步临床实践证实。

C. 糖皮质激素受体（glucocorticoid receptor，GR）与糖皮质激素抵抗

糖皮质激素的作用十分广泛，其作用机制包括两方面，一方面主要通过与其受体结合而调节相关基因的转录与表达，另一方面则通过与GR结合后的非基因效应、与膜受体结合后的生化效应以及与低亲和力受体结合后而发挥作用，故GR的数量减少和（或）亲和力下降与激素抵抗密切相关。研究表明，与激素敏感型患者相比较，激素抵抗型患者GR下调更显著，提示导致激素抵抗的可能机制之一是GR表达下调。此外，GR结构异常也是导致GC耐药的原因之一。GR的5种亚型，以GRα与GRβ的相关研究为多，GRα是经典的糖皮质激素配体结合蛋白，其通过与糖皮质激素的结合，从而能够调节糖皮质激素应答基因的表达，而GRβ则不能与糖皮质激素进行结合，也不具有转录激活作用，但是其能够以不同浓度依赖的方式抑制GRα的生物学效应，从而参与调节机体组织对糖皮质激素的敏感程度。再次，热休克蛋白（HSP90）是GC-GR效应的全程伴侣蛋白，其能使配体受体复合物结合牢固，促进活化的GR向核内定向转运并与DNA结合，从而发挥其药理作用。因此，HSP90的异常表达及亚细胞的分布变化是导致内源性、外源性糖皮质激素抵抗的重要机制。

D. 肾病综合征的病理类型与激素疗效的关系

目前，肾病综合征患者病理类型与糖皮质激素（GC）疗效的关系已被广泛认同。早在1989年，我国学者就发现局灶节段性肾小球硬化（FSGS）及膜性肾病（MN）对激素的反应较差。国外也有研究报道，FSGS是激素抵抗型肾病综合征（SRNS）的主要病理类型。有学者发现，肾小球病理类型之间，特别是微小病变性肾病（MCD）、系膜增生性肾炎（MsPGN）和FSGS之间存在转型。重复肾活检发现一些初治表现为MCD的病例可逐渐转向MsPGN和FSGS等病理类型转变，继而转为继发性激素抵抗，证明激素疗效的差异与肾脏病理类型的转变也有一定的关系。

3. 难治性肾病综合征的西医治疗进展

A. 从B淋巴细胞抑制角度探索难治性肾病综合征的治疗

过去人们普遍认为肾病综合征（NS）的发病机制与T淋巴细胞免疫异常有关，然而，近年一些研究提示B淋巴细胞在NS的发病中也起着重要作用。Kemper等研究表明，在激素依赖的NS患儿中，sCD23（B淋巴细胞激活标志）和sCD25（T淋巴细胞激活标志）水平均升高。B淋巴细胞可能作为抗原递呈细胞与T淋巴细胞相互作用而激活T淋巴细胞，进而导致NS。另有研究发现增加肾小球滤过膜通透性的因子可能来源于B淋巴细胞分泌的免疫蛋白。

利妥昔单抗（rituximab）作为CD-20单抗，可特异性与B淋巴细胞CD20结合，阻止B淋巴细胞的增殖和分化，最终导致B淋巴细胞的死亡。Sinha等对近年来利妥昔单抗应用于SRNS的临床研究进行了系统分析，其中4项临床试验涉及频发型微小

病变（minimal change disease，MCD）、复发型局灶节段性肾小球硬化（focal segmental glomerulosclerosis，FSGS）和膜性肾病（membranous nephropathy，MN）患者共 87 例，所有患者此前应用过激素及至少一种免疫抑制剂治疗无效。这 4 项试验仅用利妥昔单抗治疗，结果显示：完全缓解率 0～27.3%，部分缓解率 21.2%～37.5%，总有效率 45.6%，缓解时间在 4～6 周，持续缓解时间 6～24 个月。

B. 从抑制纤维化角度探索难治性肾病综合征的治疗

肾脏纤维化不仅是 FSGS，也是大多数慢性肾脏病的共同结局。转化生长因子（TGF-β1）通过活化经典和非经典的信号通路，导致成纤维细胞活化，胞外基质过度积累，引起肾纤维化。因此阻断 TGF-β 可能成为防治慢性肾脏病进展的一种新手段。Fresolimumab 是重组的完全人单克隆抗体，能抑制 TGF-β 所有异构体的活性，现处于临床实验阶段，主要用于治疗肺纤维化和系统性硬化症。一项 Fresolimumab 治疗 FSGS 的临床一期研究，用于 16 例难治性 FSGS 患者，男女各半，其中 13 例白人，3 例黑人，分配于不同剂量组（0.3mg/kg、1mg/kg、2mg/kg、4mg/kg）治疗观察 112d。结果显示，3 例黑人中，1 例部分缓解，2 例完全缓解，其他受试者尿蛋白 / 血肌酐比值下降但差异无统计学意义，初步研究表明 Fresolimumab 在 FSGS 患者中耐受性良好，未见严重不良反应。

C. 从基因突变角度探索难治性肾病综合征的治疗

近年来基因 ADCK4 的隐性突变已被证实为 SRNS 的新病因，ADCK4 突变患者细胞内辅酶 Q10 含量降低，辅酶 Q10 是线粒体呼吸链的一个组成部分，一种有效的亲脂性抗氧化剂，其含量降低将影响线粒体功能，导致细胞功能障碍。

一项临床研究，在已知的 534 例 SRNS 患者中发现 10 例存在 ADCK4 突变，对这 10 例患者的亲属进行进一步筛查，最终发现了 26 例存在 ADCK4 突变。这 26 例患者临床表现主要在青春期发病，通常具有轻、中度蛋白尿，伴或不伴水肿，肾脏病理均为 FSGS，其中 11 例接受过免疫抑制剂治疗，仅 2 例口服激素后病情部分缓解。2 例患者在确诊 ADCK4 突变后即开始补充辅酶 Q10 治疗，6 周后患者尿蛋白分别减少了 50% 和 80%。辅酶 Q10 成为了一个具有针对性治疗 ADCK4 基因突变型 SRNS 的有效药物。

D. 利用血液净化技术探索难治性肾病综合征的治疗

除不断研发新药物外，利用现代血液净化技术缓解激素抵抗也取得了一定的成效，如血浆低密度脂蛋白吸附（lowdensity lipoprotein-apheresis，LDL-A），日本报道了一项多中心前瞻性临床研究，针对药物抵抗（激素和或环孢素 A）型 NS 患者在原有药物的基础上加用 LDL-A，结果显示患者随着血浆 LDL 和胆固醇下降，血浆白蛋白上升、24h 尿蛋白下降差异均有统计学意义（$P < 0.01$），总有效率 53.8%。作者认为可能的机制有：①已证实 LDL 可导致和加重肾损伤。②应用 LDL-A 具有清除有毒脂质以外的其他获益，如减少凝血因子、减少血管收缩性物质以改善肾脏血流动力学。③高脂血症状态会降低激素等药物的生物利用度，改善高脂状态会降低激素等药物的生物利用度，改善高脂状态可部分改善激素等药物抵抗。

此外，将血浆置换应用于难治性或复发性 FSGS 也日益被认可。研究发现 FSGS 可能与一种可溶性尿激酶型纤溶酶原激活物受体（soluble urokinase-type plasminogen activator receptor，suPAR）相关。动物实验发现 suPAR 能激活足细胞上的整合素 β3，导致足突的消失，产生蛋白尿。一篇发表在美国肾脏病杂志上的综述中提到两项大样本的队列研究（一项是美国国家健康临床试验机构的 NIHCT 研究，另一项是欧洲的 PodoNet 研究），分别证实有 84% 和 55% 的 FSGS 患者血清 suPAR 水平明显升高，对肾移植后复发的 FSGS 患者行血浆置换治疗，发现尿蛋白减少与血浆 suPAR 降低的水平相关。

4. 难治性肾病综合征的中医治疗对策

尽管对难治性肾病综合征的治疗有了如上所述的进展，但临床上疗效仍不尽如人意，且副作用堪忧，故探寻中医药治疗具有重要的临床意义，难治性肾病综合征的中医病机特点为本虚标实，本虚指因疾病本身所致的脾肾亏虚，以及因长期大剂量激素所致的阴虚火旺，对标实的研究则主要集中在瘀血、湿热方面。值得注意的是，近年来应用络病理论来诠释难治性肾脏病的中医病理机制，用六味地黄丸来临床治疗，已越来越受到中医肾病学术界的重视。

A. 学术渊源

“络病学说”肇始于《黄帝内经》。《黄帝内经·灵枢》载“阴之与阳也，异名同类，上下相会，经络之相贯，如环无端”，并对经络的组成、循行路线及生理功能进行了阐述，奠定了络脉和络病的理论基础。《素问·调经论篇第六十二》指出“病在脉，调之血；病在血，调之络”的治疗方法对于后世影响深远。张仲景阐述了“经络”在内伤杂病发生和传变中的作用，所著《伤寒杂病论》首开辛温通络、虫药通络等络病治疗之先河，至清代名医叶天士提出“久病入络”“久痛入络”，将络病推进到了新的高度，他在《临证指南医案·癥瘕》中指出：“医者不知络病治法，所谓愈久愈穷矣。”并将其发展成中医学重要的病及理论。

B. 肾络概述

叶天士在《临证指南医案》明确提出了“肾络”的概念，还指出：“百日久恙，血络必伤……经年宿病，病必在络……初为气结在经，久则血伤入络”。肾络源于足少阴肾经，分布于肾脏，是气血津液运行输布的重要通道，相当于现代医学肾小球毛细血管网及肾内小血管。清初名医喻嘉言著《医门法律·络脉论》言：“十二经生十二络，十二络生一百八十络，系络分支为一百八十缠络，缠络分支系三万四千孙络，孙络之间有缠绊。”详细描述了络脉具有支横别出，逐层细分，络体细窄，网状分布的结构特点。这与肾动脉从肾门进入肾后，逐级细分最终形成肾小球毛细血管网十分相似。

C. 临证加减

六味地黄丸为补阴代表方，由宋代杰出医学家钱乙所创，首载于《小儿药证直诀》。具有滋阴补肾之功效。腰为肾之府，肾主骨生髓，齿为骨之余，肾阴不足，精亏髓少，骨失所养，则腰膝酸软无力，牙齿动摇；阴虚生内热，甚者虚火上炎，则骨蒸潮热，消渴，盗汗，舌红少苔，脉沉细数等。小儿囟门久不闭合，亦为肾虚生骨迟缓所致。难治性肾病综合征多为运用激素治疗后，效不显，激素之副作用尤为明显，其病机多为虚火内扰，且以阴虚为本，火动为标。治宜滋阴补肾为主，“壮水之主，以制阳光”。山茱萸酸温，主入肝经，滋补肝肾，秘涩精气；山药甘平，主入脾经，“健脾补虚，涩精固肾”（《景岳全书》），补后天以养先天，不仅滋阴益肾之力相得益彰，而且兼具养肝补脾之效。肾为水脏，肾元虚馁每致水浊内停，阴虚阳失所制，故以丹皮清泻相火，并制山茱萸之温；茯苓淡渗脾湿，又助山药之健运以充养后天之本。寓泻于补，补不碍邪，泻不伤正，为平补少阴的常用方剂。

难治性肾病综合征多因激素或免疫抑制剂治疗无效，病程较长，故而久病多瘀，久病入络，瘀血阻滞气血经络又加重病情，因此，病情缠绵反复。辛味药为叶天士治疗络病之常用药，正如其所云“络以辛为泄”“攻坚垒，佐以辛香，是络病大旨”。依据中医“取类比象”之原则，临床常用藤类药物，藤类缠绕蔓延，犹如网络，纵横交错，无所不至，其形如络脉，对于久病不愈、邪气入络者，可以藤类药物通络散结，正如《本草便读》所云：“凡藤蔓之属，皆可通经入络。”现代药理学研究表明，藤类药物多具有较强的抗炎及免疫调节作用，对免疫介导的肾小球疾病可发挥抗炎和免疫调节的双重作用。而且部分藤类药物亦具有益气养血、活血化瘀之功。

【参考文献】

[1] 王卫平，毛萌，李廷玉，等．儿科学 [M]. 8 版．北京：人民卫生出版社，2013.

[2] 薛辛东，杜立中，毛萌，等．儿科学 [M]. 2 版．北京：人民卫生出版社，2012.

[3] 汪受传．中医儿科学 [M]. 2 版．北京：中国中医药出版社，2007.

[4] 陈香美．肾脏病学高级教程 [M]. 北京：人民军医出版社，2014.

[5] 李冲，李婷，刘诗吟．护理干预在小儿肾病综合征中的应用价值 [J]. 黑龙江中医药，2019，1（1）：97-98.

[6] 黄嘉文．小儿肾病综合征的家庭护理对策及应用价值 [J]. 中国城乡企业卫生，2019，3（3）：110-111.

[7] Kidney Disease：Improving Global Outcomes（KDIGO）Glomerulonephritis Work Group. KDIGO Clinical Practice Guideline for Glomerulonephritis [J]. Kidney International，2012，2（supplement2）：139-274.

[8] Warejko JK，Tan W，Daga A，et al.Whole Exome Sequencing of Patients with Steroid-Resistant Nephrotic Syndrome [J]. Clin J Am Soc Nephrol，2018，13（1）：53-62.

[9] Maas RJ，Deegens JK，Wetzels JF.Permeability factors in idiopathic nephrotic syndrome：historical perspectives and lessons for the future [J]. Nephrol Dial Transplant，2014，29（12）：2207-2216.

[10] 杜鹃．流式细胞技术检测糖皮质激素受体评价激素反应性及人参皂苷作用的研究 [J]. 上海：第二军医大学，2008.

[11] Kang KI，Meng X，Devin-Leclerc J，et al.The molecular chaperone Hsp90 can negatively regulate the activity of a glucocorticosteroid-dependent promoter[J]. Proceedings of the National Academy of Sciences，1999，96（4）：1439-1444.

[12] 应伟中，丘长斌，林善锬，等．成人原发性肾病综合征的病理类型、临床特征和疗效的关系 [J]. 上海医科大学学报，1989，16（3）：213-215.

[13] D'Agati VD，Kaskel FJ，Falk RJ.Focal segmental glomerulosclerosis[J]. New England Journal of Medicine，2011，365（25）：2398-2411.

[14] 朱光华，杨友，俞全胜，等．激素耐药肾病的几种病理类型 [J]. 临床儿科杂志，2005，23（4）：220-221.

[15] 冯仕品．肾脏病理类型与肾病综合征激素耐药的关系 [J]. 实用临床儿科杂志，2008，23（17）：1319-1320.

[16] Kemper MJ，Meyer-Jark T，Lilova M，et al.Combined T-and B-cell activation in childhood steroid-sensitive nephrotic syndrome[J].Clin Nephrol，2003，60（4）：242-247.

[17] Sinha A，Bagga A.Rituximab therapy in nephrotic syndrome：implication for patients'management[J].Nat Rev Nephrol，2013，9（3）：154-169.

[18] Ito S，Kamei K，Ogura M，et al.Survey of rituximab treatment for childhood-onset refractory nephritic syndrome[J].Pediatr Nephrol，2013，28（2）：257-264.

[19] Gulati A，Sinha A，Jordan SC，et al.Efficacy and safety of treatment with rituximab for difficult steroid-resistant and-dependent nephrotic syndrome：multicentric report[J].Clin J Am Soc Nephrol，2010，5（12）：2207-2212.

[20] Prytula A，IijimaK，Kamei K，et al.Rituximab in refractory nephrotic syndrome[J].Pediatr Nephrol，2010，25（3）：461-468.

[21] Fernandez FG，Segarra A，Gonzalez E，et al.Rituximab treatment of adult patients with steroid-resistant focal segmental glomerulosclerosis[J].Clin J Am Soc Nephrol，2009，4（8）：1317-1323.

[22] Trachtman H，Fervenza FC，Gipson DS，et al.A phase 1，single-dose study of fresolimumab，an anti-TGF-β antibody，in treatment-resistant primary focal segmental glomerulosclerosis[J].Kidney Int，2011，79（11）：1236-1243.

[23] Ashraf S，Gee HY，Woemer S，et al.ADCK4 mutations promote steroid-resistant nephrotic syndrome through CoQ10 biosynthesis disruption[J].J Clin Invest，2013，123（12）：5179-5189.

[24] Korkmaz E，Lipska-Zietkiewiez BS，Boyer O，et al.ADCK4-associated glomerulopathy causes adolescence-onset FSCS[J].J Am Sco Nephrol，2016，27（1）：63-68.

[25] Muso E，Mune M，Hirano T，et al.Immediate therapeutic efficacy of low-density lipoprotein apheresis for drug-resistant nephrotic syndrome：evidence from the short-term results from the POLARIS Study[J].Clin Exp Nephrol，2015，19（3）：379-386.

[26] Saleem MA.New development in steroid-resistant nephrotic syndrome[J].Pediatr Nephrol，2013，28（5）：699-709.

[27] Hogan J，Mohan P，Gerald B.Diagnostic tests and treatment options in glomerular disease：2014 update[J].Am J Kidney Dis，2014，63（4）：656-666.

[28] 高燕翔，张佩青，张琪．张琪教授以“通”为用治疗难治肾病综合征水肿经验[J]．中国中西医结合肾病杂志，2014，15（8）：48-49.

[29] 孟立锋，史伟，吴金玉，等．湿热病邪与难治性肾病综合征关系探讨[J]．江苏中医药杂志，2013，45（10）：11-13.

第十六章

肾小管间质性疾病

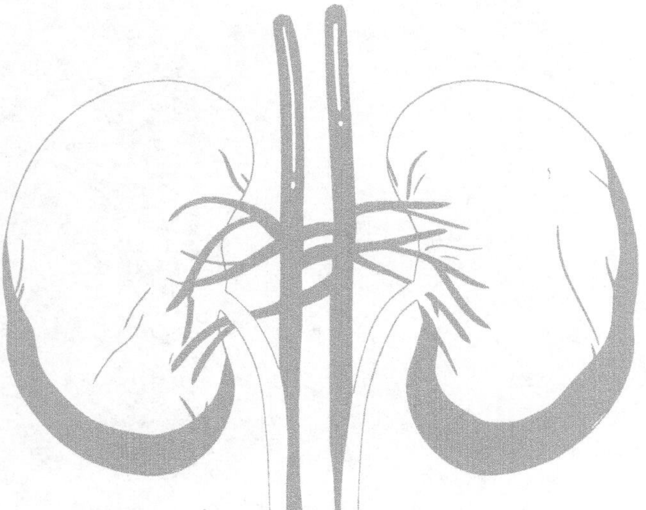

肾小管间质性肾炎是指主要累积肾小管和肾间质的炎症，而肾小球及血管受累相对不明显的疾患，是肾功能不全的常见原发病因。分为急性和慢性两种。急性肾小管间质性肾炎，起病急，表现为急性肾衰竭、肾小管功能障碍、尿沉渣异常，组织学以肾间质水肿和细胞浸润为主；慢性肾小管间质性肾炎呈不可逆过程，以间质纤维化和小管萎缩为特点。

肾小管间质性肾炎在临床上的重要性在于：①是引起肾衰竭的主要疾病之一，引起的肾衰竭占急性肾衰竭的 10 %，占慢性肾衰竭的 20%。②国外和国内的研究资料均表明，在原发性或继发性肾小球疾病中，肾小管间质的病变是决定肾功能衰退进行速度的主要因素。③如能早期诊断、及时治疗，其功能多可获得改善或稳定。因此，重视肾小管间质性肾炎的早期诊断和治疗对提高肾脏疾病的整体防治水平具有重要意义。

第一节　急性肾小管间质性肾炎

一、概述

1. 西医定义

急性肾小管间质性肾炎，是一组由多种病因所致的以快速发生炎性细胞浸润、肾间质水肿、肾小管上皮受损及常伴急性肾损伤、肾功能不全为特点的临床病理综合征。患者一般病情较重，进展较快，可导致肾功能不全甚至肾衰竭。

2. 中医定义

根据其临床表现，多属“癃闭”范畴。癃闭，即小便量少，点滴而出，甚则小便闭塞不通。首见于《黄帝内经》：“膀胱不利为癃，不约为遗溺。”《类证治裁·闭癃遗溺》：“闭者，小便不通；癃者，小便不利”，病势缓者为癃，病势急为闭。

二、病因病理

（一）西医病因病理

1. 病因及发病机制

A. 病因

急性间质性肾炎根据病因可分为 6 类：

（1）免疫介导（药物过敏、自身免疫性疾病）：青霉素类和非甾体消炎药最为常见，药物及其代谢产物是急性间质性肾炎最常见的病因。研究发现，药物是引起急性肾小管肾炎的主要原因。

（2）感染介导：病原微生物对肾脏的直接作用引起的间质性肾炎。

（3）特发性：病因不清，其中约 1/3 的患者并发眼前葡萄膜炎，又被称为肾小管间质性肾炎——眼色素膜炎综合征。

（4）恶性肿瘤浸润：可因肿瘤抗原诱发免疫反应而致急性间质性肾炎。部分肾移植急性排异反应也与免疫反应致病有关。

（5）系统性疾病伴有急性间质性肾炎：多种系统性疾病如系统性红斑狼疮、干燥综合征、各种免疫球蛋白病等均可伴发的急性间质性肾炎。

（6）药物过敏所致的过敏性间质性肾炎：抗生素约占致病药物的一半以上，其中以内酰胺类抗生素（如青霉素族、头孢菌素族等）最为常见。

B. 发病机制

（1）药物或病原体感染对肾小管间质的直接损伤：其机制与抑制肾小管上皮细胞内线粒体的功能及磷脂酶活性等有关。感染是病原微生物及其毒素可直接侵袭肾引起肾小管间质的炎症损伤。这是细菌感染相关性急性间质性肾炎的主要机制。嗜肾细胞病毒可长期潜伏在肾小管上皮细胞中，在机体免疫抑制时活化，导致活动性感染病变，损伤肾小管间质细胞。

（2）药物或感染诱发肾小管间质免疫反应损伤：细胞免疫是主要的免疫反应类型。CD_4^+T 细胞介导的迟发型超敏反应，CD_8^+T 细胞介导的直接细胞毒作用是细胞免疫反应的两条主要途径。药物及其代谢产物可通过以下 4 种方式进行免疫反应：①作为半抗原与肾小管基底膜结合形成抗原。②作为植入性抗原沉积在肾小管或间质。③模拟内源性抗原。④诱导机体产生抗体，形成循环免疫复合物沉积在肾间质。感染诱发的免疫损伤包括抗原特异性和非抗原特异性所致的肾小管间质损伤。

（3）炎性细胞浸润肾间质介导免疫损伤：细菌感染以中性粒细胞为主。病毒感染以单核细胞为主。浸润的炎性细胞可通过肾小管基底膜，定位于相邻的肾小管上皮细胞和基底膜间。浸润的炎性细胞和受刺激的肾小管上皮细胞可分泌多种趋化因子、炎性因子，既可募集炎性细胞，放大局部炎症反应，导致肾小管间质的损伤；又可通过非抗原特异性的免疫反应，释放蛋白溶解酶、活性氧、活性氮物质，损伤肾小管基底膜。

2. 病理

光镜下，肾间质水肿伴灶性或弥漫性炎性细胞浸润，肾小球及肾血管正常或病变较轻。细菌感染以中性粒细胞为主，严重者有微脓肿形成；病毒感染以单核细胞为主；药物性急性间质性肾炎患者间质可见较多嗜酸粒细胞。肾小管亦可见不同程度退行性变，刷状缘脱落，上皮细胞脱落，甚至基底膜断裂，扩张的小管腔内可见单核细胞。肾小管上皮细胞 IgG、C3 沉积。电镜下，肾小管基底膜不连续，部分增厚，基底膜分层。

（二）中医病因病机

《诸病源候论·小便诸候》："小便不通，由膀胱与肾俱有热故也……热入于胞，热气大盛，故结涩令小便不通"，指出病因为肾及膀胱有热。《幼科证治准绳·小便不通》："婴儿小便闭而不通，有阴阳二证。阴闭，为冷湿乘虚入里，因而不通，名曰阴闭；阳闭，因暴热所逼，涩而不通，名曰阳闭。"《幼科金针·溺癃》："小便之行，皆赖肺气降下而输化，所以心火克金则失降下之令，故猝然闭塞。或大病之后，肺气虚不能下降，则壅塞膀胱。膀胱上下开闭自主，由气化则能出小便也。"《婴童百问·小便不通》："凡小儿小便不通，皆因心经不顺，或伏热，或惊起，心火上攻，不能降济，肾水不能上升，故使心经愈热，而小肠与心合，所以小便不通。"《幼幼集成·小便不通》："大便之后，气虚津液不足，而小便闭，不可利之。"小便的通畅，有赖于肺、脾、肾功能及三焦气化的正常，最终作用于肾与膀胱。肺失肃降，不能通调水道；脾失转输，不能升清降浊；肾气化失常，失于封藏，开阖不利，均可引起癃闭。瘀血贯穿疾病的始终。

1. 感受外邪，肺失宣肃

外感风寒，肺气闭郁，上不能宣发敷布水液，下不能通调水道而输膀胱；感受风热，热壅于肺，肺气失于宣降，津液输布失常，水道通调不利。

2. 中焦失运，脾胃困顿

《灵枢》："中气不足，溲便为之变。"寒湿困脾，运化失司；湿热中阻，脾气受困，均导致气机不利，三焦壅滞，水液不行而成癃闭。饮食不节，进食不洁，或疾病耗伤，导致脾虚不运，湿滞中焦，浊阴，气化不利；或中气不足，升提乏力，清阳不升，浊阴不降；或胃阴亏虚，津液枯竭，化源不足，小便短少，导致癃闭。

3. 肾本受损，开阖失司

先天禀赋不足，或久病体弱，失于调养，肾气素亏。肾气亏损，膀胱失养，气化不利；或肾阳虚，失于温煦，水湿凝滞；或肾阴不足，阴不制阳，相火妄动，膀胱受扰，导致膀胱气化无权。

4. 心火亢盛，血瘀津停

《辩证录》："心与小肠为表里，小肠热极而癃闭，乃热在心而癃闭也。"患儿素体热盛，热蕴心经，心火下移小肠，壅塞下焦，导致小便不利。心火炽盛，耗伤心阴，水火不济，膀胱受扰；或心阳不振，心脉瘀阻，气血运行受阻，津液为之停滞，浊阴不归膀胱，形成癃闭。

三、临床表现

1. 症状

临床特点是多样性且缺乏特异性，部分患者可有贫血症状。儿童多以少尿、水肿为首要症状，其次为发热、皮疹、恶心呕吐、关节肿痛、精神萎靡为表现。

（1）感染引起，可见高热、寒战、头痛等。

（2）药物引起，可见发热、皮疹、关节痛、外周血嗜酸性粒细胞增多，在用药后10～20d出现肾功能不全，停药后肾功能可以慢慢恢复，而如果再次使用致敏药物时，2～3d可再次发生肾衰竭。

2. 体征

可有肾区叩痛。

3. 肾小管间质性肾炎－眼葡萄膜炎综合征（TINU）

指一组原因不明的、表现为肾小管间质性肾炎和眼葡萄膜炎、排除其他已知疾病的眼肾综合征。本病的起病可有消化道症状，如纳差、厌食、恶心、呕吐、上腹部不适；可有上呼吸道感染症状，如发热、咳嗽、流涕；可有眼部症状，如眼红、眼痛、视物模糊、畏光、流泪。因而本病发病较分散，儿科、肾科、眼科都可见，又因为发病比较隐匿，诊断需要肾活检确诊，因此比较容易漏诊。血清 Krebs von den Lunge-6（KL-6）水平增高可作为 TINU 有价值的诊断工具。本病的肾脏病是自限性的，但葡萄膜炎可反复发作。

四、实验室及其他检查

（1）尿液：蛋白尿呈轻度蛋白尿，多小于1g/24h。白细胞尿，尿中可见白细胞或白细胞管型，药物引起者为无菌性脓尿。嗜酸性粒细胞尿指尿中嗜酸粒细胞超过尿中白细胞总数的5%，尽管不多见，但对诊断有重要意义。

（2）血液：血尿素氮及肌酐升高、电解质紊乱、代谢性酸中毒、嗜酸性粒细胞增多、血 IgE 升高。贫血、血小板计数降低。

五、诊断和鉴别诊断

1. 诊断

肾脏活检是诊断肾小管间质性疾病（ANTID）的唯一金标准。肾脏活检的必要性是为了区分急性肾衰竭。后者必要时需要做透析治疗。而药物所致的ANTID，仅需停药既可。肾脏活检的主要病理学特征为肾脏炎性细胞浸润和无硬化的弥漫性间质水肿，可伴有不同程度的肾小管损害。

2. 鉴别诊断

（1）急性肾小球肾炎：感染后1～3周出现，血尿、高血压、肾炎性水肿、一过性补体降低。

（2）原发性肾病综合征：典型表现为水肿，大量蛋白尿，高胆固醇血症，低蛋白血症。

六、治疗

（一）临床思路

1. 病机辨识：辨清感受外邪还是脏腑失调

（1）感受外邪：发病急，病程短，有感受风寒、风热、湿热。因于风寒，表现小便不利，同时可见恶寒、头身痛，痰涕清稀，舌淡脉浮。因于风热，小便不畅，同时可见恶风口渴，流黄涕，舌红苔黄，脉浮数。因于湿热，可见身热，头身酸重，口腻泛恶，渴不多饮，舌红苔黄厚腻，脉濡数。

（2）脏腑失调：发病缓，病程长。① 肺气不足，小便不利，兼有咳嗽无力，动辄汗出，少气懒言，面白不荣，舌淡苔白。② 肺阴亏虚：小便黄少，兼有口干咽燥，声音嘶哑，潮热盗汗，咳嗽痰少，或痰中带血，舌红少苔，脉细数。③ 寒湿困脾，小便短少，兼有畏寒肢冷，胃脘满闷，食少便溏，肢肿腹满，舌淡苔白腻，脉迟。④ 湿热壅盛：小便黄少，兼有身肿腹大，胸腹满闷，脘闷纳呆，大便溏或便秘，舌红苔黄厚腻，脉滑。⑤ 脾气不升：小便不利，兼有神疲身软，食欲不振，腹胀便溏，面色苍白，舌淡苔腻。⑥ 胃阴亏虚：小便量少，兼有口渴多饮，胃脘嘈杂，饥不欲食，大便干结，舌红少津，苔少，脉细数。⑦ 肾元亏虚：小便不利，兼有排出无力，神气怯弱，腰膝酸软。偏肾阳虚，可见面色皖白，手足清冷，畏寒蜷卧，舌淡苔白，脉沉迟；偏肾阴虚：可见面色潮红，口干咽燥，五心烦热，舌红苔少，脉数。⑧ 心火炽盛：小便不利，兼有小腹急迫，小便黄赤，心烦口渴，口舌生疮，舌尖红，苔黄，脉数。

2. 症状辨识

①风邪犯肺：小便不利发病日短，可伴眼睑水肿，发热，畏风，咳嗽喘促，咽痛，脉浮。②脾阳不振：小便不利病程长，伴有身肿腹满，神疲体倦，食纳少，便溏，舌淡苔白，脉沉迟无力。③肾阳虚衰：小便量少，伴有面色㿠白，形寒肢冷，腰膝酸软冷重，心悸头晕，舌淡苔白，脉迟沉弱。④湿热内闭：小便短赤，伴有心烦欲呕，口苦黏腻，大便溏，舌红苔腻，脉滑数。⑤风寒外袭：小便少，尿色清，恶寒无汗，头身疼痛，鼻塞流清涕，舌淡苔白，脉浮紧。

（二）西医治疗

（1）相关药物引起，立即停止用药。使用糖皮质激素治疗，口服泼尼松 0.5mg/kg，总疗程 2～4 周。

（2）感染引起，积极治疗原发感染灶，选用敏感抗生素，疗程 10～14d。

（3）血肌酐＞ 440μmol/L 患儿，要尽早采用透析治疗以维持内环境的稳定，抗肾小管基底膜抗体阳性的患儿，可以考虑血浆置换。

（4）免疫抑制剂：肾间质炎症发生 10～14d 后即可出现间质纤维化，当氮质血症超过 2 周，肾组织已广泛地间质纤维化，肾功能恢复的可能性很小，此时再使用免疫抑制剂不仅无明显疗效，相反副作用却明显增强。可以用环磷酰胺、环孢素 A 治疗，但时间不宜过长，防止药物引起的并发症。

（5）保护肾小管上皮细胞，促进再生：①黄芪可通过抑制核因子 NF-κB 活化下调 MCP-1 的表达从而减少炎症细胞的侵润和各种炎症介质的生成，保护肾小管上皮细胞。②维生素 E 具有抗氧化、保护肾小管上皮细胞从而防治肾瘢痕形成的作用。

（三）中医治疗

感受外邪，疏散外邪；脏腑功能失调，病属实热，治宜清泄；病属虚损，用补益剂。

1. 外感风寒，内有水饮

证候：小便量少，尿色清，恶寒无汗，头身疼痛，鼻塞流清涕，颜面水肿，身重肢肿，舌淡苔白腻，脉浮滑。

治法：疏散风寒，利水逐饮。

主方：麻黄汤合五皮饮加减。尿少重者，加车前子、木通；畏寒重，加炮附子、干姜；胸闷重，加瓜蒌皮、枳壳；气促重，加葶苈子、紫苏子；痰多，加半夏、浙贝母；水肿重，加防己；头痛重，加川芎、葛根；身痛重，加羌活、独活。

2. 外感风热，热毒内蕴

证候：小便不畅，发热，恶风，咽喉肿痛，颜面眼睑水肿，口渴，舌红苔黄，脉浮数。

治法：疏风达表，清热解毒。

主方：五味消毒饮合麻黄连翘赤小豆汤。小便量少，加用车前子、大腹皮；咽喉肿痛重，加用板蓝根、重楼；水肿重，加大腹皮、车前子、益母草；尿色红，加白茅根、小蓟、茜草。

3. 外感湿热，内困肺脾

证候：小便短赤不利，身热不扬，头身酸重，咳嗽痰黏，鼻流浊涕，口腻泛恶，渴不多饮，舌红苔黄、厚腻，脉数。

治法：疏风祛湿，通调水道。

主方：新加香薷饮合六一散加减。小便不利重，加车前子；身热不扬，加青蒿、黄芩；头身酸重，加羌活、独活；泛恶，加竹茹。

4. 寒湿困脾，水湿停滞

证候：小便短少，畏寒肢冷，胃脘满闷，食少，便溏，肢肿腹满，舌淡苔白腻，脉沉迟。

治法：温中行气，利水消肿。

主方：胃苓汤加减。小便短少，加用丁香；畏寒肢冷，加用炮附子，干姜；胃脘满闷，加用砂仁、木香、枳壳；食少便溏，加用党参、薏苡仁、莲子；水肿明显，加用大腹皮、桑白皮。

5. 湿热困脾，清浊不分

证候：小便短少，胃脘满闷，不思饮食，恶心，大便溏，舌红苔黄、厚腻，脉滑

治法：清热泻脾，燥湿利水。

主方：泻黄散合黄芩滑石汤加减。小便短少，加车前子、牛膝；胃脘满闷，加陈皮、厚朴；不思饮食，加用薏苡仁、莱菔子；恶心重，加用陈皮、竹茹；大便溏，加用白术。

6. 心火炽盛，热移小肠

证候：小腹急迫，小便不畅，胸闷心烦，面赤口渴，口舌生疮，舌尖红，苔薄黄，脉滑数。

治法：清心泻火，通利小便。

主方：导赤散加减。小腹急迫，加用青皮、白芍；小便点滴不畅，加用瞿麦、萹蓄；口舌生疮，加用黄连、连翘；胸闷心烦，加用淡豆豉、郁金；口渴，加用天冬、麦冬。

7. 脾虚不运，湿滞中焦

证候：小便短少，胃脘满闷，食少便溏，肢体困重，神疲乏力，舌淡苔白腻，脉滑。

治法：健脾化湿，理气降浊。

主方：猪苓汤加减。尿少，加用车前子、牛膝；腹胀满闷，加用大腹皮、木香、厚朴、陈皮；食少便溏，加用砂仁、薏苡仁、莲子；神疲乏力，加用黄芪、山药、黄精。

8. 胃阴亏虚，化源不足

证候：小便量少，口渴多饮，胃脘嘈杂，饥不欲食，大便干结，舌红少津苔少，脉细数。

治法：养阴生津，增液利水。

主方：玉女煎加减。小便量少，加阿胶、滑石；口渴多饮，加用沙参、石斛、玉竹；饥不欲食：加陈皮、麦芽、乌梅。

9. 肾气亏虚，气化不利

证候：小便不利，身软乏力，腰膝酸软，面白少华，下肢水肿，舌淡苔白，脉沉弱。

治法：补肾益气，气化通利。

主方：六味地黄丸合人参、黄芪。小便不利，加猪苓、牛膝；腰膝酸软，加用杜仲；下肢水肿，加大腹皮、车前子。

10. 肾阴不足，相火妄动

证候：小便短赤，口干喜饮，咽燥，声音嘶哑，五心烦热，潮热盗汗，大便干结，舌红少苔，脉细数。

治法：滋补肾阴，潜阳助化。

主方：知柏地黄丸加减。小便短赤，加阿胶、滑石；口干喜饮，加麦冬、石斛；声音嘶哑，加用玄参；五心烦热，加用栀子、百合；潮热盗汗，加用鳖甲、煅牡蛎；大便干结，用玄参、火麻仁。

11. 肾阳虚衰，水湿凝滞

证候：小便短少，下身水肿，形寒肢冷，精神委顿，腰膝酸软，纳差，大便溏，舌淡苔白，脉沉弱。

治法：补肾温阳，化气行水。

主方：济生肾气丸加减。小便短少，加猪苓；全身水肿，加用大腹皮、防己；精神委顿，加用人参、黄芪；腰膝酸软，加用杜仲；纳差，加用党参、白术。

七、预后

预后与疾病发生时的严重程度、肾功能状况、急性肾衰竭的持续时间及肾组织学改变的程度有关，大多数预后良好。

【参考文献】

[1] 叶任高，孙雪峰 . 要重视肾小管间质性疾病的早期诊治 [J]. 新医学，2002，30（10）582-583.

[2] 陈秀强，刘思良 . 药物性急性间质性肾炎 36 例的临床及病理分析 [J]. 广西医学，2011，33（7）838-839.

[3] Perazella MA，Markowitz GS. Drug-induced acute interstitialnephritis [J]. Nat Rev Nephrol，2010，6（8）：461-70.

[4] Perazella MA，Moeckel GW. Nephrotoxicity from chemother-apeutic agents：clinical manifestations，pathobiology，and prevention / therapy [J]. Semin Nephrol，2010，30（6）：570-581.

[5] 王玉，李寅 . 53 例儿童急性间质性肾炎的临床和病理分析 [J]. 黑龙江医学，2018，42（4）：310-311.

[6] Mandeville JT，Levinson RD，Holland GN. The tubulointerstitial nephritis and uveitis syndrome[J]. Surv Ophthalmol，2001，46（3）：195-208.

[7] 陈秋香，程震，徐峰，等 . 肾小管间质性肾炎 - 眼葡萄膜炎综合征 5 例临床病理分析 [J]. 中国实用内科杂志，2016，36（12）：1077-1079.

[8] Sinnamon KT，Courtney AE，Harron C，et al. Tubuloin-terstitial nephritis and uveitis（TINU）syndrome：epidemio-logy，diagnosis and management [J]. NDT Plus，2008，2（2）：112-116.

[9] 刘析，杜晓刚 . 肾小管间质性肾炎 - 葡萄膜炎综合征的研究进展 [J]. 中华临床医生杂志（电子版）2015，9（4）：628-631.

[10] Fletcher A. Eosinophiluria and acute interstitial nephritis [J]. N Engl J Med，2008，358（16）：1760-1761.

[11] 刘妍，张碧丽 . 儿童急性肾小管间质性肾炎的研究进展 [J]. 临床儿科杂志，2011，29（6）：596-599.

[12] Beige J，Kreutz R，Rothermund L. Acute renal failure：pathphy-siology and clinical management [J]. Dtsch Med Wochenschr，2007，132（48）：2569-2578.

[13] 蒋季杰 . 急性间质性肾炎的研究近况 [J]. 交通医学，2000，14（6）：565-567.

[14] 张国玲，吴小川，彭晓杰，等 . 黄芪对实验性 Ig A 肾病大鼠肾小管间质损害及 NF-κB，MCP-1 表达的影响 [J]. 中国当代儿科杂志，2008，10（2）：173-178.

[15] Sadeghi Z，Kajbafzadeh AM，Tajik P，et al. Vitamin E adminis-tration at the onset of fever prevents renal scarring in acute pyelonephritis [J]. Pediatr Nephrol 2008，23（9）：1503-1510.

第二节　慢性肾小管间质性肾炎

一、概述

1. 西医定义

慢性肾小管间质性肾炎表现为肾小管萎缩和间质细胞浸润及纤维化等病变，相应的肾小球及血管病变较轻微。

2. 中医定义

慢性肾小管间质性肾炎归属于中医学“消渴”“劳淋”“虚劳”等范畴。

3. 中西医认识的交叉点

（1）正虚：机体的免疫调节功能紊乱导致多种细胞因子和生长因子的分泌和作用失平衡而导致肾脏固有细胞生长和功能失常导致肾组织纤维化。

（2）血瘀：肾小血管管壁增厚、微血栓形成、肾小球毛细血管腔闭塞等均属于“血瘀”范畴，而血瘀阻络可致肾组织供血不足而发生肾纤维化。

（3）湿浊：即体内有尿毒症毒素潴留，有学者证实尿毒症血清可引起静息培养肾小管上皮细胞转分化为肌成纤维细胞和细胞外基质分泌增多。

二、病因病理

（一）西医病因病理

1. 病因及发病机制

A. 病因

我国导致慢性间质性肾炎的最常见的原因为慢性肾盂肾炎，药物引起的慢性间质性肾炎亦增多，但是89%可找到原因，11%原因不明。

（1）药物：长期滥用止痛药、长期应用某些肾毒性的抗生素。

（2）感染：直接累积肾脏，常见于慢性肾盂肾炎。

（3）血液系统疾病：异常蛋白血症、淋巴增生性疾病、多发性骨髓瘤、阵发性血红蛋白尿，由于异常蛋白在肾脏沉积或异常细胞对肾脏的直接侵袭引起慢性间质性肾炎。

（4）代谢性疾病：高钙血症时肾内钙质沉着、低钾性肾病、尿酸性肾病及淀粉样变性等。

（5）梗阻或反流性损害：磺胺药或尿酸结晶引起的肾小管阻塞，膀胱输尿管反流。

B. 发病机制

（1）免疫介导：体液免疫和细胞免疫在慢性间质性肾小管肾炎（CTIN）的发生中有重要作用。已经证实某些药物（新青霉素、苯妥英钠等）可作为半抗原结合在肾小管基底膜（TBM）上引起免疫反应。

（2）肾小管上皮细胞转分化：肾小管上皮细胞在组织发生中与间质成纤维细胞具有同源性。许多研究表明，肾小管上皮细胞在炎症刺激下，可以发生转型而成为间质成纤维细胞的来源之一。

（3）肾小球病变致蛋白尿损伤肾小管：蛋白尿是激活肾小管上皮细胞进而引起肾间质炎症反应和纤维化的主要原因。

（4）肾小管间质性肾炎抗原(TIN-ag)：在肾脏组织中的表达：慢性肾脏疾病（CKD）临床表现中，多为小管萎缩、间质纤维化、感染等方式。CKD发生时，肾小管微环境改变，如酸性环境变化、肾小管异常等，都将影响正常的肾脏功能。TIN-ag的本质是基底膜糖蛋白物质，同时也是抗体介导的间质性肾炎靶抗原。主要表达定位于近段小管基底膜，少部分表达在远端小管和鲍曼囊以及肠黏膜的基底膜。对于维护基底膜超微结构和细胞黏附起着很重要的作用。TIN-ag 的异常表达也与小管的间质损伤有着密切关系。

2. 病理

镜下可见间质纤维化，单核细胞浸润和不同程度的肾小管结构变形、蜕变和萎缩。

（二）中医病因病机

中医认为各种肾脏疾病之所以病程缠绵迁延而呈慢性化（也即病理上表现为肾纤维化），最终发展至水肿、癃闭和关格（即 GRF），其病理基础主要在于以正虚（脾肾两虚）为本，邪实（湿浊、湿热及血瘀等）为标。

三、临床表现

起病隐匿，早期无症状，可在体检或其他疾病检查时发现有氮质血症或尿检异常。部分患者可以出现夜尿、多尿和低比重尿，或消瘦、乏力、贫血、发热、皮疹、关节疼痛等肾外症状，一般无水肿和高血压。

四、实验室及其他检查

（1）尿液：有少量蛋白尿和白细胞，无管型和红细胞。

（2）肾小管功能障碍：侵犯近端肾小管可有糖尿、氨基酸尿、碳酸氢盐尿，远端肾小管受累可有尿液酸化功能障碍及钠钾平衡的失调。

五、诊断和鉴别诊断

1. 诊断

有尿路梗阻、长期接触肾毒素或用药史。存在肾小管功能不全。有肾功能损害，但无高血压。

出现以下情况：① 原因不明的肾功能不全。② 存在尿路梗阻或反流，有长期接触肾毒性物质或服用肾毒性药物病史。③ 肾功能不全而无明显水肿和高血压。④ 轻度蛋白尿，为小分子性，尿中 β_2 微球蛋白。⑤ 原因不明的低磷血症、高钾血症或低钾血症及代谢性酸中毒。⑥ 原因不明的骨软化患者。⑦ 肾性糖尿的患者。均应考虑本病的可能，应进行肾小管功能检查和肾活检以明确诊断。

2. 鉴别诊断

主要与慢性肾小球肾炎相鉴别。慢性肾小球肾炎早期有水肿、高血压等病史和临床表现，慢性间质性肾炎没有。慢性肾小球肾炎有大量蛋白尿，管型尿；慢性间质性肾炎早期仅有轻微的蛋白尿。慢性肾小球肾炎早期肾小球损害明显，后期可有肾小管功能不全；慢性间质性肾炎，肾小管损害明显，发生早于氮质血症。

六、治疗

（一）西医治疗

（1）针对原发病进行治疗。由药物引起应及时停用相关药物；中毒性应及时停用或脱离接触有关毒物；梗阻应及时解除梗阻。减少蛋白质的摄入。

（2）较轻的慢性肾小管间质性肾炎，可以用激素治疗，并检测肾功能。

（3）予血管紧张素转化酶抑制药（如恩那普利）或血管紧张素Ⅱ受体拮抗药（如氯沙坦）治疗，以延缓肾功能的恶化。这是目前治疗肾小管间质性肾炎的主要手段。

（二）中医治疗

1. 脾肾气虚

证候：小便清长，夜尿增多，轻微蛋白尿或见尿糖，血肌酐升高，面色萎黄或苍白无华，神疲乏力，倦怠嗜睡，食少纳呆，腰膝酸软，形体瘦弱，舌质淡红，舌苔薄白，脉沉濡细。

治法：健脾益肾、敛精固涩。

常用药：参苓白术散加减。常用药为党参、白术、茯苓、陈皮、砂仁、山药、山茱萸、菟丝子、炒杜仲、金樱子、覆盆子。

2. 气阴两虚

证候：夜尿增多，轻微蛋白尿或见尿糖，短气乏力，自汗或盗汗。口干或口渴，五心烦热，舌质淡红，苔少乏津，脉细数。

治法：益气养阴。

常用药：沙参麦冬汤加减，常用药为北沙参、麦冬、太子参、黄芪、五味子、旱莲草、女贞子、山药、草石斛、百合、黄精。

3. 肾阳虚衰

证候：畏寒肢冷，夜尿增多，小便清长，血肌酐升高，腰膝酸软，神疲乏力，舌质淡，舌苔薄白而润，脉沉细无力。

治法：温补肾阳。

常用药：金匮肾气丸加减，常用药为附子（先煎）、肉桂、熟地黄、山茱萸、菟丝子、淫羊藿、炒杜仲、党参、白术。

4. 寒湿困脾

证候：恶寒纳呆，肢体困重，夜尿增多，腹胀便溏，恶心或呕吐，倦怠乏力，舌质淡胖，舌苔白腻，脉沉滑。

治法：健脾化湿。

常用药：藿香正气散加减，常用药为藿香、紫苏、半夏、生姜、陈皮、茯苓、白术、厚朴、砂仁。

5. 中焦湿热

证候：口苦胸闷、恶心或伴呕吐、夜尿增多，腰困不适，小便数急，舌质淡白，舌苔黄腻，脉弦滑。

治法：清热化湿。

常用药：黄连薏苡仁汤加减，常用药为黄连、薏苡仁、白豆蔻、白茅根、茯苓、竹茹、厚朴、滑石、半夏。

6. 痰瘀互结

证候：夜尿增多，血肌酐升高，腰痛不适、面色黧黑，舌下络脉迂曲，舌苔白腻，弦滑。

治法：活血散结。

常用药：常用药为莪术、王不留行、鳖甲、姜黄、丹参、川芎、酒大黄。

（三）中西医治疗结合治疗优势

降低尿蛋白和血肌酐按经典中医的诊疗原则，整体辨证论治来看，是没有冲突的，即理论上，在降低尿蛋白的同时，也可以降低血肌酐。根据西医的病理，肾小球滤过功能下降致血肌酐升高，肾小球屏障障碍与肾小管重吸收障碍致尿蛋白升高，二者的治疗亦应不相违逆。但考虑微观辨证，二者是有冲突的，降低血肌酐需要使用通利的药物，而前期，通利药物势必会加重蛋白尿，降低尿蛋白需要使用收敛固摄的药物而这势必会加重血肌酐，临床用药结果显示血肌酐升高而尿蛋白下降与用药无关。

七、预后

肾小管间质性肾炎的预后一般良好。改善慢性肾小管间质性肾炎预后的关键在于早期发现和早期治疗。

【参考文献】

[1] 易著文，何小解 . 儿童肾小管间质肾炎的相关问题 [J]. 中国实用儿科杂志，2009，24（2）：84-87.

[2] 康兴霞 . 芪黄保肾汤对慢性间质性肾炎的肾小管保护作用 [J].2005，25（9）：13-14.

[3] 程小红，于小勇 . 慢性肾小管间质肾病中医辨证治疗探讨 [M]. 第 10 届全国中西医结合肾脏病学术会议论文汇编，2009，572-575.

[4] 刘海燕，陈孝文，刘华锋，等 . 尿毒症毒素对肾小管上皮细胞增殖及转分化的影响 [J]. 中国病理生理杂志，2004，20（4）：651.

[5] 刘海燕，陈孝文，刘华锋，等 . 三七总甙对尿毒血清诱导的 HK-2 细胞增殖及总胶原分泌的影响 [J]. 中国中西医结合肾病杂志，2004，5（3）：143-145.

[6] 杨叶猗 . TIN-ag 在慢性肾脏病中的表达及其临床意义 [D]. 中南大学，2013.

[7] 庹金丽，张玲 . 肾小管间质性肾炎抗原的结构、功能及在肾病中的研究 [J] . 国际移植与血液净化杂志，2015，13（2）：10-13.

[8] 宿志梅 . 肾小管间质性肾炎中抗肾小管基底膜抗体的检测及其临床意义 [D]. 山东大学，2004.

[9] 赵晓兰 . 肾小管间质性肾炎抗原在慢性肾脏病中的表达及其临床意义 [J]. 中国实用医药，2018，13（7）：15-17.

[10] 杨叶猗，肖力，刘伏友，等 . 肾小管间质性肾炎抗原在肾脏中的研究进展 [J]. 中华肾脏病杂志，2013，29：396-399.

[11] 杨叶猗，肖力，许向青，等 . 肾小管间质性肾炎抗原在慢性肾脏病中的表达及其临床意义 [J]. 中华医学杂志，2014，94（4）：246- 250.

[12] 郑洪，李德祥，侯文 . 脾免疫细胞在实验性自身免疫性肾小管间质性肾炎中的作用 [J]. 贵州医药，2002，26（7）：589-590.

[13] 郑洪，李德祥，侯文 . 脾免疫细胞在实验性自身免疫性肾小管间质性肾炎中的作用 [J]. 贵州医药，2002，26（7）：589-590.

[14] 刘华锋，王瑞强，姚翠微，等 ."慢性肾衰基本方"对肾小管间质纤维化防治作用的实验研究 [J]. 中药药理与临床，2006，22（3.4）：141-144.

[15] 叶任高，孙雪峰 . 要重视肾小管间质性疾病的早期诊治 [J]. 新医学，2002，30（10）：582-583.

[16] 韩世辉 . 中药治疗慢性肾小管间质性肾炎验案一则 [J]. 中国中医药现代远程教育，2018，16（1）：91-92.

第十七章

左肾静脉压迫综合征

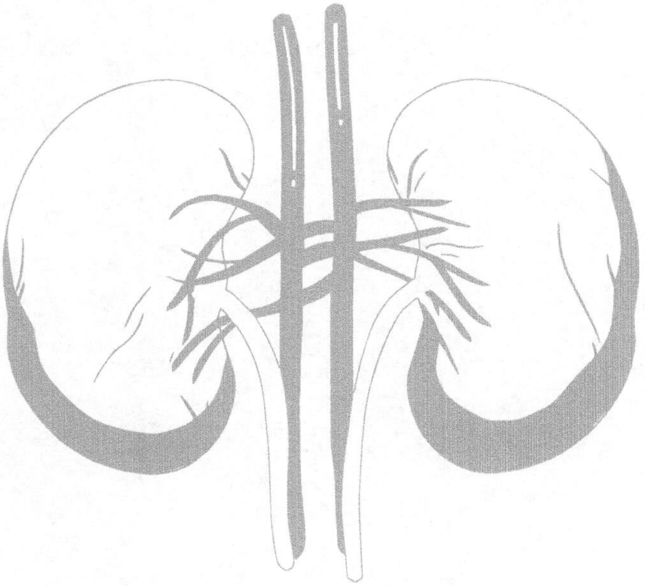

一、概述

1. 西医定义

左肾静脉压迫综合征（1eft renal vein entrapment syndrome），又称胡桃夹综合征(nutcracker syndrome)，是指左肾静脉在通过肠系膜上动脉和腹主动脉之间的夹角时，或通过腹主动脉和脊柱之间时受到机械挤压导致左肾静脉回流受阻，使左肾、输尿管及生殖腺静脉压力增高而导致的一系列临床症候群。根据挤压位置的不同分为前胡桃夹征与后胡桃夹征。临床中常引起血尿、蛋白尿、生殖静脉曲张、甚至左腰腹部疼痛、头痛、头晕、食欲下降、全身疲乏、月经失调等症状。Schepper 于 1972 年首次报道左肾静脉压迫综合征导致左肾出血后，本病日益受到临床医生的关注。

王剑波等曾对上海市徐汇区 90 所幼儿园的儿童进行尿常规检查，尿检阳性者进一步进行尿相差显微镜和彩超检查，以筛查胡桃夹血尿患儿。共调查 15534 名幼儿园儿童，镜下血尿阳性者 90 例，其中胡桃夹血尿 40 例，总人群胡桃夹血尿患病率为 0.26%。镜下血尿患儿中，胡桃夹血尿所占比例为 44.4%。田露曾回顾性研究 246 例在重庆医科大学附属儿童医院放射科因非肾脏相关疾病行腹部 CT 血管造影检查的住院儿童影像及临床资料，所有儿童均除外左肾及左肾静脉相关疾病与变异，并除外腹膜后占位性病变，尿常规检查未见异常。其中 13.82% 出现“胡桃夹”现象，且“胡桃夹”现象出现的百分比随年龄增大而增加，该现象可以作为一种正常的解剖变异出现在一部分正常儿童中。

2. 中医定义

左肾静脉压迫综合征在中医学中尚无明确对应病名，而根据本病临床表现，其相关记载散见于“尿血”“肾风”等疾病中。《黄帝内经》中记载有“溺血”，其多由外感邪毒，七情太过，虚热内生而引起。《素问》有：“胞移热于膀胱，则癃溺血。”《金匮要略》首次提出“尿血”，有“热在下焦者则尿血，亦令秘淋不通”的记载。对小儿尿血的论述首见于《诸病源候论》，有“血性得寒则凝涩，得热则流散；而心主于血。小儿心脏有热，乘于血，血渗于小肠，故尿血也”。《小儿药证直诀》中记有：“其小便赤色，久而尿血。”历代医家对于小儿尿血的病因主要归纳于“内因”“外因”两方面。内因既有心热炽盛，下焦湿热，血热内蕴等实证；又有先天禀赋不足，肝肾阴虚，或后天调护失宜，或疾病迁延日久，导致脏腑亏损，气血生化乏源，气不统血，而出现血尿、腹痛、头痛、头晕、疲乏、月经失调等一系列临床表现。外因责之于外感六淫与饮食所伤。

3. 中西医认识的交叉点

在中西医对本病的临床研究中，均证明“瘀血”是关键性病理产物。西医研究中发现部分病例在左肾静脉扩张后出现瘀血，进而引起左肾静脉相关血流速度减慢，甚至出现血液停滞现象。中医临床学者认为热盛者，络伤血溢，离经之血则为瘀；久病者因虚致瘀，而瘀久蕴生热毒，瘀热互结，故本病存在“瘀血”之标，治疗上通过“活血化瘀”之治法取得很好的临床疗效。并且中医古籍中提出了“久病入络”的络病理论，为后世医家应用活血化瘀通络法治疗本病提供了重要的理论依据。

二、病因病理

（一）西医病因病理

1. 病因及发病机制

左肾静脉压迫综合征依据受压左肾静脉走行于腹主动脉前后方的不同解剖特点，可分为前胡桃夹征与后胡桃夹征。

（1）前胡桃夹征：在解剖上，左肾静脉在汇入下腔静脉的行程中，需经过腹主动脉与肠系膜上动脉的夹角。肠系膜上动脉和腹主动脉一般在正常情况下所形成的夹角为45°～60°，并且其中填充着肠系膜脂肪、淋巴结和腹膜后组织、神经纤维丛等组织，保证左肾静脉穿行于其中不受挤压。但在受某些因素影响后（如青少年、儿童因生长发育形成瘦高体型、椎体过度伸展、腹腔脏器下垂、直立活动时腹腔脏器因重力关系牵拉肠系膜上动脉等），两者间的夹角变小，左肾静脉受到机械挤压，回流受阻，形成前胡桃夹现象。

（2）后胡桃夹征：后胡桃夹征多为左肾静脉走行变异所致，在临床上较为罕见。由于后左肾静脉走行于腹主动脉和脊柱之间，左肾静脉汇入下腔静脉的行程较长，期间可发生复杂的解剖变异，易受挤压导致血液回流受阻，产生胡桃夹现象。

2. 病理

该病主要是由于青春期身高迅速增长或外伤及运动后椎体过度伸展，使经过腹主动脉和肠系膜上动脉之间的左肾静脉受压，造成左肾静脉高压。左肾静脉扩张、瘀血，引起左肾静脉相关静脉瘀血甚至出现血液停滞现象，导致肾盂、输尿管黏膜下静脉扩张，窦内压升高，部分患者可形成异常的血管交通支，出现弥漫性出血或者直立性蛋白尿。如瘀血的静脉系统与尿的收集系统间发生异常交通即引起血尿。部分还可出现直立性蛋白尿、生殖静脉综合征及精索静脉曲张，如十二指肠同时受压，可以产生消化道症状。

（二）中医病因病机

血尿是本病在中医临床诊疗中的主要症状。张仲景提出“热在下焦者，则尿血”，为后世指明了血尿的病因病机。《景岳全书》中：“血本阴精，不宜动也，而动则为病……盖动者多由于火，火盛则迫血妄行。”薛恺在《保婴撮要》中记有：“若外感风邪则血鲜，为肠风。……热入小肠，则小便出血。”《血证论》中有：“一外因，乃太阳、阳明传经之热结于下焦。其证身有寒热，口渴腹满，小便不利，溺血疼痛……”。据此认为引起血尿的六淫之邪有“风”“热”。血尿早期多见实热，后期多见虚热。本病多属本虚标实之证，瘀血为其主要病理产物，瘀久蕴生毒热，瘀热毒互结为标。缪希雍在《先醒斋医学广笔记》中著有：“血不行经络者，气逆上壅也，行血则血循经络，不止自止。止之则血凝，血凝则发热恶食，病日固矣”的记载，充分说明了瘀而发热，瘀热互结的病理演变过程。《血证论》认为：“离经之血，虽清血鲜血，亦是瘀血”，且本病多病程较长，久病必瘀，瘀血不去，则血不归经，而出血不止。

现代中医医家认为本病的病因病机主要有“热”“湿”“瘀”“虚”等。中医学认为小儿脏腑娇嫩，形气未充，且病因少七情劳逸之患，故病多虚证，或因先天禀赋不足，或因后天失养，皆致精气亏虚。气虚血失统摄，精亏虚热内扰，或正虚复感外邪，热邪迫血妄行，皆可致血不循经从尿而出终为血尿。本病以脏腑娇嫩精气亏虚为本，且以脾肾亏虚为主，瘀乃为其标。本病多病程较长，病情复杂，急性期以热证、实证为多，慢性期常以脾肾亏虚为主，终可导致血失固摄，不循常道，溢于脉外而发病。

三、临床表现

1. 症状

（1）血尿：在剧烈运动、感冒等诱因下，出现反复无症状性的肉眼血尿或镜下血尿。在显微镜下行尿红细胞形态检查，正常形态红细胞比例高，为非肾小球性血尿。

（2）直立性蛋白尿：直立性蛋白尿多见于青年人，一般 24h 尿蛋白不大于 1g，休息时可以减轻，活动后明显加重。目前尚不能明确蛋白尿发生的具体机制。有学者认为静脉压高促使肾小球滤过蛋白增加，超过肾小管重吸收能力引起蛋白尿。

（3）疼痛：疼痛多为腹痛或腰部疼痛，可放射到臀部，是生殖腺静脉系统疼痛综合征的一种表现。疼痛是由于左肾静脉高压，使之相关静脉回流障碍，瘀血引起炎症反应所致。

（4）左肾静脉受压影响生殖静脉出现的症状：左肾静脉高压，静脉血回流障碍，引起生殖静脉压力升高。男性通常表现为左侧精索静脉曲张，女性则由于生殖静脉曲张出现不同程度的腰痛，盆腔不适和月经增多的临床症状，甚至出现以慢性疼痛为主要症状的盆腔瘀血综合征。

（5）慢性疲劳综合征：表现为非持续劳动所致的、无明显原因的一种持续或反复的慢性疲劳，其疲劳不为休息所缓解。这是由于肾素—血管紧张素—醛固酮系统受左肾静脉高压，血液回流障碍的影响而导致其活性降低；同时因为左肾静脉受压影响了肾上腺静脉的回流，导致肾上腺髓质充血，改变了交感神经活性及儿茶酚胺水平。

2. 体征

本病缺乏特异性临床体征。

3. 并发症

本病的主要并发症仍为肾脏改变，陈以平对63例胡桃夹综合征患者进行肾穿刺活检，其中17例合并有肾炎，在17例患者中IgA肾病8例，局灶增生硬化6例，轻微病变1例，IgM肾病2例。刘震杰对6例患者进行肾穿刺活检，5例患者提示系膜微小病变（系膜细胞基质轻度弥漫性增生），1例为系膜增生性肾小球肾炎，中度系膜增生。

4. 中医辨证特点

本病发病主要分“热、湿、虚、瘀”4个方面，其中以脾肾亏虚为本，湿、瘀为标。发病有虚实之分，辨证应首先辨虚实，急性期以热证、实证为多，慢性期常以脾肾亏虚为本，瘀血为标，且多为本虚标实之证，对其辨证应分清主次。

四、实验室及其他检查

（1）尿常规：可见血尿和（或）蛋白尿，尿红细胞形态为非肾小球性。尿微量白蛋白、24h尿蛋白定量增高。

（2）彩色多普勒超声检查：测量穿越腹主动脉和肠系膜上动脉夹角处的左肾静脉（受压处）内径（a）及近肾门处左肾静脉内径（b），再用脉冲波多普勒测量此二处血流速度。超声检查是本病的首选检查，但其检出率并不理想，需要结合其他检验方法来进行。

（3）螺旋CT血管造影：其检查结果和意义与磁共振血管造影相同。随着多层螺旋CT技术的飞速发展，在血管成像的清晰度方面甚至可以超过磁共振血管造影。因螺旋CT血管造影需要应用含碘造影剂，对尚未排除肾脏器质性病变的蛋白尿患者及肾功能异常者要考虑到它的肾脏毒性。

（4）磁共振血管造影：其三维成像技术可直观地显示左肾静脉受压情况。观察到腹主动脉、肠系膜上动脉和左肾静脉三者之间的关系，左肾静脉狭窄部位的横断面，测量腹主动脉和肠系膜上动脉之间夹角的度数。一般均可看到左肾静脉横断面受压后变成椭圆形，腹主动脉与肠系膜上动脉所成的夹角减小。磁共振血管造影不适合于体内金属异物和心脏起搏器或除颤器植入者。

（5）左肾静脉造影：左肾静脉造影可直接观察到左肾静脉的受压情况，左肾静脉周围有无扩张、迂曲及逆流的侧支循环，但肾血管造影阴性结果不能除外诊断，因造影剂注入时可引起其局部血流状态的变化。造影时还可以测定下腔静脉和左肾静脉的压力差，正常人为＜0.13kPa（1mmHg），左肾静脉压迫综合征时，压力明显增高达0.39kPa（3mmHg）以上。血管造影为现阶段本病诊断的金标准。

五、诊断和鉴别诊断

1. 诊断

诊断标准：①尿红细胞形态分析示非肾小球源性血尿。②尿中钙排泄量比正常（Ca/Cr ＜ 0. 20）。③膀胱镜检查为左侧输尿管喷血。④肾活检正常或轻微病变。⑤腹部B超、CT和MRI表现为左肾静脉受压、扩张。⑥下腔静脉和左肾静脉测压证实左肾回流障碍，左肾静脉压与下腔静脉压力差＞ 0.52kPa（4mmHg）。⑦排除其他可能引起血尿的病因：如肿瘤、结石、结核、凝血功能异常、中毒和肾小球疾病等。

2. 鉴别诊断

左肾静脉压迫综合征与原发性肾脏疾病虽有许多相同之处，但也可以区分：

（1）患者若出现单纯血尿、单纯蛋白尿或者血尿、蛋白尿并存，尤其是瘦高体型，可行左肾静脉彩色多普勒超声检查以确定有无胡桃夹现象。

（2）左肾静脉压迫综合征和原发性肾脏疾病都会出现血尿、蛋白尿等临床现象，但前者多是发作性血尿、直立性蛋白尿，而后者多是持续性的。

（3）注意区分血尿的来源，是由左肾静脉压迫综合征引起还是因肾脏器质性疾病所致。可根据尿红细胞位相检查结果进行分析，若血尿正常形态红细胞比例高，说明血尿的主要原因为左肾静脉压迫综合征，若以异常红细胞为主，说明多合并原发性肾脏疾病。但根据尿红细胞位相检查结果鉴别并不完全可靠，有报道个别单纯左肾静脉压迫综合征患者尿异常红细胞可达93%。

（4）左肾静脉压迫综合征合并原发性肾脏疾病较常见，临床上多见于血尿合并蛋白尿者、肾小球性血尿病史较长者、左肾静脉长期受压的成人发病者。

六、治疗

（一）临床思路

1. 西医临床治疗思路

左肾静脉压迫综合征是一种正常解剖上的变异，是青春期的暂时现象，若无明显自觉症状，无须处理，随着年龄的增长，身体的发育，腹主动脉和肠系膜上动脉夹角内的脂肪、淋巴组织增加，侧支循环建立，或适当给予促凝和抗纤溶药物，局部的瘀血有望得到改善，而血尿症状可自行缓解。只有当反复发作，出血量较大，明显影响机体的血红蛋白水平及出现腰部持续性疼痛时才考虑外科治疗。外科治疗包括肠系膜上动脉切断再吻合术，左肾固定术，肾静脉旁路术，肾切除术，腹腔镜下切断左肾动、静脉与髂外动、静脉吻合的自体肾移植术，左肾静脉内支架植入术。

2. 中医辨证思路

本病主要为“热、湿、虚、瘀”4个方面，其中以脾肾亏虚为本，瘀血为标。本病急性期以风邪、湿热等实证为主。久病反复发作者，一方面由于脾肾亏虚，固摄无权，血流脉外，或阴虚火旺，迫血妄行，以虚证为主；另一方面由于病延日久，阴阳气血失调，导致瘀血等病理产物留而不去，有形之邪阻碍气血运行，泛溢脉络之外，则为虚中夹实之证。临证以急性发作阶段肉眼血尿或镜下血尿，表现为湿热、风邪等实证为主者，宜治以清热利湿；而慢性尿血或仅见镜下血尿以正虚为主者，当辨气、血、阴、阳之不足，宜以补益之法为主。由于本病病程较长，一般患者都有不同程度的瘀血存在，瘀血的存在可加重脏腑功能失调，使病情迁延难愈。所谓“瘀血不去，出血不止”，所以在血尿的治疗过程中，不能妄投收涩止血之品，应在止血的同时活血化瘀，贯彻“止血而不留瘀”的治疗思想。

（二）西医治疗

一般治疗

（1）定期观察：适用于病情较轻患者，仅有镜下血尿、蛋白尿或间断出现无痛性肉眼血尿，无明显其他症状。儿童、青少年，随着年龄增长，身体发育的完善左肾静脉受压情况可随着侧支循环的建立及肠系膜上动脉起始部周围脂肪等结缔组织的增加得到缓解。

（2）外科手术治疗：当患者出现血尿和（或）蛋白尿反复发作，且出血量较大，明显影响机体的血红蛋白水平及出现腰部持续性疼痛时考虑外科治疗。外科手术治疗的适应证：①经2年以上观察或内科对症治疗症状无缓解或加重者。②出现并发症者，如腰酸、头晕、乏力。③有肾功能损害者。外科治疗包括肠系膜上动脉切断再吻合术，左肾固定术，肾静脉旁路术，肾切除术，腹腔镜下切断左肾动、静脉与髂外动、静脉吻合的自体肾移植术。

（3）介入治疗：即左肾静脉扩张支架置入术，Neste等在1996年首先应用血管内支架介入治疗左肾静脉压迫综合征。近年来随着网格状自膨胀支架和覆膜支架的出现，使介入方法治疗左肾静脉压迫综合征成为一种创伤小，恢复快的临床治疗手段。但介入治疗仍缺乏长期研究结果，支架植入后有血栓形成、血管穿孔、支架移位等风险，且支架植入后需进行抗凝治疗，对于儿童患者尤其需要谨慎。

（三）中医治疗

1. 风热袭肺证

证候：咽痒、咽痛、咳嗽，口渴喜饮，尿血鲜红，或伴发热恶风、头身疼痛，舌红，苔薄黄，脉浮数。

治法：疏风清热，凉血止血。

主方：银翘散加减。

常用药：银花、连翘、桔梗、薄荷、荆芥、，蒲公英、竹叶、桑叶、甘草、芦根、菊花、黄芩、小蓟、白茅根、老头草。方中银花、连翘、桑叶、菊花宣散风热，清热解毒；黄芩、小蓟、白茅根清热凉血止血，诸药共奏疏风清热，凉血止血之效。咽痛明显者，加玄参、桔梗以清热解毒利咽；湿热留恋，小便时有灼热感者，加石韦、黄柏以清热利湿。

2. 气不摄血证

证候：气短乏力，倦怠懒言，头晕目眩，面白无华，食少便溏，舌淡苔白，脉缓弱。

治法：补脾益气，摄血止血。

主方：补中益气汤加减。

常用药：黄芪、党参、白术、当归、桑寄生、山药、菟丝子、芡实、金缨子。方中黄芪、党参益气健脾；桑寄生、菟丝子温肾助阳；山药、白术健脾助运；芡实，金缨子益气固摄。若肺卫气虚，反复感冒，恶风寒者，合玉屏风散以益卫固表；脾虚湿困，头晕肢重，苔白厚浊者，可加藿香，佩兰以芳香化湿健脾。

3. 阴虚内热证

证候：小便频数，短赤带血，头晕目眩，耳鸣，神疲乏力，口干心烦，颧红潮热，腰膝酸软，舌质红，苔黄腻或少苔，脉细数。

治法：滋阴清热，凉血止血。

主方：知柏地黄汤合二至丸加减。

常用药：知母、黄柏、生地黄、山药、茯苓、泽泻、牡丹皮、女贞子、旱莲草、仙鹤草、茜草、白茅根。知母、黄柏滋阴降火；生地黄、山药补益脾肾；茯苓、泽泻、牡丹皮清泻肝肾之火；女贞子、旱莲草补肾养阴；仙鹤草、茜草、白茅根凉血止血。若手足心热，加鳖甲、地骨皮以清虚热；苔黄腻者为湿热久蕴伤阴，久病虚中挟实，佐加土茯苓、白花蛇舌草以清热化湿解毒；久病反复尿血佐加化瘀止血之品，如水蛭、生蒲黄。

4. 瘀血伤络证

证候：腰以胀痛为主，或刺痛，夜间加重，小便短少，咽干，舌质暗有瘀斑，脉沉涩。

治法：活血化瘀，祛瘀止血。

主方：桃红四物汤加味。

常用药：药用桃仁、红花、当归、赤芍、牛膝、山药、柴胡、旱莲草、川芎、三七粉。桃仁、红花、三七活血化瘀；当归滋阴补肝；赤芍养血和营，以增补血之力；川芎、柴胡活血行气、调畅气血，以助活血之功。兼气虚加黄芪、党参以益气摄血。

5. 下焦湿热

证候：小便浑浊短赤，尿血，身体困重，胸脘烦闷，纳呆，口苦口干，舌红，苔黄腻，脉滑数。

治法：清热利湿，凉血止血。

主方：四妙丸合小蓟饮子加减。

常用药：黄柏、牛膝、生薏苡仁、生地黄、小蓟、滑石、生蒲黄、藕节、白茅根、土茯苓。方中黄柏、滑石、土茯苓、生薏苡仁清热利湿；牛膝补肝肾、引药下行；生地黄、小蓟、白茅根清热凉血，养血止血；生蒲黄、藕节活血化瘀，使血止而不留瘀。若病延日久湿热伤阴加知母、女贞子以滋阴清利；舌质黯红者加丹参，水蛭以化瘀止血，活血和络。

（四）中西医结合治疗优势

对于保守治疗的患者，采取中西医并用的治法，在改善患者临床理化检查指标的同时，可明显改善患者临床表现中的其他不适兼证，提高患者的生活质量。

七、预后

患者一般预后良好。但部分患者存在长期无症状性血尿和（或）蛋白尿迁延不愈，或部分患者无症状性血尿和（或）蛋白尿时轻时重。大多数患者的肾功能可长期维持正常，但少数患者肾功能减退转成慢性肾炎。

八、预防与调护

本病在日常生活中主要需预防感染，同时注意不要劳累；在上呼吸道感染多发季节，要特别注意室内通风，及时添加衣物；此外，也要特别注意戒烟、饮酒；还要调节好自身的免疫能力。注意调畅情志，使患者保持良好的精神状态。

九、研究进展

关于左肾静脉压迫综合征与肾小球疾病之间的关系，现存在着两种不同的意见：大部分学者认为两者是独立存在的疾病，另一部分则认为两者之间存在着某些我们尚未明确的关系。

在多篇文献报道中显示，左肾静脉压迫综合征合并 IgA 肾病占左肾静脉压迫综合征合并肾脏器质性疾病中的比例较高。由于 IgA 肾病的临床表现与左肾静脉压迫综合征相似，并且易造成误诊，因此左肾静脉压迫综合征合并 IgA 肾病也较受到临床医生的关注。Ozono 等曾将左肾静脉压迫综合征并发 IgA 肾病患者与单纯左肾静脉压迫综合征患者做比较，发现左肾静脉压迫综合征并发 IgA 肾病患者在上呼吸道感染后，血清中的 IgA 水平升高，肾小球源性血尿加重，出现持续性蛋白尿和颗粒管型。王耀敏等研究报道，并发 IgA 肾病患者尿蛋白和 Scr 明显高于单纯左肾静脉压迫综合征患者。在通常情况下，单纯的左肾静脉压迫综合征不会导致肾衰竭，但是约有 20% 的患者在确诊为 IgA 肾病 10 年后进展到慢性肾衰竭。因此，尽早地诊断并治疗左肾静脉压迫综合征并发 IgA 肾病极其重要。

随着 3D 技术的发展，使介入治疗技术更加的微创化，精准化，个性化。据报道，我国第四军医大学唐都医院泌尿外科于 2015 年完成了世界首例在腹腔镜下为左肾静脉压迫综合征患者植入 3D 打印技术定制的钛合金多孔静脉血管外支架，患者恢复良好。或经右侧股静脉穿刺，对左肾静脉腔内狭窄部位放置支架，李承志等对 36 例接受该治疗的患者进行回顾性分析，患者在接受治疗后 3 个月后，其症状几乎消失，且仅 2 例发生支架移位，但无不良事件发生。

左肾静脉压迫综合征因其主要临床表现有隐蔽性，无特异性，极易被其他肾脏器质性疾病所掩盖，造成医生与患者的忽视。虽然距首次报道左肾静脉压迫综合征至今已有 40 余年，但目前仍无统一的诊断标准和治疗方案。随着医疗技术特别是影像学技术的发展，左肾静脉压迫综合征受到的临床关注度增多，对其的检出率也逐年提高。在确定患病后，对于症状较轻的患者可采取中西医联合保守治疗，并密切的随访。对于病情严重的患者，应予手术治疗。

【参考文献】

[1] Yun SJ，Nam DH，Ryu JK，et al. The roles of the liver and pancreas in renal Nutcracker syndrome [J]. Eur J Radiol，2014，83 (10)：1765-1770.

[2] 王剑波，陈冬冬，杜兰屏，等 . 上海市徐汇区 15534 名学龄前儿童胡桃夹血尿的普查 [J] . 中国中西医结合肾病杂志，2010，11(3)：65-68.

[3] 田露 . "胡桃夹" 现象在正常儿童人群中的百分比及临床意义 [D]. 重庆：重庆医科大学附属儿童医院放射科，2017：6-20.

[4] 蔡聪敏 . 活血益肾法治疗儿童左肾静脉压迫综合征的临床观察 [D] . 福州：福建中医药大学，2015：3-7.

[5] 罗晓莉，朱建平，江丽，等 . 后胡桃夹综合征患者彩色多普勒超声表现 [J] . 中华医学超声杂志，2012，9(2)：171-174.

[6] 陈以平 . 胡桃夹性儿童血尿的诊断与治疗 [J]. 中国中西医结合肾病杂志，2002，3 (2)：65-68.

[7] 刘震杰 . 胡桃夹症 20 例诊治分析 [D] . 杭州：浙江大学，2006：8-15.

[8] 陈善闻，沈周俊 . 胡桃夹综合征研究进展 [J]. 国外医学泌尿系统分册，2004，24 (5)：629-632.

[9] Zhang H，Li M，Jin W，et al. The left renal entrapment syndrome：diagnosis and treatment[J]. Ann Vasc Surg，2007，21 (2)：198-203.

[10] 管娜 . 胡桃夹综合征诊断治疗进展—基于英国胡桃夹综合征指南 [J]，中华实用儿科临床杂志，2017，32 (23)：1775.

[11] 孙岩，刘洋，张十一，等 . 胡桃夹综合征的介入治疗 [J]，医学影像学杂志，2011，21 (10)：1509-1511.

[12] 王耀敏，张晓辉，何强，等 . 胡桃夹综合征并发 IgA 肾病临床分析 [J]. 中华肾脏病杂志，2010，26 (1)：25-27.

[13] 陈香美，谢院生 . 重视延缓 IgA 肾病进展的基础和临床研究 [J]. 中华肾脏病杂志，2004，20 (4)：235-237.

[14] 李静，师文 . 1 例 3D 打印技术应用于腹腔镜下治疗胡桃夹综合征患者的手术护理 [J]. 护理研究，2016，30(7)：2430-2431.

[15] 李承志，张艳，张红，等 . 左肾静脉支架植入术治疗胡桃夹综合征的临床疗效 [J]. 中国介入影像与治疗学，2013，10 (7)：389-392.

第十八章

急性肾损伤与急性肾衰竭

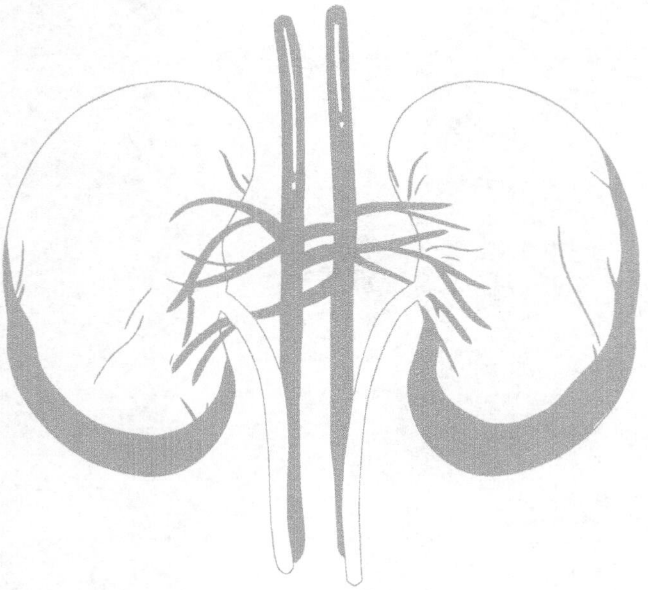

第一节　急性肾损伤

一、概述

1. 西医定义

急性肾损伤（acute kidney injury，AKI）是一组临床常见的原发性或继发性肾功能受损，肾功能在短期（数小时至数周）急剧减退，肾小球滤过率降低，从而引起水、电解质和酸碱平衡紊乱以及氮质代谢产物蓄积，具有发病急、进展快、病死率高等特点的一类疾病，是临床常见的危重症之一。

2. 中医定义

古籍中并没有“急性肾损伤”或“急性肾衰竭”这一现代医学的诊断名词，但中医古籍中很早就有对急性肾损伤的记载，根据其少尿或无尿、恶心呕吐、水肿等急骤而突出的症状，归在“癃闭”“关格”“水肿”“溺毒”“肾风”等疾病范畴内。由于这些病名均不能完整准确地表达出疾病的发展过程，1997 年颁布了中医诊疗术语国家标准（疾病部分），明确提出了急性肾衰竭这一中医病名，指出急性肾衰竭即新起病急之肾衰竭，可由外邪侵袭，损伤肾气，或肾病日久，气化失司，湿毒浊邪下侵，壅塞膀胱及三焦，出现少尿甚或无尿，继而出现多尿，或以精神萎靡、面色无华、口有尿味等为常见症状的脱病类疾病。

3. 中西医认识的交叉点

急性肾损伤的基本病理过程是急性肾缺血，肾血流量减少，肾小管上皮细胞因缺血而坏死，肾小球滤过率降低，因此患者表现为少尿或无尿，血清肌酐、尿素氮升高，水电解质紊乱，中医认为这些病变属于脉络不和，血瘀水停。肾小球滤过率急剧下降，氮质代谢产物潴留，体内毒素聚集，肌酐迅速上升，导致急性肾损伤，中医即所谓浊毒内停。

二、病因病理

（一）西医病因病理

1. 病因及发病机制

A. 病因

AKI 的病因一般可分为三大类：肾前性，肾实质性，肾后梗阻性。近 10 年来，儿童 AKI 的病因已从原发性肾脏疾病转变为多因素的病因，尤其是在住院 AKI 患儿中，如心血管外科术后、干细胞移植过程中所发生的 AKI，常是多因素参与，缺血缺氧性肾损伤和肾毒性损害是其重要原因。一些遗传背景可能成为某些儿童 AKI 的易患因素。

儿童 AKI 病因的年龄阶段特点：新生儿以肾皮质坏死、肾静脉血栓形成及血管损伤多见。婴儿及婴幼儿以低血容量（胃肠道体液丢失、脓毒症）、溶血尿毒综合征常见。3 岁以上则以各种原发和继发性重症肾小球肾炎、急性间质性肾炎为多见。急进性肾小球肾炎（RPGN）一般多发生在大龄儿童和青少年。新生儿 AKI 一个重要的病因（表 18-1-1）是胎儿期，母亲摄入的某些药物能干扰胎儿肾发育，已明确的有血管紧张素转换酶抑制剂（ACEI），血管紧张素受体拮抗剂（ARB）和非类固醇抗炎药（NSAIDs）。

表 18-1-1　儿童急性肾损伤的病因分类

分类	病因
1. 肾前性损伤	
真性血容量下降	出血，严重脱水（腹泻、呕吐、胃肠道丢失），鼻胃管引流，第三腔隙体液（脓毒症、烧伤、创伤、肾病综合征、毛细血管渗漏综合征），中枢或肾性尿崩症，钠盐丢失（肾性或肾上腺疾病），药物相关性利尿或渗透性利尿
有效血容量下降	充血性心力衰竭、心脏压塞、心包炎、肝衰竭
2. 肾实质性损伤	
急性肾小管坏死	缺血缺氧性损伤：由于肾前性肾损伤因素发展而致 药物及外源性毒素：肾毒性抗生素（氨基糖苷类、阿昔洛韦、两性霉素 B、利福平、磺胺等），肾毒性抗癌化合物（异环磷酰胺、顺铂等），非甾体类抗炎药物（醋氨酚），血管紧张素转换酶抑制剂，血管紧张素Ⅱ受体拮抗剂，氟化合物麻醉剂（甲氧氟烷、氟烷等），造影剂，重金属（铅、汞、锂），有机溶剂（乙二醇），蜂毒，蛇毒，鱼胆 内源性毒素：溶血尿毒综合征、血管内溶血（血红蛋白尿）、横纹肌溶解症、挤压综合征（肌红蛋白尿）、肿瘤溶解综合征（尿酸）
重症肾小球肾炎	急性肾炎、急进性肾炎、过敏性紫癜肾炎、狼疮肾炎
急性间质性肾炎	药物相关性、感染相关性、特发性
肾血管疾病	肾皮质坏死，肾动脉、静脉血栓形成或栓塞，结节性多动脉炎
先天性肾疾病	肾脏发育异常，多囊肾疾病（婴儿型多囊肾、多囊性肾发育不良）
3. 肾后梗阻性损伤	尿道梗阻（后尿道瓣膜）、孤立肾尿路梗阻、双侧输尿管梗阻

B. 发病机制

急性肾损伤的发病机制较多，早期研究以低灌注下的肾脏血流动力学改变为主，随着研究的深入发现炎症反应、免疫介导、细胞凋亡、微循环凝血功能障碍、基因多态性等机制可能参与了 AKI 的发生。

（1）肾脏血流动力学改变、缺血再灌注损伤：各种原因导致的机体血容量不足时，肾脏灌注量减少，肾小球滤过率下降，影响肾功能，而肾脏的持续缺血缺氧最终会导致肾小管坏死。此外，当血流量改变时，肾内血流通过自身调节重新分布，表现为肾皮质血流量减少和肾髓质瘀血，从而引起肾脏缺血性损伤。随病情稳定，肾脏血供得以恢复，但在这个过程中易产生大量的氧自由基和羟自由基，损伤细胞及线粒体膜的结构和功能，造成细胞功能障碍即再灌注性损伤。

（2）肾小球内微血栓形成：发生 AKI 时，肾脏的急性缺血、各种毒素及炎症因子均会导致肾小管间质的内皮功能及结构受损，损伤血管内的凝血系统被激活，在肾小球内形成弥漫性微血栓，导致肾小球滤过率下降；而且高凝状态时凝血因子大量消耗，进而出现继发性组织内出血，加之损伤血管内的炎性渗出液使毛细血管腔外压力增高，肾小球有效滤过率进一步降低。激活的凝血系统在肾小管内形成血栓，小管上皮细胞的重吸收和分泌作用受到阻碍。凝血和炎症反应相互促进，各种细胞因子的直接毒性作用和血栓的机械性梗阻，最终导致代谢产物堆积，并在小管周围局部浸润、渗透，从而加重肾脏损伤。

（3）细胞凋亡学说：细胞凋亡是急性肾损伤的一个重要发病机制，凋亡机制可能为：一是近端小管富含钠泵，对缺氧缺血及炎症损害较敏感；二是各种毒素会诱导近端肾小管上皮细胞 Fas 蛋白和 Fas 蛋白受体表达，进而启动凋亡信号传导系统；三是细胞因子及炎症介质等大量产生，通过钙失衡、氧化损伤、抑制肾小管上皮细胞增殖等途径诱导肾小管上皮细胞凋亡。

（4）免疫介导炎症反应：AKI 的免疫炎症反应由天然免疫和获得性免疫反应共同参与，AKI 发生组织损伤时，肾小管上皮细胞发生损伤、坏死，血管内皮细胞受损，释放大量促炎症因子，血管通透性增加，天然免疫反应的非特异性抗体迅速迁移至损伤局部，吞噬坏死细胞，清除内源性抗原。此过程中天然免疫反应的炎症效应细胞进一步活化，释放大量炎症因子，放大了炎症反应，使肾小管上皮细胞进一步损伤。因此，天然免疫炎症反应成为 AKI 的急性细胞损伤的致病机制之一。获得性免疫反应系统由特异性抗原激活，在 AKI 时，获得性免疫反应发生略晚于天然免疫反应，但是在急性损伤期发挥重要的调控作用。

2. 病理

不同病因、不同病理损害类型的 AKI 可以有不同的始动机制和持续发展因素，迄今尚难用一种理论解释全部现象。目前认为 AKI 发病及进展的病理生理机制包括：局部损伤引发系统性全身炎性反应，氧化应激反应，内质网应激反应，自身免疫反应等导致肾小管上皮细胞死亡（坏死、凋亡、坏死性凋亡），刷状缘消失，细胞极性丧失，去分化，小管阻塞和（或）管型以及内皮细胞损伤［包括内皮细胞功能紊乱、微血管栓塞、血管收缩、凝血障碍、血管渗漏和（或）水肿等]。免疫炎症、缺血、氧化应激、中毒、自身免疫间互相关联、促进或制约，形成一个十分复杂的网络关系，多方面参与 AKI 的形成、进展。

（二）中医病因病机

病因可分正虚和邪实，正虚为本，邪实为标，本虚与标实的病机常并见。

急性肾损伤的病因大多为外感六淫邪毒、饮食不当、情志内伤、瘀浊内停、体虚久病、中毒虫咬、药毒伤肾等。病机总以本虚标实为主，主要涉及肺、脾胃、肾、三焦等。

外邪侵袭内脏，导致肺、脾、肾功能异常，肺失治节，脾失健运，肾失开阖，膀胱气化功能失常，水湿浊邪不能排出体外，从而发为本病；又或禀赋不足、劳累过度、饮食失节、肾病久治不愈，致肾气虚衰，正虚邪实，水湿浊毒内停，发为本病。湿浊毒邪阻于中焦，脾胃气机升降失调，水液运化失常，水液不得下输膀胱而致无尿或癃闭；脾虚运化无力，气血生化无源则神疲乏力、面色少华；肾阳不足、命门火衰，则形寒肢冷；水湿泛滥肌肤则为水肿；湿毒壅塞三焦，清气不升，浊阴不降，湿浊上逆泛胃则恶心、呕吐、厌食；久病则邪毒入于血络，血行于脉外则出血；湿浊毒邪蒙蔽清窍或肾虚风动则神志昏迷，甚则惊厥抽搐；心肾不交，水气上凌心肺，喘促由生，最终心肾衰败，阴阳离决则死亡。本病为中医急重症，来势凶猛，变化迅速且临床表现复杂。

三、临床表现

（一）临床表现

典型 AKI 临床病程可分为 3 期。

1. 起始期

此期患者常遭受低血压、缺血、脓毒血症和肾毒素等因素影响，但尚未发生明显的肾实质损伤，在此阶段 AKI 是可预防的。但随着肾小管上皮细胞发生明显损伤，GFR 下降，则进入维持期。

2. 维持期

又称少尿期。该期一般持续 7～14 d，但也可短至数天，长至 4～6 周。GFR 保持在低水平。许多患者可出现少尿（＜400 mL/d）和无尿（＜100 mL/d）。但也有些患者尿量在 400 mL/d 以上，称为非少尿型 AKI，主要因损伤的肾单位不均一性所致，其病情大多较轻，预后较好。然而，不论尿量是否减少，随着肾功能减退，可出现一系列临床表现。

（1）AKI 的全身症状：

- 消化系统：食欲减退、恶心、呕吐、腹胀、腹泻等，严重者可发生消化道出血。
- 呼吸系统：除感染外，主要是因容量负荷过多导致的急性肺水肿，表现为呼吸困难、咳嗽、憋气等症状。
- 循环系统：多因少尿和未控制饮水，以致体液过多，出现高血压及心力衰竭表现；因毒素蓄积、电解质紊乱、贫血及酸中毒引起各种心律失常、心包炎及心肌病变。
- 神经系统：出现意识障碍、躁动、谵忘、抽搐、昏迷等尿毒症脑病症状。
- 血液系统：可有出血倾向及轻度贫血表现。

（2）水、电解质和酸碱平衡紊乱：可表现为：

- 尿量减少，体液平衡紊乱，水肿明显。
- 代谢性酸中毒：主要因为肾排酸能力减低，同时高分解代谢状态，使酸性产物明显增多。
- 高钾血症：除肾排泄钾减少外，酸中毒、组织分解过快也是原因之一。
- 低钠血症：主要由水潴留引起的稀释性低钠。此外，还可有低钙、高磷血症，但远不如慢性肾衰竭时明显。

（3）感染：50% ~90% 急性肾小管坏死患者可并发感染，是少尿期常见而严重的并发症，最常见部位依次为肺部、泌尿道、伤口和全身。

3. 恢复期

从肾小管细胞再生、修复，直至肾小管完整性恢复称为恢复期。GFR 逐渐恢复正常或接近正常范围。少尿型患者开始出现尿量增加，可有多尿表现，在不使用利尿剂的情况下，每日尿量可达 3000 ~ 5000 mL 或更多。通常持续 1 ~ 3 周，继而逐渐恢复。与 GFR 相比，肾小管上皮细胞功能（溶质和水的重吸收）的恢复相对延迟，常需数月后才能恢复。少数患者可遗留不同程度的肾脏结构和功能缺陷。

（二）中医辨证特点

中医认为，急性肾损伤的主要病机为湿、热、瘀、毒互结于三焦，气血逆乱，三焦气化失司。中医治疗急性肾损伤，根据其本虚标实的病性特点，通过对其辨证分型，多治以通腑泻浊、活血化瘀、清热利湿、补益脾肾之法，又根据其虚实夹杂的复杂性，以标本兼治，补虚泄实。

四、实验室及其他检查

（1）血液检查：可有轻度贫血、血肌酐和尿素氮进行性升高，血清钾浓度升高，血 pH 和碳酸氢根离子浓度降低，血清钠浓度正常或偏低，血钙降低，血磷升高。

（2）尿液检查：尿常规检查尿蛋白多为 ± ~ +，可见肾小管上皮细胞、上皮细胞管型和颗粒管型及少许红细胞、白细胞等；尿比重降低且较固定，多在1.015以下；尿钠含量增高，多在20～60mmol/L，肾衰指数和钠排泄分数常大于1。

（3）影像学检查：尿路超声显像对排除尿路梗阻很有帮助。必要时行CT、MRI或放射性核素检查。

（4）肾活检：是重要的诊断手段，在排除了肾前性及肾后性原因后，没有明确致病原因（肾缺血或肾毒素）的肾性AKI具有肾活检指征。原有肾脏疾病出现AKI以及肾功能持续不能恢复等情况，也需行肾活检明确诊断。

五、诊断和鉴别诊断

1. 诊断

（1）急性肾损伤诊断标准：采用2012年KDIGO制定的《急性肾损伤的临床指南》规定，符合以下条件之一者则可诊断为急性肾损伤。

- 48h内Scr升高超过26.5μmol/L（0.3mg/dL）。
- Scr升高超过基线1.5倍——确认或推测7d内发生。
- 尿量＜0.5 mL/（kg·h），且持续6h以上（排除梗阻和脱水状态）。

（2）急性肾损伤分期诊断标准：采用2012年KDIGO分期诊断标准见表18-1-2。

表18-1-2　2012年KDIGO分期诊断标准

分期	血清肌酐	尿量
1	基础值的1.5～1.9倍，或增高≥0.3mg/dL（＞26.5μmol/l）	＜0.5mL/（kg·h），持续6～12h
2	基础值的2.0～2.9倍	＜0.5mL/（kg·h），持续≥12h
3	基础值的3.0倍，或血肌酐增加至≥4.0mg/dL（353.6μmol/L），或开始肾脏替代治疗，或＜18岁的患者，eGFR下降至＜35mL/min·1.73m²	＜0.3mL/（kg·h），持续≥24h 或无尿≥12h

（3）急性肾损伤病因诊断标准：参考KDIGO于2012年发表的AKI指南，将急性肾损伤的病因主要分为3个方面，分别为肾前性因素、肾性因素、肾后性因素。

2. 鉴别诊断

在鉴别诊断方面，首先应排除慢性肾脏病（CKD）基础上的AKI，有CKD病史，或存在老年、高血压、糖尿病等CKD易患因素，双肾体积缩小，显著贫血，肾性骨病和神经病变等提示CKD基础上的AKI。其次应除外肾前性和肾后性原因。在确定为肾性AKI后，尚应鉴别是肾小球、肾血管还是肾间质病变引起。AKI病因不同，其治疗方法不同。

六、治疗

（一）临床思路

1. 西医临床治疗思路

积极治疗原发病，控制感染，改善肾功能，防治并发症，降低病死率。

快速识别和纠正可逆因素，防止肾脏进一步受损，维持水、电解质的平衡是急性肾损伤的治疗原则。因此，发生急性肾损伤后，应积极寻找可逆病因、纠正可能存在的肾前性、肾性或肾后性因素，从而预防进一步损伤。对于各种原因如消化道失液、外伤、失血等引起的有效血容量不足均应积极控制病因，同时进行补液扩容治疗维持肾脏灌注。心衰引起的低心排血量患者应给予治疗原发疾病、改善心功能。脓毒症引起的急性肾损伤应给予积极有效的抗感染治疗，若合并多器官衰竭，应给予各器官支持治疗。对于肾后性因素所致急性肾损伤患者，请外科等相关专科处理以解除梗阻。治疗 AKI 的另一大手段就是血液净化技术，其主要作用是维持内环境稳定，度过少尿期、为治疗原发病争取时间和创造条件，清除致病因子、促进肾功能恢复。

2. 中医辨证思路

中医认为，急性肾损伤的主要病机为湿、热、瘀、毒互结于三焦，气血逆乱，三焦气化失司。对急性肾损伤要分期论治。初期、少尿期邪实壅滞三焦、水道不利，治以清热解毒、通腑泄浊、活血化瘀；疾病后期因实邪与用药损伤，病机以脏腑虚损、气血亏虚为主，则治以补益脾肾、益气养阴、兼以祛邪，注重调补以防急性病变迁延为慢性。突见危重症时，脏真衰竭、溺毒入血，则应以推陈出新、恢复脏真为原则。

（二）西医治疗

早期诊断、及时干预能最大限度地减轻肾损伤、促进肾功能恢复。AKI 治疗主要包括尽早识别并纠正可逆病因、维持内环境稳定、营养支持、防治并发症及肾脏替代治疗等方面。

1. 尽早纠正可逆病因

AKI 治疗首先要纠正可逆的病因。对于各种严重外伤、心力衰竭、急性失血等都应进行相关治疗，包括输血，等渗盐水扩容，处理血容量不足、休克和感染等。停用影响肾灌注或肾毒性的药物。存在尿路梗阻时，应及时采取措施去除梗阻。

2. 营养支持治疗

维持机体的营养状况和正常代谢，有助于损伤细胞的修复和再生，提高 AKI 存活率，优先考虑通过胃肠道提供营养。

3. AKI 全身症状处理

病情迁延的少尿性急性肾损伤患者通常可因大量氮质废物潴留而导致 AKI 的全身症状，应每天评价患者精神状态的变化，观察有无恶心、呕吐、急性肺水肿、心包炎的表现，如有上述表现，给予对症治疗，必要时行血液净化治疗。

4. 并发症治疗

（1）体液失衡：AKI 患者常有体液失衡，因此每日大致的进液量，可按前一日尿量加 500 mL 计算。发热患者只要体重不增加即可增加进液量。在容量控制治疗中应用襻利尿剂可增加尿量，当使用后尿量并不增加时，应停止使用以防止不良反应发生。

（2）高钾血症：血钾超过 6.5 mmol/L，心电图表现为 QRS 波增宽等明显的变化时，应予以紧急处理。①钙剂：10% 葡萄糖酸钙 10 ~ 20mL 稀释后缓慢静脉注射（5min）。② 5% 碳酸氢钠 100 ~ 200mL 静滴，以纠正酸中毒并同时促进钾离子向细胞内转移。③ 50% 葡萄糖溶液 50 ~ 100 mL 加胰岛素 6 ~ 12U 缓慢地静脉注射，可促进糖原合成，使钾离子向细胞内移动。④口服聚磺苯乙烯 15 ~ 30 g，3 次 /d。以上措施无效，或为高分解代谢型 ATN 的高钾血症患者，血液透析是最有效的治疗。

（3）代谢性酸中毒：应及时治疗，如血清 HCO_3^- 浓度低于 15 mmol/L，可选用 5% 碳酸氢钠 100 ~ 250mL 静滴。对于严重酸中毒患者，应立即予以透析治疗。

（4）感染：是常见并发症，也是死亡主要原因之一。应尽早使用抗生素，但不提倡预防使用抗生素。根据细菌培养和药物敏感试验选用对肾脏无毒性或毒性低的药物，并按 GFR 调整用药剂量。

5. 肾脏替代疗法

急性肾衰竭合并高分解代谢者（每天尿素氮上升 ≥ 10.5 mmol/L，Scr 上升 ≥ 176.8μmol/L），急性肾损伤 3 期，严重高钾血症（ > 6.5mmol/L）、代谢性酸中毒（pH < 7.15）、容量负荷过重对利尿剂治疗无效、急性肺水肿、心包炎和严重脑病等都是透析治疗指征。对非高分解型、无少尿患者，可试行内科综合治疗。

6. 多尿期的治疗

多尿开始时，由于 GFR 尚未恢复，肾小管的浓缩功能较差，治疗仍应以维持水、电解质和酸碱平衡，控制氮质血症和预防各种并发症为主。已行透析的患者，应继续透析。多尿期 1 周后可见血肌酐和尿素氮水平逐渐降至正常范围，饮食中蛋白质摄入量可逐渐增加，并逐渐减少透析频率直至停止透析。

7. 恢复期的治疗

一般无须特殊处理，定期随访肾功能，避免使用肾毒性药物。

（三）中医治疗

中医对本病没有统一的辨证标准，针对病因病机可采取以下治疗方法。

1. 活血化瘀

目前认为，肾脏缺血再灌注是引起 AKI 的一个重要过程。在急性肾损伤的早、中期加入活血化瘀药，如当归、川芎、丹参、桃仁、红花等配合清热解毒、祛风化湿的药物如大青叶、黄芩、淫羊藿、忍冬藤、白术、乌梅、山楂等，往往能改善肾脏的急性缺血状态，取得不错的疗效。但在疾病的晚期，因尿毒症引起的消耗性低凝状态，患者往往会出现各种出血症状，需慎用活血化瘀药。

2. 解毒化浊

引起急性肾损伤的主要病因之一便是毒邪，这既包括了外毒又包括了内毒，外毒主要是六淫之毒、药毒等，内毒主要是湿毒、热毒、瘀毒等毒邪。在急性肾损伤的治疗过程中，解毒化浊法具有重要的地位，其中大黄在尿毒症中的应用已得到多年的临床证实，其疗效也得到了相当的肯定。大黄的使用，既能口服又能灌肠，既能生用又能制用，但使用大黄时应注意疾病的分期及患者的全身状况，切勿攻下太猛太久，损伤本已不足之正气，扶正与攻下结合，攻补兼施，这样才能提高大黄的疗效及减少其副作用。

3. 健脾补肾

在急性肾损伤的治疗中，健脾补肾极为重要。在急性肾损伤的发病过程中，恶心呕吐往往是很常见的症状，而这又能导致电解质代谢的紊乱及酸碱失衡，进一步加重症状，故通过健脾补肾一方面能改善患者症状，增加患者食欲改善其营养情况，一方面又能提升正气，抵御外邪，延长患者的生命。临床常用的药物有炒白术、赤白芍、炒陈皮、制半夏、生甘草、晚蚕沙等，根据病情配合解表、利水、养血、开窍等法，对于疾病的缓解也有重要的作用。

（四）中西医结合治疗优势

随着人们对急性肾损伤诊断及分级标准有了越来越清晰的认识以及对急性肾损伤标志物的进一步探索，距离急性肾损伤早期诊断、早期干预目标的达成也越来越近，但是在治疗急性肾损伤方面，仍有很长的路要走，而中医治疗急性肾损伤现阶段仍作为西医治疗的补充，其重要作用和地位仍待进一步的研究和探讨，在以后研究中，要更好地利用我国传统医学的优势，结合现代医学治疗急性肾损伤，力求改善疾病的近期和远期预后，提高患者的生存质量，减少疾病的病死率。

七、预后

发生后部分患者肾功能可以完全恢复，但仍有部分患者无法恢复至基础的肾功能，发展成为CKD，甚至是终末期肾病、维持透析。在陈敏华的相关研究中，对于重症急性肾损伤患者根据KDIGO分期状况实施早期连续性肾脏替代治疗，结果显示AKI–1期组、AKI–2期组、AKI–3期组患者治疗后总病死率高达59.69%，且患者出院后仍存在较高的病死风险，患者预后仍较差。当前许多研究结果显示，急性肾损伤患者可进展为终末期肾病，增加患者治疗难度。积极改善急性肾损伤患者的预后仍是临床研究的难点。

八、预防与调护

积极治疗原发病，及时发现导致急性肾小管坏死的危险因素并加以去除，是防止发生AKI的关键。AKI的预后与病因及并发症的严重程度有关。在高危人群中，应积极采取预防AKI的措施。

临床应尽可能避免使用肾毒性药物，对肾毒性大的药物应监测血药浓度，合理规范的使用药物，并根据肾功变化及时调整用量。

对老年患者，糖尿病、狼疮患者，肾综合征患者应特别关注其肾功能的变化，密切监测相关指标。

观察患者每日的液体出入量，对存在或可疑存在液体不足的患者采用有创性或功能性血流动力学监测，积极干预，保证足够的血容量、组织灌注及氧供。

早期积极行液体复苏可减轻肌红蛋白尿的肾毒性、预防AKI；患者在应用造影剂之前必须评估发生AKI的风险效益比，对风险高过效益的患者应避免使用造影剂。如一定要使用造影剂的高危患者应使用非离子等渗或低渗造影剂，并提前予以水化治疗。

九、研究进展

目前，仍缺乏有效的AKI预防和治疗药物，欧洲危重病协会肾病学预防和治疗AKI常用的方法有扩容、利尿、血管活性药物的使用、激素的使用、代谢干预、肾脏替代治疗以及血液净化治疗。关于AKI的肾脏替代治疗已有些进展，但死亡率仍居高不下。中药因其自身特点和优势，在预防和治疗AKI方面具有广阔的应用前景。

天然产物在防治AKI方面具有明显疗效，且副作用相对较少，越来越得到医患双方的重视。近年来，对各类中药从单纯的疗效观察，到作用机制分析、药物作用靶点的寻找，研究水平日趋深入。特别是将蛋白质组学技术应用于新药研发后，可借助其对分子网络机制中的复杂调控关系找到药物作用的新靶点。通过对中药复方、中药提取物或其中的单一有效成分进行多层次、多环节、多靶点的研究，建立天然产物作用于AKI特异性的靶点识别体系，进一步指导及预见中药材或制剂中抗 AKI 有效成分的发现和分离。

【参考文献】

[1] 汤晓静，梅长林 .KDIGO 指南解读：急性肾损伤的诊治 [J].Chineae Journal of Practical lntemal Medicine，2012，32（12）：914-917.

[2] 陈敏华，呼邦传，李茜，等 . 基于 KDIGO 分级的早期连续性肾脏替代治疗对重症急性肾损伤患者预后的影响 [J]. 中华危重病急救医学，2016，28（3）：246-251.

[3] 尹连红，齐蒙，彭金咏 . 急性肾损伤的分子机制及中药干预研究进展 [J]. 中国药理学通报，2016，32（11）：1494-1499.

第二节　急性肾衰竭

一、概述

1. 西医定义

西医认为急性肾衰竭（acute renal failure，ARF）是指由多种原因引起肾脏生理功能在短期内（数日或数周）显著减退，甚至丧失，导致代谢产物在体内堆积，血尿素氮及血肌酐迅速升高并引起水、电解质和酸碱平衡紊乱的一个临床综合征。儿童多伴有少尿（指尿量＜ 250mL/（m^2 · 24h），或学龄儿童＜ 400mL/24h，学龄前儿童＜ 300mL/24h，婴幼儿＜ 200mL/24h）或无尿（指 24h 尿量少于 50mL/m^2），部分病例可为非少尿型。ARF 可发生在各种临床情况之下，如儿童或成人，门诊或住院，ICU 或非 ICU 患者中。近年来国际肾脏病和急救医学界趋向用急性肾损伤（acute kidney injury，AKI）这一概念来取代传统的 ARF 概念。其主要目的是将 ARF 的临床诊断提前，因近几年来一系列的临床研究证实，血肌酐水平的轻微改变与病死率的增加密切相关，且认识到在致病因子作用下有些患者虽已发生不同程度的急性肾功能异常，但还未进入到肾衰竭阶段，建议不要等到肾衰竭时才承认它的存在。

2. 中医定义

中医学的命名原则多是以疾病的症状、病因命名，故古籍中并没有关于“急性肾衰竭”的准确概念，但根据其少尿或无尿、恶心呕吐、水肿等突出的症状，类似此疾病的演变过程所涉及的中医病症有“癃闭”“关格”“水肿”“溺毒”“肾风”等。由于这些病名并不能完整准确地描述整个疾病发展的过程，故近年来颁布的“中医临床诊疗术语疾病部分国家标准”中明确提出了“肾衰”这一中医病名，指出肾衰即新起病急之肾衰，可由暴病及肾，损伤肾气，或肾病日久，致肾气衰竭，气化失司，湿浊尿毒不得下泄，以急起少尿甚或无尿，或以水肿，精神萎靡，面色无华，口有尿味等为常见症状的脱病类疾病。

二、病因病理

（一）西医病因病理

1. 病因及发病机制

A. 病因

急性肾衰竭病因多样，可概括为肾前性、肾性和肾后性三大类。不同国家引起ARF的病因不同，有些研究认为脓毒症是ARF的主要病因，其次是血液肿瘤。然而在一些高收入国家，心血管手术和溶血尿毒综合征（HUS）是儿科ARF的主要危险因素。还有些报道叙述，超过50%的ARF由HUS、血液肿瘤和心血管手术造成。在新生儿中，严重围生期窒息仍然是导致ARF的主要原因。

（1）肾前性因素：肾前性ARF主要由肾血流灌注减少所致，肾脏本身于起病时并无异常。儿科常见于以下情况。

- 血容量不足：主要为细胞外液丢失。①从胃肠道丢失（呕吐、腹泻）。②从肾脏丢失（如不当的利尿剂应用、失盐性肾病、糖尿病、渗透性利尿）。③出血。④从皮肤丢失（灼伤）。⑤向细胞外液分布异常即容量转移，水分渗入到第三间隙，如大量腹腔积液、低白蛋白血症。
- 心排出量减少：如严重心力衰竭，全身血管扩张（各种休克）可致心排出量减少。此类情况如能及时纠正则预后好，如持久则可发展为肾性ARF。

（2）肾性因素：肾性AR由肾实质本身损伤引起。

- 急性肾小管坏死：可由长时期肾缺血或肾毒素造成。①缺血性改变：各种原因引起的肾血流降低，如感染性休克、出血、心血管术后等。②肾毒素：包括外源性和内源性。常见的有生物毒素（如鱼胆、蜂蜇、蛇毒、细菌内毒素等），化学毒素（氯化汞、四氯化碳、甲醇、磷、铅、砷制剂等），抗生素（氨基糖苷类、四环素、两性霉素、磺胺类等），造影剂，环孢素。③血管内溶血（错型输血及其他原因的溶血），横纹肌溶解和肌球蛋白尿（如创伤、肌肉病、剧烈运动等）。
- 肾小球疾病：包括各种增生性肾小球肾炎（如急进性肾小球肾炎、链球菌感染后肾小球肾炎、膜增生性肾小球肾炎等），狼疮性肾炎，紫癜肾炎，IgA肾病等；也可在慢性肾炎基础上由于感染、脱水、失血、心力衰竭等诱因而发生急性肾功能恶化。
- 肾血管疾病：如肾动静脉栓塞、血栓形成、结节性多动脉炎、HUS和弥散性血管内凝血等。

- 肾间质疾病：如药物或感染引起的急性间质性肾炎，又如高钙血症、高钙尿症引起的钙质沉积于间质，白血病细胞浸润等。此类肾衰竭多呈典型的少尿期、多尿期和恢复期的发展过程，但年幼儿三期划分不如年长儿明确。

（3）肾后性因素：肾后性 ARF 可由各种原因致尿路梗阻如男婴后尿道瓣膜、结石、神经性膀胱等，或腹部腹膜后肿物对泌尿道压迫引起。当尿道梗阻致肾盂内静水压力增高超过 7.7 ~ 8.8kPa（58 ~ 66mmHg）时则引起肾小球有效滤过减少而发生肾衰竭。及时解除梗阻，肾功能可恢复。

B. 发病机制

ARF 的发病机制甚为复杂，包括神经、体液、代谢障碍等因素参与。目前认为，不同病因、不同病理类型及不同阶段的急性肾衰竭可有不同的病理生理变化，多种发病机制共同参与急性肾衰竭的发生。肾脏血浆流量减少、肾小球滤过膜受损，肾脏血流重新分布、缺血再灌注损伤、肾小管内滤过液回漏、肾小管阻塞、肾外梗阻等因素参与了急性肾衰竭的发生发展。而更深层次机制：肾小管上皮细胞（TECs）的凋亡、炎症细胞及其分泌的细胞因子在 TECs 损伤中的作用，以及血管活性物质在血流动力学变化中的作用，随着近年细胞生物学和免疫学等的发展而逐渐被阐明。

急性肾衰竭的重要病理特征是具有不同程度的血管收缩及其相应的血流动力学变化。在许多动物模型和临床研究中发现，不论是何种原因引起的急性肾小管坏死，在未出现肾小管上皮细胞明显坏死的早期，即出现了肾血流量急剧减少及肾小球滤过率显著降低。

早期人们对急性肾衰竭患者肾脏病理研究发现，许多不同类型、不同临床背景或病因的急性肾衰竭患者肾内都出现以不同程度的肾小管坏死和肾小管阻塞为特征的相似病理形态变化。这表明肾小管损伤在急性肾衰竭的发病过程中起关键作用。肾小管损伤为急性肾衰竭早期的主要病理改变，尤以排列在外髓内带处肾单位髓襻上升支的粗段受累更明显，系该处氧分压较低所致。近年来，随着对 TECs 损伤的细胞与分子生物学机制的进一步研究，积累了大量的证据，形成一种较为公认的解释，即 TECs 代谢障碍导致细胞损伤，肾小管上皮细胞损伤可使小管壁的通透性异常升高。加上远端 a 小管阻塞，使肾小球滤过产生的小管液通过损伤的近端小管壁反漏进入小管外间质而导致急性肾衰竭时的少尿和肾间质水肿。远端肾小管腔由于上方肾小管上皮细胞坏死脱落而造成的阻塞可使阻塞上方肾小管腔内压升高，使肾小球有效滤过压降低，从而导致肾小球滤过率下降，出现少尿或无尿。包含了上述小管液反漏和远端肾小管阻塞理论的肾小管损伤学说，从急性肾衰竭肾内出现不同程度的肾小管损伤这一病理形态变化出发，较合理地将急性肾衰竭所出现的结构变化与功能紊乱有机地联系起来，较好地解释了急性肾衰竭时出现的肾间质水肿、肾小球滤过率下降和少尿等现象，是迄今仍为人们公认的一种基本学说。

解释急性肾衰竭发病机制的另一基本学说属肾血流动力学平衡失调理论体系。这种解释强调肾脏血液循环紊乱在 ATN（急性肾小管坏死）发病过程中的重要性，认为各种肾损伤因素通过影响肾血液循环，主要是肾血浆流量下降，肾内血流重新分布从而导致肾小球滤过率下降，出现少尿或无尿。认为各种肾损伤因素是通过影响肾血液循环，即刺激肾血管收缩使肾血流量急剧减少，肾小球滤过率下降从而导致少尿或无尿。

以上各种学说的争论迄今持续已30年。实际上，产生急性肾衰竭的临床背景或病因错综复杂，不同病因所引起急性肾衰竭的类型不同，其发病机制也不尽相同。现有的任何一种学说都不可能圆满地解释各种不同类型急性肾衰竭的发病机制，而是各自从不同的角度，解释或阐明了部分临床背景或病因所致急性肾衰竭发病机制的主要方面。这些机制的确定，对充分认识ARF的发病机制、引出一系列崭新的治疗方案具有十分重要的意义。

2. 病理

病理变化随病因，病情严重程度不同，可有显著差异。

A. 肉眼检查

肾增大而质软，剖面髓质呈暗红色，皮质肿胀，因缺血而呈苍白色。

B. 显微镜检查

各种肾实质病变引起的肾衰，有各自特征性病理改变，而急性肾小管坏死病理改变分为两种类型。

（1）急性缺血型：病变呈节段性灶性分布。以髓襻升段及远曲小管受累最早、变化最显著。缺血越严重，受累范围越大。光镜下早期上皮细胞肿胀，脂肪变性、空泡变性；晚期上皮细胞坏死，细胞核浓缩，破裂或溶解，基底膜撕裂，使管腔与间质连通。间质充血，水肿及炎性细胞浸润，肾小球及肾小动脉多无显著改变。

（2）中毒型：病变分布均匀，多为近端肾小管上皮细胞变性，融合样坏死，而基底膜完整，可见肾小管上皮细胞再生。

（二）中医病因病机

中医认为本病的病因包括外因和内因，外因为感受风邪、湿热或疮毒内侵，内因主要是因为禀赋不足、久病劳倦、饮食不节、情志内伤以及瘀浊内停所致。病位主要在肺、脾、肾及膀胱，久则及心。病机关键为肺、脾、肾以及膀胱功能失调，气化失常，导致水液失调，泛溢肌肤，无尿少尿，或继而多尿；或是导致湿热、热毒、气滞血瘀之邪淤积体内而成病。

1. 感受风邪

风邪外袭，客于肺卫，肺失宣降，通调失职，风遏水阻，不能下输膀胱，水液失调，易外泛四肢肌肤，排尿减少。

2. 湿热疮毒内侵

患有疮疖、湿疹等，有风毒内归于肺；外感水湿，蕴而生热，或外感湿热之毒内归于脾。肺失通调，脾失健运，脾虚不能制肾，则肾失开阖，水气与邪毒并走于内，水液失调。

3. 禀赋不足、久病劳倦

多是肺、脾、肾三脏亏虚。肺虚则气不化精而化水，脾虚则土不制水而反克，肺脾气虚致水不归经而横溢皮肤，渗于脉络，产生周身水肿。脾肾两虚则水湿内停，影响脾阳之运化，脾虚及肾，命门火衰，无以温化水湿从膀胱而去，所谓关门不利则聚水。

4. 饮食不节

久食肥甘厚味、辛辣之品，导致脾胃运化功能失常，内湿自生，酿湿生热，阻滞于中，下注膀胱，气化不利，水液失调；或饮食不足，饥饱失调，脾胃气虚，中气下陷，气机升降失调也会影响水液正常排泄。

5. 情志内伤

惊恐、忧思、郁怒、紧张等情绪引起肝气郁结、疏泄失司，从而影响三焦水液的运送及气化功能，导致水道通调受阻。

6. 瘀浊内停

瘀血败精阻于内，或痰瘀积块，或砂石内生，尿路阻塞，小便难以排出。若患儿素体阴虚，或过用温燥之品，易致肝肾阴虚；病程迁延，气损及阴，亦可出现气阴两虚证候。且水湿内停，郁久化热可成湿热；水湿停聚，湿热内蕴，阻滞气机，血行不畅而可致血瘀；肺、脾、肾虚弱，卫外不固则易感外邪。故疾病过程中常出现水湿、湿热、外感、血瘀与气虚、阴虚等虚实夹杂证候表现。

三、临床表现

急性肾衰竭临床表现分为 3 型，即少尿型、非少尿型和高分解型急性肾衰竭。以少尿或无尿为特征者称少尿型；非少尿型指血尿素氮、血肌酐迅速升高，肌酐清除率迅速降低，而无少尿或无尿表现；高分解型指血尿素氮每日升高＞ 14.3mmol/L（＞ 40mg/dL），血肌酐每日升高＞ 17mmol/L（＞ 2mg/dL）。

少尿型 ARF 临床分为 3 期，即少尿期、多尿期、恢复期。

1. 少尿期

少尿期患儿尿量：学龄儿童＜ 400mL/24h，学龄前儿童＜ 300mL/24h，婴幼儿＜ 200mL/24h，一般持续 7 ~ 14d。通常每日排尿量越少，少尿期持续时间越长，病情越重。少尿期有以下临床表现。

A. 水中毒和钠潴留

如果患者不能很好地控制水分的摄入，体内水分过多，会发生水中毒。主要表现为大脑损害的神经精神症状，如头痛、嗜睡、举止奇异、共济失调、凝视、失语、意识淡漠和精神失常；重者可发生惊厥和昏迷而死亡。水中毒时，有稀释性低钠血症，血钠浓度常＜125mmol/L。不严格地控制氯化钠的摄入，则会发生钠潴留，导致体重增加，高血压，水肿和心力衰竭。后者是本病的主要死因之一。

B. 电解质紊乱

少尿期患者常出现低钙、高磷、低钠、低氯、高钾、高镁等多种电解质的紊乱。

（1）高钾血症：高钾血症是少尿期的首位死亡原因。由于组织创伤、感染性休克、酸中毒、高分解代谢状态等，会使钾从细胞内溢出细胞外，而摄入富含钾的食物、药物和输入库存血等，也会增加钾的入量。且因肾排钾能力差，故少尿数日后，常出现高血钾，这是本病的突出问题。通常血钾每日递增约 0.3mmol/L，高代谢型者，则其增加速度常加倍。高血钾会引起神经肌肉细胞电冲动传导障碍。

其临床表现为：①心脏症状：心率缓慢，心律失常（包括传导阻滞），甚至可发生心搏骤停。②肌肉神经系统症状：四肢乏力，手中感觉异常，肌腱反射消失等。③高钾血症是急性肾衰最严重的并发症，是起病第 1 周死亡最常见的原因。故及早地诊治高血钾是非常必要的。多次检查心电图和进行血清钾测定，对早期诊断有重要价值。高钾血症的心电图表现为：血钾高于 6mmol/L 即可出现 T 波基底狭窄而高耸；血钾高于 7 ~ 8mmol/L，P 波降低，QRS 波与 T 波可融合而成正弦波，心电图异常每先于高钾血症的临床表现出现，故可作为早期诊断的指标，并通过心电图的改变，推测血清钾的大约浓度。

（2）低钠血症和低氯血症两者并存：可以是水潴留致稀释性低钠血症、低氯血症，亦可由于呕吐、腹泻导致钠、氯丢失。

（3）低钙、高磷血症：临床常见，但由于代谢性酸中毒使血中游离钙浓度相对增高，低钙抽搐并不多见，在补充碱性液体纠正代谢性酸中毒时如不注意补钙则会诱发低钙抽搐。

（4）高镁血症：主要因排泄减少所致，血镁大于 1.2mmol/L 即为高镁血症，大于 2.5mmol/L 就会出现嗜睡、肌无力、腱反射消失，甚至昏迷、心律失常、传导阻滞等表现。

C. 代谢性酸中毒

正常情况下体内 80% 的酸需经肾脏排出。ARF 时体内非挥发性酸不能被肾排出可导致代谢性酸中毒，表现为恶心、呕吐、疲倦、嗜睡、呼吸深大、食欲不振甚至昏迷，血 pH 降低，而且随病情发展日趋严重。

D. 氮质代谢产物的潴留

ARF 时体内分解代谢旺盛，氮质代谢产物增多，而肾脏不能将其充分排出，必然引起氮质代谢产物的潴留。尿素氮（BUN）每日可递增 3.6 ~ 10.7 mmol/（10 ~ 30 mg/d），血清肌酐每日可升高 44.2 ~ 88.4 um/L（0.5 ~ 1.0mg/dL），如不采取有效措施几天后就可达尿毒症水平，出现恶心、呕吐、消化道出血、烦躁、嗜睡、抽搐、昏迷、进行性贫血等尿毒症综合征的临床表现。

E. 消化道出血

凶险的原发病的急性应激状态，可导致多发性胃、十二指肠浅表性糜烂，再加上止血机制的异常，可引起消化道出血，其发生率约 20%，有些病者可因消化道大出血而死亡。在没有胰腺炎的情况下，血淀粉酶可升高至正常时的2倍。

F. 尿毒症症状

少尿期持续数日后，尿毒症的症状即出现。病者有恶心、呕吐、抽搐、昏睡以至昏迷。病者有轻度高血压，可有视网膜病变，左心衰竭和高血压脑病。病者常有高磷血症、低钙血症、轻度高镁血症和高尿酸血症。病者少尿期持续较长时，常有轻至中度贫血。由于有出血倾向，易于发生皮下出血和鼻衄。

G. 并发感染

约半数患者可并发感染，为死亡的重要原因之一。可因呼吸道，尿路或手术切口感染而导致败血症，致病菌可为革兰阳性菌或革兰阴性菌。易并发感染的原因与尿毒症时的抵抗力低下有关。

2. 多尿期

引起ARF的病因如能解除，患者能度过少尿期，尿量可逐渐或突然增多。当患儿学龄儿童＞400mL/24h，学龄前儿童＞300mL/24h，婴幼儿＞200mL/24h，即可认为是多尿期的开始，是肾功能开始恢复的信号，一般持续1~3周。多尿早期，GFR仍很低，仍有高钾、氮质血症、代谢性酸中毒，其临床表现基本与少尿期相同。随病情发展尿量持续性甚至成倍增加，每日可达3000~5000mL甚至更多。血BUN、肌酐逐渐下降，如尿量过多又不及时补充水和电解质会出现血容量不足的表现，如血压下降、体重减轻、口渴等。大量利尿还可使电解质丢失增多，而且肾小管重吸收能力仍较差，可导致低钾血症、低钠血症。

3. 恢复期

尿量逐渐恢复正常，血BUN、肌酐接近正常，但只意味着有30%左右的肾功能得以恢复，肾功能完全恢复需要3~12个月。恢复期患者身体仍较虚弱，由于身体抵抗力低下易合并感染。

非少尿型ARF占ARF患者总数的25%~50%。较常发生在肾中毒，烧伤和外科手术后。一般认为非少尿型ARF临床经过较缓和，无少尿症状，并发症较少，但如果原发病严重仍可致死。如在非少尿型ARF的基础上，几天后又出现少尿或无尿，预后常很严重。

高分解代谢型ARF见于严重感染、大手术，外伤、挤压伤等发生后，表现为血尿素氮、血肌酐、血钾迅速升高，而血HCO_3^-浓度迅速下降，酸中毒严重，中毒症状重，嗜睡、昏迷、抽搐，反射异常。高血钾、代谢性酸中毒是致死原因。

4. 中医辨证特点

中医认为，急性肾衰竭的病因很多，但病位主要在肺、脾、肾及膀胱，久则及心。病机关键为肺、脾、肾以及膀胱功能失调，气化失常，导致水液失调，泛溢肌肤，无尿、少尿，或继而多尿，或是导致湿热、热毒、气滞血瘀之邪淤积体内而成病。故在辨证的过程中，首先要根据不同的病因确定其病理性质的属性。一般来说，由风、湿、热、毒诸邪导致的水气潴留，或膀胱湿热，肺热气壅，肝郁气滞，尿路阻塞，以致膀胱气化不利者为实证；若因脾肾虚弱，脾气不升，肾阳衰惫，导致膀胱气化无权，或久则瘀阻水停者多为虚症。但因引起疾病的各种病因常互相关联，或彼此相兼，如肝郁气滞，可以化火伤阴；若湿热久恋，又易灼伤肾阴；肺热壅盛，损津耗液严重，则水液无以下注膀胱；若脾肾虚损日久，可致气虚无力运化而兼夹气滞血瘀，均可表现为虚实夹杂之证。其次，应辨病变之脏腑，在肺、脾、肾、膀胱、心之差异；最后，对于虚实夹杂，多脏共病者，应仔细辨清本虚标实之主次。

四、实验室及其他检查

1. 尿液检查

A. 尿量变化

少尿 ARF 患儿每日尿量< 250mL/（m^2 · 24h），或学龄儿童< 400mL/24h，学龄前儿童< 300mL/24h，婴幼儿< 200mL/24h，完全无尿提示双侧完全性尿路梗阻，双侧肾动脉栓塞或肾皮质坏死等，无尿与尿量突然增多交替出现提示尿路梗阻。

B. 尿沉渣检查

肾前性氮质血症时尿沉渣可正常或见透明管型、细颗粒管型及红、白细胞。肾前性氮质血症、急性间质性肾炎、急性肾小管坏死时尿中蛋白可呈微量至“+”，“++”以上时应考虑肾小球病变。急性间质性肾炎尿中见白细胞或白细胞管型，并有较多嗜酸性粒细胞；肾小球肾炎及微血管病变时尿中见红细胞或红细胞管型，急性肾小管坏死常有肾小管上皮细胞、肾小管细胞管型、棕色颗粒管型等，而磺胺结晶见于磺胺类药物引起的肾损害，尿酸结晶见于高尿酸血症，溶血者可见血红蛋白尿及其管型，挤压伤时可有肌红蛋白尿及其管型。

C. 尿比重

肾前性氮质血症时，尿比重> 1.025；少尿而尿比重< 1.015 多见于 ATN，急性肾小球肾炎所致肾衰竭，尿比重可达 1.015。

D. 尿渗透浓度

反映单位容量内溶质微粒的数目，而与溶质体积大小及密度无关，主要反映肾浓缩功能，肾前性氮质血症时尿渗透浓度> 500mOsm/L，ATN 时常< 3500mOsm/L。

E. 尿肌酐及尿素氮测定

ARF 时排泄量减少，尿肌酐排泄多< 1g/d（正常值> 1g/d），尿中尿素氮排泄< 10g/d（正常值> 15g/d）。

F. 尿钠

尿钠排泄量的多少取决于细胞外液量及肾小管重吸收的变化。肾前性氮质血症时，尿钠显著减少常< 20mmol/L，而 ATN 时，肾小管重吸收钠障碍，尿钠排出增多，尿钠常> 40mmol/L。

2. 血液检查

(1) 电解质：在ARF时血清出现“三高三低”，即钾、镁、磷逐渐升高，而钙、钠、氯降低。对ARF患者应每日监测电解质。

(2) 肌酐、尿素氮：ARF时肌酐、尿素氮升高，作为监测病情指标之一，当BUN每日上升＞14.3mmol/L（40mg/dL）时，考虑高分解代谢性ARF。

3. 肾脏影像学检查

(1) 腹平片：可了解肾脏的大小、形态。固缩肾提示有慢性肾脏疾病，两侧肾脏不对称要考虑一侧梗阻或血管疾病。

(2) 超声检查：了解肾脏大小、形态、血流及输尿管、膀胱有无梗阻，对诊断有无尿路梗阻的敏感性、准确性均较高，现多用以替代静脉肾盂造影，后者可因造影剂而加重肾损害。

(3) 逆行性和下行性肾盂造影：主要用于了解有无尿路梗阻，逆行性肾盂造影即通过膀胱镜插入输尿管导管进行造影，为有创性检查且易出现输尿管损伤、出血、尿路感染。因此只在高度怀疑梗阻时才行此检查。下行性肾盂造影是经皮穿刺入肾盂，注入造影剂，并发症较少。

(4) 放射性核素检查：可了解肾血浆流量，肾小球、肾小管功能。

(5) 血管造影：可了解肾血管病变，适用于怀疑有肾动脉或静脉栓塞的病例。

(6) CT、磁共振：可提供可靠的影像学诊断，但检查费用昂贵。

4. 肾活检

是ARF最可靠的诊断手段，可帮助诊断及估计预后。

五、诊断和鉴别诊断

ARF是由多种原因引起的一组临床综合征，表现为肾功能在短期内急剧恶化，体内代谢产物潴留，水、电解质及酸碱平衡紊乱。对急性肾衰竭患者的评估需要详细询问病史，进行全面的体格检查，尿液分析以及其他实验室检查、影像学检查，必要时行肾活检。病史中应了解①有无严重感染病史。②有无严重失水、低血压病史。③有无外伤、手术史及严重程度。④有无肾炎、尿路感染或尿路梗阻病史。⑤有无输液、输血史及毒物、药物接触史等。

不同病因、不同类型的ARF，其治疗和预后可大不相同，故对有少尿、氮质血症及肾小球滤过率急剧下降的患者不能只满足于ARF的诊断，而须鉴别是肾前性、肾后性还是肾实质性损害，此临床意义重大。ARF的诊断主要以患者自身血肌酐绝对或相对性的变化为依据，根据患者血清肌酐（Scr）和尿量，参考急性肾损伤的分期标准，将其分为三期，见表18-2-1。

表 18-2-1 急性肾损伤的分期标准

分期	血清肌酐	尿量
1 期	基础值的 1.5 ~ 1.9 倍，或增高 ≥ 0.3mg/dL（> 26.5μ mol/L）	< 0.5mL/（kg · h），持续 6 ~ 12h
2 期	基础值的 2.0 ~ 2.9 倍	< 0.5mL/（kg · h），持续 ≥ 12h
3 期	基础值的 3.0 倍，或血肌酐增加至 ≥ 4.0mg/dL（353.6μ mol/L），或开始肾脏替代治疗，或 < 18 岁的患者，eGFR 下降至 < 35mL/（min · 1.73m²）	< 0.3mL/（kg · h），持续 ≥ 24h 或无尿 ≥ 12h

一旦急性肾衰竭诊断成立，应重点鉴别病因。一般临床诊断思路为：首先排除肾前性和肾后性因素，再进一步评估可能的肾实质性因素。血液和尿液标本的实验室分析不仅可显示肾功能障碍的程度，而且常有助于明确病因。所有出现临床症状的急性肾衰竭患者，都应进行血常规，肾功能检查，并进行尿液检查，计算钠排泄分数 FE_{Na}。

FE_{Na} 有助于初步明确急性肾衰竭的大致分类或病变部位。在某些情况下，最好使用 FE_{Na}，如代谢性碱中毒时尿中碳酸氢根离子浓度升高，可引起强制性排钠而导致尿钠升高。尿干化学试纸和显微镜检查是必需的，显微镜检查必须采用新鲜尿液标本。此外，对患者的初始评估还应包括肾脏超声检查以明确有无尿路梗阻。

1. 肾前性氮质血症

肾前性氮质血症是急性肾衰竭最常见病因，询问病史多可发现肾脏缺血史。常见症状包括呕吐、腹泻和食欲不振，常见体征有心动过速、低血压、黏膜干燥等。实验室检查也可见血清肌酐和尿素氮（BUN）水平升高。FE_{Na} 一般小于 1%，但如患者原有慢性肾衰竭或使用了利尿剂如呋塞米，可导致尿钠排泄增多，FE_{Na} 可能大于 1%。在这种情况下，可使用尿素排泄分数（FE_{urea}），其计算公式为：

$$FE_{urea}(\%) = \frac{\text{尿 urea} \times \text{血清 Cr}}{\text{尿 Cr} \times \text{血清 urea}} \times 100$$

FE_{urea} 小于 35% 提示肾前性急性肾衰竭。此外，血尿素氮与肌酐比值大于 20∶1 也支持其诊断。

2. 肾性急性肾衰竭

患者常有缺血或接触肾毒性物质的病史。肾毒性物质可以是直接导致肾小管细胞损伤的氨基糖苷类抗生素、静脉用造影剂和顺铂等药物，以及血管内溶血和横纹肌溶解释放的血红蛋白和肌红蛋白，也可以是导致急性间质性肾炎（AIN）的变态反应性毒素。体格检查可见肺水肿等体液过多的征象，实验室检查包括尿液分析有助于明确病因。急性肾小管坏死和急性间质性肾炎患者 FE_{Na} 常大于 1，而肾小球肾炎和血管性疾病 FE_{Na} 一般小于 1。急性间质性肾炎时可有外周血嗜酸性粒细胞增多和尿中出现嗜酸性粒细胞，不过后者敏感性及特异性差，也见于微血管栓塞性疾病。原发或继发性肾小球肾炎可有低补体血症及免疫学指标（如 ANCA，抗 GBM 抗体，ANA，抗 dsDNA 抗体等）异常，必要时行肾活检确诊。

另外，肾前性和肾性患儿急性肾衰竭的指标根据患儿的年龄情况不同而有所差异，如表 18-2-2。

表 18-2-2　儿童急性肾衰竭的指标

项目	肾前性		肾性	
	年长儿	新生儿	年长儿	新生儿
尿钠（mmol/L）	< 10	≤ 20	> 50	> 50
FE_{Na}（%）	≤ 1	≤ 2.5	> 2	> 3
尿渗透压（mOsm/L）	≥ 500	≥ 350	≤ 300	≤ 300
尿 / 血浆渗透压	≥ 1.5	≥ 1.2	0.8 ~ 0.12	0.8 ~ 0.12
BUN（mg/mL）/Cr（mg/mL）	> 20	> 10	进行性增加	进行性增加

3. 肾后性急性肾衰竭

最常见的原因是前列腺肥大、前列腺痛、子宫颈瘤及腹膜后疾病。功能性梗阻可见于神经源性膀胱。输尿管管腔内梗阻见于双侧肾结石、肾乳头坏死、血块及膀胱癌，管腔外梗阻则与腹膜后纤维化、结肠癌和淋巴瘤等有关。此外，肾小管内结晶如尿酸、草酸钙、阿昔洛韦、甲氨蝶呤、磺胺类药物以及轻链，也可引起肾小管梗阻。

少尿或无尿患者常需要鉴别肾后性因素，但是部分肾后性急性肾衰竭患者没有少尿或无尿症状，除血清肌酐和尿素氮升高外，其他实验室检查也多无异常。膀胱导尿术对于诊断和治疗必不可少，肾脏超声检查也有助于诊断，需要注意的是，疾病初期肾脏超声检查可能为假阴性。

4. 急性肾衰竭肾活检指征

①急性肾衰竭合并严重蛋白尿或持续的肾小球性血尿。②急性肾衰竭合并全身疾病的症状、体征或肾外疾病的证据。③少尿期延长超过 3 周，或与慢性肾衰竭不能鉴别时（肾脏大小无明显萎缩）。④伴有无容量扩张的严重高血压，并且血压得到控制者。⑤非梗阻性肾病的无尿。⑥疑似有肾小球，肾间质或肾小血管病变时。⑦鉴别移植肾急性功能丧失的病因，如超急性排斥反应、急性血管性排斥反应、急性肾小管坏死、移植前肾损伤、急性间质性肾炎、急性环孢素肾毒性等。

六、治疗

（一）西医治疗

1. 病因治疗

急性肾衰竭的治疗关键在于早期明确病因，及时对因治疗。

（1）肾前性肾衰竭的治疗：应争取尽早控制原发病，积极补充血容量，纠正脱水和氮质血症，改善肾血流量，不用收缩肾动脉药物和肾毒性药物。

（2）肾后性肾衰竭的治疗：要及时去除梗阻因素，恢复肾功能。

（3）肾性肾衰竭的治疗：包括去除和治疗原发疾病，控制氮质血症，维持营养和水、电解质及酸碱平衡，减轻肾脏负荷，避免肾脏进一步损伤，保护肾功能。并强调早期预防性透析治疗，防治各种并发症，提高生存率。当患儿有脱水，低血容量可能时可予以补液试验，即给 2∶1 液（2 份生理盐水，1 份等张碱性液）或生理盐水 15～20mL/kg 于 30～60min 内输注。当伴循环充血时不宜用，而用呋塞米 1～2mg/kg 于 20～30min 内输注，也有用 20% 甘露醇（0.2g/kg）加呋塞米于 30min 内注入者。应注意一般循环充血者不用甘露醇，有低血容量者慎用呋塞米。

（4）原有肾脏疾病的治疗：如急进性肾炎、狼疮性肾炎可采用甲泼尼龙冲击治疗或大剂量环磷酰胺冲击治疗。泌尿道梗阻则需行外科手术矫治。

2. 对症治疗

急性肾衰竭具体治疗视病因、病期而异。以少尿型肾衰竭为例说明如下：

A. 少尿期的治疗

本期常因高钾血症、急性肺水肿，上消化道出血以及并发感染等导致死亡。故治疗重点为调节水、电解质和酸碱平衡，控制氮质血症，提供足够营养，控制感染和积极治疗原发病。

（1）严格限制液体入量：应以“量出为入”为原则。每日入液量 = 尿量 + 不显性失水 + 异常丢失 − 食物代谢和组织分解所产生的内生水。无发热者不显性失水按 400mL/(m^2·d)，或婴儿 20mL/（kg·d），幼儿 15mL/（kg·d），儿童 10mL/（kg·d）。体温每升高 1℃，不显性失水增加 75mL/(m^2·d)。补充不显性失水用不含钠液体，经末梢输入可用 10% ～20% 葡萄糖液，经中心静脉输入可用 30% ～50% 葡萄糖液。内生水按 100mL/(m^2·d) 计算。异常丢失包括呕吐、腹泻、胃肠引流等用 1/4～1/2 张液体补充。

每日应注意评估患者含水状况，临床有无脱水或水肿；每日测体重，如入量控制合适，每日应减少 10～20g/kg；血钠不低于 130mmol/L 以下等。

（2）饮食与营养：早期只给糖类，供给葡萄糖 3～5g/（kg·d），静脉点滴可减少机体自身蛋白质分解和酮体产生。情况好转能口服时应及早给予基础代谢热卡，儿童 30cal/（kg·d），婴儿 50cal/（kg·d），饮食可给低蛋白、低盐、低钾和低磷食物。蛋白质应限制在 0.5～1.0g/(kg·d) 为宜，且应以优质蛋白为主，如鸡蛋、肉类、奶类蛋白为佳。对有高分解状态或不能口服者，可考虑静脉高营养。

（3）高钾血症的治疗：ARF 由于经肾排钾减少，组织分解代谢增加，酸中毒时细胞内钾向细胞外转移故产生高血钾。严重高血钾导致的心肌功能改变是急性肾衰竭死亡的主要原因。当血清钾超过 6mmol/L 时临床即可出现烦躁，反应迟钝，肌肉酸痛，心率减慢等症状，开始出现心电图改变（T 波高耸，QRS 增宽，P–R 间期延长，心律失常，直至心脏骤停）。

治疗方法包括：①应用阳离子交换树脂，如聚磺苯乙烯 1.0g/kg 口服或灌肠（可用山梨醇 2 ~ 4mL/kg 或 10% 葡萄糖稀释），每 2 ~ 3h 1 次。②静脉滴注葡萄糖和胰岛素，依 1U 胰岛素与 3 ~ 4g 葡萄糖比例静脉输注。③ 10% 葡萄糖酸钙 0.5 ~ 1mL/kg，在心电图监护下缓慢静脉注射，注射时间不短于 2 ~ 4min。如心率减慢 20 次 /min 应停注。此药能拮抗钾的心脏毒性，但不能降低血钾水平。④静脉滴注碳酸氢钠 1 ~ 2mmol/kg（也可简便地以 5% 碳酸氢钠溶液 3 ~ 5mL/kg 计算），于 10 ~ 30min 内滴入，此药可暂时降低血钾。⑤近年还有报告吸入或静脉应用沙丁胺醇以促使钾离子由细胞外转移至细胞内，从而降低血钾。对体重小于 25kg 者，喷雾量为 2.5mg；体重大于 25 kg 者，喷雾量为 5mg。若静脉注射则按 4 ~ 5μg/kg 给予，注射时间不短于 15min。⑥透析治疗：经上述保守治疗血钾持续在 6.5mmol/L 以上，应给予透析治疗。

在上述治疗同时应限制钾的摄入，含钾高的食物有花生、豆类、马铃薯、甘薯、笋、蘑菇、榨菜、肉类、香蕉、核桃、油菜、白菜等。在治疗措施中也应避免钾的输入（如库存血、青霉素钾盐，每 100 万 U 青霉素含钾 1.7mmol）。

（4）低钠血症的治疗：首先应区分低钠血症是稀释性的还是缺钠性的。对前者应限制水分入量，多数即可纠正，而不宜输注含钠液，以免血容量进一步扩大。对血钠 $<$ 120mmol/L、有症状者（软弱、嗜睡、呕吐、定向力障碍、抽搐、昏迷等），则给以 3% 氯化钠治疗，每 1.2mL 可提高血钠 1mmol/L，一般先提高 2.5 ~ 5.0mmol/L，视疗效酌情增加，不宜过快过多提高。一般认为严重的低钠血症（稀释性）限制水分无效时，透析治疗更为有效和安全。

（5）高磷血症和低钙血症的治疗：肾功能减退，磷排出减少而滞留体内发生高磷血症。低钙血症是高血磷的结果。此外，肾衰竭时 1,25-（OH）$_2D_3$ 降低，肠钙吸收减少，骨骼对甲状旁腺激素反应低下也可导致低钙血症。治疗高磷血症首先应限制食物中磷酸盐的摄入，同时还可给予氢氧化铝，每日 60mg/kg，或凝胶剂 1g/kg。为避免铝中毒，近年也常用碳酸钙来降低血磷，每日 300 ~ 400mg/kg。必要时透析治疗。有低钙症状者给予 10% 葡萄糖酸钙 0.5mL/kg 缓慢静脉注射，一般每次 10mL 为宜。

（6）代谢性酸中毒的治疗：轻、中度酸中毒（血 $HCO_3^- >$ 14mmol/L）不必急于补碱，以免增加水钠潴留。当血 $HCO_3^- <$ 12mmol/L 时，应给予碳酸氢钠。5% 碳酸氢钠 1mL/kg 可提高 HCO_3^- 1mmol/L。给碱性液时速度应慢，同时警惕诱发低钙性抽搐。

（7）高血压、心力衰竭及肺水肿的治疗：多与血容量过大、水血症有关，治疗应严格限制水分入量，限盐及利尿。利尿剂可用呋塞米（速尿），每次 2 ~ 3mg/kg。对于一般高血压者，可口服降压药如卡托普利 0.5 ~ 6mg/（kg・d），分 3 ~ 4 次服；或硝苯地平每次 0.25 ~ 0.5mg/kg，分 3 次口服或舌下含化。如有高血压脑病可用硝普钠静点，可将硝普钠 10 ~ 20mg 加在 5% 葡萄糖液 100mL 内，根据血压调节滴数以 1 ~ 8μg/（kg・min）为宜，使血压稳定在一定水平。扩张血管可用多巴胺和酚妥拉明各 10mg 加在葡萄糖液 100mL 内静脉点滴，每日 1 次，连用 7d。两药合用可扩张肾小动脉，改善肾血流量。关于心力衰竭的治疗：由于心肌缺氧、水肿及少尿，对洋地黄制剂非常敏感，即使少量应用也易产生中毒，应慎用。其主要治疗应以利尿、限盐、限水及扩张血管药为主。如出现肺水肿，除利尿及扩张血管外，应加压面罩给氧。用吗啡 0.1 ~ 0.2mg/kg 皮下注射、放血或止血带扎四肢，必要时行透析治疗。

(8) 透析治疗：透析治疗指征为：①有明显水钠潴留表现，包括重度高血压、肺水肿、脑水肿等。②临床有明显尿毒症症状，少尿 2 ~ 3d，频繁呕吐，有周围神经或精神症状者。③血尿素氮＞ 28.6mmol/L，或血肌酐＜ 707.2umol/L。④持续难以纠正的酸中毒，血浆 HCO_3^- ＜ 12mmol/L 或动脉血 pH ＜ 7.2。⑤血钾持续或反复＞ 6.5mmol/L。⑥药物或毒物中毒，该物质又能被透析去除。目前一般主张透析时机宜较早而不宜过晚，尤其在有高代谢状态（如有创伤、感染者）和溶血尿毒综合征的患儿。透析的方法包括腹膜透析、血液透析和连续动静脉血液过滤 3 种技术，儿童尤其是婴幼儿以腹膜透析为常用。

（二）中医治疗

1. 中药内治法

以少尿型肾衰竭为例，中医治疗少尿型肾衰竭主要以“通”为原则。实证宜清邪热，利气机，散瘀结；虚证者宜补脾肾，助气化，不可不经辨证，滥用通利小便之法。

A. 膀胱湿热证

证候：小便点滴不通，或量极少而短赤灼热，小腹胀满，口苦口黏，或口渴不欲饮，或大便不畅，舌质红，苔黄腻，脉数。

治法：清利湿热，通利小便。

主方：八正散加减。

常用药：黄柏、山栀、大黄、滑石清热利湿；瞿麦、萹蓄、茯苓、泽泻、车前子通利小便。舌苔厚腻者，可加苍术、黄柏以加强清化湿热；若兼心烦、口舌生疮糜烂者，可合导赤散以清心火，利湿热；若湿热久恋下焦，导致肾阴灼伤而出现口干咽燥，潮热盗汗，手足心热，舌光红，可改用滋肾通关丸加生地黄、车前子、牛膝等，以滋肾阴，清湿热，而助气化；若因湿热蕴结三焦，气化不利，小便量极少或无尿，面色晦滞，胸闷烦躁，恶心呕吐，口中有尿臭，甚则神昏谵语，宜用黄连温胆汤加车前子通草、制大黄等，以降浊和胃，清热利湿。

B. 肺热壅盛证

证候：小便不畅或点滴不通，咽干，烦渴欲饮，呼吸急促，或直咳嗽，舌红，苔薄黄，脉数。

治法：清泄肺热，通利水道。

主方：清肺饮加减。

常用药：黄芩、桑白皮、鱼腥草清泄肺热；麦冬、芦根、天花粉、地骨皮清肺生津养阴；车前子、茯苓、泽泻、猪苓通利小便。有鼻塞、头痛、脉浮等表证者，加薄荷、桔梗宣肺解表；肺阴不足者加沙参、黄精、石斛；大便不通者，加大黄、杏仁以通腑泄热；心烦、舌尖红者，加黄连、竹叶清心火；兼尿赤灼热、小腹胀满者，合八正散上下并治。

C. 肝郁气滞证

证候：小便不通或通而不爽，情志抑郁，或多烦善怒，胁腹胀满，舌红，苔薄黄，脉弦。

治法：疏利气机，通利小便。

主方：沉香散加减。

常用药：沉香、橘皮、柴胡、青皮、乌药疏肝理气；当归、王不留行、郁金行下焦气血；石韦、车前子、冬葵子、茯苓通利小便。若肝郁气滞症状严重者，可合六磨汤以增强其疏肝理气的作用；若气郁化火，而见舌红，苔薄黄，可加丹皮、山栀以清肝泻火。

D. 浊瘀阻塞证

证候：小便点滴而下，或尿如细线，甚则阻塞不通，小腹胀满疼痛，舌紫暗，或有瘀点，脉涩。

治法：行瘀散结，通利水道。

主方：代抵当丸加减。本方活血化瘀散结，适用于瘀血阻塞尿道所致之症。

常用药：当归尾、山甲片、桃仁、莪术活血化瘀；大黄、芒硝、郁金通瘀散结；肉桂，桂枝助膀胱气化。瘀血现象较重，可加红花、川牛膝以增强其活血化瘀作用；若病久气血两虚，面色不华，宜益气养血行瘀，可加黄芪、丹参、当归之类；若尿路有结石，可加金钱草、海金沙、冬葵子、瞿麦、石韦以通淋排石利尿；若一时性小便不通，胀闭难忍，可加麝香 0.09～0.15g 装胶囊内吞服。

E. 脾气不升证

证候：小腹坠胀，时欲小便而不得出，或量少而不畅，神疲乏力，食欲不振，气短而语声低。

治法：升清降浊，化气行水。

主方：补中益气汤合春泽汤加减。

常用药：人参、党参、黄芪、白术益气健脾；桂枝、肉桂通阳以助膀胱气化；升麻、柴胡升提中气；茯苓、猪苓、泽泻、车前子利水渗湿。气虚及阴，脾阴不足，清气不升，气阴两虚，证见舌红苔少，可改用参苓白术散；若脾虚及肾，可合济生肾气丸以温补脾肾，化气利水。

F. 肾阳衰惫证

证候：小便不通或点滴不爽，排出无力，面色㿠白，神气怯弱，畏寒肢冷，腰膝冷而酸软无力，舌淡胖，苔薄白，脉沉细或弱。

治法：温补肾阳，化气利水。

主方：济生肾气丸加减。本方温肾通阳，化气行水，适用于肾阳不足，气化无权之症。

常用药：附子、肉桂、桂枝温肾通阳；地黄、山药、山茱萸补肾滋阴；车前子、茯苓、泽泻利尿。形神委顿，腰脊酸痛，为精血俱亏，病及督脉，治宜香茸丸补养精血，助阳通窍；若因肾阳衰惫，命火式微，致三焦气化无权，浊阴内蕴，小便量少，甚至无尿、呕吐、烦躁、神昏者，治宜千金温脾汤合吴茱萸汤，以温补脾肾、和胃降逆。

2. 针灸疗法

A. 体针

选用三焦俞、肾俞、水分、气海、复溜。实证加肺俞、列缺、偏历、合谷；虚证可加用脾俞、足三里、阴陵泉。脾肾两虚者可取肾俞、腰阳关、委中、命门。1次/d，10次为1个疗程。

B. 耳针

取肺、肾、脾、膀胱，交感、肾上腺、腹穴。每次选2~3穴、毫针中等刺激，隔日1次，两耳轮换使用，10次为1个疗程。

C. 灸法

于脊柱两旁腧穴处或涌泉穴以艾条灸疗，1次/d。

3. 灌肠疗法

大黄10g，黄柏20g，槐花15g，败酱草10g，车前草20g，益母草20g，黄芪20g，龙骨10g，牡蛎20g。每剂煎至200mL，每次100mL（婴儿50mL），2次/d，保留灌肠。7d为1个疗程。

4. 低频脉冲穴位刺激疗法

选用特定的穴位，如肾俞、膀胱俞、涌泉、足三里，临床随证取穴，以超低频电脉冲刺激。1次/d，每次20~30min，7d为1个疗程。适用于各个证型。

七、预后

ARF是儿科危重病症之一，虽然ARF是可逆性的，但病情发展快，并发症多，常因治疗不及时而造成患儿死亡，或不可逆的肾功能损害，需终生透析。儿童ARF的死亡率在不同的研究报道中各不相同，主要取决于引起ARF的潜在疾病，目前认为导致ARF死亡率较高的疾病是多器官功能衰竭（MOF），其引起的死亡率高达88.3%，尽管近年普遍应用血液净化疗法、透析技术和对重症患者救治能力不断提高，但儿童ARF死亡率仍很高，且有报道年龄越小死亡率越高。Amal等的报道中ARF死亡率高达43.85%，另有研究报道死亡率在25%~50%。因此加强对儿童ARF的早期诊断和早期干预治疗对降低病死率具有重要的意义。

八、预防与调护

（1）预防感冒，保持皮肤清洁，彻底治疗各种皮肤疮疖，锻炼身体，增强体质，提高抗病能力。

（2）急性肾病患儿发病早期应卧床休息，待血压恢复正常，其他症状消退，或基本消失，可逐渐增加活动。

（3）急性水肿、高血压时，应限制水、钠摄入，食盐1～2g/d为宜，但不宜长期忌盐。有氮质血症时应给予优质蛋白，并限量摄入，0.5g/（kg·d）为宜。急性期注意采用优质低蛋白饮食。

（4）肾病患儿短时间内应避免免疫接种。尽量避免使用对肾脏有损害的药物。

（5）肾病复发率较高，系统治疗很关键，应鼓励患儿家长树立战胜疾病的信心。

九、研究进展

近年来，中医学关于急性肾衰竭的治法发展甚快，除了传统的内治法、针灸疗法及灌肠外，还利用喂服及鼻饲法、药浴法、肾脂肪囊局部注射法治疗。

喂服及鼻饲法研究中，有专家用桔梗、川贝母、巴豆霜各等份用热米汤调成糊状喂服或鼻饲并配合汤剂清瘟败毒饮合调胃承气汤口服疗效显著。药浴法研究如傅文录在治疗肾功能衰竭6例（急性2例，慢性4例），用麻黄、桂枝、细辛、羌活、独活、苍术、白术、红花各30g，水煎洗浴，随汗出而消肿，2例均度过少尿期。肾脂肪囊局部注射法如王苏容用黄芪注射液从大鼠肾脂肪囊局部注射比静脉全身给药对内毒素休克所致的急性肾功能衰竭大鼠防治效果更佳，提示肾脂肪囊可以作为药物储存及向肾组织内转运的场所，因此此给药方法可能成为一个新的临床治疗手段和给药途径，但此法目前仅限于实验室研究，并未运用到临床。

急性肾衰竭其正虚与实邪贯穿着疾病过程的始终，治疗时针对急性肾衰竭各期不同的机制辨证地运用各药（即分阶段论治）的同时，应把握全局，在详查虚实，主次之后而恰当地运用攻补之法，遵循“治主当缓，治客当急”的原则。临床上以热毒炽盛，痰浊壅肺，血瘀水停这类辨证纲目最为常见，而中药保留灌肠能使药物在直肠直接吸收，可减少对肝脏的毒副作用，不失为求治急性肾功能衰竭这一危急重症的有救途径。因此，其一直为各位医家所钟爱，而一些新的给药途径的产生与发展将为中医药治疗急性肾功能衰竭开辟新的给药途径。

【参考资料】

[1] 易著文．小儿临床肾脏病学 [M]. 人民卫生出版社，1998：485–495.
[2] 周仲英．中医内科学 [M]. 中国中医药出版社，2017：329–357.
[3] 易著文．实用小儿肾脏病手册 [M]. 北京：人民卫生出版社，2005：384.
[4] 柴广平，杨新莉，朱红艳．中药灌肠治疗小儿急性肾功能衰竭1例 [J]．新疆医学，2003，33（4）：83.
[5] 李春香，丁里玉，王文智，等．导赤散对大鼠急性肾毒性的实验研究 [J]．中国中医基础医学杂志，2005，11（4）：288–289.
[6] 王苏容，范亚平，郑秉杰，等．肾脂肪囊内注射黄芪对内毒素休克所致急性肾衰竭大鼠的防治作用 [J]．南通大学学报，2003，23（4）：400–402.
[7] 马沛然．儿科治疗学 [M]. 人民卫生出版社，2010：546–557.
[8] 陈彩焕，焦兆龙．中西医结合治疗肾综合征出血热合并急性肾功能衰竭32例 [J]．实用中医药杂志，2003，19（3）：134.

第十九章

慢性肾衰竭

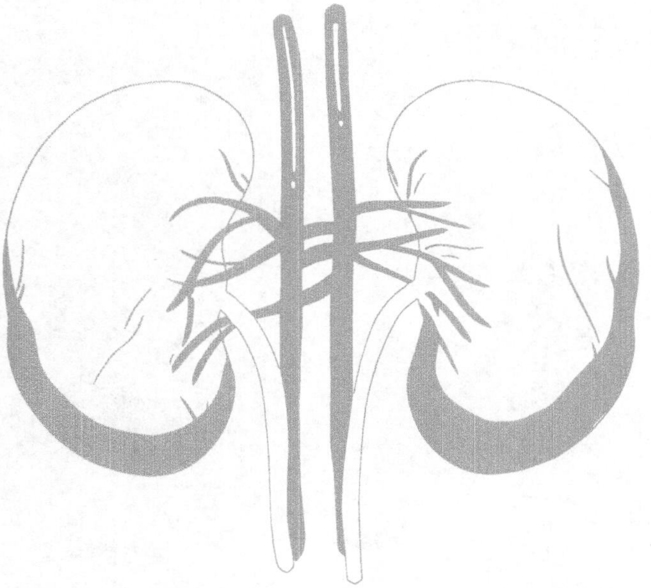

一、概述

1. 西医定义

慢性肾衰竭（chronic renal failure，CRF）简称慢性肾衰，是由于慢性进行性肾脏受损、肾单位破坏功能减退致使肾脏排泄调节功能和内分泌代谢功能严重受损而造成含氮代谢废物在体内蓄积、水电解质紊乱、酸碱平衡失调出现的一系列症状、体征及并发症，后期呈不可逆的终末期肾病改变，预后较差。

2. 中医定义

中医古代文献中并无慢性肾衰的病名，依据其临床症状及体征，中医学将慢性肾衰归属于“虚劳”“水肿”“慢肾风”“癃闭”“关格”等范畴。《黄帝内经·上古天真论》述：“肾者主水，受五脏六腑之精而藏之。”肾主一身水液代谢，与肾小球的滤过功能、肾脏调节血压有相似之处，共同点在于对水液的排泄。另一方面，中医认为肾脏汇聚全身气血之精华以收藏固摄，肾受五脏六腑之精而藏之，肾精失藏，迁延日久，五脏六腑之精气必亏耗，五脏六腑终将衰竭。

3. 中西医认识的交叉点

对于肾脏的生理功能，现代医学主要包括滤过功能、重吸收功能、内分泌功能，其中滤过功能和重吸收功能为中医学所说的肾主水，肾调节一身水液代谢，通过这一生理功能，维持人体的水液代谢平衡；内分泌功能为中医学所说的肾主收藏，肾具有固摄先后天之精的功能，藏于肾的精微物质调节全身各脏器代谢，滋养毛发、充养骨髓，主导人体生殖繁衍、生长发育等生理功能。

儿童慢性肾衰的病因大多是由于儿童发育不良，肾脏解剖结构异常导致肾脏功能异常，是中医学所讲的由于儿童先天禀赋不足，并且儿童脏腑娇嫩，由于体虚邪实导致肾失封藏，精气自泄。“精”指西医中所讲蛋白质，蛋白质大多从尿液排出体外。随着蛋白质丢失，导致身体内蛋白质的不足。而蛋白质是组成人体一切细胞、组织的重要成分，需要通过饮食摄取必需氨基酸来合成，是生命的物质基础，符合中医学的“精”的特点。

对于儿童慢性肾衰治疗，原发病为原发性肾小球肾病与糖尿病肾病的患者，西医以控制蛋白尿为主，中医以防止精微物质的外泄为主。并发症的治疗，西医以纠正贫血，调整水液代谢，离子代谢等为主，中医讲调节各脏腑功能调节全身气机，心主血脉，血液能在脉中运行有赖于气固摄血液和推动，通过益气养心以统摄血液，防止血液流失；脾主运化水谷精微，肾藏精，主水，通过健脾补肾以调节水液及电解质代谢。

二、病因病理

（一）西医病因病理

1. 病因及发病机制

小儿慢性肾衰的病因与年龄密切相关。一般5岁以前的慢性肾衰常常是肾脏解剖结构异常的结果，如肾发育不全或不发育、尿路梗阻、严重膀胱输尿管反流以及其他先天畸形等；5岁以后的慢性肾衰则多为获得性肾小球疾病如各型肾小球肾炎、肾病综合征、Alport综合征及双侧多囊肾、范可尼综合征等疾病所致。国外研究显示，造成小儿慢性肾衰的主要病因为遗传性肾病和先天性肾病，占总病因的46.6%～79.5%。

慢性肾衰的发病机制尚未完全阐明，但与下述因素有关，包括进行性免疫性损害、血流动力学影响存活肾小球的高过滤、肾小管间质损伤、饮食中蛋白及磷的摄入、持续性蛋白尿及高血压、微炎症状态等。免疫性损害，如免疫复合物或抗-GBM抗体继续沉着于肾小球可导致肾小球持续性炎症以致最终形成瘢痕。肾小球毛细血管血流动力学，特别是由于高灌注、高压力、高过滤的损伤可能是造成最终肾小球破坏的病理机制。任何原因引起的肾单位丢失可引起剩余肾单位的功能及结构改变，如肥大、肾小球血流量增加等。增加的血流量增加了肾单位内肾小球的过滤，此种高过滤虽可保持肾功能但同时也可损害这些肾小球。

慢性肾小球损伤后一方面可致肾小管间质缺血性损伤，另一方面病变肾小球产生的细胞因子、生长因子等炎症介质由于其化学趋化作用而吸引单核细胞等而引起间质细胞浸润及纤维化。上述肾小管间质改变又进一步使肾小球功能恶化（如肾小管内阻力增加、正常管球反馈功能丧失等）并形成恶性循环，终至进行性肾功能减退。血管紧张素Ⅱ可通过多种机制引起或加重肾脏病的进展，如作为血管活性物质引起肾小球的高滤过损伤和加重蛋白尿，作为促生长因子使系膜细胞增生并导致细胞外基质积聚，抑制细胞外基质降解和促进肾小管细胞氨的产生，后者激活补体而引起肾组织损伤。

另外，慢性肾衰的动物模型显示高蛋白饮食加速肾衰的发展可能是由于输入小动脉扩张及高过滤的损伤。反之低蛋白饮食减缓肾功能损害的速度。在人类的研究也证实正常人肾小球滤过率与蛋白质摄入直接相关。

大量研究发现，慢性肾衰患者普遍存在微炎症状态，且其随着肾功能损害加重，微炎症状态逐渐增强，反过来又促进了肾功能的恶化。慢性肾衰随着肾脏清除率的下降，体内Scr、BUN、高同型半胱氨酸、晚期糖基化终末产物（AGEs）及其修饰的蛋白质（AGE-P）、晚期氧化蛋白产物（AOPPs）、粒细胞抑制蛋白（GIP）、肾上腺髓质素（ADM）等所谓尿毒症毒素蓄积引起单核巨噬细胞系统激活，或是氧化应激反应增强，或是肾脏内血管紧张素Ⅱ升高，又或是其他慢性肾衰并发症如代谢性酸中毒、高容量负荷、脂代谢异常等的出现，均可刺激系膜细胞等分泌IL-6、TNF-α等前炎症细胞因子，伴随出现急性时相反应，刺激肝脏合成及分泌以慢性肾衰竭为代表的急性时相蛋白，炎症因子蓄积、浸润，从而导致微炎症状态的产生。此外还有肠道内毒素、透析膜相关的生物不相容性、感染等也可成为微炎症状态发生的潜在原因。如此可见微炎症状态发生机制甚是复杂。微炎症状态的发生发展，可加重慢性肾衰患儿营养不良、贫血、免疫功能失常，更严重的是炎症细胞因子不仅能使血管内皮细胞受损，导致血管增生、血小板聚集等，加上脂代谢异常，可促进动脉粥样硬化，增加心血管疾病发生风险，而心血管疾病是慢性肾衰患儿最常见的并发症和致死的主要病因。

2. 病理

慢性肾衰的主要病理改变可概括如表 19–1。

表 19–1　慢性肾衰的主要病理改变

慢性肾衰竭病理表现	病理机制
含氮代谢产物蓄积酸中毒	肾小球滤过下降 排出固定酸能力下降，肾小管合成氨能力下降，肾小管排 H^+ 保 HCO_3^- 能力下降
尿浓缩障碍	肾单位丧失，溶质利尿，髓质血流增加
失钠	溶质利尿，肾小管损伤，肾小管功能性代偿
钠潴留	肾病综合征，充血性心力衰竭，无尿，钠摄入过多
高钾血症	肾小球滤过率下降，酸中毒，摄入多，低醛固酮血症
生长迟缓	蛋白质能量缺乏，肾性骨病，酸中毒，贫血
葡萄糖不耐受	胰岛素抵抗

（二）中医病因病机

关于慢性肾衰中医病因病机，在中医经典中均有论述，皆与脾肾有关。病位主要在脾、肾，其次累及心、肺。

肾主气化，为先天之本，脾主运化，为后天之本，先后天不足，日久则导致其脏腑功能异常。因此本病病因主要是由于先天禀赋不足、饮食失节、七情内伤或久病不愈等，从而累及脾肾，导致先天与后天功能失常，水液代谢障碍，则生水湿；饮食不节，后天失养，脾虚湿盛，湿邪久蕴则生痰；七情受损，情志失常，思虑过度伤及脾脏，恐惧过甚伤及肾脏，导致脾肾俱损而致病。久病不愈，病势缠绵，导致体虚脏器功能亏损，“久病入络”而生瘀。湿、痰、瘀之邪不得祛除，久居体内而成毒。本病的病位主要在脾肾，其次累及心、肺。

禀赋不足、饮食失节、七情内伤或久病不愈最终导致体内生湿、生痰、生瘀，各种实邪不得祛除，久居体内而成毒。《素问·通评虚实论》曰：“邪气盛则实，精气夺则虚”，故慢性肾衰属本虚标实之证。正虚邪盛，湿浊、血瘀、浊毒贯穿整个慢性肾衰发展过程。

1. 正虚邪盛

肾气虚是其发生发展的内在条件，但痰瘀内阻贯穿肾衰病程始终。脾虚不能制水，肾虚命门火衰迁延则发为肾衰，其中湿毒是关键病机。主要病位在脾、肾，病久则体内津液运化失常，湿、热、痰、瘀等病理之邪内生，加速病程发展。

2. 湿浊、血瘀

《素问·调经论篇》："孙络水溢，则经有留血"。论述了血瘀与水肿的相互关系：全身或局部水肿，多余的水滞于经络，不通则气血阻滞成血瘀。湿、浊、毒、瘀相互交结于内后产生浊毒、血瘀等病理产物；脏腑气化不利，水湿潴留为慢性肾衰共同的病理机制，湿浊是贯穿慢性肾衰病程的病理因素。

3. 浊毒

慢性肾衰中的浊毒主要指内浊与内毒。"内毒学说"是在慢性肾衰病理过程中产生水湿痰瘀之邪，日久蕴结成毒而提出。慢性肾衰竭本虚标实，以肾虚为本，湿浊为标，肾病及脾，湿浊贯穿整个病程，后期变生瘀毒，病机为"脾肾亏虚，浊毒瘀阻"。

三、临床表现

（一）临床表现

儿童慢性肾脏病起病隐匿，其临床症状根据患儿的病情不同，往往临床表现各异。在疾病中早期患儿可无任何症状，但一般可出现生长迟滞、神情淡漠、面色苍白、乏力倦怠、水肿、食欲减退、恶心呕吐、多饮、夜尿增多等。随着慢性肾脏病的进展，患儿肾功能进行性减退，体内代谢废物潴留致上述症状逐渐加重，常易累及机体其他系统，最终导致多系统并发症。

（二）并发症

1. 电解质代谢紊乱和酸碱代谢失常

（1）水代谢障碍：肾脏通过浓缩功能保持机体内的水平衡，随着患儿肾功能恶化，肾脏浓缩功能减退，水的重吸收产生障碍，当水分摄入过多时，易在体内潴留，当水分摄入过少时，也易引起体内水分不足造成脱水。

（2）钠代谢紊乱：GFR 下降使肾小球滤过钠的功能下降，尽管部分患儿由于原发病影响可出现低钠，但 CRF 主要表现以钠潴留为多见。尤其当钠摄入过多时，体内细胞外液容量增加，易引发高血压、心脏扩大甚至左心衰竭。

(3) 钾代谢紊乱：肾脏是排泄钾的主要器官，肾功能衰退，肾脏排钾能力减退，易发生高钾血症，高钾血症可因过食高钾食物、手术、外伤、麻醉、酸中毒等原因加重，严重的高钾血症（血清钾＞6.5mmol/L）危及生命，需及时处理。

(4) 代谢性酸中毒：肾脏亦是调节酸碱平衡的重要脏器，当患儿 GFR＜30mL/min 时，肾脏排氢离子和氨离子能力减弱，致使大量钠离子和碳酸氢根离子随尿而出，引起酸中毒。相较于成人，患儿发生代谢性酸中毒更为常见，但患儿对酸中毒耐受力较高，即使已达中期，临床上亦可无任何表现。

(5) 其他电解质紊乱：当 GFR 下降时，尿磷排出减少，血磷逐渐升高，血磷可抑制甲状旁腺激素的骨钙释放作用，干扰肠道重吸收，使钙盐在骨中沉积，最终形成高磷低钙；当 GFR＜20mL/min 时，肾脏排镁减少，常伴血镁升高，若过食含镁食物及药物易发高镁血症。

2. 消化系统

是 CRF 患儿最早及最常见的症状。主要临床表现为厌食、腹胀、恶心、呕吐等，可闻及患儿口腔里有氨味，严重者可见呕血、黑便等消化道出血症状，主要由胃黏膜炎症或消化道溃疡引起。

3. 心血管系统

是 CRF 患儿常见并发症及最常见死因。主要表现为①肾性高血压：大部分患儿都存在不同程度的高血压，其主要与水钠潴留、RAAS 系统激活、肾脏分泌的血管活性物质、交感神经系统活性增强等原因有关，高血压可引起动脉硬化、左心室肥大、心功能衰竭等。②心功能衰竭：主要原因与水钠潴留、高血压及尿毒症性心肌病相关。其中急性左心衰竭可出现呼吸困难、不能平卧、肺水肿等症状。③心包炎：多与代谢废物蓄积及心力衰竭相关，其中心包积液多为血性。④动脉粥样硬化和血管钙化。

4. 肾性骨病

慢性肾脏病患儿在疾病早期即存在钙磷等矿物质代谢及内分泌功能紊乱，随着 GFR 的下降，钙、磷及维生素 D 代谢障碍，血清磷水平上升，血清钙水平下降，继发甲状旁腺功能亢进，导致矿物质异常、骨骼改变、血管钙化等临床综合征，称之为慢性肾脏病 – 矿物质和骨异常。主要包括：高转化性骨病（纤维囊性骨炎）、低转化性骨病（骨软化症和骨再生不良）、混合性骨病。临床上患儿常见：佝偻病、自发性骨折、骨痛等。

5. 血液系统

正色素正细胞性贫血是患儿病程进展中最常见的临床表现，KDIGO 指南将其定义为 5 个月至 5 岁患儿血红蛋白＜110g/L，5 ~ 12 岁患儿血红蛋白＜115g/L，12 ~ 15 岁患儿血红蛋白＜120g/L，15 ~ 18 岁未孕女性患者＜120g/L，15 ~ 18 岁男性患者＜130g/L。患儿贫血程度与慢性肾脏病进展呈正相关，主要与促红细胞生成素减少和红细胞寿命缩短有关。晚期CEF患儿有出血倾向，临床可见皮下出血点、瘀斑、鼻出血、胃肠道出血等，一般由血小板功能降低、黏附聚集能力降低、凝血因子Ⅷ缺乏等引起。

6. 神经肌肉系统症状

早期患儿多见疲乏无力、注意力不集中，后期多发于周围神经病变，其中感觉神经较运动神经受累严重，尿毒症期可出现谵妄、昏迷、精神异常等表现。

7. 内分泌功能紊乱

肾脏本身内分泌功能紊乱：如1,25-（OH）$_2$维生素D_3、红细胞生成素不足和肾内肾素－血管紧张素Ⅱ过多；外周内分泌腺功能紊乱：大多患儿均有继发性甲旁亢（血甲状旁腺激素升高）、胰岛素受体障碍、胰高血糖素升高等。约1/4患儿有轻度甲状腺素水平降低。部分患儿可有性腺功能减退，主要表现为性腺成熟障碍或萎缩。

8. 呼吸系统症状

患儿酸中毒时可出现气短、气促，严重酸中毒可致呼吸深长。尿毒症毒素可诱发尿毒症性支气管炎、胸膜炎、尿毒症肺水肿，后者X线可见“蝴蝶翼”征。

9. 皮肤症状

多见于皮肤瘙痒、尿素霜沉积、尿毒症面容。

10. 感染

尿毒症期患儿常易合并感染，以肺部感染多见。

四、实验室及其他检查

1. 肾功能

血肌酐、尿素氮增高，肾小管功能常见异常，肾小球滤过率下降＞3个月。

2. 血清胱抑素C

血清胱抑素C常呈增高状态，血清胱抑素C是一种非糖基化碱性低分子量的蛋白质，可自由过滤肾小球且肾小管上皮细胞不重吸收，不受体重、性别、炎症等因素的影响，对早期肾功能损害的评价优于肾小球滤过率。

3. 血生化

血钙下降，血磷、血镁增高，血钠一般降低，血钾在慢性肾脏病后期尿量减少时增高，血pH及二氧化碳结合力下降。

4. 尿常规

儿童蛋白尿测定受年龄、性别、BMI 水平、运动、姿势等原因影响，易存在误差，因此对年龄＞ 2 岁的儿童，采用指南推荐的尿蛋白分级标准。24h 尿量的尿蛋白排泄率正常值应＜ 4mg/（m^2·h），晨尿的尿蛋白肌酐比率正常值应＜ 20mg/mmol 或＜ 200mg/g，当 24h 尿量的尿蛋白排泄率在 4 ~ 40mg/（m^2·h）时为异常增高蛋白尿，当 24h 尿量的尿蛋白排泄率＞ 40mg/（m^2·h）时应考虑为肾病水平的蛋白尿。除此之外，尿沉渣镜检下不同程度的血尿、管型尿（除颗粒管型，可见蜡样管型以及肾衰管型），尿比重降低至 1.018 以下或固定于 1.010 左右。

5. 血常规

正色素正细胞性贫血，可随着肾功能下降而逐渐加重，血小板和白细胞计数可正常，出凝血时间可延长。

6. 肾脏彩超检查

在肾功能不全代偿期，肾脏声像可无明显异常。在肾功能不全失代偿期，可见肾脏体积缩小、轮廓欠清、皮髓质界限不清、肾内血流减少，其中详查主肾动脉、肾段动脉及叶间动脉的血流频谱和阻力指数，儿童慢性肾衰竭为低速高阻型，可见主肾动脉、肾段动脉及叶间动脉的阻力指数、脉动指数及收缩期最大峰值流速 / 舒张末最低流速明显增高。但由于梗阻性肾病、多囊肾、骨髓瘤或淀粉样变所致者，肾脏体积可不缩小。

7. X 线检查

胸片心影扩大。肾性骨病时骨改变明显，可呈佝偻病样改变，骨质脱钙、变形、纤维性骨炎、骨骺分离等改变。显著甲状旁腺功能亢进者可见骨外软组织皮下钙化。

五、诊断和鉴别诊断

1. 诊断

儿童慢性肾衰是由原发和继发及先天因素所引起的肾脏进行性损害，可根据长期肾脏病病史，临床表现为生长发育迟滞、乏力困倦、食欲不振、恶心呕吐、多尿、高血压、贫血、出血倾向、尿比重偏低固定于 1.010 左右、尿常规及肾功能异常，可做出临床诊断。

2. 鉴别诊断

典型的 CRF 诊断较为明确，但需与以下相鉴别：

（1）急性肾衰竭：某些肾脏疾病如急性、急进性肾小球肾炎起病急，可表现为少尿、无尿、肾功能下降等肾衰竭表现，但急性肾衰竭发病急、病程短，且彩超表现为双肾增大，可予鉴别。

（2）慢性肾脏病的急性发作：某些患有慢性肾脏病的患儿，因感染、失水、尿路梗阻、应用肾毒性药物等诱因而导致暂时性肾功能下降，此类病症去除诱因后，肾功能往往恢复至原来水平。

成人肾小球滤过率正常值 125±15mL/min，$1.73m^2$，与儿童有差异性，表 19-2 为成人 GFR 情况。

表 19-2　KDIGO 2012 慢性肾脏疾病评估指南

分期	特征	GFR（$mL/min.1.73m^2$）
1	已有肾脏损害 GFR 水平正常	≥90
2	GFR 轻度降低	60～89
3a	GFR 轻到中度低	45～59
3b	GFR 中到重度降低	30～44
4	GFR 重度降低	15～29
5	ESRD 肾衰竭期	＜15

儿童处于生长发育阶段，正常儿童直到 2 岁肾小球滤过功能才能达成人水平，表 19-3 为 21 岁以下青少年正常 GFR 值。

表 19-3　不同年龄段正常 GFR［mL/（$mL/min.1.73m^2$）］

年龄（性别）	GFR
1 周（男和女）	41±15
2～8 周（男和女）	66±25
＞8 周（男和女）	96±22
2～12 岁（男和女）	133±27
13～21 岁（男）	140±30
13～21 岁（女）	126±22

六、治疗

（一）临床思路

慢性肾衰的病机复杂，虚实错杂，本虚标实，以正虚为本，邪实为标；故慢性肾衰的辨证要区别本虚及标实，本虚有气、血、阴、阳之不同，标实有湿、热、瘀、毒等差异。常表现为正虚邪实，虚实夹杂的证候特点，并且呈现出多虚并存、多实互见和诸多虚证及实证交互错见，难以几个固定证型进行辨治，且辨别难度较高。慢性肾衰的本虚证型有气虚证、血虚证、阴虚证、阳虚证；肾病的标实证型以邪实为患，分为水湿证、湿热证、血瘀证及溺毒证。以上为肾病的基本证型，而复合证型是临床多见的是由两种或两种以上的基本证型所构成的多元证候的组合。单纯中药治疗效果欠佳者，应配合必要的西药等综合治疗。对慢性肾衰之重症，出现水凌心肺、邪侵心肝或湿浊毒邪内闭之证，应结合西药抢救治疗。

（二）西医治疗

慢性肾衰早期，临床上除原发病的症状外，开始出现氮质潴留和并发症的表现，治疗上以治疗原发病为主，同时要评价、预防和治疗并发症。慢性肾衰中期，患者可出现不同程度的并发症，要兼顾原发病和并发症的综合治疗，延缓疾病的进展。慢性肾衰晚期，患者多已出现并发症的不适表现，主要是对症治疗，减轻患者的症状，提高患者的生活质量，做好替代治疗的准备。

1. 治疗原发病

小儿慢性肾衰的发病原因常为获得性肾小球疾病、先天性肾发育不全，肾脏畸形，遗传性肾病等。

2. 对症治疗

（1）纠正贫血：促红细胞生成素的相对不足是肾性贫血的主要原因。现临床多应用促红细胞生成素、铁剂等。当严重贫血时，可考虑输血治疗。

（2）利尿：水肿严重者或少尿者可适当应用襻利尿剂，如呋塞米、布美他尼、氢氯噻嗪等。

（3）降压：小儿慢性肾衰伴发高血压的发病率很高，严重影响预后，可选用血管紧张素转换酶抑制剂（ACEI）、血管紧张素Ⅱ受体阻滞剂（ARB）、钙离子拮抗剂（CCB）；若上述药物控制不理想时，也可选用其他降压药物，如 α-受体拮抗剂、β-受体阻滞剂、利尿剂。

（4）抗感染：肾病患者免疫功能低下，易发生感染，一旦发生要及时抗感染治疗。

（5）纠正生长迟缓：生长迟缓是小儿肾衰的中药并发症，临床常皮下注射 Rh-GH。

3. 肾脏替代治疗

对于终末期肾脏病患儿，可行腹膜透析、血液透析。

4. 肾移植

慢性肾病进入尿毒症期，经一般保守治疗无效的患儿可接受肾移植治疗。

（三）中医治疗

慢性肾衰的病位以肾为中心，兼及脾、胃、肺、肝、心、三焦等。故其病位虽不止于肾而又离不开肾，因此，基本证型不止着眼于虚、实之病性而且还要辨别脏腑病位。慢性肾衰在其正虚证候中时有兼夹实性证候，主要兼夹的实性证候有热毒证、气滞证、痰阻证、饮停证等；晚期尤易出现动风证、动血证、水凌心肺证等危重症型。

1. 治疗原则

维护肾元，治病求本：慢性肾衰是肾的气化功能受损，肾阴肾阳俱虚，当升不升，当降不降，当藏不藏，当泄不泄，形成本虚标实的危重综合症候群。因此，其病变之本是肾元虚损。治疗上当维护肾元，治病求本。

调理脾胃，升清降浊：慢性肾衰虽病本在肾，但肾与脾关系密切，是先天与后天的关系，共同调节水道。脾失健运，诸湿肿满。慢性肾衰时，水湿、湿浊、湿热均与湿邪密切相关。大多数病例有纳差、恶心、呕吐等中焦病变。与肾功能衰竭程度、酸中毒轻重相关联。故治疗中应注重调理脾胃，助其升清降浊，清者上经脾胃，化生气血，浊阴自肠而下，经二便排出体外。

泄浊和络，顾护正气：水湿、湿浊、湿热、瘀血内蕴为常见病理变化，并且决定了病情的轻重深浅。泄浊和络是非常重要的治疗措施。但小儿为稚阴稚阳之体，治疗时以邪气去而无伤为主，不可痛击，不宜导补，不可峻攻。

2. 辨证论治

A. 正虚证

○ 脾肾气虚证

证候：倦怠乏力，气短懒言，食少纳呆，腰酸膝软，脘腹胀满，大便不实，口淡不渴，舌淡有齿痕，脉沉细。

治法：益气健脾强肾。

方药：六君子汤加减，常用药：党参、白术、黄芪、茯苓、陈皮、法半夏、薏苡仁、续断、巴戟天、菟丝子、六月雪。

加减：气虚较甚，加人参（单煎；纳呆食少，加焦山楂、炒谷麦芽；伴肾阳虚，加肉桂、附子（先煎）；易感冒，合用玉屏风散加减以益气固表。

中成药：肾炎康复片，口服，8 片 / 次，3 次 /d。

○ 脾肾阳虚证

证候：畏寒肢冷，倦怠乏力，气短懒言，食少纳呆，腰酸膝软，腰部冷痛，脘腹胀满，大便不实，夜尿清长，舌淡有齿痕，脉沉弱。

治法：温补脾肾，振奋阳气。

方药：济生肾气丸加减，常用药：附子（先煎）、肉桂、生地黄、山茱萸、山药、泽泻、牡丹皮、茯苓、车前子、牛膝。

加减：脾阳虚弱，脾胃虚寒甚，可选用理中汤；痰湿阻滞而伴见泛恶，可选用理中化痰丸；脾胃阳虚，胃脘冷痛，可选用小建中汤；脾阳虚弱，脾虚生湿，水湿溢于肌肤而见水肿，可选用黄芪建中汤和五苓散加减；以肾阳虚为主，可选用右归饮加减。

中成药：肾康宁片，口服，5片/次，3次/d。

○ 脾肾气阴两虚证

证候：倦怠乏力，腰酸膝软，口干咽燥，五心烦热，夜尿清长，舌淡有齿痕，脉沉细。

治法：益气养阴。

方药：参芪地黄汤加减，常用药：人参（单煎）、黄芪、熟地黄、茯苓、山药、牡丹皮、山茱萸、泽泻、枸杞子、当归、陈皮、紫河车粉（冲服）。

加减：脾气虚为主，见面色少华、纳呆腹满、大便溏薄，可用健脾丸或香砂六君子丸；偏于肾气虚，见腰膝酸软、小便清长，可配服金匮肾气丸；脾阴不足明显，口干唇燥，消谷善饥，可玉女煎加减；肾阴不足为主，表现为五心烦热、盗汗或小便黄赤，可服知柏地黄丸；气阴不足明显，心慌气短，可加生脉散。

中成药：贞芪扶正颗粒，冲服，1袋/次，2次/d。

○ 肝肾阴虚证

证候：头晕，头痛，腰酸膝软，口干咽燥，五心烦热，大便干结，尿少色黄，舌淡红少苔，脉沉细或弦细。

治法：滋补肝肾。

方药：六味地黄丸加减，常用药：熟地黄、山茱萸、山药、泽泻、茯苓、牡丹皮。

加减：遗精，盗汗，加煅牡蛎（先煎），煅龙骨（先煎）；头晕头痛，心烦易怒为主，可改用杞菊地黄汤合天麻钩藤饮。

中成药：益肾养元合剂，口服，10mL/次，3次/d。

○ 阴阳两虚证

证候：畏寒肢冷，五心烦热，口干咽燥，腰酸膝软，夜尿清长，大便干结，舌淡有齿痕，脉沉细。

治法：阴阳双补。

方药：金匮肾气丸加减，常用药：生地黄，山药，山茱萸，泽泻，茯苓，牡丹皮，肉桂，附子（先煎），淫羊藿，菟丝子。

加减：阴阳两虚，伴浊闭清窍，心神不明，或中风失语，可用地黄饮子加减；脾气虚弱，可用防已黄芪汤；肾阳偏虚，可用济生肾气汤；兼湿热，合八正散加减；兼湿浊者，合藿香正气丸加减；兼血瘀者，合桃红四物汤加减；兼水气者，合实脾饮加减；兼风动者，合天麻钩藤饮加减。

中成药：①肾宝合剂，口服，20mL/次，3次/d。②香砂六君子丸，口服，5g/次，2次/d。

B. 邪实证

○ 湿浊证

证候：恶心呕吐，肢体困重，食少纳呆。次症：脘腹胀满，口中黏腻，舌苔厚腻。

治法：祛湿化浊

方药：二陈汤加减，常用药：法半夏、白术、陈皮、白蔻仁、春砂仁（后下）等。

中成药：海昆肾喜胶囊、尿毒清颗粒等。

○ 湿热证

证候：恶心呕吐，身重困倦，食少纳呆，口干，口苦，脘腹胀满，口中黏腻，舌苔黄腻。

治法：清热利湿。

方药：三仁汤加减，常用药：杏仁、白蔻仁、薏苡仁、滑石、大黄、枳实、竹茹等。

中成药：黄葵胶囊等。

○ 水气证

证候：全身水肿，尿量少，心悸、气促，甚则不能平卧。

治法：行气利水。

方药：五苓散加减，常用药：猪苓、泽泻、茯苓皮、薏苡仁、陈皮等。

中成药：海昆肾喜胶囊、尿毒清颗粒等。

○ 血瘀证

证候：面色晦暗，腰痛，肌肤甲错，肢体麻木，舌质紫暗或有瘀点瘀斑，脉涩或细涩。

治法：活血化瘀。

方药：桃红四物汤加减，常用药：丹参、桃仁、当归、红花、赤芍、泽兰、田七（冲服）等。

中成药：阿魏酸哌嗪片等。本科制剂：益肾一号胶囊。

○ 浊毒证

证候：恶心呕吐，口有氨味，纳呆，皮肤瘙痒，尿量少，身重困倦，嗜睡，气促不能平卧。

治法：泄浊蠲毒。

方药：温胆汤合附子泻心丸加减，常用药：半夏、竹茹、陈皮、枳实、茯苓、大黄、黄连、黄芩、附子、远志。

中成药：尿毒清颗粒等。

3. 其他治法

A. 中药保留灌肠治疗

中药灌肠能较长时间使药物在肠道中保留，使肠黏膜充分吸收药物，通过肠道清除溺毒、湿浊等“毒性物质”，减轻肾脏负担，促进肾脏修复。灌肠方：熟附子 9g、生大黄 15～30g、牵牛子 12g、金银花 30g，牡蛎 30g，水煎过滤 100mL，2 次 /d；或上述中药 100mL 加 20% 甘露醇 100mL 灌肠。

B. 针灸

取穴中脘、气海、足三里、三阴交、肾俞、三焦俞、心俞以补益；取穴关元、中极、阴廉、肾俞、三焦俞以促进排尿。隔药饼（附子、肉桂、黄芪、当归、补骨脂、仙茅、大黄、干地龙等研粉制成）灸，取穴大椎、命门、肾俞、脾俞、中脘、中极、足三里、三阴交，以补益脾肾。

C. 穴位贴敷

将药物（益母草、川芎、红花、透骨草、白芷、丹参等各 30g）用水浸湿，置于布袋中，用蒸锅蒸 20～30min，然后将药袋取出直接热敷于双肾俞及关元穴，外加热水袋保温，1～2 次 /d，3 个月为 1 个疗程，可达和营活血、温阳利水之功。

D. 药浴

中药洗浴是治疗 CRF 的辅助方法。其方主要由麻黄、桂枝、细辛、羌活、独活、苍术、白术、红花各 30g，布袋包好后置于汽疗仪内，1 次蒸洗 30～45min，达到出汗目的，以不疲劳为最佳时间，每周 3 次，可进一步排泄毒素，纠正高血压及氮质血症。

（四）中西医结合治疗优势

现代医学对慢性肾衰没有特异性的治疗办法，多采用饮食调整；积极控制原发病，纠正贫血，纠正钙磷代谢以及调节水、电解质、酸碱平衡紊乱等一体化治疗，晚期多在一体化治疗的基础上加用肾脏替代治疗。对患者而言，不仅医疗费用昂贵，而且生存质量降低，患者接受度低。中医学在长期的发展中，总结出治疗 CRF 具有独特优势的中医内治法及外治法，不仅可以延缓肾功能损害的进程，提高肾脏存活率，还可以推迟使用肾脏替代治疗的时间，提高患者的生存质量。

七、预防与调护

1. 预防

注意接触日光，注意通风换气，空气消毒以预防呼吸道感染；保持皮肤及外阴清洁以预防皮肤及泌尿系感染。运动有益肾健康：为了使儿童肾病早诊断、早治疗，避免到成年出现慢性肾衰竭等恶性肾病状况，鼓励小儿无论身体条件如何，无论采取哪些形式，都要努力维持最少的健身锻炼。极少的运动都能对肾脏健康带来显著改善。这些活动包括散步、游泳、跑步等各种体育活动。纠正贫血、电解质紊乱、肾性骨营养不良等以预防小儿生长迟缓。

2. 调护

彻底治疗感染。在病情反复时注意休息，适当减少活动量。保证患儿获得足够营养，满足生长发育需要的前提下，给予低盐、低脂、优质低蛋白、高热量饮食；适当增加不饱和脂肪酸，鱼油；优质低蛋白饮食，必需氨基酸种类齐全，比例适当，与机体组织近似，易于消化吸收，少量既可维持氮平衡；同时高热量又能以充足热能和碳水化合物。

【参考文献】

[1] 胡亚美，江载芳 . 诸福棠实用儿科学 [M]. 北京：人民卫生出版社，2002：1682-1685.
[2] ThadLhani R.Acute renal failure[M]. N Engl J Med，1996，334（22）：1448-1460.

[3] Barratt TMM，Avner ED，Harmon WE. [M]. 4th edition.Baltimore：Lippinc ott Williams & Wilkins，1999：1109-1118.
[4] 林善炎．当代肾脏病学 [M]. 上海：上海科技教育出版社，2001：756-769.
[5] 沈晓明，桂永浩．临床儿科学 [M]. 北京：人民卫生出版社，2013：743-747.
[6] 申昆玲．The Harriet Lane 儿科学手册 [M]. 申昆玲主译．北京：人民卫生出版社，2007：508-509.
[7] 蒲晓东，杨艳梅．基于慢性肾衰的中医临床研究论肾主泄浊 [J]. 中国中医基础医学杂志，2018（08）：1054-1058.
[8] 王丽荣，马晓燕．中医药治疗慢性肾衰研究进展 [J]. 云南中医中药杂志，2017，38（10）：81-83.
[9] 童延清，任继学．任继学教授对慢性肾功能衰竭病因病机的认识 [J]. 上海中医药大学学报，2004，18（1)：21-23.
[10] 张保伟．刘渡舟教授治疗慢性肾衰经验撷拾 [J]. 中华中医药学刊，2004，22（4）：584-592.
[11] 赵怡蕊，陈磊，侯燕琳，等．张大宁教授应用"升清降浊"法治疗肾脏病的"理"与"效"[J]. 世界中医药，2013（9）：1006-1009.
[12] 郭敏，王耀光．黄文政治疗慢性肾功能衰竭经验 [J]. 中医杂志，2012，53（16）：1369-1371.
[13] 盛芳芸，郭怡清，方利君，等．小儿慢性肾衰竭病因探讨．中华儿科杂志，1991，29（4）：207-209.
[14] 黎伟标，张晓红．中医"肾藏精"理论与慢性肾衰竭本质的探讨 [J]. 深圳中西医结合杂志，2017，27（5)：50-52.
[15] Determination of the production rate and non renal clearance of cystatin C and estimation of the glomerular filtration rate from the serum concentration of cystatin C in humans. Sjostrom P，Tidman M，Jones I. Scandinavian Journal of Clinical and Laboratory Investigation . 2005.
[16] National Kidney Foundation. KDIGO 2012 clinical practice guideline for the evaluation and management of chronic kidney disease[S]. Kidney International Supplements，2013，3：1-150.
[17] Dionne J M. Evidence-based guidelines for the management of hypertension in children with chronic kidney disease[J]. Pediatric Nephrology，2015，30（11）：1919-1927.
[18] 刘小荣．儿童慢性肾脏病贫血诊断与治疗专家共识 [J]. 中国实用儿科杂志，2018（7）.
[19] 甘思雨，郑健．儿童慢性肾脏病中西医治疗思路 [J]. 中国中西医结合儿科学，2017，9（2）：110-114.
[20] 张华，李秀南．儿童慢性肾功能衰竭的治疗进展 [J]. 中国热带医学，2005，5（2）：392-393.
[21] 王雪峰．中医药治疗儿童慢性肾脏病 [J]. 中国实用儿科杂志，2011（6）：427-428.
[22] 王洁明．中医在儿童慢性肾脏病治疗中的作用初探 [J]. 中医儿科杂志，2012，08（4）：5-7.
[23] 赵蒙．中药灌肠治疗小儿急性肾功能衰竭 68 例报告 [J]. 西部中医药，2004，17（8）：33-33.

第二十章

肾结石

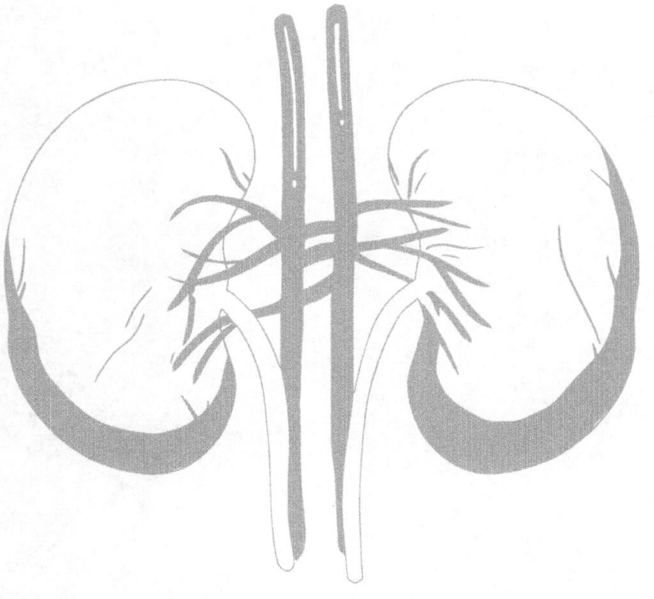

一、概述

相比成人肾结石，儿童肾结石的发病率低，但治疗花费大，且会对患儿的肾功能造成长期损害。有数据研究表明，气候、饮食，以及社会、经济因素、肥胖、较少液体摄入、高钠盐摄入与肾结石的发生有关。在＜5岁的儿童中，代谢因素及泌尿系感染与肾结石的发生关系密切。

1. 西医定义

肾结石是指肾脏结石，临床表现是腰部或腹部疼痛，血尿。50%肾结石儿童出现腹部绞痛，婴幼儿无法表述清楚疼痛，常常表现为哭闹，呕吐，颜面苍白，冷汗，其中腹部疼痛有时候可被误诊为“阑尾炎”。

儿童肾结石，有两个并发症，一是泌尿道畸形，通常是先发现肾结石，检查后发现存在泌尿道畸形；二是尿路感染。研究发现，肾结石患儿47%合并有尿路感染，其临床症状以尿路感染为主，而肾结石形成后还容易引起尿路感染。

2. 中医定义

肾结石中医属“石淋”“砂淋”“血淋”。石淋的确切记载，首见于《中藏经》：“虚伤真气，邪热渐深，结聚成砂，又如水煮碱，大火水少，碱渐成石之类。盖肾水也，碱归于肾，水留于下，虚热日甚，煎结而生，非一时之作也”。《诸病源候论·石淋候》：“石淋，淋而出石也，肾主水，水结则化为石，故肾客砂石，肾虚为热所乘，热则成淋。其病之状，小便则茎里痛，尿不能猝出，痛引少腹。膀胱里急，砂石从小便道出，甚塞痛，令闷绝”；《太平惠民和剂局方·石韦散》：“肾气不足，膀胱有热，水道不通，淋漓不宣，出少且数，脐腹急痛，蓄作有时，劳倦即发，或尿如豆汁，或便出砂石”；《食医心鉴·论七种淋病食治诸方》：“石淋淋而出石，肾主水，水结而成石也”；《杂病源流犀烛·五淋二浊源流》：“轻为砂，重为石”，对石淋进行了详细表述。

二、病因病理

（一）西医病因病理

病因及发病机制

A. 病因

影响肾结石的原因：① 尿路梗阻和狭窄畸形。② 尿路感染。③ 代谢紊乱。其中尿路感染是儿童患肾结石的主要原因。

肾中结石形成的原因：尿中晶体聚集物不断沉淀、增大所致。钙是尿石常见成分，还有草酸盐、磷酸盐、尿酸盐和胱氨酸。结石是在尿中排泄的浓度非常高的不同盐类沉淀所导致。构成结石主要成分钙和草酸盐在尿中必须达到超饱和才能形成结石，其中受尿液量和 pH 的影响。尿液的超饱和也可以出现在晚上和餐后，因为晚上液体摄入量少，餐后易形成结石的离子在尿中排泄的浓度增高。

尿液中有抑制结石形成的物质，例如磷酸钙结晶、镁、枸橼酸盐、焦磷酸盐、软骨硫酸盐、肾钙素等。以上物质可以通过吸附到晶体的表面，使晶体不增大；或者与不同的离子化学结合减少尿液的饱和度。其中，肾钙素是草酸钙结晶的蛋白抑制剂，体内缺乏这种蛋白，很容易患草酸钙结石。

B. 发病机制

(1) 感染性结石：尿路感染引起的结石称为感染性结石，主要由磷酸镁铵组成。感染性结石常见于合并泌尿系统畸形或梗阻的患儿，变形杆菌、克雷伯菌、葡萄球菌产生尿素酶。尿素酶分解为尿素成氨和二氧化碳，通过反应形成氨离子和氧化氢离子，二氧化碳水合反应产生碳酸氢盐增加尿液 pH，在超饱和的碱性 pH 尿液中，钙、镁、磷等盐沉淀形成结石。

(2) 纳米细菌肾结石：纳米细菌有肾趋向性，可致肾慢性感染，损害肾小管上皮，引起细胞凋亡、肾小管梗阻并介导磷灰石成核心，因该细菌具有独特的生物矿化能力使结晶生长形成肾结石。

(3) 注射头孢曲松可诱发可逆性胆结石及尿路结石，并名之为假结石症。此种结石主要成分为头孢曲松钙盐，一般直径较小，可呈泥沙样，形成速度快，溶解也快，影像学检查结石多有亲重力性表现，这类结石往往发生在长期卧床并使用头孢曲松的患儿，停药后可自动溶解排出。

(4) 摄入液体量少：尿液中形成结石的盐类超饱和。

(5) 饮食物摄入不均衡：动物蛋白代谢产物，尿中高钙尿、高尿酸含量较高；蔬菜类食物中，草酸的摄入并在尿中排泄增加。

(6) 长期卧床：引起高血钙和高尿钙。

(7) 低枸橼酸盐尿症：枸橼酸缺乏，不能结合钙，促使尿中草酸钙超饱和。

(8) 低镁血症：镁能和草酸结合，尿液中镁缺乏增加草酸盐的溶解性，使草酸钙超饱和。

(9) 高钙：肾结石中主要成分为钙，高钙是本病的最常见的代谢紊乱。高尿钙的形成，钙是从骨中游离，再由尿排出所致。常见病有维生素 D 中毒、甲状旁腺功能亢进、类肉瘤等，其中，高尿钙需要考虑恶性疾病的可能。

（二）中医病因病机

肾结石多由湿热蕴结、膀胱积热，水道涩滞，致使湿热煎熬水液，盐质浓缩，而成结石。结石留滞体内，日久阻碍气血运行，致气滞血瘀，经脉瘀滞，不通则痛。病在肾与膀胱，但与肝、脾亦有密切关系。病机为本虚标实，本虚是指脾肾亏虚，标实是湿热、气滞、血瘀。肾结石早期以湿热为主，属实属热；中期为湿热瘀滞为主；恢复期以脾肾亏虚为主，为虚或虚实夹杂。

1. 实证

湿热蕴结下焦，煎熬水液，浓缩盐质而成结石：体内湿热可来自外感、亦可源于内生。夏季感受湿热之邪或久居湿热之处，外感湿热；由于饮食不节，贪食肥甘厚味或辛辣之品，食积于中，损伤脾胃，脾失健运，湿热内生，不论是外感湿热还是内生湿热，下注于肾与膀胱，煎熬水液，浓缩盐质而成结石。气滞血瘀，日久成石：由于情志拂郁，所欲不遂，或暴受惊恐，或性情喜怒无常，导致气滞不宣，膀胱气化功能受损，小便不利，尿液潴留，日久结成砂石。气行则血行，气滞则血行不畅成瘀，瘀血阻络，最后气滞血瘀，气血运行受阻，不通则痛。

2. 虚证

先天禀赋不足；后天失养；小儿素体脾肾亏虚；病后失调，损伤正气；病史有石淋日久，损伤脾肾。脾肾亏虚，水液代谢不利，尿液积蓄，尿中浊物不化，结为砂石。

三、临床表现

肾结石的症状与结石大小、形状有关，早期以腰痛、血尿为主要表现，亦可见突然腰腹部绞痛难忍，有时疼痛可以放射到小腹、大腿内侧、前阴，同时伴有面色苍白、冷汗淋漓、恶心呕吐等。疾病后期疼痛消失后，基本就无症状，或仅有体质虚，面色无华，神疲乏力，腰酸腰痛，喜按喜揉。肾结石体检可能完全正常，患侧肾区可能有叩击痛。有梗阻感染时，患侧腰部可有压痛。

四、诊断和鉴别诊断

1. 诊断

A. 病史：

就诊时有发热，哭闹，腰痛，茶色尿等主诉。

B. 实验室检查：

(1) 尿液检查：

○ 尿常规：尿内可见红细胞。有合并尿路感染时，可以有白细胞、脓细胞、轻度蛋白尿。随症状缓解，尿常规可以恢复正常。

○ 尿培养：合并泌尿系感染，尿培养阳性，多数属革兰阴性杆菌为主。

(2) 血液检查：测定血钙、磷、尿酸、血浆蛋白、二氧化碳结合力，钾、钠、氯化物、肌酐、尿素氮等。血钙＞2.75mmol/L，或血磷＜1.13mmol/L，应考虑甲状旁腺功能亢进所导致结石形成的可能。

(3) 结石成分分析：尿中排出的结石，可以进行成分分析，可以明白结石形成的原因及过程，为下一步的治疗方案及疾病预防提供依据。

C. 影像学检查：

（1）腹部 X 线：90%以上的肾结石在 X 线片上显影，显影的深浅和结石成分、大小和厚度有关。对小结石显影淡或者肠气多、肥胖等因素影响观察，可以结合透视进行动态观察，提高诊断率。显示不透光阴影，需要与腹腔内钙化灶、肾实质内钙化（肿瘤、结核等）、腹主动脉钙化斑、胆囊内结石相鉴别。

（2）静脉肾盂造影：是诊断肾结石的重要方法，可以看到结石，还可以了解肾盂肾盏形态，有无畸形或病理改变。可以帮助了解结石在肾内部位、鉴别肾实质内钙化与集合系统内结石，判断肾脏功能及确定治疗方案。

(3) B 超检查是诊断本病的首要方法，其中，肾盂积水的存在与否不能被认为是诊断肾结石的必要指征。B 超检查显示强回声团，周围的积水呈低回声区，可以作为肾结石普查或排查的方法。另外对无症状的肾结石、因肾结石梗阻引起的肾积水有辅助诊断的作用。

（4）泌尿系 CT 在儿科人群中越来越频繁的得到应用。与超声相比，其有较高的敏感度，通常是评价儿科急诊肾绞痛首选的影像学检查方法，但是要平衡费用及潜在的辐射风险。

2. 鉴别诊断

（1）急性胆绞痛：胆绞痛主要在右上腹，常常向右肩部放射，伴有胆囊区压痛及肌紧张，肝区叩击痛，可以触及肿大的胆囊，墨菲征阳性，尿常规无红细胞。右肾脏结石多数在右腹部疼痛并且向下腹部放射，无肌紧张，肾区有叩击痛，尿常规可见红细胞，肾脏影像学检查可见梗阻图形。

（2）急性阑尾炎：阑尾炎是右下腹持续疼痛伴有肌紧张。典型阑尾炎，疼痛是从上腹部或脐部转移到右下腹，因此问诊时要明确病史。血常规有白细胞增高，尿常规无红细胞，尿路 X 线片无结石，肾脏影像学检查正常。

（3）肾结核：肾结核表现为血尿及肾内钙化灶，有明显的进行性尿路刺激征，终末血尿，X 线平片上可见钙化灶，多分布在肾实质区内，为斑片状，密度不均匀。

（4）肾盂肾炎：可表现为腹痛及尿血症状，没有突然发作的剧烈疼痛病史，尿常规可见脓细胞及蛋白阳性。腹部 X 线平片无结石阴影。

（5）肾脏肿瘤：可表现为腹痛及血尿，血块梗阻时可以有绞痛，腹 X 线平片在肿瘤区可以有钙化表现，与肾结石症状十分相近，两者容易混淆。肾脏肿瘤多数有无痛性、间歇性血尿。疼痛亦常常出现在血尿之后，尿中有时可以找到肿瘤细胞。腹 X 线平片钙化点可呈大小不等的斑点状或螺旋状，分布在肾实质区内。尿路造影，显示肾盂肾盏受压、变形、排移或充盈缺损改变。B 超检查可发现占位性肿块。

（6）淋巴结钙化：位于肾区的淋巴结钙化，容易误诊为肾结石。淋巴结钙化表现为多发、散在，密度不均匀，斑点状。尿路造影肾盂肾盏形态正常。淋巴结钙化可以随体位改变而改变位置。

（7）海绵肾：腹部 X 线平片肾区可见钙化影，但为多发的小结石，位于锥体囊性扩张的乳头管和集合管内，呈放射状排列。静脉肾盂造影可见肾小盏周围多发梭形小囊改变，病变多为双侧。

五、治疗

(一) 临床思路

1. 西医临床治疗思路

患儿多因腹痛就诊外科，由于儿童肾结石复杂多变，患儿个体差异等因素，轻症多饮水就能自行排出结石，较重者手术也未必能取尽结石，因此当发现或怀疑小儿肾结石时，首先要请肾内科或遗传代谢科医生来查病因，而不是小儿外科或泌尿科直接手术。

2. 中医辨证思路

肾结石的中医辨证思路主要在病机和症状的辨识。

(1) 病机辨识：

- 早期：湿热蕴结下焦，煎熬尿液，日久，尿中杂质结为砂石而成，是实证。尿中有砂石，排尿时砂石不能随尿排出，阻滞尿道，小便艰涩，尿时疼痛。若砂石较大，阻塞尿路，则排尿时会出现突然中断，疼痛难忍，结石损伤脉络，则见尿中带血。砂石阻断尿路，阻碍气机，影响气血运行，而可见气滞、血瘀，最终形成湿热、气滞、血瘀、石阻的病理状态。
- 后期：早期石阻、湿热、气滞、血瘀的病理表现，日久，耗伤气阴，损伤正气，导致脾肾亏虚；脾肾亏虚，气虚无力推动血行，脾虚不能运化水湿，肾虚不能封藏精微物质，而又出现湿热内蕴、气滞血瘀等症状，最终形成虚证或虚实夹杂证。

(2) 症状辨识：

- 疼痛：不同病理状态形成的疼痛性质不一样。湿热阻滞气机，病在气分，属实证，表现为胀痛、钝痛。砂石梗阻水道，气机阻滞，经脉拘挛，表现为小便突然中断，尿道窘迫疼痛。气滞血瘀，表现为痛如针刺，固定不移，按之痛甚，有时可触及包块。脾肾亏虚，表现为痛势绵绵，喜按喜揉，腰酸乏力。
- 结石部位：小儿泌尿系结石，包括肾（上尿路结石），输尿管、膀胱、尿道（下尿路结石）。下尿路结石多表现为小便淋沥涩痛，尿中有砂石，或排尿时突然中断、尿道窘迫疼痛、少腹拘急，或尿血为主。上尿路结石多表现为肾绞痛或部位固定不移的腰腹绞痛、血尿为主，疼痛可以放射到小腹、大腿内侧、前阴，同时伴有面色苍白、冷汗淋漓、恶心呕吐。
- 其他症状：小便淋沥涩痛，尿时有灼热感，发热，恶心呕吐，多为湿热证；腰腹胀痛，尿血，舌有瘀点，为气滞血瘀；小腹坠胀，时欲小便不得出，为脾肾亏虚；体倦乏力，纳呆便溏为脾虚；小便淋沥，时发时止，腰膝酸软，冷痛，尿中有砂石，排尿无力，为肾虚。

（二）西医治疗

目前国内针对儿童肾结石有如下分类：药物止痛治疗，药物溶石治疗，微创外科治疗，开放手术治疗。

1. 药物止痛治疗

解除疼痛，缓解痉挛，予非甾体类消炎药，治疗过程中应避免抗生素滥用。由于结石梗阻及局部刺激引起尿路强烈痉挛所致，常用方法为①解痉止痛药：盐酸哌替啶加盐酸异丙嗪肌注。②针刺疗法：肾俞、三阴交等穴位，强刺激手法。③指压止痛：指压患侧骶棘肌外缘棘第3腰椎横突处压痛点。④ 急诊体外碎石：将结石粉碎，达到立竿见影止痛效果。

2. 药物溶石治疗

结石直径小于6mm、表面光滑且结石以下尿路无梗阻、无感染；未引起尿路完全梗阻，停留于局部少于2周推荐采用排石疗法；其中直径小于4mm光滑结石，90%多能自行排出。配合解痉药物及适度运动，可有效促进结石排出。因尿路感染引起的结石，除药物培养选用敏感抗生素外，还需口服氯化铵以酸化尿液，防止细菌生长，同时大量饮水增加尿量。

3. 非手术治疗指征

非手术疗法指征：①结石直径＜ 0.5cm。②结石光滑无毛刺。③肾功能正常，无输尿管及肾盂管部狭窄。④无明显梗阻及感染。非手术疗法排石方法：①大量饮水，促使结石排出。②体位排石的方法是适量运动及叩击肾下盏，倒立排石。③震荡治疗仪治疗。④服用排石汤，或呋塞米静脉输液冲击治疗。

4. 微创外科治疗

目前国际上对儿童肾结石的治疗一般不主张进行开放手术，而是首选微创治疗。儿童微创外科治疗的禁忌证主要包括不能纠正的出血性疾病、严重肥胖或骨骼畸形及肾衰竭。

5. 开放性手术

对微创手术有禁忌情况，或出现并发症需开放手术处理时。

6. 手术治疗并发症

A. 出血

在肾脏取结石的手术中，手术中及手术后出血为常见并发症。

手术中出血的原因：①分离时，撕断迷走血管。②分离肾蒂时过度牵拉，将肾静脉或血管小分支撕裂或撕断。③行肾盂或经肾窦肾盂切开取结石时，剥离间隙不明确，误伤肾后段动脉或肾窦内血管或脂肪层内粗大静脉。④行鹿角状结石取石时，用力过猛或用力方向不正确，将肾盂肾盏撕裂或划破损伤血管。⑤肾实质切开取石时，切口位置选择不当，切断肾段动脉。⑥肾部分切除，结扎血管不彻底。⑦肾切除时，肾蒂结扎不牢或结扎线滑脱。

手术后出血的原因：①切口缝合不严密，肋间血管端电凝止血后再开放或缝针穿过肋间动脉打结。②手术中出血原因处理不当，导致手术后出血。③手术中出血较多或麻醉原因导致低血压，缝合时暂时无出血，手术后血压恢复后再出血。④手术后感染，使肾盂肾盏黏膜溃疡坏死侵蚀血管壁破裂出血。

出血的处理：①积极输液输血抗休克治疗。②静脉应用止血剂。③有肾盂或肾造瘘管时，可以用冷盐水 5～10mL 反复低压冲洗肾盂。④抗感染治疗。⑤非手术治疗无效、出血加重或休克不能纠正，可以考虑手术探查止血。

B. 手术后感染

肾结石患者手术后常常并发肾、肾周围或切口感染，出现急性肾盂肾炎、局限性或弥漫性肾皮质脓性炎症、肾积脓及肾周围脓肿等，严重时可导致败血症及脓毒血症。感染原因：①手术前未能彻底控制感染。②手术中梗阻病因未解除。③引流不畅或尿液外渗导致感染。④引流管护理不当导致肾内感染。⑤手术中肾组织损伤较多，手术后出血引流不当导致感染或肾造口引流管提前脱出。⑥全身情况差、低蛋白，尤其是糖尿病未控制时更容易出血感染。处理方法：①支持疗法。②根据血或引流液培养的阳性结果，选用抗生素治疗。③如有脓肿形成，可在 B 超引导下穿刺，必要时切开引流。

C. 气胸

经第 11 肋间入路行肾结石手术，有损伤胸膜发生气胸的可能，原因：①手术切口位置过高。② 切口上方分离方法不正确。③ 自动牵开器过度快速牵拉。④患者有肺气肿胸膜下移。⑤再次手术胸膜粘连。预防气胸的方法：①作第 11 肋间切口时不要过高。②切开肋间肌后，手指或剪刀不要向胸膜方向剥离，应该沿第 12 肋下将肋膈窦筋膜横剪，使胸膜松弛上移。

D. 下腔静脉损伤

行右肾取结石时，因结石所导致的肾及输尿管上段周围炎症及广泛粘连时，粗暴分离或用钳夹肾蒂时，右肾静脉多短而损伤下腔静脉。预防方法：①分离肾、输尿管和周围粘连时切勿粗暴。②在粘连较轻的地方，显露输尿管，牵引输尿管向肾盂分离，最后分离肾门外的粘连。

E. 十二指肠损伤

①肾结石并感染、脓肾、肾周围炎、肾周围脓肿并窦道形成，引起广泛粘连，术中

撕破或剪破十二指肠。②处理肾蒂放置肾蒂钳时误伤十二指肠。预防：①分离肾上极时紧靠肾包膜分离，必要时行包膜内剥离。②处理肾蒂时，推开十二指肠，在手指引导下，用肾蒂钳，可以避免误伤十二指肠。

F. 肾结石手术后

经皮肾镜取石或经肾实质切开取石时，可发生肾内动静脉瘘，并因此而引起心血管系统的紊乱。

G. 肺动脉栓塞

肾内原有病变使肾盏与血管沟通或由于注药时压力太大、药量过多，引起肾乳头穹隆部破裂，以致大量凝结物进入血循环引起肺栓塞。肺动脉栓塞是凝结法肾盂切开取石手术中唯一的严重并发症，可以危及生命。预防方法：①严格掌握适应证及禁忌证，对肾内严重感染、肾内损伤出血禁用凝结法取石。②尽量采用低浓度凝血酶或不用凝血酶而借助组织内凝血酶原作用，注射凝结物质时压力不要超过正常肾盂内压。

H. 尿瘘

①手术后过早拔出肾盂造瘘管、肾周围引流筒或管。②输尿管梗阻未解除或拔管后残留结石移动堵塞输尿管腔。③手术中输尿管损伤形成狭窄梗阻。④ 肾盏结石，肾盏颈严重狭窄并积水，取下结石后未行肾盏成形，手术后尿液自肾切口滴出。处理：①手术后及早发现尿瘘，拆去1～2针缝线，插入引流管或开放引流。②通过膀胱逆行插管引流尿液。③如果确诊输尿管被结石堵塞引起尿瘘，则可行体外碎石治疗，解除梗阻；如果输尿管合并有其他梗阻性疾病，如息肉、肿瘤等，应手术或输尿管镜治疗。④抗感染治疗。⑤对严重肾盂瘘，不能修补者，可以行大网膜包绕并行肾造瘘或逆行输尿管插管或插双J管引流尿液。

（三）中医治疗

治疗原则：实则通利、虚则补益、标本兼顾是治疗肾结石的治疗原则。肾结石的基本病理表现为砂石结聚体内、水道不利，因此通淋排石贯穿治疗始终。湿热蕴结，治宜清热利湿、通淋排石；气滞血瘀，治宜行气化瘀、通淋排石；脾肾亏虚，治宜健脾补肾，通淋排石。

1. 下焦湿热

证候：尿中有砂石，起病急，小便频急，淋漓涩痛，排尿时有灼热感，腰痛腹痛，血尿，可伴见发热，恶心呕吐，舌红苔黄腻，脉滑数。

治法：清热利湿，通淋排石。

主方：石韦散。

常用药：石韦、瞿麦、滑石、车前子、金钱草、鸡内金、威灵仙、郁金。尿道涩痛，加用蒲公英、地榆、紫花地丁；腰腹胀痛，加用沉香、砂仁、青皮、陈皮、乌药、川楝子、元胡；腰腹绞痛，加用木香、香附；尿血，加用白茅根、大蓟、小蓟、生地、藕节炭、旱莲草；发热，呕吐，恶心，加用柴胡、半夏、黄芩、生姜汁；结石阻断尿路，排尿中断，加用沉香、木香、槟榔、乌药、芡实、郁金、牛膝；日久损伤正气，脾虚加用党参、黄芪；肾虚加用续断、桑寄生、杜仲。

2. 湿热夹瘀

证候：排尿有砂石，或夹有瘀块，腰酸胀痛、刺痛，小腹胀满隐痛，痛有定处，小便淋沥不畅，尿色深红，舌质紫暗或有瘀点，苔黄，脉弦涩。

治法：清热利湿，活血通淋。

主方：石韦散合失笑散。

常用药：金钱草、石韦、赤芍、王不留行、牛膝、车前草、蒲黄、滑石。腰腹胀痛明显，加用青皮、陈皮、厚朴、乌药；结石固定不移，日久，同时体质较强，加用穿山甲、浮海石、桃仁；发热，加用金银花、连翘、蒲公英、紫花地丁；尿路感染、尿液混浊，加用萆薢、黄柏、鱼腥草。

3. 气滞血瘀

证候：排尿不畅或尿血，腰腹胀痛，面色萎黄不华，肌肤甲错，胁肋胀满，口苦咽干，舌有瘀点，苔薄白，脉沉涩。

治法：行气化瘀、通淋排石。

主方：沉香散和五淋散。

常用药：沉香、乌药、郁金、枳壳、当归、赤芍、桃仁、牛膝、瞿麦。腹胀痛明显，加用三棱、莪术；腰腹绞痛时发，加用白芍、甘草、大黄；口渴，加用石斛；血瘀明显，加用醋穿山甲、醋鳖甲；胁痛，加佛手、香附；气虚时头晕气短，加用人参、黄芪；肾气不足，加用胡桃肉；阳虚，加用淫羊藿、仙茅、补骨脂、核桃肉；阴虚，加用首乌、玉竹、熟地黄、女贞子、黄精。

4. 气虚湿热

证候：腰脊酸痛，神疲乏力，小便艰涩，时有中断或夹砂石，脘腹胀闷，纳呆或便溏，舌淡红，苔白腻，脉细弱。

治法：健脾补肾，利湿通淋。

主方：四君子汤合石韦散。

常用药：黄芪、白术、茯苓、党参、石韦、鸡内金。乏力便溏，加用山药、白扁豆、薏苡仁；腰膝酸软，加用桑寄生、女贞子、旱莲草、枸杞子。

5. 阴虚湿热

证候：腰酸耳鸣，头晕目眩，面色潮红，五心烦热，口干，小便艰涩，尿中夹有砂石，舌红苔少，脉细数。

治法：滋阴降火，通淋排石。

主方：六味地黄汤合石韦散。

常用药：生地黄、山药、石韦、茯苓、黄柏。大便秘结，加用虎杖、芒硝、大黄；

腰痛或胁肋胀痛，加用北柴胡、川楝子、元胡、郁金；痛甚，加用白芍、乌药、乳香、没药。

6. 脾虚气弱

证候：腰背疼痛或刺痛，小便排石不畅，排尿无力，面色苍白，精神不振，纳呆，倦怠乏力，舌质淡，脉细弱。

治法：补脾升阳，排石。

主方：黄芪汤合四苓散。

常用药：黄芪、党参、白术、陈皮、升麻、当归、柴胡、炙甘草、茯苓、猪苓、泽泻。恶心呕吐，加用陈皮、竹茹；血亏，加用当归、川芎、首乌；肾虚，加用杜仲、续断、巴戟天；血尿重，加用生地、牡丹皮、白茅根。

7. 脾肾两虚

证候：结石日久，小便淋沥不畅，尿中时有砂石排出，或时欲小便而不得出，排尿无力，面色苍白，食欲不振，腰腹隐痛，或心烦颧红，潮热盗汗，手足心热，或形寒肢冷，大便溏薄，舌质淡，苔薄白，脉沉细无力。

治法：健脾补肾，通淋排石。

主方：济生肾气丸。

常用药：制附子、茯苓、山药、车前子、山茱萸、肉桂、牛膝、熟地黄。纳差，加用砂仁、鸡内金；肾积水，加用泽泻、薏苡仁、冬瓜皮、葶苈子。

8. 肾阳不足

证候：腰痛，尿出结石，面色清冷，精神疲乏，畏寒肢冷，脉沉细弱，舌淡，苔白。

治法：温肾回阳，排石。

常用药：炮附子、茯苓、人参、白术、芍药、枳壳、鸡内金、牡蛎。血尿，加用瞿麦、白茅根、大蓟、小蓟、三七、地榆、仙鹤草

9. 肾阴亏虚

证候：腰痛，尿中排出砂石，头晕烦热，手足心热，唇焦口燥，舌红苔少，脉细数。

治法：补肾益阴，排石。

主方：菟丝子丸。

常用药：菟丝子、熟地黄、杜仲、牛膝、萆薢、猪苓、乌药、石韦、沉香。肾阳肾阴损伤，合用金匮肾气丸；瘀血日久，加用三棱、莪术、桃仁、红花、益母草；蛋白尿，加用菟丝子、山茱萸。

六、预防和调护

（1）慎重选用抗生素：使用头孢曲松等药品时，需要向家长交待可能存在的问题，提高食品、药品安全意识。

（2）增加液体量的摄入：稀释尿液中尿石结晶，而减少尿石沉积事件发生的概率。

（3）调节饮食：饮食中的动物蛋白与含钙结石的形成有关，适当地调整饮食结构，减少膳食中动物蛋白和精制糖制品如牛奶、巧克力、坚果等的摄入，增加富含枸橼酸的水果和蔬菜食品，具有降低肾结石发病率的作用。

【参考文献】

[1] Ozden E，Mercimek MN. Percutaneous nephrolithotomy in pediatric age group：assessment of effectiveness and complications[J]. World J Nephrol，2016，5（1）：84–89.

[2] Akhavan–Se–pahi M，Sharifian M，Mohkam M，et a1. Biochemical risk factors for stone formation in healthy schoolchildren[J]. Acta Med Iran，2012，50（12）：814—818.

[3] Strope SA.Wolf JS Jr，Hollenbeck BK. Changes in gender distrihution of urinary stone disease [J]. Urology，2011，75(3)：543—546.

[4] Issler N，Dufek S，Kleta R，et a1. Epidemiology of paediatric renal stone disease：a 22 year single centre experience in the UK[J]. BMC Nephrology，2017，18（1）：136.

[5] 郭桂梅，何威逊，康郁林，等 . 儿童肾结石 [J]. 中华临床医生杂志（电子版），2009（10）：1606–1609.

[6] 李婧，冯松山 . 儿童头孢曲松相关性尿路结石 [J]. 中华儿科杂志，2012，33（5）：389–391.

[7] 吴阶平 . 吴阶平泌尿外科学 [M]. 济 南：山东科学技术出版社，2005，772.

[8] Mos C，Hoh G，Iuhasz S，et a1. The sensitivity of transabdominal ultrasound in the diagnosis of ureterolithiasis [J]. Med U[trason，2010，12（3）：188–197.

[9] Ristau BT，DudLey AG，Casella DP，et a1. Tracking of radiation exposure in pediatric stone patients：the time is now [J]. J Pediatr Urol，2015，11（6）：339.

[10] 刁龙，吴恭瑾，岳中瑾 . 儿童肾结石研究进展 [J]. 中华小儿外科杂志，2018，39（7）：548–553.

[11] 蔡超，吴文起，曾国华 . 儿童肾结石治疗方法的选择 [J]. 中华泌尿外科杂志，2016，37（10）：793–796.

[12] Flintoft I。. Genetic testing：new guidelines for paediatric genetics[J]. Nat Rev Genet，2（113，14（4）：241.

[13] 马凤宁，施伟国，张跃辉，等 . 临床研究肾结石成分与患者年龄及性别的关系分析 [J]. 中华泌尿外科杂志，2013，34（7）：530–532.

第二十一章

小儿遗尿症

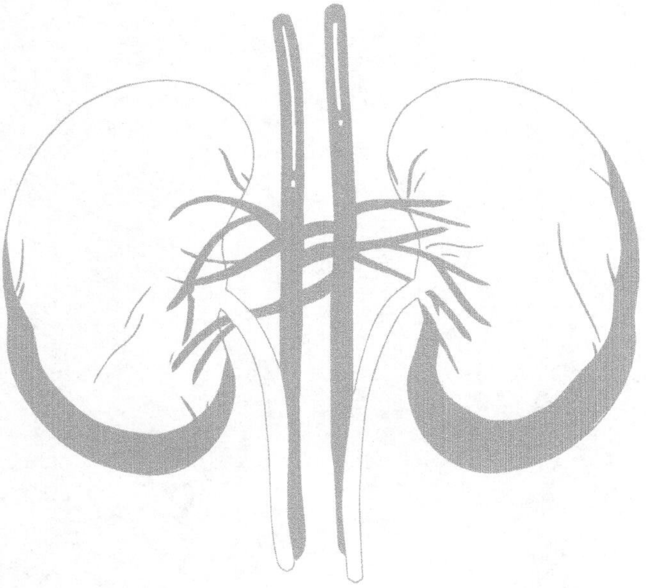

一、概述

1. 西医定义

遗尿（nocturnal enuresis，NE）又称非器质性遗尿症或功能性遗尿症，国际小儿尿控协会（international children's continence society，ICCS）对该病的定义是5岁及5岁以上的儿童睡眠中间发生尿失禁。中国儿童遗尿疾病管理协作组对儿童遗尿的定义是指年龄5岁或5岁以上的儿童，每周至少2次睡眠中发生不自主排尿，并且持续3个月以上。5岁以下儿童，由于中枢神经系统发育尚未完善，膀胱的排尿功能由简单的脊髓反射控制，高级中枢神经系统不能控制脊髓排尿中枢，而发生在睡眠时不自觉的排尿不属病态。

遗尿症有两种分类的方法。第一种分类是根据遗尿发生的时间而定，当儿童遗尿发生在睡眠中（包括夜间睡眠和午睡），但白天能控制排尿，而且膀胱功能正常，则称为单一症状的夜间遗尿，而当小儿白天清醒时有遗尿，但无神经系统的病变诸如脊柱裂、脊柱损伤等，则称为白日遗尿。第二种分类法将其称为原发性和继发性遗尿，所谓原发性是指小儿从小至就诊时一直有遗尿，而继发性是指小儿曾经停止遗尿至少6个月，以后又发生遗尿。

2. 中医定义

中医将5周岁以上不能自主控制排尿，睡中小便自遗，醒后方觉的病症称为遗尿，亦称“尿床”，遗尿一词最早出自汉代·张仲景《伤寒论·辨阳明病脉证并治》：“三阳合病，腹满身重，难以转侧，口不仁，面垢、谵语、遗尿。”《黄帝内经》中称为“遗溺”，如《素问·宣明五气篇》说：“膀胱不利为癃，不约为遗溺。”《灵枢·本输》曰：“三焦者，足少阳太阴之所将，太阳之别也，上踝五寸，别入贯腨肠，出于委阳，并太阳之正，入络膀胱，约下焦，实则闭癃，虚则遗溺。”隋·巢元方《诸病源候论·小便病诸候篇》始将睡中不觉尿出的病证另立为“尿床”，并指出成因是阴盛阳虚，肾与膀胱俱冷，不能制水。由此可见，遗尿的发病主要与肾和膀胱有直接关系，多由于肾气不足，下元虚寒，或病后体质虚弱，脾肺气虚或不良习惯所致。历代方书收载小儿遗尿的治法甚多，唐代以后，用药大多重在补肾固涩。明清时期，拓展了本病的病机，认为肝经郁热与肺脾气虚也可导致遗尿的发生。本病大多病程长，或反复发作，重症病例白天睡眠时也会发生遗尿，严重影响患儿身心健康。

二、病因病理

（一）西医病因

遗尿症不是一种疾病，而是由多种原因所致的一个症状，其发生的因素包括遗传、心理和社会因素、睡眠状况、膀胱功能性容量等。

1. 遗传因素

遗尿症儿童常有家族史，单卵双胎的孪生儿共同发病的概率高于双卵双胎者，双亲有遗尿症者，在后代中发现有遗尿症者达 77%；父母中 1 人有遗尿症者，子女患遗尿症为 44%。然而，仅仅白天有遗尿症的儿童似乎与遗传无关，而那些白天和黑夜均有遗尿的儿童，有明显的男性家族遗传史。遗传研究发现其致病基因主要位于 13q 以及 12q，以常染色体显性遗传居多。

2. 早产

遗尿症的流行病学研究证实，早产是儿童日间遗尿最显著的一个高危因素。这些早产儿除了有遗尿之外，还往往伴随其他的问题，如注意缺陷多动障碍，有学者提示这可能是轻微神经损伤的缘故。

3. 大脑皮质功能失调

正常膀胱的排尿功能是受大脑控制的。膀胱胀满时发生冲动，刺激脊髓排尿中枢排尿。睡眠时，大脑皮质接受尿意冲动的区域仍保持功能。当膀胱发生冲动时，即惊醒而排尿。如果 5 岁以上的患儿仍不能建立这种反射，就可能发生遗尿。如疲劳及兴奋过度，大脑皮质接受尿意已被抑制，或大脑皮质过度兴奋，影响尿意区域抑制功能，也可能尿意刺激较弱，不能兴奋皮质，结果导致不能惊醒排尿，发生遗尿。

4. 抗利尿激素分泌缺乏

正常人抗利尿激素（ADH）在夜间分泌增多，凌晨 1～2 点达峰值，使夜间睡眠中尿量减少。部分遗尿患儿因 ADH 分泌高峰缺失，致使夜间尿量增多，超过膀胱的容量，若患儿睡眠过深不易醒来则造成遗尿。

5. 膀胱容量小

遗尿症儿童的膀胱容量较无遗尿的同龄儿童小。正常儿童的每次尿量约 10mL/kg，而遗尿症的小儿其尿量达不到应有的膀胱的容量。一般来说，这些儿童的平均每次尿量小于 10mL/kg，白天排尿频繁（＞7 次），有尿急现象，晚上遗尿次数可不止 1 次，尿量可或多或少。

6. 心理和社会因素

强烈的应激因素如幼儿时期的不良遭遇（父母离异、死亡、儿童与父母突然分离、因病住院或意外事故），初入学不适应新的学习环境等均可导致儿童在控制排尿的关键时期因心理紧张而遗尿。遗尿症儿童也常有较多的行为问题和情绪问题，如多动、抽动、不合群、害羞、脾气古怪等，据报道，遗尿症儿童中约 10% 有注意缺陷障碍，男孩多于女孩。

7. 便秘

遗尿症儿童常有便秘的问题，特别多见的是日间遗尿的儿童，这是因为便秘时，直肠壶腹部的粪块强烈地刺激感觉神经，影响大脑对膀胱的充盈的感知而造成遗尿。

8. 其他疾病

全身性疾病如糖尿病、尿崩症、慢性肾炎、肾功能不全等均有尿量增多，特别是夜尿增多，可引发遗尿。脊柱病变、脊柱隐形裂、脑脊膜膨出症以及脊柱炎等影响脊髓排尿中枢，可产生遗尿。局部刺激因素如包茎、包皮炎、尿道口狭窄、外阴炎、肠道寄生虫等，由于尿道或尿道周围的异常刺激，可产生遗尿。

（二）中医病因病机

小儿遗尿的病因病机，历代医家认为主要与肾与膀胱虚寒、不能固摄有关，同时涉及肺、脾、肝、心、三焦、小肠等脏腑。

1. 肾气不足，下元虚冷

《素问·宣明五气篇》："膀胱不利为癃，不约为遗溺。"《诸病源候论·小便病诸候》："夫人由于睡眠不觉尿出者，是其禀质阴气偏盛，阳气偏虚者，则膀胱肾气俱冷，不能温制于水，则小便多，或不禁而遗尿。"《仁斋直指小儿附遗方论·大小便诸证》："其水出而不禁，谓之遗尿。睡里自出，谓之尿床。此皆肾与膀胱俱虚而挟冷所致也。"《张氏医通·遗尿》中云："膀胱者，州都之官，津液藏焉。卧则阳气内收，肾与膀胱之气虚寒，不能约制，入睡中遗尿。"肾为先天之本，封藏之本，主水液，司二便；膀胱为州都之官，津液藏焉，与肾相表里。肾与膀胱俱虚，而冷气乘之，失约而不能自制其水，出而不禁，谓之遗尿。肾气不固是遗尿的主要病因，多由先天禀赋不足引起，如早产、双胎、胎怯等。使元气失充，肾阳不足，下元虚冷，不能温养膀胱，膀胱气化功能失调，闭藏失职，不能制约尿液，而为遗尿。

2. 病后体弱，肺脾气虚

《金匮翼·小便不禁》："脾肺气虚，不能约束水道而病为不禁者，所谓上虚不能制下者也。"《杂病源流犀烛》："缘肺主气，以下降生水，输于膀胱，肺不能为气化之主，故溺不禁也"，"脾虚则不能为气化之主，故尿不禁也。"肺为水之上源，主宣发肃降，通调水道，下输膀胱，脾主运化水湿而能制水，若患儿反复感邪，素体虚弱，病后易肺脾俱虚而水道制约无权，三焦气化失司，膀胱失约，津液不藏，而成遗尿，即所谓"上虚不能制下"。

3. 湿热内蕴，移于膀胱

《证治汇补·遗溺》："遗尿又有挟热者，因膀胱火邪妄动，水不得宁，故不禁而频来。”小儿肝常有余，脾常不足，若患儿平素性情急躁，所欲不遂，肝经郁热，或过食肥甘厚味，饮食失节，脾胃运化失司，导致脾胃积滞，湿热内生，湿热下移膀胱，膀胱失约而致遗尿。

4. 心肾失交

《奇效良方·遗溺失禁》：“盖心属火，与小肠为表里，二气所以受盛，是为传送；又肾属水，合膀胱为表里，膀胱为水之府，水注于膀胱，而泄于小肠，实相交通也。若心肾气弱，阴道衰冷，传送失度，必遗尿失禁。”心肾不交遗尿常发生于睡眠较深不易唤醒的患儿，如小儿突受惊恐刺激，或情绪激动，惊则气乱，恐则其下，导致气机逆乱，心失清明，心肾不交，故可出现夜寐不安，梦多纷纭，梦中遗尿或睡眠较深，难以唤醒。

5. 督脉虚衰，失于固摄

《类证治裁·闭癃遗溺》：“小便不禁，虽膀胱见症，实肝与督脉三焦病也。”督脉为阳脉之海，总督一身之阳气，若督脉失畅，则阳气不得通达于下，膀胱失约，出现遗尿。中医学认为，脊柱为督脉循行所过部位，若小儿患有隐性脊柱裂，先天肾气不足，不能主骨生髓，故致骨裂，肾失固摄而致遗尿。

6. 其他原因

《景岳全书·遗溺》：“其有小儿从幼不加检束而纵肆常遗者，此惯而无惮，志癔病也，当责其神，非药所及。”小儿自幼缺少教育，没有养成夜间主动起床排尿的习惯，任其自遗，久而久之，形成习惯性遗尿。

三、临床表现

1. 症状

患儿经常遗尿，每夜发生 1~2 次，有时一夜发生多次，患儿遗尿后并不觉醒，遗尿时间大多在上半夜，当处在第 3、4 深睡眠阶段（非眼快动期），小儿醒时不觉有排尿的梦境。少数可在后半夜第 1、2 浅睡眠阶段（眼快动期）发生遗尿，小儿醒时有排尿的梦境记忆。遗尿可持续数月，也有消失后再出现。临床无排尿困难等泌尿系症状，尿常规正常。小儿常有心理负担而不愿与小同学交往，在睡前提心吊胆担忧遗尿。一些家长对患儿不做耐心的诱导，对患儿施加压力，加重患儿精神负担，可产生恶性循环，形成顽固性遗尿。

2. 并发症

儿童遗尿一般无并发症，虽不会对患儿造成急性伤害，但长期夜间遗尿致免疫功能低下，容易引起继发感染、营养不良、发育落后甚至不孕不育，给患儿及其家庭带来较大的心理压力和疾病负担，可致患儿精神紧张、自卑、焦虑，继而引起夜惊、梦游、多动或其他行为障碍，对儿童生活质量及身心成长造成严重不利影响。

四、实验室及其他检查

1. 尿液检查

包括尿比重、尿糖、尿白细胞、尿红细胞和蛋白等，建议检查晨尿，注意是否存在尿渗透压降低，可以初步排除儿童潜在的尿路感染、肾脏、泌尿系统先天疾病、糖尿病和尿崩症等。

2. 彩超检查

安全无创，通过检查双肾、膀胱、输尿管，可以初步排除泌尿系先天畸形，通过检测膀胱容量、膀胱壁的厚度及残余尿量，可以协助了解膀胱状态和功能。

3. 腰骶部隐性脊柱裂（spinal bifida occulta，SBO）

SBO 是脊柱先天性畸形中最常见的一种，常发生于腰骶部，尤以 L5 和 S1、S2 多见。SBO 在遗尿症儿童中的发生率可达 50%。鉴于该部位 X 线检查可能会对儿童生殖系统造成一定程度的损伤，不建议常规行腰骶部摄片。对伴有下肢及腰骶部疼痛、肛门周围感觉障碍、大便失禁、下肢活动障碍及畸形者，可以考虑进行腰骶部核磁共振检查，以排除脊髓栓系综合征。

4. 尿流率检查

尿流率检查是一种简单非侵入性方法，嘱患儿饮水，当有强烈尿意时在不受干扰的环境中采取自然体位（男孩为站立位，女孩为坐位），排尿于尿流率测量仪器上，记录项目包括尿量、最大尿流率、平均尿流率、排尿时间、尿流时间、达峰值时间及尿流曲线等，同时于肛门口贴电极片同步测量盆底肌的募集肌电图。可以客观反映下尿路的排尿过程，是尿动力学检查中最基本的组成，有助于了解膀胱功能，可以观察到最大尿流率，是否有排尿梗阻以及膀胱逼尿肌——括约肌收缩是否协调。

五、诊断和鉴别诊断

1. 诊断

A. 患儿和家庭的评估
在评估的过程中，取得患儿和家长的信任，这是遗尿症治疗的一个前提。
B. 病史
病史采集是有效评估和治疗遗尿的基础，应当详细地采集病史，当包括：日常排尿习惯、遗尿频率、是否一直遗尿及伴有多尿；有无尿急、间断排尿、尿线无力、腹压排尿等下尿路症状；有无任何尿路感染症状；有无白天尿失禁病史；询问日常饮食饮水习惯，尤其晚上，食物过敏与遗尿的关系也需要考虑；在睡眠方面，要了解患儿在睡眠中是否易被唤醒，是否患有严重打鼾或夜间呼吸睡眠暂停等；了解患儿的大便情况，有无便秘或遗粪情况；有无治疗史及治疗经过；儿童一些常见心理行为障碍如多动症、抑郁症也要被问及；如可疑为继发性遗尿，应询问患儿父母是否有重大家庭事件发生；了解父母和患儿对遗尿的重视程度、家庭条件和治疗意愿等；父母或近亲是否有遗尿史，如有，何时消失；以前治疗的日期，持续的时间及疗效；治疗方法包括服药或其他措施。

C. 体格检查

大多数遗尿症儿童在体格检查中无异常发现，如病史发现伴有其他排尿障碍，如尿无力、尿失禁等则需全面体格检查，体格检查的重点是腹部的触诊、生殖器的检查，以及神经系统的检查，如脊柱畸形、异常步态、异常腱反射、不对称性足萎缩和高足弓等；是否存在脊髓发育不良体征，如背部包块、色素沉着、小凹、多毛和臀裂倾斜等；是否存在包皮过长、包茎、包皮龟头炎；如病史有可疑慢性便秘，则有必要进行直肠触诊。

D. 辅助检查

应进行尿液检查、泌尿系统超声检查以排除尿路感染、慢性肾脏疾病等局部和全身器质性病变。大多数遗尿症儿童的病因并不复杂，但也有少数病例需要做详细的检查，应注意神经系统、内分泌及肾功能方面检查，并可摄腰骶 X 线片，必要时做腰骶部磁共振、尿流率、尿流动力学检查、排泄性尿路造影、残余尿量测定、膀胱内压测定等。如可疑为继发性遗尿，则可根据情况检测血糖、血红蛋白电泳、促甲状腺激素水平以分别排除糖尿病、镰状细胞病和甲亢等疾病。此外，如患儿伴有严重的行为或心理障碍，应进行相关的心理评估。

E. 诊断标准

（1）西医诊断标准：根据国际疾病分类第 10 版（ICD–10）《精神与行为障碍分类》(WHO1993) 中原发性夜间遗尿症的诊断标准为：

- 儿童年龄与智龄至少 5 岁。
- 不自主地或有意尿床或尿湿裤子，7 岁以下每月至少 2 次，7 岁以上每月至少 1 次。
- 不是癫痫发作或神经系统疾病所致的遗尿，也不是泌尿道结构异常或任何其他非精神科疾病的直接后果。
- 不存在符合 ICD–10 类别标准的任何其他精神障碍的证据，如精神发育迟滞、焦虑症、抑郁症等。
- 病程至少 3 个月。

（2）中医诊断标准：《中医儿科常见病诊疗指南》(2012 版)。

- 5 岁以上小儿每周至少有 2 次不能从睡眠中醒来而反复发生无意识排尿行为，症状至少持续 3 个月。
- 3～5 岁的小儿若出现夜间无意识排尿行为，每周至少有 5 次症状，持续至少 3

个月，也可诊断为小儿遗尿症。

2. 鉴别诊断

（1）尿失禁：尿失禁指膀胱内的尿不受控制而自行流出，不分寤寐，不分昼夜，且可发生于各年龄组，但以老年患者更为常见，多继发于泌尿系炎症、结石、肿瘤等，主要原因是尿道括约肌过度松弛或膀胱逼尿肌张力持续增加，也可以是下尿路梗阻或神经性膀胱尿潴留导致膀胱过度膨胀，尿液溢出。小儿尿失禁多见于先天发育不全或脑病后遗症的患儿。

（2）泌尿系感染：排尿时有尿频、尿急、尿痛等表现，白天清醒时也急迫难耐不能控制小便。尿常规检查有白细胞或脓细胞。

（3）神经性尿频：神经性尿频的特点是白天尿频、尿急，入睡后尿频消失。

六、治疗

（一）西医治疗

遗尿症应强调综合性的治疗，其内容包括：

1. 心理支持和健康教育

首先，要对患儿及其家长提供适当的心理支持和健康教育，很多遗尿患儿具有羞愧自卑的心理倾向，应询问患儿对遗尿的想法，积极寻找家庭环境中的紧张因素，医者向家庭和患儿解释遗尿的可能原因，在进行对症治疗的同时进行思想教育和心理安慰，使其树立遗尿是可以治愈的信心，并掌握患儿遗尿的规律，设法使患儿在觉醒状态下排尿。对夜间遗尿的患儿，晚餐后应限制液体摄入量，并在睡前将膀胱排空。遗尿患儿白天应避免过分紧张和疲劳。

2. 膀胱功能训练

一般儿童的膀胱可容纳 300mL 左右的尿液，白天应多鼓励孩子多饮水，当患儿欲排尿时，嘱其延缓排尿，直至不能耐受为止，有意识的使膀胱多储尿，当每次尿液达 350mL 以上，患儿的膀胱便具备了一定的储存尿液的功能，然后再训练孩子排尿中途停止一会儿，然后再继续排尿，以训练膀胱括约肌的功能，达到令孩子可以自己控制排尿的目的。

3. 行为疗法

该方法安全可靠，有比较确切的疗效，包括下述一系列措施。

（1）记录日程表：记录影响遗尿的可能因素，如睡眠时间、傍晚液体摄入量、白天活动情况、情绪等。

（2）强化：当患儿未出现尿床时，在日程表上贴红星以表示表扬，增强患儿控制遗尿的信心和能力；当患儿出现尿床时，则在次日要求其与家长一起清洁床铺和衣物。

（3）逐步延迟夜间唤醒时间：当患儿能在闹钟唤醒后排尿时，采用逐渐延迟闹钟唤醒的时间，使患儿睡眠时间逐渐延长的同时，增加膀胱的容量，一般需6～8周。

（4）报警器的使用：让患儿睡在一个特别的床垫上，床垫内放着分别用纱布包好的两个电极，电极的一端与电铃或报警器连接，另一端与电池连接。当患儿遗尿时，少量尿液使纱布潮湿而导电，并使电路连通，由此发出警报声而唤醒患儿起床排尿，经反复应用和适当奖赏后，患儿睡眠中尿床的尿渍会逐渐减小，最后当膀胱充盈时会自动起床排尿。

报警器使用过程中应记录每晚报警叫唤的次数，描述尿渍的大小，从遗尿次数的减少或尿渍变小反映改善的情况，当患儿连续2周无遗尿时，则进入下一阶段的治疗，即在睡前给患儿饮450～900mL的液量，患儿如果膀胱容量较小，液体宜逐渐增多，每次增加60mL左右，夜间仍使用报警器，尽管在下一阶段开始时可使患儿再度出现遗尿，但经过数周后，遗尿现象可消失，当患儿又有连续2周无遗尿，则可停止使用报警器，而且睡前无须再饮水。

遗尿报警器治疗注意事项：①遗尿报警器不适用于每晚遗尿频率＞2次的患儿。②内裤或床单浸湿时触发警报器，若患儿无反应，此时应积极配合协助患儿起床排尿。③患儿应每晚使用遗尿报警器，持续治疗2～3个月至患儿连续14晚无尿床。④遗尿报警器还适用于去氨加压素药物减量阶段，以促进患儿自行觉醒及减少复发概率。

4. 饮食治疗

鼓励患儿食用润肠通便的食物，如蔬菜、香蕉等，避免食用易使大便干结的食物，无须限制饮食量；晚餐后如果无体育锻炼或社会活动应减少液体摄入；避免饮用含咖啡因多的饮料，尤其是晚上。

5. 西药治疗

（1）去氨加压素：去氨加压素是目前治疗儿童单症状性遗尿的西药一线药物，这是一种化学合成的抗利尿激素，其作用机制通过抑制肽酶降解，从而减少夜尿产生量，更加适用于夜间遗尿患儿。去氨加压素包括3种剂型：口服片剂（200～400μg，每晚1次）、喷鼻剂（20～80μg，每晚1次）和舌下含剂（60～240μg，每晚1次）。治疗期间需限水，一般在服药前1h到服药后8h内限制饮水量，此药对少数儿童可引起头痛、恶心、胃痛或鼻出血。去氨加压素疗效和剂量呈正相关的循证医学证据尚不充分，为减少不良反应发生，应使用去氨加压素最低有效剂量，推荐剂量为0.2mg/d，最大剂量为0.6mg/d。去氨加压素治疗疗程一般为3个月，治疗改善迹象包括：①遗尿量减少。②每夜遗尿次数减少。③遗尿频率减少。

（2）抗胆碱能药物：包括奥昔布宁、托特罗定和普鲁苯辛等，这些药物通过增加膀胱容量，可以有效抑制膀胱逼尿肌过度活动症状，有效减少患儿夜间遗尿频率。当患儿有夜间排尿次数过多、疑似膀胱过度活动者，排除了神经源性膀胱等器质性疾病时可考虑联合使用抗胆碱药物和去氨加压素。临床常用抗胆碱药物为奥昔布宁，起始推荐剂量为 2～5mg，年龄大者可增加至 10mg，睡前服用。主要副作用包括口干、皮肤潮红、胃肠不适、视力模糊等。

(3) 中枢神经系统兴奋类药：对睡眠过深患儿治疗效果较佳。其中最广泛应用于遗尿的药物是丙咪嗪（一种三环类抗抑郁药物），此药能减少夜间遗尿，主要作用机制为减轻睡眠深度，使遗尿儿童易于觉醒从而能觉察到膀胱的涨满。丙米嗪 6 岁以下儿童不宜应用，6 岁以上儿童一般在晚上睡前 1h 口服，剂量范围为每次 1.0～1.5mg/kg，一般 6 岁的患儿丙咪嗪初始剂量为 25mg，如治疗 1～2 周后效果不佳，7～12 岁患儿可增加剂量至 50mg，年龄更大的患儿可增至最大剂量 75mg。丙咪嗪存在与剂量相关的潜在不良反应，如头昏、便秘、心悸、口干和眼花，严重者可表现为抽搐、室性心动过速和意识丧失。此药不宜在那些家庭环境不稳定的遗尿儿童中应用。丙咪嗪作为治疗遗尿的地位因其副作用和去氨加压素的应用而降低，目前仅用于≥6 岁的难治性遗尿患儿。其他中枢性分类药物有甲氯芬酯、瑞波西汀、舍曲林等。

（二）中医治疗

目前国内外对本病多采用去氨加压素和遗尿报警器作为一线治疗方法，对部分儿童遗尿有效。中医药治疗小儿遗尿，在不影响儿童夜间睡眠，毒副作用小，调节机体状态等方面有着独特优势。

《景岳全书》："凡小儿遗尿者，多因胞寒，亦禀受阳气不足也。"《医宗金鉴·辨合病并病脉证并治篇》："热迫膀胱则遗尿。"自幼患病，遗尿日久，小便清长，量多次频，兼见形寒肢冷、面白神疲、乏力自汗者多为虚寒；遗尿初起，尿黄短涩，量少灼热，形体壮实，睡眠不宁，脉有力者多为实热。虚寒者多责之于肾虚不固、气虚不摄、膀胱虚寒；实热者多责之于肝经湿热；虚实夹杂者又当责之于心肾失交。临床所见，虚寒者居多，实热者较少。

《症因脉治·外感遗尿》："身体发热，神志不清，小便自出而不觉，便色黄赤，此外感遗尿之症也。"《症因脉治·内伤遗尿》："神气清爽，时时遗失，似无关栏，语言轻微，饮食渐少，大便滑泄，此内伤遗尿之症也。"遗尿之证，有因外感所致者，症见身体发热，神志不清等外感发热之症；有因内伤所致者，症见神气清爽，语言轻微，饮食减少，大便滑泻等脾肺气虚之症，临证当辨之。

1. 下元虚寒

证候：睡中遗尿，醒后方觉，每晚 1 次以上，小便清长，面色苍白少华，腰膝酸软，形寒肢冷，智力可较同龄儿稍差，舌淡苔白，脉沉迟无力。

治法：温补肾阳，固涩止遗。

主方：菟丝子丸（散）加减。

常用药：菟丝子、肉苁蓉、制附子（先煎）、补骨脂、桑螵蛸、牡蛎、五味子、山药、乌药等。方中附子性热不宜久服。补骨脂性温入肾经，补肾壮阳，为历来治遗尿之要药，可作单方应用，用时取本品炒 10～20min 后，研细。3～9 岁每次服 1.5g，10～12 岁每次服 2.4g，每晚用温开水冲服。缩泉丸（益智仁、山药、乌药）有温肾健脾、暖膀胱、止遗溺之功能，对于病证较轻者，较为适宜。可适当配合针灸、推拿疗法，以提高疗效。

2. 脾肾两虚

证候：尿量多，尿色清，寐深不易唤醒，面色皖白，精神不振，纳呆便溏，舌淡苔薄白，脉沉缓。

治法：温补脾肾，固脬缩尿。

主方：巩堤丸加减。

常用药：菟丝子、五味子、益智仁、补骨脂、茯苓、山药、桑螵蛸、山茱萸等。若困睡不醒者加石菖蒲、远志以清心醒神；纳呆便溏者加党参、白术、炮姜温中健脾。本病疗程较长，由于小儿易实易热，疗程长则易从阳化热，故可酌加反佐之品，如栀子、黄柏等，但剂量宜轻。本证论治，重在脾肾双补，塞流澄源，五子衍宗丸补肾益元，补中益气汤补脾升陷，缩泉丸加桑螵蛸收摄固约，三方合用，共奏补益脾肾元气以澄源，约束膀胱水道以固涩之功。也可用薏苡仁 30g，山药 15g，乌药 6g，水煎 2 次 /d 分服。同时可配合外敷、针灸诸法。

3. 肺脾气虚

证候：睡中遗尿，量不多但次数频，面色无华，神疲乏力，少气懒言，食欲不振，大便溏薄，自汗出，易感冒，舌淡苔薄白，脉缓无力。

治法：补肺健脾，固摄止遗。

主方：补中益气汤合缩泉丸加减。

常用药：人参、黄芪、白术、升麻、柴胡、乌药、益智仁、桑螵蛸等。可加入麻黄以加强其宣发温煦之功，使肺气得宜，膀胱得固，则遗尿可止。常用量为 3～5 岁每剂 4g，6～12 岁每剂 6g，12 岁以上每剂 9g，临床未发现心悸、多汗、失眠等副作用，一般在服药第 3 天起即可取效。除肝经湿热证外，其余各证均可配合应用。

4. 心肾失交

证候：梦中尿出如白天小便状，白天多动少静，寐不安宁，易哭易惊、记忆力差，或五心烦热，形体较瘦，舌红苔少，脉沉细而数。

治法：清心滋肾，安神固脬。

主方：交泰丸合导赤散加减。

常用药：黄连、肉桂、生地黄、竹叶、木通、甘草等。嗜寐难醒加菖蒲、远志。若系阴阳失调而梦中遗尿者，可用桂枝加龙骨牡蛎汤以调和阴阳，镇阴潜阳。必要时配合针灸、推拿疗法以增强疗效。

5. 肝经湿热

证候：睡中遗尿，小便黄而尿少，性情急躁，夜梦纷纭。或夜间磨牙，手足心热，面赤唇红，口渴饮水，甚或目睛红赤，舌红苔黄腻，脉滑数。

治法：清热利湿，缓急止遗。

主方：龙胆泻肝汤加减。

常用药：龙胆草、黄芩、栀子、木通、车前子、泽泻、柴胡、生地黄、甘草等。若夜卧不宁，磨牙梦呓较显著者，加黄连、连翘、茯神；若湿热化火，上犯心神，下迫小肠，水火相扰，开合失司者，宜清热泻火，豁痰理气，用黄连温胆汤；若久病不愈，耗伤阴液，肝肾亏损而见消瘦、低热、盗汗、舌红脉细数，用知柏地黄丸以滋阴降火。

（三）中医外治法

1. 体针

主穴：通里、大钟、关元穴，先针通里，以泻法强刺激，得气后再针大钟穴，留针 10 ~ 15min，起针后再用艾条温和灸关元穴 3 ~ 5min，1 次 /d，6 次为 1 个疗程。或取长强穴，快速刺入皮下 5 分，沿尾骨和直肠之间，深刺之。5 寸许。配穴：气海、足三里及肾俞、三阴交，交替使用，每日或隔日 1 次。

针刺百会、关元、中极、三阴交，针后加灸，每日下午 1 次。

主穴：关元、中极、三阴交、肾俞、膀胱俞。配穴：水沟、神门。主穴用补法，配穴用平补平泻法。

2. 手针

针刺夜尿点（此穴在掌面小指第二指关节横纹中点处），每次留针 15min，隔天 1 次，7 次为 1 个疗程。或选用揿针针刺双侧夜尿点，带针 3 ~ 5d 取下。亦可用绿豆或王不留行籽于每晚睡前压贴夜尿点，以胶布固定，次晨解除压迫。

3. 足针

用 75%酒精消毒脚底小趾底部，用 5 分毫针在穴位一足小趾最下面的一个趾纹中点进针（与手夜尿点相对应，亦可称之为足夜尿点），来回捻转，待针尖接触骨面时捻转幅度加大，至患儿感到剧痛、下腹发热为止，留针 30min，每日或隔日针灸 1 次。

4. 耳针

主穴：遗尿点（在肾点与内分泌点之间，食道点的下方）。配穴：肾点、皮质下。每次留针 30min，10 次为 1 个疗程。

5. 耳穴贴压法

取膀胱、肾、脾、三焦、心，脑点及神门点，以王不留行籽贴之，每日按压3次，每次5min，睡前加按1次，两耳交替。

6. 推拿疗法

揉丹田200次，摩腹20min，揉龟尾30次。较大儿童亦可横擦肾俞、八髎，以透热为度。补脾土、肾水各800次，推气关300次，揉百会50次，每日下午进行，7d为1个疗程。

7. 刮痧治疗

刮痧部位包括足太阳膀胱经上的肾俞、气海俞、小肠俞、膀胱俞、下脘、神阙、关元、足三里、曲骨、中极穴等，每周1次，连续进行4次为1个疗程。

8. 外敷治疗

五倍子、何首乌各15～30g，研末。每次1g，醋调敷于脐部，以纱布覆盖。每晚1次，连用3～5次。覆盆子、金樱子、菟丝子、五味子、仙茅、补骨脂、山茱萸、桑螵蛸各60g，丁香、肉桂各30g，研末装瓶备用。每次1g，填入脐中，滴1～2滴乙醇或白酒后，外用暖脐膏固定，3天换药1次。

七、预后

一般预后良好，无严重后果，且随着年龄的增加，遗尿症患病率呈下降趋势，流行病学调查显示儿童遗尿症存在一定比例的自发缓解，每年10%～15%，但0.5%～2%的患儿遗尿症状可持续至成年期。

八、预防与调护

应从小为儿童建立良好的作息制度和卫生习惯，白天勿使小儿过度疲劳，傍晚前应注意控制饮水量，少给流质饮食，如服汤药，应尽量在白天服完，以减少膀胱尿量。让患儿养成睡前排尿的习惯，尿湿衣物卧具后要及时更换，保持外阴干燥清洁。此外，应提供良好的生活环境，避免不良的环境刺激所造成的遗尿。当儿童面临挫折和意外时，家长应善于疏导，帮助儿童消除心理紧张，当儿童出现遗尿后，不应责备或体罚，应寻找原因，对症治疗。

在训练儿童排尿时，要先让其懂得“尿意”后有排尿的意愿，在尿湿后有不快的感觉。儿童的排尿训练要与其发育水平相协调，指导父母注意儿童对排尿训练的反应，如儿童拒绝，父母不要强制性地干预，应适当推迟训练时间。

九、研究进展

（一）内治法研究

1. 从肾论治

丁樱教授运用五子衍宗丸加减治疗小儿遗尿症，方中车前子味甘，性微寒，功能利尿通淋，丁教授弃之不用。4药（菟丝子、五味子、覆盆子、枸杞子）相配，既滋肾阴，又补肾阳，既能益精，又能涩精，阴阳并补，补涩兼施，结合其他症状进行随症加减，取得了显著疗效。

常克等通过研究得出苁蓉益肾颗粒治疗小儿遗尿症肾虚型疗效确切，毒副作用小。苁蓉益肾颗粒补肾固摄，以肉苁蓉为君，温阳补肾以治下元虚冷；菟丝子、巴戟天为臣，助肾扶阳以强君药补肾之力；五味子酸涩敛肾，茯苓、车前子淡渗利水，一收一利，开阖有度，固摄有权，同为佐药，全方合用共奏温阳补肾、固摄止遗之效。

2. 从脾肾论治

陈汉华等采用补脾益肾缩泉汤治疗小儿遗尿50例，方中益智仁、补骨脂、肉桂有暖肾温阳之功；桑螵蛸、覆盆子、金樱子补肾助阳，固精缩尿；乌药温肾缩泉；黄芪、党参、白术益气健脾，培土生金；山药滋阴补肾，山茱萸养肝肾之阴，两者合用以阴中求阳使阳得阴助而生化无穷。

陈永辉等采用补肾止遗方治疗小儿遗尿96例，着眼于肾、脾、肺三脏功能失调，以补肾温阳、健脾益气、宣肺醒脑、固涩止遗为治疗原则组成补肾止遗方，方中补骨脂、菟丝子性温入肾经，补肾温阳，为君药；鹿角霜、黄芪、益智仁有温阳益气，暖膀胱，止遗尿之功能，为臣药；桑螵蛸、煅牡蛎、鸡内金固涩止遗，石菖蒲醒神开窍，麻黄宣通肺气，加强诸药宣发温煦之功，使膀胱得固，则遗尿自止，共为佐药。

3. 从心肾论治

阎兆君治疗小儿遗尿症从心、肾入手，指出患儿夜间睡眠过深，觉醒不能，膀胱失约，小便自出。心藏神，肾藏志，心属火，肾属水，心火下济于肾，肾水不寒，肾水上济于心，心火不亢，心肾既济，使心有所藏，肾有所主，心肾不济，则心神不明，睡眠中不能自醒起床排尿，肾志不强，膀胱控制能力差，则小便不能很好地控制，心与小肠相表里，肾与膀胱相表里，心肾不济，膀胱失约，而小便自遗。在交通心肾的基础上重以强志醒神，予以强志醒神方：桑螵蛸散、麻黄、木香、石菖蒲并随症加减，临床收效显著。

4. 从脾论治

李君以健脾益气为主，辅以固肾开窍为治则，研究院内自制固泉止遗丸（焦白术15g，太子参15g，山药15g，熟地黄15g，石菖蒲12g，益智仁12g，山茱萸12g，小茴香10g，远志10g，砂仁8g，甘草3g，共研细末，过200目筛后，泛制成水丸，大如梧桐子。）治疗小儿遗尿症，用法：2次/d，每次15～20丸，连续服用3个月，结果78例患儿中痊愈62例，好转13例，无效3例，有效率为96.15%。

5. 从肝论治

张桂菊等用丹栀逍遥散加味治疗肝经郁热型小儿遗尿症30例，结果治愈17例，好转10例，未愈3例，总有效率为90%。方中牡丹皮清泻肝火；炒栀子善清肝热，导热下行；龙胆草上清肝胆之火，下泻下焦湿热；柴胡疏肝解郁；升麻升提中气；白芍柔肝缓急；当归养血和血且可理气；炒白术、茯苓、甘草健脾益气调中；桑螵蛸、益智仁、龙骨固涩小便；黄柏善清下焦湿热；钩藤清热平肝；熟大黄通腑泄热，综观全方，疏中有清，补中有泻，泻中有固，祛邪而不伤正，疗效颇佳。

（二）外治法研究

1. 针刺

纪青山教授认为，遗尿的主要病因为肾气不足，脾虚气陷所致，以补脾益肾为治疗原则。治疗时，针刺取穴少，深度浅，手法轻，针对病症穴位采用远近结合，取肾俞、脾俞、膀胱俞、关元、中极、足三里等。此外，对一些体质较弱以及病势较为顽固的患者可配合采用王不留行籽贴压耳穴的方法进行治疗。

丁海岩等采用温针灸治疗肾气虚型小儿遗尿症93例，针刺关元、气海、中极、肾俞、百会等，得气后行补法并留针，点燃施灸，每次灸约5min，以皮肤微红为度。10次为1个疗程，2个疗程后统计疗效。结果：治愈72例，显效18例，无效3例，总有效率为96.8%。

李伟洪采用针灸治疗功能性遗尿症64例，主穴取百会、关元、中极、三阴交、肾俞、膀胱俞。肺脾气虚型加足三里、气海、脾俞、肺俞；肾阳不足型加太溪、命门；兼有睡眠深沉、不易唤醒者加神门。关元、气海、中极、肾俞、命门、膀胱俞用温针灸，每次灸2壮。5次为1个疗程，治疗3个疗程。结果，痊愈52例，好转10例，无效2例，总有效率为96.9%。

孙谊新采用益智清神针刺法加梅花针叩刺治疗小儿遗尿30例，取穴人中、百会、中极、关元、三阴交。先针刺关元、中极、三阴交，针用补法，得气后留针，再针人中、百会，强刺激5s后留针，20min后一并起针。10d为1个疗程，疗程间隔2d。梅花针中等强度叩刺少腹部、骶尾部，每日1次。12岁以上可增加温针灸背俞穴。结果，治愈13例，显效11例，好转4例，无效2例，总有效率为93.9%。

王丽杰等将 108 例遗尿症患儿随机分为中药组 33 例、针刺组 34 例、针药组 41 例。中药组口服中药汤剂止遗安泉饮水煎剂（方药组成：桑螵蛸、芡实、金樱子、覆盆子、菟丝子、肉桂、益智仁、远志、茯神、淫羊藿、杜仲、石菖蒲、麻黄等）；针刺组取穴（前组）：关元、中极、横骨、归来、三阴交（双侧），取穴（后组）：双侧肾俞、腰眼、八髎、委中，前组与后组隔日交替针刺；针药组口服止遗安泉饮配合针刺治疗。3 组患儿均连续治疗 20d。结果中药组总有效 19 例（57.6%），针刺组总有效 20 例（58.8%），针药组总有效 40 例（97.6%），针药组总有效率明显高于中药组和针刺组（$P < 0.05$）。

孙亮等将 70 例遗尿患儿随机分为治疗组 36 例，对照组 34 例，对照组给予口服夜尿警觉汤（基础方：益智仁 12 g、桑螵蛸 15g、石菖蒲 9g、麻黄 9g。兼下元亏虚，小便清长、面色皖白加鹿角霜、金樱子；兼肺脾气虚，易感冒、纳呆加生黄芪、党参、茯苓、白术；兼湿热，舌红、苔黄腻加薏苡仁、茵陈、淡竹叶）；治疗组在对照组基础上配合平衡针刺治疗（选取肾病穴、腹痛穴、升提穴，针刺得气后，快速出针，以疏通经气、激发阳气，使脾肾安泰、制约有力）。治疗组总有效率为 94.4%，对照组为 79.4%，2 组比较差异有统计意义（$P < 0.05$）。

赵朝庭等对遗尿小儿给予水火既济针刺治疗，取百会、中脘、关元、大陵、太溪和脐穴坎位和离位，百会和大陵穴采用斜刺，其他普通腧穴采用直刺，脐穴先针刺坎位再刺离位（脐针可留针 2 ~ 12h）。针刺后不做行针手法，留针 30min。每周针刺 1 ~ 2 次，针刺治疗 4 ~ 12 周。结果：痊愈 24 例，好转 2 例，未愈 1 例，总有效率 96.30%，未见任何不良反应。

2. 揿针

陈瑞丹等通过揿针联合缩泉胶囊治疗原发性小儿遗尿症（下元虚冷、肺脾气虚）疗效满意，无严重不良反应。穴位皮肤常规消毒后将揿针粘贴固定在关元、中极、肾俞、膀胱俞、皮质下（耳穴）、膀胱（耳穴）穴位上，每 7d 更换 1 次，嘱患儿家属点按针刺部位，日间点按 3 次，2 ~ 3min/ 次，睡前点按 1 次，5min/ 次；缩泉胶囊 0.9g/ 次，3 次 /d，饭后口服。

3. 艾灸

张静东等对 30 例遗尿小儿采用头针配合艾灸治疗，头针选取顶中线和额旁 3 线，艾灸选取中极穴施以温和灸，经过 2 个疗程的治疗，其中痊愈 22 例，好转 8 例，无效 0 例，总有效率为 100.0%，痊愈率为 73.3%。

4. 热敏灸

曹淑华等单纯运用热敏灸疗法治疗小儿遗尿，并与中药治疗相比较，其中治疗组 34 例，对照组 33 例，治疗组采用单纯运用热敏灸疗法，肺脾气虚型取肺俞、脾俞、关元；肾气不足型取关元、肾俞、气海；心肾不交型取心俞、肾俞、关元。探查热敏点后，在探查到的热敏点中选取 1 个热敏化现象最为明显的穴位进行悬灸，每隔 3 min 掸灰并调整艾条与皮肤距离，保持足够热度，以发生透热、扩热、传热和非热感觉等腧穴热敏化现象为标准。结果治疗组治愈率明显优于对照组（$P < 0.05$）。

5. 推拿

江呈晹采用温肾健脾推拿法治疗肾气不足小儿遗尿症临床疗效满意，可有效改善患儿的膀胱功能，减少遗尿次数。穴位选取：上肢取脾经、肾经穴位加外劳宫；躯干部取脾俞、肾俞、丹田、八髎、脊柱等穴；下肢取三阴交及足三里。操作方法：以滑石粉为介质，根据患儿耐受程度选择推拿手法及力度，患儿取坐位或卧位。补脾经：医生拇指从患儿拇指尖推向拇指根，时长3min；补肾经：医生拇指从患儿掌根推至小指尖，时长3min；揉外劳宫：以拇指揉患儿外劳宫2min；躯干部位：以拇指揉压患儿丹田3min，揉按脾俞、肾俞、八髎各1min。从患儿长强穴捏至大椎穴，自下而上进行，平捏7遍，捏三提一法3遍；腰骶部行擦法，以透热为度；下肢：揉按患儿双侧三阴交及足三里各1min。1个月为1个疗程，治疗1个疗程。

6. 耳穴压丸

周云亮等研究表明补肾醒脑汤配合耳穴压丸治疗小儿遗尿症效果好。补肾醒脑汤：益智仁6g，乌药6g，熟地黄12g，山药12g，山茱萸12g，黄芪12g，当归9g，升麻3g，柴胡3g，九节菖蒲6g，麻黄3g，酸枣仁10g，甘草5g。水煎两次，取药汁200mL，分早晚两次口服。耳穴压丸：耳穴取膀胱、肾、脾、胃、心、神门、脑点。常规以酒精棉球轻擦消毒一侧耳郭，将王不留行籽粘在0.3cm×0.3cm见方的胶布上，对准穴位贴压。每日按压3~4次，每次5min左右，睡前必须按压1次，每次给予适度的揉、按、捏、压，使其产生酸、麻、胀、痛等刺激感应，每7d两耳交替贴压1次，如果中途有脱落及时补贴，年龄较小患儿由老师或家长进行耳穴按压刺激。

7. 敷脐

吴迎春等运用麻黄饼敷脐治疗青少年遗尿80例，取麻黄10g，益智仁6g，肉桂6g，研末醋调，捏成饼敷脐，纱布覆盖、固定，结果治愈40例（50.0%），好转38例（47.5%），无效2例（2.5%），总有效率为97.5%。

8. 刮痧

石印服等从整体观念出发，经络与脏腑辨证相结合，对309例遗尿患儿分别采用黄芪注射液穴位注射联合刮痧治疗，并分别以甲氯芬酯、金匮肾气丸、单纯针灸疗法、行为干预疗法为4组对照治疗，结果其近期及远期疗效均优于对照组（$P < 0.05$）。

9. 穴位贴敷

刘冰对90例遗尿患儿采用肾俞穴穴位贴敷疗法治疗（遗尿贴成分：益智仁15g，远志10g，石菖蒲10g，覆盆子15g，茴香15g，吴茱萸15g，肉桂15g，白果5g，烘干后研细末，每天以醋调糊，放于辅料贴内约铜钱大小贴敷于肾俞穴、神阙、关元等穴位）1次/d，每次2~4h，连续贴敷4周，有效率96.7%。

戴荣水将甘遂、白芥子、麻黄、元胡、细辛按3：3：3：5：5比例配好研粉备用，每次取少量混合药粉，配生姜汁少许，和为泥状，做成直径约1cm药饼，蘸取少量的人工麝香，贴敷于双侧肾俞穴，以麝香止痛膏固定，每次贴敷2～4 h，以局部皮肤潮红、灼热、瘙痒为度，每次贴敷2～4h，每周1次，4次为1个疗程，共治疗2个疗程。结果：痊愈21例，显效7例，无效：3例，显愈率为90.3%。

李玲霞等对232例遗尿小儿采用经皮给药治疗，先将药片（含有党参6g、白术3g、当归3g、黄芪10g、山药10g、肉桂6g、小茴香6g、女贞子6g）固定在治疗仪电极板上，然后置于双肾俞或气海、关元穴上，接通电源进行治疗，结束后贴片置于遗尿穴位22～24h，以确保药物分子充分渗透于体内，取下贴，温水清洗皮肤，1次/d，每个疗程为7 d，疗程间隔3～5d；对照组口服盐酸甲氯芬酯。治疗3个疗程后，治疗组治愈21例，显效140例，好转50例，无效21例，总有效率为90. 9%；对照组治愈5例，显效46例，好转20例，无效159例，总有效率为30.9%。两组总有效率差异有统计学意义（$P < 0.01$）。

10. 穴位埋线

王晨瑶运用穴位埋线治疗小儿遗尿症23例（取穴：中脘、双天枢、双大横、气海、中极、双足三里），总有效率达95.7%。

蒋华松等对73例遗尿患儿进行穴位埋线治疗（基础选穴：关元、中极、双侧肾俞、膀胱俞、三阴交。肺脾气虚者加气海、双侧肺俞、足三里）。结果：治愈50例，好转23例，无效0例，总有效率100%。

【参考文献】

[1] 肖延龄，马淑然．中医名著名篇临床导读．儿科病证卷[M]. 北京：中国医药科技出版社，2010：272-278.

[2] 徐虹，丁洁，易著文．儿童肾脏病学[M]. 北京：人民卫生出版社，2018：396-413.

[3] 王永炎，曹洪欣，汪受传．中华医学百科全书·中医儿科学[M]. 北京：中国协和医科大学出版社，2017：216-217.

[4] 曹明璐．中医治疗小儿遗尿病的研究及现状[J]. 中国临床医生，2012，40（12）：15-20.

[5] 文建国，贾智明，吴军卫，等．儿童遗尿的评估和治疗进展[J]. 现代泌尿外科杂志，2015，20（01）：4-9.

[6] 曹明璐，李建，林燕．小儿遗尿病的中医诊治思路[J]. 中国临床医生杂志，2016，44（05）：11-14.

[7] 吴莉，朱光华．现代小儿肾脏病学[M]. 福建：福建科学技术出版社，2003：255-259.

[8] 王荻．小儿遗尿的中西医治疗进展[J]. 中国卫生标准管理，2016，7（19）：124-125.

[9] 范淑华，李向峰．丁樱教授运用五子衍宗丸加减治疗小儿遗尿症经验简介[J]. 新中医，2011，43（12）：150-151.

[10] 周云亮，张国锋．补肾醒脑汤配合耳穴压丸治疗小儿遗尿症疗效观察[J]. 实用中医药杂志，2015，31（05）：388.

[11] 张海英，白亭文，阎兆君．治疗小儿遗尿经验[J]. 河南中医，2015，35（12）：2911-2912.

[12] 曾培，刘春．纪青山教授从脾肾论治小儿遗尿[J]. 吉林中医药，2015，35（05）：524-526.

[13] 常克，王君霞，孙志娟，等．茯蓉益肾颗粒治疗小儿遗尿症临床观察[J]. 新中医，2012，44（1）：72-73.

[14] 陈汉华，胡彬文．补脾益肾缩泉汤治疗小儿遗尿50例[J]. 新中医，2010，42（4）：57.

[15] 陈永辉，凌科，高晓林，等．补肾止遗方治疗小儿遗尿的临床研究[J]. 中国实验方剂学杂志，2013，19

(24)：318–320.
[16] 郑业栋，张桂菊，沈小岚，等．丹栀逍遥散加味治疗肝经郁热型小儿遗尿症 30 例 [J]. 山东中医杂志，2012，31（10）：728–729.
[17] 李君．自制固泉止遗丸治疗小儿遗尿 [J]. 中国民间疗法，2014，22（12）：34.
[18] 丁海岩，丁海霞．温针灸治疗肾气虚型小儿遗尿临床观察 [J]. 中医儿科杂志，2011，7（4）：54–55.
[19] 李伟洪．针灸治疗遗尿 64 例 [J]. 上海针灸杂志，2012，31（6）：432.
[20] 孙谊新．益智清神针刺法加梅花针叩刺治疗小儿遗尿临床观察 [J]. 吉林中医药，2010，30（3）：273.
[21] 曹淑华，潘润仪，田宁，等．热敏灸治疗遗尿疗效观察 [J]. 上海针灸杂志，2011，30（4）：237–238.
[22] 吴迎春，丛培馥，田美兰．麻黄饼敷脐治疗青少年遗尿 80 例 [J]. 国际中医中药杂志，2011，33（3）：272.
[23] 石印服，董慧敏，戈兆蕊，等．穴位注射联合刮痧治疗小儿遗尿临床效果观察 [J]. 中国医药导报，2013，10（28）：99–102.
[24] 王丽杰，董宇翔．止遗安泉饮联合针刺治疗小儿遗尿症 41 例临床观察 [J]. 中医杂志，2012，53（2）：139–141.
[25] 刘冰．穴位贴敷疗法治疗小儿遗尿 90 例观察 [J]. 中国伤残医学，2014，22（05）：177–178.
[26] 戴荣水．肾俞穴药物贴敷治疗小儿遗尿 [J]. 中国针灸，2010，30（11）：903.
[27] 王晨瑶．穴位埋线治疗脾肺气虚型遗尿症 23 例 [J]. 浙江中医杂志，2014，49（02）：133.
[28] 蒋华松，李仕学．穴位埋线治疗小儿遗尿症 73 例的临床观察 [J]. 内蒙古中医药，2014，33（15）：76.
[29] 李玲霞，费玉丽，刘蕴宏，等．经皮给药治疗小儿遗尿 232 例疗效观察 [J]. 山西医药杂志，2010，39（12）：1157.
[30] 孙亮，王玉萍，贾琼．平衡针刺配合夜尿警觉汤治疗小儿遗尿症 36 例临床观察 [J]. 中医儿科杂志，2016，12（05）：76–78.
[31] 张静东，艾洪娟．头针配合艾灸治疗小儿遗尿 30 例临床疗效观察 [J]. 实用中西医结合临床，2016，16（11）：72–73.
[32] 江呈暘．温肾健脾推拿法治疗小儿肾气不足遗尿症临床观察 [J]. 新中医，2016，48（09）：127–128.
[33] 陈瑞丹，兰颖，刘涛，等．揿针联合缩泉胶囊治疗原发性小儿遗尿症（下元虚冷、肺脾气虚）随机平行对照研究 [J]. 实用中医内科杂志，2018，32（11）：61–64.
[34] 赵朝庭，张学颖，何舟．水火既济针刺方案治疗小儿遗尿症 27 例 [J]. 实用中医药杂志，2018，34（08）：983–984.

第二十二章

小儿血液净化治疗

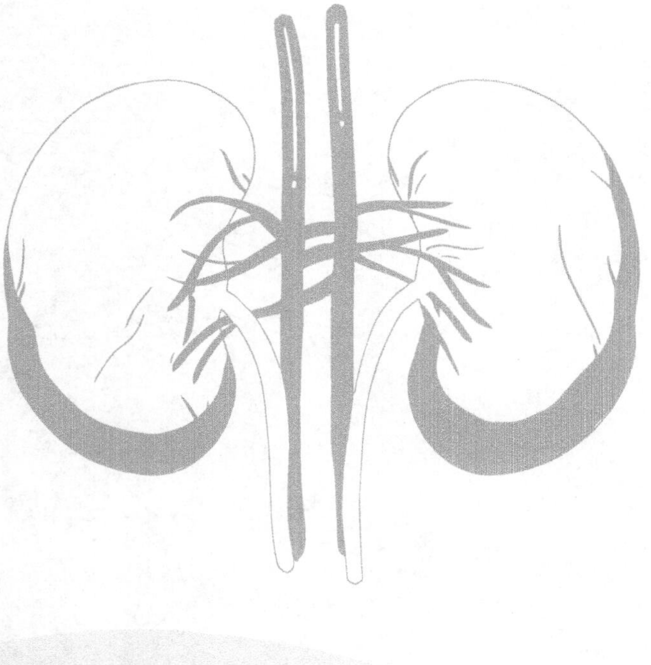

第一节 腹膜透析

一、概述

西医定义：腹膜透析（peritoneal dialysis，PD）简称腹透，指腹腔内灌注透析液，通过腹膜与血液进行水和溶质的交换过程。这一技术从诞生之初就面临着腹膜炎的挑战，以至于长期以来被认为是血液透析的辅助和补充。最初只有那些不适合做血液透析的终末期肾衰竭患者，才考虑做腹膜透析。1979 年出现连续不卧床腹膜透析（CAPD）之后，人们对腹膜透析的认识开始逐渐改变，在世界范围内腹膜透析人数逐年增多。特别是进入 20 世纪 90 年代以后，腹膜透析技术日趋成熟，腹膜炎已不再是困扰腹膜透析的难题，双袋透析连接装置的引入，使腹膜透析患者可以做到在长达 4 年的时间内不发生腹膜炎。由此腹膜透析逐渐成为早期透析的最佳选择。自动化腹膜透析和新型腹膜透析液的出现和发展，更使腹膜透析的治疗得到进一步的优化。腹膜透析在终末期肾衰竭患者的治疗中占有不可替代的地位，而且将占有越来越重要的地位 。CAPD 的优点显而易见，其设备简单，操作易掌握，安全有效，可在家透析。在儿科由于多种原因，血液透析较成人困难得多，因此，腹膜透析相对于血液透析在儿科领域的应用更有其重要性，已成为一种设备简单，操作方便，安全有效且费用低廉的治疗措施。

二、儿童腹膜透析特点

腹膜透析于 20 世纪 60 年代首先用于治疗儿童急性肾衰竭，并很快在全世界得到推广应用。1978 年，加拿大的一位 3 岁女孩成为世界上第一位接受连续性非卧床腹膜透析（CAPD）治疗的患儿，1981 年 DiurBuxd 等首次发表使用循环腹膜透析机治疗成人 ESRD，以后陆续用于患儿，由于 CAPD 或持续循环腹膜透析（CCPD）具有技术简单、便于操作的优点，已成为患儿肾脏替代治疗的重要方法。它能有效地清除尿毒症毒素及水分，纠正水电解质紊乱及代谢酸中毒，并为患儿创造了肾脏移植的机会。根据北美和许多欧洲国家报道，CAPD 已经成为 15 岁以下肾衰竭患儿最常用的透析方式。

三、原理

腹透是利用腹膜作为透析膜。腹膜可分壁层和脏层，其总表面积大约和本人的体表面积相差不远，成人通常为 $1\sim2m^2$。婴儿腹膜面积与体重比值为成年人的 2 倍，故小儿应用腹膜透析比成年人更易奏效。参与透析作用的是腹膜中的毛细血管和微血管，但淋巴回流可显著减少净跨腹膜水和溶质的运输。毛细血管和微血管的基膜通透性很强，十分大的分子不能自由地通过。据研究铁蛋白亦可通过基膜，它是一种相当大的分子，分子量为 150000，直径约 11.5nm。对于大分子物质的通过，基膜可能是单向瓣膜，只能够从毛细血管和微血管逸出，而不能从外面摄入血内。其他物质是通过血管的内皮细胞之间的大小不等的间隙进行弥散和超滤。物质通过的屏障，依次为：①腹膜微循环中，不流动的液体层。②内皮细胞间空隙。③毛细血管基膜。④间质。⑤间皮细胞间隙。⑥腹腔中不流动的液体层。这些弥散屏障，对小分子溶质的转运构成阻力，这是腹透清除小分子物质（如尿素）效能较血透差的主要原因。但对中分子物质，因腹膜的孔道直径较大，通透性较好，而透析时间又较长，故清除中分子物质又较血透好。CAPD、IPD（间歇性腹膜透析）、血透和血滤 4 种方法，清除中分子物质，以 CAPD 最佳。在腹膜透析的过程中，通过弥散和过滤作用，可达到清除代谢废物和纠正水、电解质失调的目的。

1. 弥散作用

如果血中某种溶质的浓度高于腹腔内的透析液，而腹膜能透过者，则会弥散入透析液内。反之，如透析液的浓度高者，则该种物质会进入血内。经过一定时间的透析后，患者血中的可透过溶质会与透析液内的溶质接近。透析液内的电解质组成与正常人体细胞间液的组成相似，故透析后血中多余的物质，如代谢废物等得以清除，而血中缺乏的物质得以补充，使患者的血中溶质成分恢复或接近正常生理状态。

各种物质从正常腹膜透过的速度：①与腹膜两侧的浓度差成正比，浓度差越大，则弥散速度越快。②与该物质的分子量大小有关，透出最快的是水分，其余依次是：尿素、钾、氯、钠、磷、肌酐、尿酸等。新陈代谢的废物，通常均能从腹膜透析出来，如尿素、尿酸、酚类、胍类、硫、磷等。

在腹透过程中，小分子物质 2h 可以达到平衡，例如尿素（60 道尔顿）；分子量稍大一些的物质，例如肌酐（113 道尔顿），要约 8h 才能达到平衡；中分子物质（分子量为 $500\sim5000$ 道尔顿）则透出的速度缓慢，例如菊糖（5200 道尔顿），8h 仅能析出 45%。在透析时中分子物质的清除，主要视透析膜的通透性，透析膜面积的大小，以及透析时间的长短，故 CAPD 对清除中分子物质较好，因腹膜的通透性较血透好，而透析时间又最长。据报告，对菊糖的清除，CAPD 比血透多 $5\sim8$ 倍。据研究资料，CAPD、IPD、血透和血液滤过，4 种透析方法对中分子物质清除率的比较，以 CAPD 最佳。

2. 过滤作用

主要是依靠透析液和血液的渗透压相差的梯度而将血内的水分抽出来。渗透压的高低，主要是由溶液内的溶质决定，如电解质，葡萄糖和尿素氮等。目前，主要是靠加入葡萄糖来增减透析液的渗透压，虽然葡萄糖能从腹膜吸收，但吸收得较慢，故在一定时间内仍能产生渗透压梯度。

腹膜毛细血管动脉端的流体静压为5.33kPa，静脉压为5.33kPa，静脉端为2.00kPa，动脉端的胶体渗透压为3.33kPa（主要由血浆内的白蛋白维持），静脉端则为4.00kPa（由于水分的超滤，毛细血管内血液有所浓缩），因此该处毛细血管的流体静压最大，而透析液内的葡萄糖所起的胶体渗透压作用，在此处也相对较大。相反，在毛细血管静脉端，流体静脉压较小，而毛细血管内胶体渗透压相对较大，透析液内葡萄糖因被吸收，而透析液内胶体渗透压有所减少。故动脉端毛细血管超滤时起着主要的作用。在溶质的弥散方面，主要在毛细血管的静脉端进行，此处毛细血管内皮层的孔道直径较大，腹膜通透性能较好，故溶质弥散较易。

超滤的速度，在透析液进入腹腔的初期最佳，最终在腹膜微循环与透析液之间达到渗透压平衡时，则超滤完全停止。透析液含葡萄糖的浓度越高，保持超滤的时间越长。例如用1.5%葡萄糖透析液2L，2h便可达到渗透压平衡；如果用4.25%葡萄糖液，大约4h才会达到平衡。此外，和入液量亦有关，因入液量多时，腹腔内葡萄糖的数量增加，达到渗透压平衡的时间延长。另外，高张透析溶液对腹膜微循环有扩张作用，这样，就增加了跨膜静水压，从而进一步促进超滤。当平衡已达到时，人体会对腹腔内的透析液逐渐吸收，其吸收率约为40mL/h。故如在渗透压平衡时，即行将腹腔内透析液放出，可获得该周期的最佳超滤量。

如血内蛋白质正常，尿素氮只轻度增加，则含糖1.5%的透析液（354.8mmol/L）通常不能超滤出水分。由于血胶体渗透压、血尿素氮、毛细血管内流体静压和毛细血管通透性等有很大的个体差异性，有些病者亦可能有超滤。增加透析液内的葡萄糖，会增加透析液和血液渗透压的差距，能增加超滤的能力。超滤量的多少与透析液含糖量（每1000mL透析液增加10g葡萄糖，可提高渗透压55.5mmol），透析周期的时间长短，透析液入量的多少及腹膜超滤效能等因素有关。例如，含4%糖的透析液2L，停留腹腔内30min，可抽出200～300mL水分；含7%葡萄糖的透析液，可抽出300～500mL水分。

在高渗超滤时，抽出水分必然会带出一些溶质，如尿素等，纵使腹膜两侧某种溶质并不存在浓度梯度也是这样。这种现象称为“溶剂抽出作用”。超滤越快，带出溶质越多，故使用高渗透析液会增加透析效能。

四、腹膜透析效能及其影响因素

1. 反映腹膜透析效能的参数

腹透对某一种溶质的清除效能，可由下述经典公式计算：C=（D/P）×（V/T）C=1个腹膜周期的某种溶质清除率（mL/min）；D=透出液中该溶质的浓度（mmol/L）；P=血浆内该溶质浓度（mmol/L）；V=该腹透周期透出液的量（mL）；T=整个透析周期所占的时间（min）。从上述公式计算出的腹膜对某种溶质的清除率，是最常用的腹膜透析效能的指标。CAPD每日用透析液8L，尿素清除率为7mL/min，但因24h均透析，故7d的清除率共计63L，菊糖清除率为4mL/min，每周为40L。血透每周15h，每小时用透析液30L，尿素清除率为150mL/min，每周为135L，菊糖清除率为8mL/min，每周为7L。由此可见，CAPD对中分子物质清除得较好，对小分子物质则不及血透。

某种物质的清除率的高低，与腹膜的有效透析面积，腹膜的通透能力，该物质在腹膜两侧的浓度梯度，超滤多少等因素呈正相关。

其他反映腹膜透析效能的参数还有：单位时间内溶质的净去除率(net removalrate)，平均净清除率(mean net clearance rate)，腹膜平衡试验(PET)等。PET试验对分析溶质清除下降、超滤丧失，特别是选择患者治疗模式方面，均有帮助。

2. 影响腹膜透析效能的因素

A. 腹膜的毛细血管血流量

影响腹膜透析效能因素之一是腹膜毛细血管的有效血流量。在严重休克患者，全身或腹膜局部应用血管收缩药物，严重的全身小血管病，例如系统性硬皮病、恶性高血压、系统性红斑狼疮、严重的糖尿病性血管疾病等，均会影响到腹膜小血管的微循环，使腹膜透析效能减退。反之，如在透析液内加入扩张血管药物，如硝普钠等，腹膜微循环充血和通透性增加，故暂时性的腹膜透析效能增加。

B. 腹膜微循环通透性和有效透析面积

两者对中分子物质的清除，有很大的影响，对小分子物质的清除，其重要性是否和中分子一样，目前仍未明确。腹膜的有效透析面积，仅占整个腹膜的一部分。有效透析面积的大小，与充血的毛细血管数目有关。充血的毛细血管数目与血管扩张的程度呈正相关；而血管扩张的程度与毛细血管通透性亦呈正相关。故此数者之间的关系很密切。

C. 影响透析效能的其他生理因素

(1) 毛细血管内皮细胞表面带有电荷，而溶质亦带有电荷，如两者所带的电荷相同，则溶质不易透过。

(2) 毛细血管内的流体静压和血浆的胶体渗透压，如血浆胶体渗透压低(如低蛋白血症)，则超滤后由于周围水肿液不能吸收入血中，发生周围性水肿而血容量过少的矛盾，严重者可发生低血压和休克。

(3) 对于尿素等小分子物质来说，影响尿素等的透出的因素，主要是腹膜的间质层，此外，在肠系膜之间的透析液流动性少，腹膜微循环情况和有效的透析面积对尿素的清除亦有一定影响。

(4) 使用血管收缩药物，如去甲肾上腺素等，可减低腹膜透析效能。

D. 影响透析效能的物理因素

(1) 透析液流量：即每小时交换的透析液数量，液流量大时，透析效能佳。对于尿素等小分子物质来说，透析液流量≥4L/h，则尿素的清除率已可达最高程度，其值接近30mL/min。

(2) 透析液温度：透析液温度太低，会令腹膜的血管收缩，减低透析效能，以往，强调透析液应≥37℃，然而，用通常室温（约24℃）的透析液，与加温后的透析液，透析效能并无不同之处。目前大多数学者认为，如室温不太冷，透析液无须预先加温，如果要加温，宜采用干加温法。切不要用浸在热水中加温的方法，因后者易使透析液污染。

(3) 高渗透析液：使用高渗透析液能增加超滤和血中代谢废物的清除，这些作用能持续几个 IPD 透析周期，可能因高渗液能使腹膜微循环扩张和通透性增加。

(4) 透析液中的乳酸根或醋酸根：能扩张腹膜微循环。长期使用含醋酸根的透析液作 CAPD，会引起透析液中的葡萄糖迅速地被吸收，使腹膜两侧的渗透压梯度较快消失，因此超滤减少。

五、腹膜透析的适应证

1. 急性肾衰竭

过去急性肾衰竭的死亡率很高，近年由于透析疗法的广泛应用，急性肾衰竭的死亡率明显下降。这是由于透析能：①迅速消除体内的水钠潴留，防止并发充血性心力衰竭。②迅速降低血钾，是防治高钾血症的可靠措施。③有效地解除尿毒症症状，纠正尿毒症所致细胞膜运输紊乱，恢复细胞内酶的生理活力，使精神体力和食欲好转，从而提高了患者对感染的抵抗能力，促进创伤愈合，有利于急性肾衰竭原发病的治疗。随着尿毒症的改善，消化道出血的并发率也会显著减少。因此，透析能显著降低死亡率。

不少学者推荐“预防性透析”，即不是等到急性肾衰竭发生并发症后，才被迫进行透析，而是在急性肾衰竭的早期便进行透析，以预防并发症的发生。预防性透析可及早有效地纠正尿毒症引起的一系列病理生理改变，可预防某些危险并发症的发生，有利于原发病的治疗及肾功能的恢复。在确立急性肾衰竭的诊断 2～3d 内，出现下述情况之一时，应予透析：①已有尿毒症症状，如恶心、呕吐、精神神经症状等。②有较明显的水、钠潴留表现或心力衰竭迹象。③血钾高于 6.5 mmol/L。④血尿素氮 ≥ 29mmol/L（80mg/dL），血肌酐 ≥ 530.4～707.2umol/L（6～8mg/dL）。早期预防性透析是治疗急性肾衰竭的关键。对治疗急性肾衰竭来说，国内外资料均表明，腹透和血透的疗效相同，且各有其优缺点。例如 Firmat 复习了 1107 例急性肾衰竭的疗效，表明腹透和血透的疗效是相同的，但腹透有很多优点：①设备简易，准备进行透析的时间短，有利于基层医院就地抢救患者。②不需全身性使用肝素，有利于严重创伤病者或有出血倾向的病者。③不似血透需要体外循环，且透析过程进行不剧烈，内环境改变不快速，循环动力学改变少，亦不会发生透析失衡综合征。④控制水、电解质失调，安全有效，对水、钠潴留，高钾血症，疗效满意。⑤伴低血压患者、心包炎、心血管不稳定肾衰竭患者，及老年、儿童肾衰竭患者均较血透为优。由于腹透用于治疗急性肾衰竭已有多年的历史，经验丰富，疗效肯定，国内外已有许多文献报道。我们认为，急性肾衰竭患者宜首先选择用腹透治疗，甚至在高代谢型的急性肾衰竭患者，亦可先积极作 IPD，而同时做好血透的准备。选用 IPD 或 CAPD，主要是看患者的代谢状态，亦可先用 IPD，继之用 CAPD。一般来说，病者腹透数日后，尿毒症症状即可消失，可接近正常的饮食，但需略为限制水和钠。因腹透时每日常可从透析液中吸收葡萄糖约 100g 以上，故无须另外从静脉补充葡萄糖。此外，应鼓励患者活动，常可于腹透 1 周后起床。

2. 慢性肾衰竭

A. 疗效

应用 CAPD 治疗终末期肾脏病（ESRD）有愈来愈多的趋势，在美国占透析总数的 17%，加拿大和澳大利亚则超过 30%，在英国则占 51%。据报告，患者死于 CAPD 并发症极为罕见，CAPD 与血透比较在死亡率方面、病者精神、体力的恢复和尿毒症症状的消失以及主观感觉良好等方面，与血透相同，但神经系统并发症较少。曾有报告表明，一般于腹透 2 周后，精神、体力、食欲等均可迅速改善，水肿消失，高血压下降至正常或易于用小量降压药控制。1 个月后，血生化可控制在正常范围，血尿素氮平均值可降至 21.4mmol/L（60mg/dL）左右，与国外文献报道相似。

近年来，随着“O”型管道应用于 CAPD，使慢性腹透的疗效更提高一步。它能显著地减少腹膜炎的发生率，患者常能自觉身心安宁，临床状况良好，能自己料理生活，许多患者可恢复工作，CAPD 的主要优点是：①每周 7d，每日 24h 持续地进行透析，故不似血透每周 3 次且在透析前后的血生化有明显的波动，而是内环境状态很稳定，患者自觉症状良好，不会发生透析失衡综合征。② CAPD 的疗效不比血透差，且 CAPD 清除大分子、中分子毒素较血透强，不需全身使用肝素，故适合糖尿病肾病和有出血倾向的患者。而对家庭透析者，则具有血透所没有的安全和简便的优点。③给患者的生活带来方便，患者可以自已为自己做治疗，可以不用卧床而自由活动，不像血透需要依赖机器活命。④费用较血透或 IPD 便宜。⑤循环动力学改变不大，特别适用于严重高血压及心血管疾病者以及老年人和儿童。⑥ CAPD 对增加红细胞数和血红蛋白含量较血透为优。

对儿童来说，慢性透析以 CAPD 较好。因易于作家庭透析，能继续上学，如能供给充足营养，患儿生长和发育良好，甚至比血透还会好些。患儿在透析中，性成熟正常。

B. 适应证

（1）可逆性尿毒症：慢性肾衰竭患者，有些原发病属可治性，大多数虽原发病属不可治性，但由于感染，水和电解质失调，心力衰竭等额外负荷，亦可导致迅速发生尿毒症。此时可用透析疗法帮助患者渡过难关，争取到时间纠正其可逆因素，缓解尿毒症症状。

（2）不可逆转的慢性肾衰：当肌酐清除率≤ 10mL/min，或血肌酐浓度≥ 707.2umol/L（8mg/dL）时：①患者已有明显的尿毒症症状，结合临床表现，例如疲倦、恶心、呕吐等。②有较明显的水钠潴留，如明显水肿、血压较高或有高血容量心力衰竭迹象。③较严重的电解质失调，如血钾＞ 6.5mmol/L。④较严重的代谢性酸中毒，HCO_3^- ≤ 6.74mmol/L（即血 CO_2 结合力≤ 15 容积）者，均宜开始做透析治疗。

（3）肾移植的术前准备：Gokal 研究对比了 PD 和血透的效果，发现在患者和移植肾的存活率方面，两者没有差别，PD 患者进行肾移植时，在技术上并没有困难，移植术后，亦不会发生腹膜炎。肾移植后，无论是发生急性肾衰或排异，均可用腹透治疗。

长期慢性透析，血透或 CAPD 可以互相取代和选择应用。

3. 急性药物和毒物中毒抢救

许多文献均报道腹透可清除体内的药物和毒物。在急性药物和毒物中毒时，估计患者会因之有生命危险，而该种物质又能从腹膜透出者，应立即进行腹透。

一般来说，毒物的分子量如小于 5000 道尔顿，则较易从腹膜透出。如司可巴比妥、苯巴比妥等巴比妥类药物：甲丙氨酯、氯氮、水合氯醛等镇静药和安定药；阿司匹林、对乙酰氨基酚等退热止痛药；苯丙胺、异卡波肼等兴奋药；已醇等醇类；汞、金、铅等金属、溴化物、碘化物等卤化物，此外，砷、硼酸、地高辛、四氯化碳、环磷酰胺、甲基多巴、西咪替丁、毒蕈类、来苏儿（Lysol）、奎宁、X 线造影药等均可透出。如毒物是小分子物质，也许血透比腹透更为有效。在有条件的单位，用血液灌流疗法（hemoperfusion）疗效会更好些。另外，新生儿高胆红素血症、核黄疸及先天性代谢障碍如胱氨酸、尿氨酸等均可行透析疗法。

4. 水、电解质失调和酸碱平衡失调

凡复杂的水、电解质失调，均可采用透析方法。

（1）高钾血症：血钾≥6.5mmol/L，宜透析治疗。腹透每小时能清除钾约 14mmol，远不及血透清除快。采用高渗透析液和短周期透析，可增加钾的排出。

（2）严重代谢性酸中毒患者，因循环超负荷，不宜由静脉补充碱性药物者。

（3）高钙血症：腹透可治疗高钙血症危象，自行配制无钙透析液，并使用高张透析液，离子钙的清除率可达 29mL/min。清除体内钙，血透较腹透快。

（4）严重水中毒时，限制水分见效太慢，而补充高张氯化钠溶液又有危险者。

（5）严重潴留性高钠血症，临床上难于处理者。

（6）高尿酸血症：尿酸结晶堵塞肾小管，而发生尿少的患者（急性尿酸性肾脏病）。

5. 其他

（1）充血性心力衰竭：顽固性充血性心力衰竭，伴有较明显水肿者，用利尿剂和洋地黄无效时，可用腹透排除过多的液体，在急性左心衰竭肺水肿的紧急情况下，可先做腹腔穿刺，迅速注入 1000mL 高渗透析液，待肺水肿改善后，再插透析管进行透析。

（2）急性广泛性腹膜炎：据文献报道，因腹膜透析液内有抗生素可直接接触腹膜炎症组织，且腹透可起引流作用，故疗效佳。此外，愈后亦可减少腹膜粘连。如已形成脓肿或局限性包裹，或有胃肠道穿孔，则不宜做腹透。

（3）急性胰腺炎：国外报道中，用腹透治疗者与对照组相比，存活率高，并发症少，病程短。可能与腹透能直接清除胰腺周围的脂肪酶有关，能缩短胰腺坏死过程。不少学者认为，严重的急性胰腺炎或急性胰腺炎经内科治疗 24h 不见好转者，可作腹透治疗，特别是如果同时有氮质血症之时，更为合适。

（4）肝性昏迷：腹透有助于清除氨和胆红素，其疗效需进一步的确定。

（5）甲状腺功能亢进：腹透能显著地清除血中的 T4，故有学者用之治疗甲状腺功

能亢进危象。

(6) 冻伤：腹透对抢救冻伤患者有一定疗效，但要用加过热的透析液。

(7) 通过腹腔给予药物：①腹腔内有恶性肿瘤。②糖尿病患者可在腹透液内加入胰岛素以控制糖尿病。③很多抗生素能从腹膜吸收。

(8) 牛皮癣：是因为腹透能清除某些分子量较大的物质。腹透对牛皮癣的疗效相当肯定，已为临床双盲对比所证实。

(9) 其他用途：腹透还可用于治疗高胆红素血症（如可用于完全性阻塞性黄疸患者的术前准备）、精神分裂症、多发性骨髓瘤（用腹透清除其血中的异常免疫球蛋白）、原发性高草酸尿症（腹透能每日从其血中清除草酸 43mg）。此外，腹膜透出液还可做细胞学检查，例如找癌细胞。

六、禁忌证

1. 绝对禁忌证

绝对禁忌作腹透的情况，在临床上极为罕见。其中比较常见的是因为腹膜的广泛性粘连或纤维化，以致可供透析的腹膜表面积减少，不能达到充分透析，此情况常发生于多次或长期的腹膜感染之后。

2. 相对禁忌证

①新近的腹膜手术，最好能在腹部手术 3d 后作腹透。但如病情上十分需要，在腹部手术后，仔细地缝合好各层组织的切口，即可作腹透。②横膈有裂孔：手术的横膈切口，一般于数日内愈合，可作腹透。③腹部有外科引流管者。④全身性血管疾病，如多发性血管炎综合征、全身性硬皮病、严重的动脉硬化症等，均会降低腹膜透析效能。⑤凡由于种种原因不能摄入足够的蛋白质和热量者，不宜做长期的慢性腹透。⑥局限性腹膜炎的患者。⑦高度肠梗阻者。⑧严重的呼吸功能不全者。⑨易发生腹膜炎，如肠道憩室病、结肠切除后、主动脉修补术后等，作腹透宜小心。

七、透析液

1. 透析液

透析液的处方原则必须符合下述 3 项要求：①电解质的成分和浓度要与正常血浆相似。②渗透压应高于血浆渗透压，且根据患儿需要对渗透压进行调整。③绝对无菌，无热源，对腹膜无刺激，pH 多在 5.5 ~ 7.0 范围。现市场已有配制的透析液，大都为 1000mL、1500mL、2000mL 袋装成品，其浓度一般为 1.5%、2.5%、4.25%。此浓度主要指葡萄糖浓度，浓度越高，渗透压越大，则超滤量越大，袋装透析液密封性好，污染机会少，便于加温、运输，但其量用于小婴儿浪费较大。市场亦会有小儿专用透析液生产，亦可根据原则自行配制。

2. 透析液各种成分的调节

（1）钾：尿毒症患儿大多血钾较高，应采用无钾或低钾透析液，如急性肾衰高血钾症，一般无钾透析液腹透 4 ~ 6 次后，血清钾即可下降，然后改用半钾透析液（2mmol/L）。个别食欲差、尿量多的低钾血症患儿，则应于透析液内加入钾 4mmol/L，注意复查血钾以免发生危险。

（2）葡萄糖：腹膜透析液与血液透析液的主要区别在于葡萄糖浓度。血透液可以无糖，而腹透液必须有糖。一般认为含 1.5% 葡萄糖的透析液为“等渗”透析液，2.5% 为高渗透析液，4.25% 以上的为超高渗透析液。葡萄糖浓度提高 1%，即每升透析液加 10g 葡萄糖可提高渗透压 142.649kPa/L（55.5mOsm/L）。持续应用高渗液会产生血糖过高、腹痛和增加蛋白质丢失等副作用，故主张交替使用高渗和等渗透析液进行腹透，以增加透析效果，减少副作用。

（3）肝素：加用肝素的目的是防止纤维蛋白阻塞透析管。一般用于插管或重新插管后头两周，或有腹膜炎，或有其他腹膜刺激症状，或引流的透析液混浊有纤维素条、块者均应于透析液中加入肝素 4mg/L。肝素分子量为 1500，不易被腹膜吸收。

（4）透析液中加入抗生素的适应证：初插入或重置透析管后两周内，或可疑腹膜炎时应即加用抗生素于透析液。加入抗生素的种类和剂量可根据感染菌株调整，多数抗生素易被吸收，注意血浆中抗生素浓度。至于预防性加用抗生素，因害多利少，大多不主张采用。

（5）其他：还可视患者具体情况加入药物，如腹痛严重于透析液中加入普鲁卡因或利多卡因（如普鲁卡因 10 ~ 20mL/L）；加入氨基酸以利营养不良患儿；治疗药物中毒时，透析液内加入附加剂以提高特定溶质清除能力，如水杨酸中毒时加入碱剂；清除胆红素或巴比妥盐中毒时加入白蛋白等。腹透液中加药应非常慎重，非不得已加药，应在严密消毒下进行，以免增加腹腔感染机会。

八、腹膜透析装置

腹膜透析可以使用腹膜透析机，但一般常用普通滴注法，即通过连接管，使透析液靠重力输入腹腔，然后通过虹吸作用排出。

1. 腹膜透析管

小儿腹膜透析管与成人用腹膜透析管基本相同，仅长度和内径不相同。现国产亦有小儿大、中、小 3 种型号和新生儿导管，均采用组织相容性好的硅胶制管，带有一条不透 X 光线的钡线带，管壁上有一个或两个涤纶套，如小型管全长 20cm，腹腔端 6cm 内有 72 个互相错开的小引流孔。目前公认最好的腹膜透析管是 Tenckhoff 管。近年来研制的新型成人腹透管种类较多，但小儿腹透尚未引用。

2. 连接管

透析液容器和腹膜透析管之间的塑料管称为连接管。近几年常用的为复用型 Y 形管，可使用数月之久。Y 形管有一个主支，称为导液管，是透析液进出腹腔的共用通道，与腹膜透析管连接。两个分支供输入或引流透析液之用。新型 Y 形管可以从透析管上拆下来，将两个分支合起来，型成 O 形，便于消毒。

3. 腹膜透析机

现有普通腹膜透析机和反渗腹膜透析机两种。普通腹膜透析机国外称之为循环机。主要靠重力输入和引流透析液，以策安全。该机能定量地将透析液输入腹腔，并能调控温度；能控制透析液在腹腔内的保留时间、引流时间，并能测出引流量。可以反复进行，直到完成透析机上设定的透析量。全自动反渗腹膜透析机由于装置复杂，造价较高故使用较少。

九、透析管插置方法

小儿腹膜透析管插植方法以手术置管为宜，因手术法能较准确地将透析管置入坐骨直肠窝内。而穿刺法因并发症较多，特别是新生儿和小婴儿多不主张采用。

1. 术前准备

按下腹部手术常规准备，不能配合的患儿可适量使用镇静剂。

2. 麻醉方法

合作儿童可选用局麻或硬膜外麻醉，不能配合的患儿可用氯胺酮基础麻醉。

3. 选择术口

常规消毒皮肤，铺单后选择切口。一般儿童多选择在脐旁，也可将腹透管下端置于耻骨联合下缘以第一涤纶套落点为切口，即根据小儿腹膜透析管第一涤纶套以下的长度定切口。以透析管置入膀胱（子宫）直肠窝为准，过深则刺激会阴部疼痛，过浅则易飘管，均可导致置管失败。

4. 手术步骤

麻醉成功后切开皮肤 2～4cm，依次分离至腹膜，用 2 把止血钳反复提拉腹膜，确定腹膜下无脏器，用小圆针及 4 号丝线在腹膜上做一个约 0.5cm 直径的荷包备用。在荷包缝线内将腹膜切开，将有金属管芯的透析管从术口沿腹壁缓缓置入膀胱（子宫）直肠窝（此时可请台下助手作肛门指诊，触及金属管芯可确认透析管位置无误）。然后取出管芯，结扎荷包。为防止液体外漏常惯用 1 号丝线距收紧的荷包外约 0.3cm 腹膜上再做一个荷包，使腹膜反折并牢牢固定在第一涤纶套上。另外切除小部分大网膜亦可减少出液障碍。可试输入一定量的透析液，观察腹膜术口无渗漏后，逐层缝合腹壁，于切口旁作皮下隧道引出透析管。

十、腹膜透析技术

透析管置入成功后，应开始透析。透析液使用前需预热至 37 ~ 38℃。透析液入量每次 30 ~ 50mL/kg。每一透析周期包括入液期、停留期、引流期。腹膜透析技术的关键在停留期，即透析液在腹腔内停留的时间，以便水和溶质进行交换。于透析液渗透压高于血浆渗透压，最先是水交换，如在 30min 内引流则超滤量最大。停留时间长则溶质交换多。根据透析每一周期时间和周期次数设计多种腹透方法。

1. 持续非卧床腹膜透析（CAPD）

具有简单、方便，价格低，不依赖机器等优点。不论在医院、在家均可开展，其治疗连续性好。患儿血生化指标稳定，分子物质清除率高，并可改善贫血和骨病。此外，还可减少患儿饮食限制，改善营养状态等，所以是当今治疗慢性肾衰竭患儿的首选方法。CAPD 最常用的方案是，每日交换透析液 4 次。具体交换时间：上午 8 时、中午 12 时、下午 17 时、晚上临睡前 21 时左右。每次入量 30 ~ 50mL/kg。一般白天用 1.5% 等渗液，晚上用 2.5% 的透析液。亦可视患儿水血症情况而定。

2. 持续循环式腹膜透析（CCPD）

是一种利用机器进行腹膜透析的方法。可以在夜间进行，不影响儿童上学读书；连接次数较 CAPD 少，减少了腹腔感染；操作简单，可在家中进行，有利于患儿心理调节。CCPD 常用方案是开机后将透析的各项参数输入机内，连接好腹膜透析管，先将白天腹腔中的透析液引流出来，然后按输入的参数完成透析液的输入停留引流过程。一般为当晚 22 时开始至次日早晨 8 时结束，其间每 2.5 小时交换 1 次，共 4 次。关机时同 CAPD 一样，腹腔保留透析液 1d。

3. 间歇腹膜透析（IPD）

是最早采用的一种腹透方法。常用方案是按小儿体重计算透析液量，经透析管向腹腔输入，输入时间视小儿透析管管径和液量，5 ~ 10min 输注完毕，称为入液期。输入过快可引起腹痛，故要适当掌握入液的时间。透析液在患儿腹腔停留 30 ~ 60min，称为停留弥散期。透析液从腹腔引出，需 10 ~ 15min，称为引流期。如果入液期或引流期时间延长应考虑出入液障碍，尽早给予处理。IPD 应视患儿病情决定透析周期和总透析时间。IPD 适用于急性透析如：急性肾衰竭、肺水肿、心衰，急性药物、毒物中毒，或 CAPD 并发腹膜炎等。

4. 新生儿双管法腹膜透析

本法是利用 2 根导管，其中 1 根作灌注透析液用，另 1 根作引流用，将透析液按

100mL/（kg·h）流速，不断注入和引流，以达到新生儿腹膜透析的目的。具体方法是用手术在脐下、腹中线旁做切口，将2根特制导管缓缓地插入腹腔，使导管远端分别置入两侧髂窝。用1根导管与输液泵连接，以便定量灌注透析液，另一根导管连接测量系统。应注意引流量要精确，保持引流管通畅，调节好流量。传统的单管新生儿腹透时，腹腔内透析液使横膈抬高产生呼吸困难，新生儿所需液量又太少，造成护士操作不便，污染机会多，而难以有效地进行新生儿腹透，双管法则可免除上述问题的发生。

腹膜透析特别适用于小儿，许多小儿临床肾脏病专家认为，CAPD对等待肾移植的儿童是第一选择。但无休止的CAPD常会使父母疲劳，采用CCPD可以减轻父母的负担。但由于经济原因国内家庭难以开展CCPD。总之，腹膜透析已被认为是与血液透析同样有效的疗法，且比血透有更广泛的适应证。

十一、腹膜透析的主要并发症

（一）腹膜炎

腹膜感染是腹膜透析的主要并发症。小儿腹膜炎的发生率为1.7次/病儿年。其发生原因与患儿免疫功能低下，操作技术不良导致细菌污染；透析液反复进出腹腔干扰腹膜防御机制等因素有关。以细菌感染为常见，细菌主要从透析管及周围皮肤出口处侵入，小儿肠壁薄也有少数为肠源性感染，其他途径感染如血源性等较少见。病原体以葡萄球菌多见，约为60%，其次为革兰阴性杆菌，为35%。小儿真菌感染亦有所见，应予重视，因一旦发生真菌性腹膜炎常导致腹透失败。

临床表现主要为发热，持续性腹痛、可有恶心、呕吐、腹胀、腹泻等胃肠功能障碍。腹部可有压痛、肌紧张、反跳痛，但小儿可缺乏典型临床表现，透出液混浊是腹膜炎最早的征象之一。一旦怀疑腹膜炎经相应检查后，不必等待结果应立即开始治疗。

一般腹膜炎经相应治疗后2～3d临床症状即可消失，透析液变澄清，但抗感染治疗宜2周左右，3次培养阴性，方可停用抗生素。

（二）透析管的并发症

1. 透析管的皮肤出口处感染和隧道炎

发生率高，1次/12～24患者月，它的存在使腹膜炎发生的危险度增高2倍，约25%腹膜炎伴出口处、隧道感染，也是永久性中止腹膜透析的主要原因之一。因此，宜每日观察出口处有无炎症。

（1）出口处炎症：出口处持续性潮湿和轻微出血是该处感染的首发表现，疼痛、红肿、化脓则为感染发展的征象。最常见的病原体是金黄色葡萄球菌，其次为表皮葡萄球菌、绿脓杆菌、肠杆菌及棒状杆菌。应即取渗出液作培养及药敏，再局部予碘伏或过氧化氢清洗，并口服氯唑西林 0.25g，4 次 /d，口服一种第一代头孢菌素或静脉应用万古霉素。出口处表面感染易于治愈。

（2）隧道炎：是指皮下透析管周围的炎症。可表现为出口处红肿、疼痛和脓性渗液。深部的隧道炎诊断较困难，当腹膜炎持续不愈或反复发生时应考虑此可能，B 超检查有一定帮助。如出口处炎症处理不好，引起隧道炎。隧道炎的治疗较困难，可予以局部清洗，对革兰阳性菌者可先用万古霉素静脉注射或加口服利福平，对革兰阴性菌者可选用哌拉西林、头孢噻甲羧肟等，1～2 周后，无效者可用手术刀小心切去皮下涤纶套，露隧道，并继续用药 1～2 周，对无效者多主张拔管，并于另一部位重新插置新透析管。在置入新管之前，应将感染治愈，同时患者应以血透维持。

2. 透析管的袖套在皮肤出口处突出

透析管的皮下涤纶套露出皮肤外，通常发生于插管后数周至数月后，原因是隧道造得太短，管子本身的弹力将外侧的涤纶套顶向出口处，导致透析管出口处的皮肤受压迫而坏死，涤纶套露出皮肤外而逐渐地发生腐烂。此时，不但妨碍卫生，而且易于引起出口处皮肤发生感染，进而发生隧道炎。不少学者认为，应及早地小心切除涤纶套的突出部分，严重者以更换透析管为好。

3. 透析管流通不畅

必须仔细检查流通不畅的原因，并针对处理：

（1）透析管双向梗阻：①输液管道受压：透析液输入或引流管道受压或扭曲，均可使输入或引流液体障碍，经处理后即可畅通。②管道阻塞：引流管道被血液或纤维素阻塞，特别是透析管置入后或在腹膜炎发作期间，此时可用注射器用力推注排出，也可试用含肝素的透析液（肝素 10mg，加入透析液 50mL 内），反复抽吸冲洗。如果不立即处理堵塞的纤维蛋白凝块或血块，凝固后可发生不可逆性堵塞，则需要更换透析管。也有用链激酶滴注入透析管，使管道复通的报道。③皮下隧道内透析管扭曲：表现为输入及排出透析液均有障碍，是由插管技术欠佳所致，常于开始透析数日内发现，常需重插透析管。

（2）透析管单向梗阻：表现为透析液引流不畅，甚至完全不能排出，包括以下几种：

- 透析管移位：表现为入液无障碍而引流障碍。但当患者采取某一特殊体位，有时可继续引流。常于插管后 1 周内发生，X 线片可确立诊断，每需重插透析管。但有些学者认为，透析管移位至上腹腔时只需一段时间和活动，便会回到下腹腔。在严密消毒的情况下，用胃镜刷插入透析管内，小心地将透析管拨至正常位置，每可获成功。
- 大网膜缠绕透析管：亦发生透析管阻塞，如经反复抽吸冲洗，仍未能使透析管通畅，可试用胃镜刷徐徐插入透析管内，进行疏通。网膜的部分切除也是预防这种并发症的措施。
- 透析管侧孔有腹膜脂肪填塞：亦可试用胃镜刷疏通。
- 腹膜粘连：由于腹膜炎引起腹膜粘连形成一个小套袋，包围着透析管。表现为入液时因套袋迅速胀满而发生疼痛，引流时可顺利流出少量透析液，随后即发生引流障碍。X 线透析管造影可确立诊断，当从透析管注入 60% 泛影葡胺 10mL 后，在透视下可见透析管周围有套袋包围，处理的方法是更换位置，重新插透析管。

- 功能性透析管引流障碍：其表现为入液无困难，管位置无异常，但引流障碍，可能与肠道功能障碍有关。患者无腹膜炎史，用药物通便后，常会使透析管功能恢复正常。此种阻塞常有再发的倾向。如果于插管数周后才出现流通障碍，而患者又没有发生过腹膜炎的病史，很可能是功能性流通障碍。处理的办法是腹部按摩，鼓励患者多走动。试行给予轻泻剂或生理盐水灌肠等刺激肠蠕动的方法，并等待 12 ~ 24h，透析管常能恢复其正常的引流功能。

一般来说，阻塞或移位了的透析管，如果经过 48h 的种种努力，仍不能使透析管畅通，则宜做透析管故障纠正术或重新另插一条透析管。透析管故障纠正术的手术准备和进行，与插置透析管相同。不同的地方是，在腹膜前的涤纶套的下一点地方做一皮肤切口，将腹白线与涤纶套之间的窦道小心地切开（注意勿损伤管子），然后轻轻地从腹腔拉出透析管，清除管内纤维蛋白凝块，再把管子从原来的窦道和腹膜进口处正确地放进膀胱直肠窝。

（三）出血

置入透析管后，因尿毒症患儿血小板和凝血功能差，可有少量粉红色透析液排出，透析几次后多会消失，无须处理。若出血量多且持续时要警惕腹腔内脏器和血管损伤。术中动作轻柔，仔细止血可防止发生这类并发症。

（四）水、电解质紊乱

1. 低血容量和高血容量

不适当地采用高张透析液可造成脱水，血容量不足，特别是婴幼儿易发生。引流不畅而使水分停留体内又可发生高血容量导致心衰、肺水肿。

2. 低钾血症

应用无钾透析液时可发生。如透析超过 24h，则宜在透析液中加入钾 2 ~ 4mmol/L。

（五）蛋白质及维生素的丢失

由于腹膜通透性高，透析时蛋白质、氨基酸、维生素会不同程度地从透出液中丢失。一个透析日从透析液中可丢失蛋白 0.3 ~ 0.7g/kg，以白蛋白为主。使用高渗透析液或透析液温度过高，均会增加蛋白质丢失，发生腹膜炎时蛋白丢失增加 5 倍以上，若不及时补充会引起低蛋白血症。此外氨基酸和水溶性维生素的丢失也应给予补充。

（六）肺部感染

腹腔内输入较多透析液，腹腔内压升高，使横膈上抬，活动受限，易发生肺不张，通气功能障碍，导致患儿发生肺炎，应予重视。

十二、腹膜透析的护理和注意事项

1. 加强基础护理

病儿取半卧位或床头抬高的斜卧位，经常帮助翻身，鼓励患儿咳嗽，小婴儿要给予拍背、吸痰防止肺部并发症，注意口腔护理，给易消化饮食。

2. 透析管的护理

透析管皮肤出口处应每日消毒后覆盖无菌纱布，保持干燥。长期透析患儿应在确认皮肤出口已密闭后，可洗淋浴。

3. 严格执行操作规程及顺序

注意无菌操作，保持管道的密封。O 形管消毒时管道内不应有气泡，输入前应先用新鲜透析液冲管 5s 以上，确保消毒液不入腹腔。新生儿腹透尤须注意入液、出液平衡。

4. 透析液成分

做出调整时要注意核对配方，尽可能减少透析液加药和管道接头的拆卸，以减少感染机会。

5. 透析过程中要注意全身情况

观察体温、脉搏、血压、呼吸和各种反应，经常检查腹部有无压痛，透析管位置有否变动，术口周围有无肿胀、出血、渗液，隧道处皮肤有无压痛、红肿。每次计算进出量是否平衡。

十三、腹透患儿的常规医嘱

1. 饮食

宜食用低优质蛋白。此外，宜尽可能避免高磷饮食，而钠和水可以自由摄入，但如体重迅速增加，水肿或高血压，需限制钠和水的摄入。透析不能很好地调节血钾水平者，宜适当进行饮食调节。

2. 加强支持疗法

应给予较大量水溶性维生素，如复合B族维生素、维生素C以及叶酸等内服。有体内蛋白缺乏表现者，应补充蛋白，必要时可静脉注射白蛋白等。贫血使用红细胞生成素（EPO）可改善。若无条件使用EPO，患者血红蛋白低于60g/L，应少量多次输血。

3. 服用肠道结合磷的药物

口服碳酸钙来控制血磷，使其保持在1.5mmol/L以下，若血磷超过2.5mmol/L，应首先使用氢氧化铝，将血磷降至1.6～1.9mmol/L，再代以碳酸钙。

4. 实验室检查

腹透开始时，应检查下述项目，以后，每2～4周应常规复查血肌酐、血尿素氮、CO_2结合力，钾、钠以及透出液常规（包括蛋白定量），并作细菌培养。以后根据患者的情况，每1～3个月常规复查血钙、磷、氯化物、尿酸、血清蛋白、血脂质、血细胞比容、乙型肝炎抗原。病情不稳定或透析中病情变化时，如发生腹膜炎或水、电解质失调等，应随时复查相应的项目。腹腔内隔夜的透析液，可用于估计某些血清生化，如血尿素氮、血磷、血肌酐，血尿酸、血钾、血钙等，其结果与抽血检验者相同。透析液常规检查和蛋白定量测定不宜用隔夜留腹的透析液。透析液的细菌培养，应用隔夜留腹的透析液。

5. 腹部手术

据报道CAPD患者作腹部手术，并不会因有腹透管的存在而发生不良的反应。但手术完毕后，要小心地紧密缝好各层组织切口，并于腹内灌入一些含肝素的透析液。手术后可立即开始透析，其方法与插置透析管后初透相同。

6. 家庭透析的培训

CAPD可在家庭进行透析，因此，应培训患儿或家属对慢性肾脏病有基本的认识和腹透的基本技术，尤其着重培训无菌操作的观念和做法。要求患儿掌握饮食配合，测量体重和血压，一般2周即可。通常应有一本（CAPD患者须知）的小册子，以备翻阅。通常待透析基本充分后（由医生确定）才做家庭透析，并要每2～4周回医院复查，以便接受医生检查并作透析方案的具体指导。

【参考文献】

[1] 易著文．小儿肾脏病手册[M]. 1版．长沙：湖南科学技术出版社，1993.
[2] 王质刚．血液净化学[M]. 1版．北京：北京科学技术出版社，1992.
[3] 郭大任．儿科危重症监护治疗技术[M]. 1版．天津：天津科学技术出版社，1992.
[4] 李小利．小儿腹膜透析中几个问题探讨[J]. 中国现代医学杂志，1994，49（2）：37.
[5] 周艳.32例透析相关性低血压患者的临床分析[J]. 医学信息（中旬刊），2011，08：3978-3979.

第二节　血液透析

一、概述

1912年，美国Johns Hopkins医学院的John Abel及其同事第一次对活体动物进行弥散试验，翌年，他们用火棉胶制成管状透析器并首次将其命名为人工肾，从而开创了血液透析事业。血液透析（hemodialysis，HD）用于儿科50年左右。Brescia于1966年用手术方法建立了动静脉内瘘，解决了小儿血管通路的建立困难和小儿长期、反复血液透析的困难，使小儿科血液透析发生了划时代的变化。近年来小儿血液透析用的透析器及管道均有市售，小儿血液透析逐渐增多。很多学者相继报道了在儿科开展血液透析的成功经验。近几年来，由于有关各项技术的飞跃发展小婴儿乃至早产儿的血液透析得以进一步开展，血液透析已成为儿科治疗急、慢性肾衰竭，某些药物、毒物中毒以及肾移植前的支持治疗等多种疾病的最为有效的措施之一。

二、原理

血液透析（简称血透）的根据是半透膜平衡原理。将病儿的血液通过血液透析装置即人工肾（包括透析器、血液管路、透析液配比装置、血液和透析液监控装置等）和透析液同时引入透析器内，使血液和透析液隔着半透膜密切接触，并向相反方向流动；于是半透膜两侧溶液中的溶质和水按浓度梯度和渗透压梯度作跨膜移动（即溶质由浓度高的一侧向浓度低的一侧流动），而水分子则由渗透压低的一侧向渗透压高的一侧流动，最终达到动态平衡。血透时血液与透析液的关系，简单地讲即是由此理论引导出来的。例如，血液中代谢积累的尿素、肌酐、胍类、中分子物质、酸根和过多的水、电解质等废物从血液向透析液中流动，而透析液中的碳酸氢根、葡萄糖、水电解质等机体所需的物质被补充到血液中，从而达到清除体内代谢废物，纠正水、电解质和酸碱平衡的治疗效果。

总之，血透的原理是血液与透析液之间通过半透膜的弥散作用，利用超滤和渗透现象来达到治疗目的。

1. 弥散

溶质从高浓度处向低浓度处运动称弥散。血液中某溶质在透析中的清除量，可以由出入透析器的该溶质在血液中或在透析液中之差量来表示。而溶质弥散的总阻力则包括血液侧膜、透析液侧膜和透析膜三者阻力之和。血液和透析液对溶质弥散的阻力与其流动状况有关；透析膜的阻力与膜的化学性质，面积厚度及膜的结构有关。所以，在单位时间里跨膜单位面积半透膜流动的溶质数越多，清除量便越大。

2. 超滤（ultrafiltration，UF）

利用透析膜两侧的压力差，使血液中的水分向透析液侧移动，从而排出体外称为超滤。当半透膜一侧的液面压力大于另一侧时即产生跨膜压（流动压差）加速水分子从加压侧向不加压侧作跨膜移动。水的压力有两种表示方式：渗透压和静水压。血透时静水压包括血泵、血液阻力及静脉压之间产生的正压与透析液侧的负压之和。一般情况下血透过程中渗透压差很小，故渗透滤过的水量可以忽略，即总的跨膜压主要取决于静水压。

UF 是透析疗法的主要功能之一，UF 有两种形式：一是在透析期间伴有超滤（或称透析超滤）；二是超滤和透析分开进行，称为“单纯超滤”（isolated ultrafiltration，IUF），也称“限外滤过”（extracorporeal ultrafiltration，ECUF）。如果在一次治疗中，透析和超滤分开进行（不论其顺序先后或时间长短）称为序贯透析（sequential dialysis，SD）。透析超滤常引起低血压，近年来人们非常重视 IUF 在机理方面进行了深入研究，不但提出了理论依据，而且确立了它的临床应用价值。

3. 溶质清除率

透析膜对溶质的清除能力称为溶质清除率，通常用 mL/min 表示。透析过程同时存在弥散清除率和超滤清除率两种溶质移动方式，但在一般情况下弥散透析时过滤作用并不明显，因此，溶质清除率主要取决于溶质的弥散清除率，即某溶质的清除率可用下列简化公式表示：

$$\text{某溶质清除率} = \frac{Ci-Co}{Ci}Qi$$

Ci= 某溶质入透析器的血浓度

Co= 某溶质出透析器的血浓度

Qi= 入透析器血流量（单位时间）

现在使用的透析器膜的清除率已达到较好的性能，例如近年来采用 5μm 厚的膜制成的高效透析器，肌酐清除率可达 160～180mL/min，与人的肾脏相同。

三、适应证

1. 急性肾衰竭

小儿急性肾衰竭的发病率高于慢性肾衰竭，约为 4 人 /100 万人口，但死亡率高达 30%。透析指征：①有严重水钠潴留、心力衰竭、脑水肿、肺水肿。②血钾 > 6.5mmol/L，血钾常是急性肾衰的主要死因，如伴有电解质紊乱，分解代谢增加等可提前血透。③严重代谢性酸中毒 pH ＜ 7.0，血浆 HCO_3^- ≤ 10mmol/L；④血尿素氮≥ 28.56mmol/L(80mg/dL)，血肌酐≥ 530.4umol/L (6mg/dL)。⑤低血钙、高血磷和严重低血钙静注钙剂不能纠正，或出现手足抽搐，特别是小儿或婴儿应早期透析。⑥有明显尿毒症症状。⑦无尿或少尿超过 3d。

急性肾衰血透原则：①超滤缓慢，密切观察超滤速度和除水量及患儿血压。②诱导充分，使血浆渗透压逐渐下降，必要时作短而频的透析，逐渐过渡到规律透析。③逐渐降低电解质浓度和纠正酸中毒，以免发生手足抽搐。

2. 急性中毒

急性、致死性中毒在小儿多见，毒物的清除效果取决于其弥散性、分子量大小、细胞外液中浓度、体内分布情况及与蛋白质结合程度。凡能通过透析膜透出的毒物（小分子物质）均可采用血透治疗。必须指出，毒物一旦与组织蛋白结合后即无法透出，应在中毒后 8h 内透析，如超过 16h 则难以奏效。

3. 慢性肾功能衰竭

小儿终末期肾病的发病率为 2～3.5 人 /100 万人口。透析指征：①血尿素氮≥ 35.7mmol/L，血肌酐≥ 884umol/L。②内生肌酐清除率≤ 5mL/min。③出现难治性高磷酸盐血症（＞ 3.2mmol/L），严重贫血（Hb ＜ 6g/L），明显酸中毒（HCO_3^- ≤ 10mmol/L）是早期透析的指征。④出现心力衰竭或尿毒症性心包炎。

4. 配合肾移植

等待肾移植患儿，常需血透维持生命和一般状态至接受肾移植时，另外当肾移植术后出现急、慢性排异反应或失败时仍需靠血透维持生命，等待再次移植机会。

四、禁忌证

血透治疗并无绝对禁忌证，但为减少透析意外，下列情况应为相对禁忌证：①休克或低血压，收缩压＜ 10.7kPa。②严重高血压。③严重出血。④严重感染如败血症等。⑤严重的糖尿病未经控制之前。⑥小儿恶性肿瘤或全身性疾病晚期导致的肾衰竭。

尽管小儿血透无绝对禁忌证，但如有严重休克、颅脑出血颅高压和由心肌病病变导致的难治性心衰、肺水肿等应严格掌握透析指征。

五、血管通路的选择

小儿血透的成功关键往往取决于血管通路，小儿身体小，血管细，加上不合作，给血管通路的选择带来极大的困难。小儿血透的血管通路通常分紧急用与长期用两大类。

1. 紧急用血管通路

紧急用血管通路（暂时性血管通路）是指能在短时间内建立起来并能立即使用的血管通路。

（1）动静脉直接穿刺法：本法为一种简单，快速建立临时血管通路的方法，要求穿刺技术熟练。根据小儿血管的大小选择特制的血透动脉穿刺针行股动脉内穿刺。穿刺针的内芯为不锈钢针，套在柔性的硅胶管内。当穿刺针进入血管腔后拔出穿刺针内芯，留置管道并严密固定。选择同一类型静脉穿刺针行手臂静脉，股静脉或锁骨下静脉内穿刺并固定之。将留置动静脉穿刺针的导管分别与透析器动静脉血路导管连接后即可开始透析。本法主要用于急性药物、毒物中毒或急性肾功能衰竭等的紧急透析。其缺点是偶尔发生穿刺部位血肿，且不宜于6岁以下小儿，因血管细常使穿刺不成功。

（2）股静脉穿刺法：此法是较动静脉直接穿刺法更为简便的方法。通过特制的穿刺针及导线将2根特制导管经股静脉（或其他大血管）向上插入髂静脉腔内。使2根导管插入的深度不同（两导管顶端相距约5cm），插入较浅的导管供血液流出人体之用，插入较深的导管供经过透析器的血注入人体之用，但因静脉流出的血液其流速较慢，需加用血泵。年龄较小的儿童可将导管分别插入两侧股静脉中。缺点是不能长期使用及后腹膜血肿。近年来使用针尾带Y形管的单针穿刺大隐静脉进行单针透析，操作更为简单，但需一特殊控制器。

很小的儿童或婴儿应切开颈内静脉、颈外静脉或股静脉，并放置一条小于8号的导管进行透析；亦可用经皮锁骨下静脉或颈外静脉插管法，将导管通过穿刺针及导管线插入锁骨下静脉后，置入右心房进行透析。新生儿急性透析可采用脐静脉、脐动脉插管法。

2. 长期血管通路

长期血管通路是指能够使用数月数年的血管通路，主要适用长期血透的患儿。目前最常用的是动静脉内瘘，少数患者使用中心静脉长期留置导管和无针血管通路。

A. 皮下动、静脉内瘘（或称内瘘）

相邻的动、静脉吻合，经过一段时间后静脉管腔逐渐扩张增粗、静脉血动脉化，此时可穿刺进行透析。美国学者Bresia和Cimino于1966年首先创用此法，故称Bresia-Cimino血管瘘。包括直接动静脉内瘘（即利用自身动静脉血管直接吻合制作的内瘘）和移植动静脉内瘘（即在动静脉血管之间插入一段移植血管制作的内瘘）。

（1）常用配对的血管：桡动脉—头静脉（或前臂静脉）用于体重大于30kg的儿童；肱动脉—肘正中静脉，用于体重15～30kg儿童；股动脉—大隐静脉，用于体重小于10kg的小儿。

（2）血管吻合方法：血管吻合方法是端端吻合、端侧吻合和侧侧吻合。由于小儿血管较细，端端吻合很少用，常用端侧吻合。这样既能保证动静脉瘘的血流量又能减少静脉瘤的发生。

（3）手术操作要点：一个高质量内瘘的建立，其手术方法是重要的第一步，由于显微外科技巧在儿科的应用，使小儿内瘘手术日趋成熟。小儿血管有弹性好、侧支循环建立快等特点，故手术中应注意：①术前选择好静脉血管要有足够的长度同动脉作吻合，静脉直径宜粗，日常注射点少。②皮肤切口可作横向、纵向、弧形、S形切口，但皮肤切口与血管吻合口要错开。③游离血管时要用精细器械，不要损伤血管，游离长度要够，以吻合时处于无张力状态为宜，血管周围小分支要结扎。④缝合血管时要用7-0至9-0无损伤线间断缝合，缝合时要全层外翻，针距在1mm以内。

（4）术后护理：一般小儿的内瘘要3～4周后成熟，此期间护理十分重要：①术后24h内应密切观察切口出血及内瘘通畅等，如触到静脉震颤或听诊器听到血管杂音表示内瘘通畅，否则应怀疑血栓形成，应及时处理。②小儿不合作者要注意约束术侧肢体，但应注意术侧肢体不要长时间屈曲或高于心脏位置以避免局部过度脱水，低血压后造成内瘘栓塞。③包扎敷料不可过紧，避免吻合口及静脉侧受压。④禁止在术侧行静脉注射、输液、测血压等。

（5）移植动静脉内瘘：有些小儿血管条件差无法制作内瘘，则可借助血管移植制作内瘘。移植用血管有自体血管和尸体血管两种。此法长期通畅率低且并发症多，如有可能尽量不用。另外，体外动—静脉外瘘曾被广泛应用于血透，但因长期使用时间较短且常有较多并发症如栓塞、感染、出血等，在小儿现已被逐渐弃用。

B. 长期中心静脉留置导管

现代导管技术的飞速发展为长期透析提供了新的途径。新型中心静脉导管系由质地柔软、生物相容性好的硅胶制成，分单腔管和双腔管。在导管的皮下部分有1～2个涤纶毡套环，有封闭作用以防止感染等。

插管方法：选择股静脉，肱静脉，颈内、外静脉等，切开相应血管部位皮肤，暴露血管后部分游离；用血管夹阻断血流，切开血管壁将导管送入管腔，在血管壁上做荷包缝合以固定导管，然后作皮下隧道将导管引出体外。其抗凝方法及使用方法与一般中心静脉导管相同。

据报道，这种导管临床使用最长的达5年之久（平均6个月）。并发症主要为血栓形成和感染，也是导管功能最终丧失的原因。

C. 无针血管通路

无针穿刺皮肤的新型血管通路称为无针血管通路。20世纪80年代初国外学者在移植血管内瘘和人造血管的基础上，设计出一种新型血管通路。目前应用的有两种类型：Biocarbon 和 Hemasite 装置。迄今为止，最好的人造血管为聚四氟乙烯人工血管。这种血管与T形管相连，T形管的圆柱部分穿出皮肤与透析管路连接，外端用硅胶帽或硅制隔膜封闭，透析时用特殊的针穿刺隔膜，即是 Hemasite 装置。其他无针血管通路的原理基本相似、结构不尽相同。

小儿对穿刺存在恐惧心理，故无针血管通路适用于儿科，但该通路有感染率高、护理难度大、长期通畅率不高（报道平均15个月）等缺点，所以儿科使用该通路的报道并不多。相信随无针血管通路技术的改进，该项技术的应用在儿科将逐渐增多。

六、透析器的选择

小儿透析器以低容高效为佳。具体选择时应根据患儿不同体重选择容量和清除率相当的透析器和血液管道（简称血路）。小儿血透的经验证明：透析器和血路的容量也就是体外循环量，不应超过患儿血容量的 10%。对严重贫血患儿小于血容量的 7% 较为安全。由于小儿血容量约 80mL/kg，所以透析器和血液管道的总容量不应超过患儿体重的 0.8%。

1. 小儿透析器的选择

适合用于小儿血透的透析器，尿素清除率为每分钟 6 ~ 8mL/kg；透析器的面积是决定清除率的主要因素，故可参照下列标准选用透析器；体重小于 20kg 使用 0.1 ~ 0.4m^2 透析器；体重 20 ~ 30kg 使用 0.4 ~ 0.8m^2 透析器；体重 30 ~ 40kg 使用 0.6 ~ 1.0 m^2 透析器；体重大于 40kg 可使用 1.0 ~ 1.2 m^2 相当于成人透析器。

适宜的透析器和血路是保证小儿透析的基础条件之一。透析器在使用前需预充：年长儿用含肝素（4U/mL）生理盐水溶液预充，年幼儿用新鲜血液预充。若患儿严重水超负荷或伴有肺水肿，则不预充是有益的。

2. 血流量的选择

体外循环血容量的计算应包括：透析器和血路充满血液的容量，以及使用负压超滤时透析器增加的血容量。用直径 3mm 的管道可限制血流量在 75mL/min 以下，如需大血流量透析时就要用短而直径大的管道，这样就能减少体外循环的血容量。血流量一般以患者的体重为基础来考虑：体重 10kg 以上者，血流量（mL/min）=2.5× 体重（kg）+100；体重小于 10kg 者血流量 75mL/min 以下为宜，亦可按 3 ~ 5mL/（min · kg）计算。

超滤量通常低于体重 5% 为宜，有学者认为血透后的理想体重下降幅度如下：体重小于 10kg 者为 0.25 ~ 0.75kg；体重 10 ~ 30kg 者为 0.5 ~ 1.0kg；体重大于 30kg 者 1 ~ 2kg。小婴儿最好应用能连续测量体重的测量床，以随时反映出体重变化，及时调整超滤量。

3. 小儿血透的抗凝方法

要进行小儿血透，必须建立体外循环。而使体外循环中既不产生凝血，又不导致患儿出血，则须使用抗凝剂，使体外循环中的凝血时间控制在 20 ~ 30min。目前临床常规使用的是肝素(heparin)，小儿血透中常用的肝素使用方法如下：

A. 体内肝素化

常规全身肝素化的方法是根据患儿的体重来确定肝素首次用量：每千克体重 30 ~ 50U，维持量每千克体重、每小时 15 ~ 25U。并可参照凝血酶原时间和部分凝血活酶时间的结果以调整初用量。透析前静脉插管内注入首次用量，开始透析后，用肝素泵按每千克体重，每小时持续追加肝素至透析结束前 1h 停用肝素。透析结束时，患儿如有出血倾向，可给予等量鱼精蛋白静脉缓慢注射。

B. 体外肝素化

（1）适应证：①血小板计数＜ 60×10^9/L（＜ 6 万 /mm^3），出血倾向严重的患儿及患有心包炎者。②体重＜ 20kg 的小儿或血流量＜ 100mL/min。③术前透析或术后 5d 内透析。

（2）方法：血透开始时即从透析器连接的血路之动脉端持续注入肝素。 静脉端血路持续注入鱼精蛋白，使体外循环中的血液凝结时间控制在 20 ~ 30min，而体内血液凝结时间保持在 10min 左右。

（3）肝素和鱼精蛋白剂量：①肝素剂量以每小时 800 ~ 1000U 注入，肝素量也可用以下公式计算：肝素（U/h）=0.375U × QB（血流量 mL/min）× 60（min）。②鱼精蛋白中和肝素的剂量一般是肝素：鱼精蛋白 =1.0：（0.87 ~ 1.2），故鱼精蛋白常用剂量为 8 ~ 10mg。③由于肝素和鱼精蛋白效价不同，最好每次先作体外中和实验，借以调节二者的输入比例。

（4）注意事项：①鱼精蛋白可引起呼吸抑制、过敏性休克，应注意患者呼吸、血压等变化，静注鱼精蛋白宜缓慢。②血路内有纤维素析出，集气器中血液泡沫增多，静脉压增高等提示凝血，应测定血路和体内凝血时间，随时调整肝素和鱼精蛋白用量。

七、透析液的配制

配制合理的透析液是获得良好透析效果的重要环节，也关系到接受维持性血透患儿能否长期存活及保证生活质量。

1. 透析液配制的基本要求

（1）透析液必须用净化纯水配制，要求不含杂质、无菌、无离子、无热源。水质中各种稀有金属含量应在许可范围之内，保证对人体无毒、无害。尽可能新鲜配制。

（2）透析液内电解质成分和浓度应和正常血浆相似。不含对机体有害成分。

（3）透析液的渗透压，略高于血浆渗透压。

（4）配制透析液成分的各种原料应符合药典要求，各种成分之间不产生沉淀。

（5）透析液应略偏碱性，调节 pH 至 7 ~ 8。

2. 透析液的成分

如表 22-2-1，为标准醋酸盐和碳酸盐透析液成分。

表 22-2-1　标准醋酸盐和碳酸盐透析液的成分

成分	醋酸盐透析液（mEq/L）	碳酸氢盐透析液（mEq/L）
Na	135 ~ 145	135 ~ 145
K	0 ~ 4.0	0 ~ 4.0
Ca	2.5 ~ 3.5	2.5 ~ 3.5
Mg	0.5 ~ 1.0	0.5 ~ 1.0

续表

成分	醋酸盐透析液（mEq/L）	碳酸氢盐透析液（mEq/L）
CI	100 ~ 119	100 ~ 124
醋酸	35 ~ 38	2 ~ 4
碳酸	0	30 ~ 38
葡萄糖	11	11
PCO_2（mmHg）	0.5	40 ~ 100
pH	不定	7.1 ~ 7.3

临床应用时还可根据患儿的具体情况调节透析液成分，如血钾升高者，可用低钾或无钾透析液，待血钾正常后改为常规透析液。对在透析中易发生低血压和失衡综合征者可试用高钠（140mmol/L）透析液。

3. 透析用水的要求

血透患儿的耗水量约为正常者的30倍，在血透过程中新鲜透析液不断流入透析器，与血液交换过的透析液不断地流出透析器，被弃之，可见透析用水耗量之大。而透析液用水的水质要求十分严格。国内很多透析单位采用反渗析装置RO进行水处理，是目前较为理想的水净化方法。

八、小儿血透的实施与效果

1. 诱导透析

（1）诱导前准备：开始透析之前必须先了解病情，如患儿的年龄、体重等，要了解小儿精神状态，有无呕吐、水肿、心包积液、水肿、腹水等。透析前采集医技、化验等检查数据。如贫血情况、血尿素氮、肌酐、血钾、血钠、血钙、血磷、血浆渗透压、血气分析等，胸部X线片、肾脏B超或ECT等情况。据对患儿的全身了解，制定出诱导透析方案。

（2）诱导方法：在小儿血透中，由于排除溶质引起血浆渗透压变化，而细胞内液、脑脊液、甚至包括组织液渗透压下降缓慢，形成血浆与其他体液之间的渗透梯度，致体液重新分布。临床上可出现恶心、呕吐、血压增高、抽搐、昏迷等所谓“透析失衡综合征”或肺水肿、脑水肿等。这是诱导透析期患儿死亡的主要原因。因此，诱导透析非常重要。诱导的主要目的是通过降低透析效率，增加透析频率，最大限度地减少渗透压差对血流动力学的影响和水的异常分布，使机体内环境有个适应过程。

（3）诱导措施：使用小面积、低效率透析器，可使小儿透析逐步过渡到规律透析，如首次血透2h，第二天再透析2.5h较为稳妥。对出血倾向严重或氮质血症显著的患儿可以考虑用腹膜透析或血液滤过作为过渡，病情稳定再做血透为佳。

2. 血透准备

血透前最主要的技术准备是透析器和血管路的连接。

（1）透析器使用前要详细了解膜材料、预充血量、超滤率、清除率、残余血量及复用性能等。使用新透析器前要检查包装是否破裂，透析器是否完好。

（2）接连透析管与开始透析

首先把透析器和血路连接好，并安装在透析机上。透析液管路分别与透析器的透析液室的出入口相接，使透析液与血液流动方向相反。血管外分流要在严格无菌操作下进行，在血路的动、静脉端连通后，即构成一个体外循环。患儿进入透析状态后要重新检查，核对各项参数是否正确并记录。

3. 透析的监护

为了保证有效地透析和患儿的安全，在透析前后和透析过程中，均应对患儿和透析装置进行监护。

（1）患儿的监护：包括体温、脉搏、呼吸及血压；应每半小时记录 1 次；透析开始前、中间及结束时应精确测量患儿体重。透析开始前、中间及结束时测 BUN 和循环血量，透析前后测血肌酐、电解质和血气分析。

（2）透析装置的监护：应包括体外循环如动、静脉压的变化，每半小时记录 1 次；血流量、漏血、气泡监测等；透析液应定时监测如透析液温度、浓度、流量、渗透压、负压值等。在患儿透析的全过程中应密切观察有无透析反应及副作用，如有应及时分析原因，予以恰当的处理。

（3）结束透析：如在透析过程中患儿出现高热、抽搐、出血、休克等严重并发症时应及时中止透析，进行应急处理。在经过恰当、有效的血透后，血清所有的电解质能恢复或接近正常，酸中毒一般得以纠正，血 BUN 降至原水平的 60%，最好停止透析，以防发生透析失衡综合征。结束透析的方法，应在无菌操作下进行，并尽量减少透析器内残留血量。

（4）维持透析的实施：维持透析患儿的透析时间和间期，应视患儿病情和透析装置效能而定，一般每周 2～3 次，每次 3～7h，应用高效透析器可缩短为 4h。透析后均自感好转，食欲增加、活动力增强，透析期间患儿可以上学并可改为门诊透析。

九、急性并发症及处理

1. 失衡综合征

是在透析中、后期或结束不久发生的与透析有关的以神经系统症状为主的综合征。常发生于第一次透析、或尿毒症严重的患儿。小儿由于体表面积大，此征尤为多见。产生失衡的原因较多，总的讲是由于血透时脑脊液中尿素较血中清除慢、血脑之间产生透析压差，使水进入脑脊液，引起脑水肿。在透析中由于 CO_2 和 HCO_3^- 的弥散速度不同，脑脊液中 pH 下降及脑缺氧等也是失衡综合征的原因；其次，脑组织中钙含量高，低血钠、低血糖，甲状旁腺功能亢进等也可促进失衡征的发生。大多数透析失衡综合征的症状较轻，如恶心、呕吐、头痛、烦躁、嗜睡等，一般对症处理可以缓解。严重者伴有抽搐，昏迷乃至死亡。

失衡综合征是可以有效预防的，重要的措施是充分合理的诱导透析。采用高（150～160mmol/L）—低（130～135mmol/L）钠透析、单纯超滤及透析中静滴高渗糖、甘露醇等都是有效的办法。临床上对失衡征轻者要考虑缩短透析时间，重者则应中止透析，静滴甘露醇及给予必要的抢救措施。

2. 低血压

小儿血透中低血压是主要并发症之一。发生的原因是多方面的，主要因素：①有效血容量减少，超滤率大于毛细血管再充盈率，主要是由于除水过多、过快所致。②血浆渗透压改变。③小儿透析器选择不当，预充量过大，放血太快。④透析中发生出血或凝血。⑤营养不良、低蛋白血症或贫血患儿。⑥心包填塞、心功能不全、心律失常；⑦自主神经功能紊乱。⑧低钠、醋酸透析等。典型的低血压表现为恶心、呕吐、出汗，重者面色苍白、呼吸困难、血压明显下降乃至测不到。一旦发现低血压或上述症状明显可不必先测血压，立即输入生理盐水或静推高渗糖。处理无效或有休克倾向者应立即终止透析。

3. 高血压

仅指在透析中血压升高。原因可能与超滤脱水、血钠降低、血浆肾素活性增高有关，另外与失衡综合征、硬水综合征、精神紧张等有关。透析中血压升高的特点多半在透析中、后期发生，比较顽固、较难处理。应针对病因处理，给予镇静药和降压药。严重者应中止透析，血压可逐渐恢复正常。也说明透析中血压升高与透析本身有关。

4. 发热

在透析当中或结束后发热，主要原因有致热源反应：如再复用的透析器或血路清洗不干净，处理系统不洁，残留福尔马林，输血、输液反应，肝素过敏，高温透析，感染等。一般致热源反应表现为畏寒、寒战、发热，多于透析后 1h 左右发生。24h 内退热，处理主要采取对症和抗过敏药物。若医院对复用透析器、血路严格按常规清洗消毒，定期对水前期处理系统反冲、消毒、并在反渗机（RO）前后安装紫外线消毒灯等措施后，致热源反应发生率极低，今后随着水处理设备的改进，致热源反应将进一步降低。如果患儿高热严重，持续 24h 以上，应做血培养，但不必等待结果就应给予抗生素治疗。严重者暂停血透。

5. 出血

小儿血透时不配合、活动过多，导致管道脱节或瘘管脱落，造成出血。体内肝素化常是出血的直接诱因，常见有消化道出血，出血性心包炎，硬膜下血肿，颅内出血，血性胸、腹水，眼底及自发性眼前房出血等。表现为贫血、血红蛋白下降、低血压、休克；出血受累器官表现如黑便、颅内高压、心包填塞等。应针对病因进行防治。对不合作小儿应严密观察并做好约束、固定好穿刺或导管部位，不用松弛管路。疑与肝素有关的出血，给予精蛋白对抗，失血严重者给氧输血，对出血受累器官给予相应处理。

6. 心律失常

透析中发生心律失常的原因很多，包括尿毒症，高血压、贫血、心肌本身存在病变、心包炎、低血压、低氧血症及电解质紊乱和酸碱失衡等。透析中发生的心律失常，心电图表现为各种类型。维持透析患儿的心律失常治疗应注意对心功能差者超滤量不要过快、过多。应根据不同病因和心律失常的类型分别给予药物治疗、电复律、甚至安装起搏器等。严重心律失常，经处理无效或伴有心衰，低血压者应中止透析。

7. 心包填塞

透析中发生的心包填塞是在原尿毒症性心包炎的基础上，使用全身肝素化后发生心包腔出血所致。临床表现为：在透析中发现发热、胸闷、胸痛、卧位严重、坐位减轻；呼吸急促、奇脉；心率快、血压突然下降或右心衰表现。检查有心包摩擦音或心音遥远，心界扩大，EKG示低血压。预防在于早期诊断，对原来有心包炎患儿采用小剂量肝素化或体外肝素化，充分透析2周；急性心包填塞时，应心包穿刺抽液；有低血压时应迅速纠正血压。必要时做心包次全切除或心包开窗术。

8. 心力衰竭

透析中发生心衰的原因有：原有高血压，心功能不全的基础上，水、钠潴留；透析过程输液、输血速度过快；血浆渗透压显著高于透析液渗透压或破膜范围广心包积液、心包填塞、心律失常等。

在透析中，突起气促、发绀、不能平卧、颈静脉充盈、心率快、心律失常、双肺可闻干湿啰音、肝脏肿大者可诊为心衰，应立即给予吸氧、强心，并根据不同原因对症处理。

9. 恶心呕吐

透析中恶心呕吐症状比较常见，由很多因素所致，但有时找不到原因。恶心、呕吐是很多疾病的早期症状：如低血压、失衡综合征、脑出血、蛛网膜下腔出血等，此外常由致热源反应、心衰、高血压、硬水综合征，酸碱度的急剧变化、胃肠道疾病及药物等引起。有时呕吐后症状自行消失，如出现恶心、呕吐应先减少血流量、降低透析压，严重者可对症及找寻原因进行相关处理。

10. 技术故障

现代血透机的重要标志是具有一系列全自动监视装置，包括温度，透析液浓度，流量，透析负压，动、静脉压，血流量，漏血和气泡报警等。一旦出现故障就立即会发生视听信号或进入旁路保护状态，或自动停机。大大加强了透析的有效性和安全性，然而技术性并发症在透析中亦非少见，包括有：

(1) 漏血：主要是透析器破膜所致跨膜压过大或复用透析器膜破裂时；漏血探测装置报警透析液流出管道呈粉红色。小儿血透中发现漏血应及时更换透析器，漏血量大时不回污染血。

(2) 凝血：小儿透析血流量小、肝素用量不足或病儿处于高凝状态等条件下易造成透析器内凝血或栓塞，表现为静脉压增高除气泡内血泡沫增多或有纤维蛋白析出，管路内发现血凝块。应注意肝素用量个体化及肝素效价，发现凝血现象应追加肝素，凝血严重应更换透析器或中止透析，血液不能回收时，按失血处理。

(3) 溶血：原因有透析器、血路内残留消毒液（如福尔马林），透析液浓度异常如低钠、高钙、高铜，或透析液高温，血泵过紧的机械性破坏等因素导致溶血。主要表现为胸闷、呼吸困难、黄疸、血红蛋白下降。发现溶血应中止透析、对因处理，溶血严重应输新鲜血或换血疗法。

(4) 气栓：现代血透机空气探测装置多采用超声波探测，极为敏感、准确，当气泡混入血液中时，声速改变就会触发报警器，能立即使血泵停转，静脉返回通路被自动关紧，气泡排出后方可恢复透析。但当探头失灵或用空气回血时不慎，空气进入体内，会产生面色潮红、心率加快、呼吸困难，严重时青紫、昏迷、抽搐甚至心搏骤停。处理应以预防为主，一旦空气进入体内应停止透析，让患儿左侧卧位，头胸放低，给氧，必要时进行高压氧治疗。

(5) 硬水综合征：透析用水中因含钙镁过高或水软化装置发生故障，或使用过久没有再生，使透析液中的 Ca^{2+}浓度＞3.493mmol/L 时引起急性高钙血症，出现恶心、呕吐、皮肤潮红、血压升高、呼吸困难甚至抽搐、昏迷、心搏骤停。出现硬水综合征后应中止透析或用低钙（1～1.25mmol/L）透析液透析到症状消失后。此征是可逆的，24h 内可自行消退，一般对症治疗即可。

十、长期透析并发症

小儿透析的长期并发症与成人大致相同，如：高血压、心包炎、严重贫血、周围神经病变、肝炎、肾性骨营养不良等。而小儿透析还有如下特殊问题：

(1) 生长发育问题：近来有研究认为小儿如果经充分透析，给予足够的热量和蛋白质及微量元素等，可使患儿正常发育。但仍有 66.6% 的长期透析患儿生长速度低于正常，血透患儿为正常小儿的 78% 而 CAPD 可达 83%。患儿按骨龄标准是正常的，如青春期骨成熟加速，但常缺乏骨长度的增长，所以患儿身高往往低于同龄组健康儿童。影响患儿生长的主要因素为热量和蛋白质摄入不足。代谢性酸中毒、贫血、微量元素缺乏等也影响患儿生长发育，由于尿毒症毒素的蓄积造成激素紊乱，影响胰岛素、生长激素分泌，使患儿生长迟缓。尽管患儿血浆促性腺激素和黄体酮按身体发育水平是正常的，但患儿青春期是延迟的。据报道：146 例透析女孩月经初潮平均年龄 15.1 岁，而该地区健康女孩初潮年龄 13.4 岁。

（2）精神问题：长期依赖于机器生存的儿童缺乏同龄人应有的正常生活，学习时间减少，血管通路给日常生活带来诸多不便，穿刺的疼痛、透析中的不良反应等令患儿恐惧，必定造成巨大的精神压力，使患儿情绪低落，长期如此易造成精神障碍。

十一、小儿血液透析中的特殊情况

（1）当体外循环血量达到血容量的 10% 时，要使用全血或血浆预充管路和透析器，以防止循环衰竭。采取预充体外循环管路的方法，透析器及血路管容积可适度增大，血流速度可适度增快，但注意在预充透析器和管道过程中要防止血液或血浆凝固。

（2）小儿单位体重的饮食摄取量，水分摄取量比较多，透析与透析间期发生的水肿、高尿素氮、高钾、高磷血症等是主要问题，要注意评估患儿的透析充分性。

（3）体重不足 30kg 的患儿，进行每周 3 次，每次 4h 的 HD，因超滤速度相对过快，即在超滤速度大于 10 mL/（kg · h）时，65% 的病例容易出现循环衰竭、腹痛、恶心、呕吐等症状，特别是无尿的病例，在正常摄取能量的情况下，需要 10 mL/（kg · h）以上的超滤量，进行慢性维持性透析治疗就比较困难，可考虑适当延长透析时间。体重在只有 30kg 的患儿，只有 20% 的病例出现循环衰竭、腹痛、恶心、呕吐等症状。

（4）体重不足 30 kg 的小儿，即使是限制蛋白质的摄入，蛋白质的摄取量也在 1.5g/（kg · d）以上，在行每周 3 次的透析治疗时，间歇期间的 BUN、K^+、PO_4^{3-}浓度的上升不容易管理。因此，当体重不足 30 kg 时，特别是无尿的情况下，PD 为第一选择。

（5）体重在 30kg 以上的患儿，可根据患者的愿望、管通路的情况及家庭环境等，决定选择腹膜透析或血液透析。

十二、小儿透析营养管理

代谢率与体表面积成正比。小儿体表面积相对大于成人，所以小儿热量需要较成人为大，如 4 岁小儿体重仅为成人的 1/5，但热量需要却为成人的 1/2。对维持血透的儿童给予足够的热量是很重要的。据推荐，透析男性儿童热量需要 251kJ/（kg · d）[60kcal/（kg · d）]，女性儿童为 201kJ/（kg · d）[48kcal/（kg · d）]，其中 35% 来自碳水化合物。

透析时会丢失一定量的蛋白质，对充分透析的患儿，应供给较高的蛋白质，给予蛋白质 1.25 ~ 1.75g/（kg · d）。其中 70% 应为高生物价蛋白质，如鸡蛋、牛奶等。小儿透析中水溶性维生素可以从透析中丢失，需要补充。患儿进水量大的每日 500mL/m^2 加尿量，或根据每次透析超滤量进行调整。对于透析患儿，微量元素的多少也很重要，严格限制铝、磷的摄入，而锌的补充是必要的。

十三、预后

据报道，小儿透析常见死因约 63% 是心血管病。成活患儿年龄差异是：0 ~ 5 岁 63%；5 ~ 10 岁 68%；10 ~ 15 岁 77%。总之，小儿透析在国内尚未专业化，临床经验较少，还经常受到资金的困扰，小儿长期透析仍存在生长发育的问题，由于面临困难多，所以大部分学者认为利用透析使患儿经一年半载的过渡，做肾移植较为理智。

【参考文献】

[1] 易著文 . 小儿肾脏病手册 [M]. 1 版 . 长沙：湖南科学技术出版社，1993.
[2] 王质刚 . 血液净化学 [M]. 1 版 . 北京：北京科学技术出版社，1992.
[3] 郭大任 . 儿科危重症监护治疗技术 [M]. 1 版 . 天津：天津科学技术出版社，1992.
[4] 李小利 . 小儿腹膜透析中几个问题探讨 [J]. 中国现代医学杂志，1994，49（2）：37.
[5] 李翠文 . 尿毒症血液透析患者的护理 [J]. 护理研究，2011，25（6）：1673-1674.
[6] 肖志文 . 血液透析护理风险分析与预警防范 [J]. 内蒙古中医药，2011，159-160.
[7] 宋洪英 . 血液透析中水处理系统的分析 [J]. 内蒙古中医药，2010，48.
[8] 罗世香，李春荣 . 血液透析安全隐患的细节分析 [J]. 中国社区医生（医学专业），2011，18：262-263.
[9] 叶任高，刘冠贤 . 临床肾脏病学 [M]. 2001：278-300.

第二十三章

典型病例分析

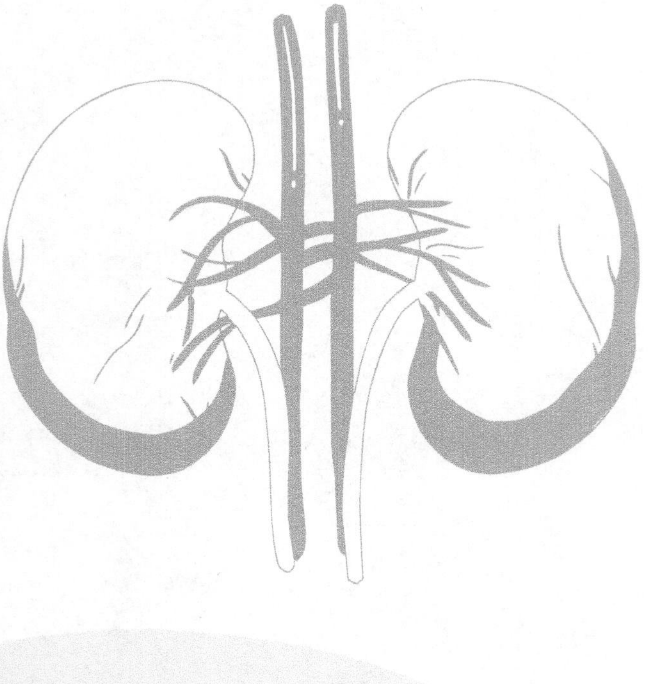

病例1

李某，女，9岁，学生。

主诉：水肿1周伴尿血。

现病史：患儿于入院前10d开始发热，咳嗽，伴有咽痛，经按感冒治疗3d后热退，咳止，但颜面出现水肿，小便色红，状如洗肉水，遂来我院。

体格检查：体温37℃，血压135/90mmHg，眼睑水肿，咽充血，双扁桃体Ⅰ度大，心肺听诊无特殊，腹水征（–），肝脾未及，双肾区叩击痛（+），双下肢无水肿，舌质红，舌苔黄而腻，脉数有力。

实验室检查：尿常规示红细胞（++），镜检红细胞25～30个/HP，蛋白质（+），颗粒管型0～2；血沉82 mm/h；抗“O”833 IU/mL；肾功能正常。

诊断：中医诊断，水肿、风水相搏证；西医，急性肾小球肾炎。

治法：疏风宣肺、利水消肿。

方药：丹皮8g、黄柏8g、苍术8g、薏苡仁10g、牛膝10g、连翘10g、茯苓10g、芡实10g、大蓟12g、小蓟12g、甘草5g，共5剂，1剂/d，5d后全身水肿消退，尿色淡黄，血压正常，效不更方，续进5剂。第7d后临床症状与体征全部消失，第10d后尿常规检查：尿蛋白阴性，镜下红细胞8～10个/HP，外邪去，水肿消，舌质淡，苔白。调整处方：黄芪15g、山药10g、山茱萸10g、玄参10g、丹参10g、旱莲草10g、茯苓10g、小蓟15g、甘草5g。再服14剂，病情稳定。

病例2

王某，女，15岁，学生。

主诉：反复水肿4个月。

现病史：近4个月反复下肢水肿伴双下肢沉，乏力，怕冷，近3d发热，咳嗽，无咳痰，流清涕，咽痛，下肢水肿加重。

既往史：患儿既往患有肾病综合征7年。

体格检查：查体温38.9℃，心率102次/min，血压138/84mmHg，无贫血貌，扁桃体Ⅰ度大，咽部略红，无胸膜摩擦音，听诊双肺呼吸音粗，双下肺闻及细小湿啰音，心脏听诊未见明显异常，腹部平软无压痛，双肾区叩痛（–），双侧上、中输尿管点压痛(–)，双下肢指压痕（+)。舌红，苔少，脉数。

实验室检查：尿常规示尿蛋白（+++），血常规示白细胞7.9×10^9/L，红细胞4.2×10^{12}/L，血红蛋白131g/L，血小板230×10^9/L，中性粒细胞百分比84.2%；肝功能示总蛋白59g/L，白蛋白24.3g/L，血脂示甘油三酯2.3mmol/L，胆固醇6.13mmol/L；胱抑素C 5.9mg/L；肾功能示血肌酐117μmol/L，尿素氮7.1mmol/L；肺炎支原体示阳性；肾脏彩超示未见明显异常。

诊断：中医诊断，水肿、脾肾阳虚证兼外感；西医，肾病综合征、慢性肾衰竭。

治法：补脾益气，温肾助阳，兼疏风解表。

中医治疗：补中益气汤合右归丸加减，黄芪 10g、白术 10g、陈皮 10g、党参 10g、桂枝 10g、山药 10g、菟丝子 10g、杜仲 10g、枸杞子 10g 、金银花 10g、连翘 10g、桑螵蛸 10g、大腹皮 10g、冬瓜皮 10g。黄芪、白术、党参、山药补脾益气，陈皮行气，金银花、连翘解表，桂枝温阳利水，杜仲补肾强腰，菟丝子、桑螵蛸固摄肾精，大腹皮、冬瓜皮利水。

病例 3

患儿，赵某，女，13 岁。初诊时间：2017-01-19。

主诉：镜下血尿、蛋白尿 7 个月。

现病史：患儿 7 个月前曾有发热，咳嗽，咽痛病史，按感冒治疗 3d 后热退咳止，查尿常规：蛋白（+-），红细胞 1826.5 个 /Ul、镜检红细胞 40 个 /HP 以上，于当地医院静点头孢类药物（具体不详）1 周，尿常规中红细胞见减少。后于某诊所口服中药汤剂治疗，未见明显好转。患者为求系统中医治疗遂来我院就诊。

体格检查：体温 36.5℃，眼睑无水肿，咽充血，双扁桃体Ⅱ度肿大，心肺听诊无特殊，腹水征（-），肝脾未及，双肾区叩击痛（-），双下肢无水肿，舌质红苔薄黄，脉细数。

实验室检查（2017-01-19，本院）：尿常规示蛋白（-）、红细胞 226.5 个 /Ul；肾脏病理报告单，镜下可见 19 个肾小球，呈弥漫性中—重度系膜细胞增生及系膜基质增多，节段性内皮细胞增生，可见壁层上皮肿胀，3 个小球见细胞性新月体。肾小管上皮细胞肿胀变性，灶性间质水肿；免疫荧光，IgA（+++）、C3（++）颗粒状沉积于系膜区，IgM（-）、F（-）、IgG（+）、CIq（-）；病理诊断，IgA 肾病Ⅲ级。

诊断：中医诊断，尿血、外感风热证；西医诊断，IgA 肾病。

处方：白花蛇舌草 15g、小蓟 20g、白茅根 20g、生地 10g、丹皮 10g、重楼 10g、三七粉 3g、甘草 10g、茜草 10g、地榆炭 10g、金银花 10g、连翘 15g。方中丹皮辛苦芳香，微寒入血分，寒以清血热，辛香以散血瘀，苦以泻火，入心肝则清热凉血，入肝肾则泻火存阴，有清热凉血功效、和血消瘀之功；生地偏甘寒清润，质柔润养。入血分，苦寒清热而凉血。小蓟甘、苦，凉。归心、肝经。具有凉血止血，散瘀解毒之功效。能收缩血管，促进血小板聚集及增高凝血酶活性，抑制纤溶，从而加速止血；白花蛇舌草微苦、甘，寒。归胃、大肠、小肠经。有清热解毒、利湿通淋之功。可调节免疫、抗氧化、消炎及抗菌；湿热伤阴加白茅根，既清热利湿又养阴生津；血尿明显，予三七粉、地榆炭止血；金银花、连翘疏风清热、解毒利咽。共 7 剂，水煎服，1 剂 /d，分两次服。嘱患儿注意休息、避风寒、防外感，1 周后复诊。

1 周后，二诊。患儿出现上呼吸道感染症状，症见咳嗽、流涕、咽痛，无发热；查尿常规：蛋白（-）、红细胞 639 个 /Ul；体格检查：眼睑无水肿，咽充血，双扁桃体Ⅱ度大，心肺听诊无特殊，腹水征（-），肝脾未及，双肾区叩击痛（-），双下肢无水肿，舌质红，苔薄黄，脉浮数。在上方基础上，予浙贝母 10g 化痰止咳；予山茱萸 10g 以补益肝肾，收敛固涩。山药10g以益气养阴，补脾肺肾。7剂，水煎服，1剂/d，分两次服。

1周后，复诊。患儿无任何不适症状，查尿常规：蛋白（–）、红细胞88.8个/Ul，舌质红、苔白，脉细数，咽部稍充血，双侧扁桃体Ⅱ度大。在上方基础上去浙贝母、金银花、连翘，加黄芪10g以益气固表。患儿病情迁延，临床多表现为脾肾气阴两虚证，属本虚标实。治疗辅以益气摄血，惯用黄芪补气升阳，利水消肿。

1周后，四诊。查尿常规：尿蛋白（–）、红细胞62个/Ul，较前好转。效不更方，上方7剂水煎服。嘱患儿注意休息，避风寒，防外感。定期复诊。

病例4

徐某，男，14岁，2018年10月30日初诊。

患者患过敏性紫癜性肾炎3个月余，经中西药治疗效果不显。现尿检红细胞15～20个/HP，蛋白+，双下肢满布紫癜，腰酸乏力，面色萎黄，手心热，尿色黄赤，大便干结，舌尖红，有紫气，苔少，脉滑数有力，证属气阴两虚，湿热瘀互结，为本虚标实之证。治以益气养阴，兼清热利湿活血。

诊断：中医诊断，尿血、气虚血瘀证；西医诊断，过敏性紫癜、紫癜性肾炎。

药用：生黄芪30g、太子参15g、苏梗12g、法半夏15g、炒当归15g、广郁金15g、莪术15g、白茅根15g、石韦20g、车前草15g、制首乌12g、枸杞子15g、制大黄10g、桃仁10g。14剂，1剂/d，水煎服。

二诊：服药后症状有所改善，但仍时作腰酸乏力，偶有心慌，舌黯隐紫，脉络数，仍从气阴两虚，湿热瘀互结考虑，但患者腰酸乏力未减轻，且有心慌，考虑肾阴亏耗而阳不入阴，加用菟丝子、淫羊藿以阴阳并补，协调阴阳。患者双下肢紫癜基本消退，余诸症有所改善。复查尿常规：尿蛋白阴性，红细胞5～10个/HP。守原方继服7剂，现患者病情稳定。

病例5

患儿，男孩，14岁，学生。

主诉：皮肤泛发多形性紫红斑3月余。

现病史：皮肤泛发多形性紫红斑，面白少华，食少纳呆，畏寒肢冷，大便溏；舌淡胖，苔白厚，舌边有齿痕；脉细无力。

既往史：患有系统性红斑狼疮、狼疮性肾炎。

实验室检查：尿常规检查提示PRO++，RBC 264个/uL，SG–RBG 15～20个/HP。

诊断：中医诊断，肾脏风毒、脾肾阳虚证；西医诊断，狼疮性肾炎。

治法：温肾健脾，助阳利水。

方药：炮附子10g、熟地黄20g、山茱萸15g、山药15g、泽泻15g、茯苓15g、白术10g、黄芪15g、丹参15g、海风藤15g、白花蛇舌草20g、焦三仙各15g、甘草10g。上方水煎服，共7剂。

二诊：皮肤多形性紫红斑减少，尿常规检查提示：PRO+，RBC156 个 /uL，SG-RBC 8 ~ 10 个 /HP。诊断同前。咽部微充血，纳可，仍易疲乏，舌质淡，苔白，脉沉细。仍属脾肾两虚，故以扶正为主，辅以祛邪：黄芪 10g、太子参 15g、仙鹤草 10g、熟地黄 15g、丹参 15g、白花蛇舌草 15g、芡实 10g、山茱萸 15g、金樱子 15g、紫草 15g、白茅根 15g、山茱萸 10g、甘草 10g。上方水煎服，共 7 剂。复诊 2 个月后患儿皮肤泛发多形性紫红斑消失，尿常规检查结果正常，嘱注意监测尿常规，防止感冒。

病例 6

陈某，女，10 岁，学生。

主诉：尿床 3 年。

现病史：患儿 3 年前尿床，不易唤醒，家长诉由于患儿父亲有幼年遗尿史，遂未在意，3 年前曾携患儿于沈阳盛京医院做相关检查，未发现异常，遂未进行治疗。现仍有尿床现象，最频时平均每晚 1 次，尿后不自知，既往无尿频、尿急、尿痛等泌尿道感染史，学习成绩一般，有自卑感，平素手脚怕冷，喜热饮，纳可，二便正常，舌淡红，苔薄白，脉细沉缓。

实验室检查：骶尾脊柱 DR 示骶尾骨连接处稍成角。

诊断：遗尿、下元虚寒证。

治法：温补肾阳，固涩止遗。

方药：菟丝子散颗粒剂 7 剂，菟丝子 10g、肉苁蓉 10g、制附子（先煎）3g、补骨脂 10g、桑螵蛸 15g、牡蛎 15g、五味子 10g、山药 15g、乌药 5g，配合揿针针刺双手足夜尿点、双肾俞、命门，嘱留针 24h。

二诊：1 周后复诊，患儿自诉遗尿 1 次，尿后觉醒，追问原因，患儿遗尿当日因天热先后食 4 支冰棍，上方加石菖蒲 9g、远志 9g，配合揿针针刺手足夜尿点、命门穴，留针 48h，百会穴用毫针针刺，平补平泻手法，留针 20min。嘱患儿服药 2h 以后再入睡，晚餐后控制饮水量，睡前排尿，白天勿过劳累，禁食寒凉。

三诊：患儿精神愉悦，自诉夜间尿量明显减少，并可自醒排尿，未再遗尿，效不更方，继予上方巩固 7d 治疗，随访 3 个月未再复发。

病例 7

郭某，男，6 岁。

主诉：全身水肿 1 天。

现病史：该患儿因贪玩淘气造成股骨和胫腓骨骨折，住院 2d 后突感头晕乏力，食少纳呆，恶心呕吐。面色皖白，精神萎靡，气短喘促，全身水肿，两腿肿势按之没指，舌暗紫，边有瘀点，苔灰腻而干，脉沉涩。

体格检查：体温 36℃，脉搏 115 次 /min，呼吸 28 次 /min，血压 100/78mmHg。

实验室检查：血检示白细胞 17.5×10^9 /L，中性 0.86 $\times10^9$ /L，淋巴 0.14 $\times10^9$ /L，血

钾 5.5mmol/L，二氧化碳结合力 15.8mmol/L。肾功能示尿比重 1.026，尿素氮 29.5mmol/L，肌酐 4.2mg/dL。尿量 200mL/d，尿常规示蛋白（+++），红细胞 6 ~ 10 个 /mm^3，白细胞 4 ~ 8 个 /mm^3，颗粒管型 3 ~ 5 个。

中医诊断：水肿、少尿症。

西医诊断：急性肾衰竭。

治法：逐瘀散结，通腑泻浊，通利水道。

方药：血府逐瘀汤加减。当归 20g、白茅根 25g、桃仁 25g、川芎 8g、半夏 8g、赤芍 10g、桔梗 10g、红花 10g、枳实 10g、柴胡 10g、大黄 10g、天麻 10g、甘草 5g、丹参 30g、瞿麦 15g、大腹皮 50g。水煎服。服 2 剂，尿量达 800 ~ 1200mL/d，水肿减，呕吐止，喘促平。去天麻、半夏，加黄芪 35g，继服 8 剂，神清纳香寐安，面色红润，水肿消退，尿量正常。

西医治疗：略。

病例 8

王某，男，12 岁，学生。

主诉：血尿半个月。

现病史：患儿 2 个月前于感冒后出现皮肤瘀点、瘀斑伴腹痛，在当地医院住院治疗 10d 痊愈出院，出院后时有皮肤瘀点出现，量少，定期复查尿常规，半个月前复查尿常规出现镜下血尿、蛋白尿，于当地医院诊治，给予抗感染、抗过敏治疗，效不显，遂就诊于我院。

初诊：症见双下肢皮肤散在红色瘀点，无腹痛，无关节肿痛，伴镜下血尿，面色白，口干，尿色黄，舌红，苔黄，脉沉细。

实验室检查：尿常规示尿蛋白 2+，潜血 2+，镜下红细胞 8 ~ 10 个 /HP；肾功能正常。处方如下：紫草 15g、牡丹皮 10g、旱莲草 10g、白鲜皮 10g、玄参 10g、白芍 10g、牛膝 10g、甘草 5g、海风藤 7.5g、茯苓 10g、黄芪 20g，共 10 剂，水煎服，1 剂 /d。嘱：忌鱼虾蟹、牛羊肉，辛辣之品，预防感冒。

二诊：服用 10 剂后病情逐渐好转，皮肤瘀点、瘀斑消退，尿色略黄，诸症悉减，舌色暗红，苔黄，脉沉细。尿常规示：尿蛋白 1+，潜血 2+，镜下红细胞 1 ~ 2 个 /HP。处方如下：黄芪 20g、杜仲 10g、白芍 10g、赤芍 10g、甘草 5g、穿山龙 5g、丹参 10g、连翘 10g、旱莲草 10g、老头草 10g、金银花 10g。15 剂，水煎服，1 剂 /d。

三诊：15 剂后自感无特殊不适，尿色淡黄，于当地医院查尿常规示：尿蛋白（–），潜血 1+，镜下红细胞 3 ~ 4 个 /HP，未来我院复诊。1 个月后常规来我院复诊，查尿常规：尿蛋白（–），潜血 1+，镜下红细胞 1 ~ 2 个 /HP，上方去穿山龙，再服 7 剂，病情稳定。

本案中医诊断为尿血，西医诊断为过敏性紫癜性肾炎，本病的中医学病机为“虚、血瘀、热毒”。本虚为发病之本，肾虚不固，精微不能输布，失于封藏而下泄，则出现蛋白尿、血尿。热毒入血，灼伤脉络，迫血妄行，热壅血瘀，瘀阻脉络，血不循经，离经外溢，瘀于肌肤而致皮肤紫癜，热毒伤肾络则尿血。“热”“瘀”“虚”相互影响，相互作用，贯穿于整个疾病始终，使疾病反复发作，迁延不愈。

在辨证治疗上，初期以热毒血瘀为主，治以清热解毒，活血凉血，初诊方中紫草性味甘、咸，寒，有凉血，活血，解毒透疹之功能，牡丹皮，苦、辛，微寒，具有清热凉血、活血化瘀功效，二者共为君药，白鲜皮、玄参共奏清热凉血，解毒散瘀的功效，黄芪具补气固表、加强毛细血管抵抗力的功效，为佐药，综观全方，清热与解毒并用，凉血止血与散瘀消斑兼顾，清解之中寓以养阴，凉血止血之中寓以散瘀消斑，从而达到促进本病恢复的作用。中后期健脾益肾，活血止血，故用杜仲补肝肾、强筋骨，黄芪补气固表，白芍、赤芍、丹参凉血止血化瘀，穿山龙舒筋活血。

附录一 小儿肾脏疾病常用中成药

表 1-1 血尿风水相搏证常用中成药

药品名称	药物组成	功能主治	用法用量	注意事项
银翘解毒颗粒（合剂、丸、片、胶囊、软胶囊）	金银花、连翘、薄荷、牛蒡子（炒）、荆芥、淡豆豉、桔梗、淡竹叶、甘草	疏风解表，清热解毒。用于风热感冒，症见发热头痛、咳嗽口干、咽喉疼痛	颗粒剂：开水冲服，15g/ 次或 5g/ 次（含乳糖），3 次 /d；重症者加服 1 次 合剂：口服，10mL/ 次，3 次 /d，用时摇匀 丸剂：用芦根汤或温开水送服。1 丸 / 次，2～3 次 /d 片剂：4 片 / 次，2～3 次 /d 胶囊剂：口服。4 粒 / 次，2～3 次 /d 软胶囊剂：口服。2 粒 / 次，3 次 /d 小儿用量酌减	1. 忌辛辣、生冷、油腻的食物 2. 不宜在服药期间同时服用滋补性中药 3. 风寒感冒者不适用 4. 糖尿病患者及患有严重高血压、心脏病、肝病、肾病等慢性病者应在医生的指导下服用 5. 脾虚便溏者应在医生的指导下服用 6. 发热，体温超过 38.5℃的患者，应去医院就诊
蒲地蓝消炎口服液（片、胶囊）	蒲公英、板蓝根、苦地丁、黄芩	清热解毒，消肿利咽。用于疖肿、腮腺炎、咽炎、扁桃体炎等	口服液：口服。10mL/ 次，3 次 /d。如有沉淀，摇匀后服用 片剂：口服，5～8 片 / 次，4 次 /d 胶囊剂：口服。3～5 粒 / 次，4 次 /d 小儿用量酌减	1. 忌食辛辣刺激性食物 2. 用药期间不宜同时服用温热性药物 3. 脾胃虚寒证，症见腹痛喜暖、泄泻者慎用 4. 儿童及糖尿病患者应在医生指导下服用 5. 疮疖较重或局部变软化脓，或扁桃体有化脓及全身高热者应到医院就诊 6. 服药 3d 症状无缓解，应去医院就诊
小儿清咽颗粒	板蓝根、青黛、连翘，蒲公英、玄参、牛蒡子（炒）、薄荷、蝉蜕、牡丹皮	清热解表，解毒利咽。用于小儿外感风热引起的发热头痛，咳嗽音哑，咽喉肿痛	开水冲服，1 岁以内每次服 3g，1～5 岁每次服 6g，5 岁以上每次服 9～12g，2～3 次 /d	1. 忌食辛辣、生冷、油腻的食物 2. 风寒感冒者不适用，表现为恶寒发热、无汗、咽痒咳嗽、咽不红肿、口不渴 3. 脾胃虚弱，大便稀溏者慎用 4. 用药 3d 症状无改善或加重者，应及时就医 5. 夏季暑热重时，可加服藿香正气丸或散

表 1-2 血尿邪陷心肝证常用中成药

药品名称	药物组成	功能主治	用法用量	注意事项
一清颗粒（胶囊、软胶囊、片）	大黄、黄芩、黄连	清热泻火解毒，化瘀凉血止血。用于火毒血热所致的身热烦躁、面赤口疮、咽喉牙龈肿痛、大便秘结、吐血、咯血、衄血、痔血；咽炎、扁桃体炎、牙龈炎见上述证候者	颗粒剂：开水冲服，1袋/次，3~4次/d 胶囊剂：口服,2粒/次，3次/d 软胶囊剂：口服，4粒/次，3~4次/d 片剂：口服。3片/次，3~4次/d 小儿用量酌减	1. 阴虚火旺者慎用 2. 服药期间忌烟酒及辛辣、油腻的食物 3. 中病即止，不可过量，久服 4. 出现腹泻时可酌情减量 5. 出血量过多者，应采取综合急救措施 6. 不宜在服药期间同时服用滋补性中药 7. 扁桃体有化脓或发热，体温超过38.5℃的患者应去医院就诊
止血宝胶囊（颗粒、片）	小蓟	凉血止血，祛瘀消肿。用于出血、吐血、尿血、便血崩漏下血	胶囊剂：口服，2~4粒/次，2~3次/d 颗粒剂：口服，1袋/次，2~3次/d 片剂：口服，2~4片/次，2~3次/d 小儿用量酌减	1 阴虚火旺者慎用 2. 服药期间忌烟酒及辛辣、油腻的食物 3. 出血量过多者，应采取综合急救措施
荷叶丸	荷叶、藕节、大蓟炭、小蓟炭、茅根炭、棕榈炭、焦栀子、知母、黄芩炭、地黄炭、玄参、当归、白芍、香墨	凉血止血。用于血热所致的各种血证	口服。蜜丸1丸/次，2~3次/d 小儿用量酌减	1. 虚寒出血者不宜使用 2. 服药期间饮食宜清淡，忌食辛辣的食物 3. 出血量过多者，应采取综合急救措施 4. 本品苦寒，易伤正气，体弱者慎用
十灰丸（散）	大蓟炭、小蓟炭、茜草炭、白茅根炭、荷叶炭、侧柏叶炭、棕榈炭、栀子炭、大黄炭、牡丹皮炭	凉血止血。用于吐血、衄血、血崩及一切出血不止诸症	丸剂：口服。3~9g/次，1~2次/d，或遵医嘱 散剂：温开水冲服，3~9g/次，1~2次/d 小儿用量酌减	1. 虚寒所致的出血者忌用 2. 服药期间不宜服用辛辣、油腻的食物 3. 中病即止，不可过量服用 4. 临床治疗时应先明确病因，配合针对疾病病因的药物综合诊治 5. 治疗大出血患者，应配合补液、输血、抗休克及抗生素等疗法；病情危急者应考虑手术或其他疗法

表 1-3 血尿湿热内侵证常用中成药

药品名称	药物组成	功能主治	用法用量	注意事项
八正合剂（颗粒、片、胶囊）	瞿麦、车前子（炒）、萹蓄、大黄、滑石、川木通、栀子、甘草、灯芯草	清热，利尿，通淋。用于湿热下注证，症见小便短赤、淋漓涩痛、口燥咽干	合剂：口服。15～20mL/次，3次/d，用时摇匀 颗粒剂：口服。6～8g/次，3次/d 片剂：口服。4片/次，3次/d 胶囊剂：口服。4粒/次，3次/d 小儿用量酌减	1.忌服辛辣刺激性食物 2.不宜在服药期间同时服用温补性中成药 3.服药3d后症状未改善，或出现其他严重症状时，应到医院就诊

表 1-4 血尿阴虚血瘀证常用中成药

药品名称	药物组成	功能主治	用法用量	注意事项
景天三七糖浆	景天三七	止血，用于各种出血证	口服，15～25mL/次，3次/d 小儿用量酌减	1.忌食辛辣、生冷、油腻的食物 2.出现大出血时，应立即采取综合急救措施
三七血伤胶囊（散）	三七、大叶紫珠、重楼、冰片、制草乌、黑紫芦、山药	止血镇痛，祛瘀生新。用于瘀血阻滞、血不归经之各种血证及瘀血肿痛，如胃、十二指肠溃疡出血，支气管扩张出血，肺结核咯血，功能失调性子宫出血，外伤及痔疮出血，妇女月经不调，痛经，经闭及月经血量过多，产后瘀血，胃痛，肋间神经痛等	胶囊剂：温开水送服，1粒/次（重症者2粒），3次/d，每隔4h服1次，初服者若无副作用，可连服多次。小儿1～5岁1/10粒/次，5岁以上1/5粒/次，跌打损伤较重者可先用酒送服1粒保险子。瘀血肿痛者可用酒调和药粉，外搽患处；如外伤皮肤破损，或外伤出血，只需内服 散剂：用温开水送服，0.3～0.5g/次（重症者0.8g），3次/d，每隔4h服1次，初服者若无副作用，可如法连服多次；小儿2～5岁0.03～0.05g/次，5岁以上0.05～0.08g/次，跌打损伤较重者，可先用酒送服1粒保险子。瘀血肿痛者，用酒调和药粉，外搽患处	1.忌食生冷、油腻辛辣的食物 2.本品含有制草乌有毒药物，应在医生的指导下使用，不宜过量、久服 3.出血量多者应采取急救综合措施 4.肝肾功能不全者禁用 5.轻伤及其他病症患者忌服保险子
三七片（胶囊）	三七	散瘀止血，消肿止痛。用于咯血、吐血、衄血、便血、崩漏、外伤出血、胸腹刺痛、跌扑肿痛	片剂：口服，小片4～12片/次，大片2～6片/次，3次/d 胶囊剂：口服，8粒/次，2次/d 小儿用量酌减	1.忌食生冷、油腻、辛辣的食物 2.出现大出血时，应立即采取综合急救措施 3.用本品治疗软组织损伤时，可配合外用正红花油等活血之品，以增疗效 4.本品宜饭后服用 5.平素月经正常，突然出现月经过多或过少，或经期错后，或阴道不规则出血者应去医院就诊

续表

药品名称	药物组成	功能主治	用法用量	注意事项
血府逐瘀口服液（胶囊、软胶囊、颗粒、片、丸）	炒桃仁、红花、地黄、川芎、赤芍、当归、牛膝、柴胡、桔梗、枳壳（麸炒）、甘草	活血祛瘀，行气止痛。用于气滞血瘀所致的胸痹、头痛日久，痛如针刺而有定处，内热烦闷，心悸失眠，急躁易怒	口服液：空腹服，1mL/次，3次/d；或遵医嘱 胶囊剂：口服，6粒/次，2次/d，1个月为1个疗程 软胶囊剂：4粒/次，2次/d 颗粒剂：开水冲服，1袋/次，3次/d 片剂：口服，6片/次，2次/d 丸剂：空腹时用红糖水送服，1～2丸/d，2次/d 小儿用量酌减	1. 气虚血瘀者慎用 2. 忌食生冷、油腻的食物 3. 治疗期间若心痛持续发作，加用硝酸酯类药物；若出现剧烈心绞痛、心肌梗死，应及时救治

表 1-5　血尿脾虚湿泛证常用中成药

药品名称	药物组成	功能主治	用法用量	注意事项
归脾丸（口服液、合剂、膏、颗粒、片、胶囊）	党参、白术（炒）黄芪（蜜炙）甘草（蜜炙）、茯苓、远志（制）、酸枣仁（炒）、龙眼肉、当归、木香	益气健脾，养血安神。用于心脾两虚证，症见气短心悸、失眠多梦、头昏头晕、肢倦乏力、食欲不振、崩漏便血	丸剂：用温开水或生姜汤送服，水蜜丸6g/次，蜜丸：大蜜丸1丸/次，3次/d 口服液：口服，10mL/次，2～3次/d 合剂：口服，10～20mL/次，3次/d；用时摇匀 膏剂：口服，9～15g/次，2次/d 颗粒剂：开水冲服1袋/次，3次/d 片剂：口服，4~5片/次，3次/d 胶囊剂：口服。1粒/次，3次/d，4周为1个疗程。小儿用量酌减	1. 忌油腻食物 2. 外感或实热内盛者不宜服用 3. 本品宜饭前服用 4. 按照用法用量服用，小儿、高血压、糖尿病患者应在医生的指导下服用 5. 服药2周症状未明显改善，或症状加重者，应立即停药并到医院应就诊 6. 有引起消化道不适及皮疹的病例报告
益气止血冲剂	白及、党参、黄芪、白术（炒）、茯苓、十大功劳叶、地黄、防风	益气止血，固表健脾。用于咯血、吐血，久服可预防感冒	口服，20g/次，3～4次/d 小儿用量酌减	1. 忌食辛辣、生冷、油腻的食物 2. 出现大出血时，应立即采取综合急救措施

表 1-6　血尿气虚邪恋证常用的中成药

药品名称	药物组成	功能主治	用法用量	注意事项
百令胶囊（颗粒、片）	发酵冬虫夏草菌粉	补肺肾，益精气。用于肺肾两虚所致的咳嗽、气喘、咯血、腰背酸痛、面目虚浮、夜尿清长，以及慢性支气管炎、慢性肾功能不全的辅助治疗	胶囊剂：口服，5～15粒/次（每粒装0.2g）或2～6粒/次（每粒装0.5g），3次/d。慢性肾功能不全者10粒/次（每粒装0.2g）或4粒/次（每粒装0.5g），3次/d。8周为1个疗程 颗粒剂：开水冲服，1～3袋/次，3次/d 片剂：口服。3～9片/次，3次/d 小儿用量酌减	1. 外感实证喘咳者慎用 2. 服用期间忌用辛辣的食物

续表

药品名称	药物组成	功能主治	用法用量	注意事项
鹿角胶颗粒	鹿角胶	温补肝肾，益精养血。用于阳痿滑精，腰膝酸冷，虚痨羸瘦，崩漏下血，便血尿血，阴疽肿痛	开水冲服，3～6g/次，1～2次/d 小儿用量酌减	火热炽盛、肝胆湿热、脾不统血者慎用

表1-7　血尿阴虚邪恋证常用中成药

药品名称	药物组成	功能主治	用法用量	注意事项
维血宁合剂（颗粒、冲剂）	熟地黄、地黄、炒白芍、墨旱莲、太子参、鸡血藤、虎杖、仙鹤草	滋阴养血、清热凉血，用于阴虚血热所致的出血证；血小板减少症见上述证候者	合剂：口服，25～30mL/次，3次/d 颗粒剂、冲剂：开水冲服，1袋/次，3次/d 小儿用量酌减或遵医嘱	1. 气不摄血者慎用 2. 感冒者慎用 3. 服药期间忌食辛辣、滋腻的食物
知柏地黄口服液（颗粒、丸、浓缩丸、片）	熟地黄、山茱萸（制）、山药、知母、黄柏、茯苓、泽泻、牡丹皮	滋阴降火。用于阴虚火旺证，症见潮热盗汗、口干咽痛、耳鸣遗精、小便短赤	口服液：口服，10mL/次，3次/d 颗粒剂：口服，8g/次，2次/d 丸剂：口服。大蜜丸1丸/次，2次/d 浓缩丸剂：口服，8丸/次，3次/d 片剂：口服，6片/次，4次/d 小儿用量酌减	1. 虚寒性病证患者不适用，其表现为怕冷、手足凉、喜热饮 2. 不宜和感冒类药同时服用 3. 宜空腹或饭前服，用开水或淡盐水送服 4. 服用1周症状无改善，应去医院就诊

表1-8　急性肾小球肾炎风水相搏证常用中成药

药品名称	药物组成	功能主治	用法用量	注意事项
肾炎解热片	白茅根、连翘、荆芥、苦杏仁、泽泻、陈皮、茯苓、大腹皮、车前子、赤小豆、生石膏、蒲公英	疏风解热，宣肺利水。用于急性肾炎，见有发热不恶寒或热重寒轻，头面眼睑水肿，咽喉肿痛或口干咽燥，肢体酸痛，小便短赤，舌苔薄黄，脉浮数等属风热证者	口服。4～5片/次（薄膜衣片每片重0.34g；糖衣片，片心重0.32g）；或者3片/次（薄膜衣片每片重0.56g），3次/d 小儿用量酌减	尚不明确

表 1-9 急性肾小球肾炎湿热内侵证常用中成药

药品名称	药物组成	功能主治	用法用量	注意事项
肾炎四味颗粒（丸、片、胶囊）	细梗胡枝子、黄芩、石韦、黄芪	清热利尿，补气健脾。用于湿热内蕴兼气虚所致的水肿，症见水肿、腰痛、乏力、小便不利；慢性肾炎见上述证候者	颗粒剂：开水冲服，5g/ 次，3 次 /d 丸剂：口服，5g/ 次，3 次 /d 片剂：口服，8 片 / 次，3 次 /d 胶囊剂：口服，4 粒 / 次，3 次 /d 小儿用量酌减	尚不明确
三金颗粒（片、胶囊）	金樱根、菝葜、羊开口、金沙藤、积雪草	用于下焦湿热所致的热淋、小便短赤、淋漓涩痛、尿急频数，急慢性肾盂肾炎、膀胱炎、尿路感染见上述证候者，慢性非细菌性前列腺炎属于肾虚湿热下注证者	颗粒剂：开水冲服，14g/ 次，3 ~ 4 次 /d 片剂：口服。慢性非细菌性前列腺炎：3 片 / 次，3 次 /d，4 周为 1 个疗程 其他适应证：3 片 / 次，3 ~ 4 次 /d 胶囊剂：口服，2 粒 / 次，3 ~ 4 次 /d 小儿用量酌减	用药期间请注意监测肝，肾功能
八正合剂（颗粒、片、胶囊）	瞿麦、车前子、（炒）萹蓄、大黄、滑石、川木通、栀子、甘草、灯芯草	清热，利尿，通淋。用于湿热下注，症见小便短赤、淋漓涩痛、口燥咽干	合剂：口服。15 ~ 20mL/ 次，3 次 /d，用时摇匀 颗粒剂：口服。6 ~ 8g/ 次，3 次 /d 片剂：口服。4 片 / 次，3 次 /d 胶囊剂：口服。4 粒 / 次，3 次 /d 小儿用量酌减	1. 忌服辛辣刺激性食物 2. 不宜在服药期间同时服用温补性中成药 3. 服药 3d 后症状未得到改善，或出现其他严重症状时，应到医院就诊

表 1-10 急性肾小球肾炎阴虚邪恋证常用中成药

药品名称	药物组成	功能主治	用法用量	注意事项
肾炎康复片	西洋参、人参、地黄、杜仲（炒）、山药、白花蛇舌草、黑豆、土茯苓、益母草、丹参、泽泻、白茅根、桔梗	益气养阴，补肾健脾，清除余毒。本品主治慢性肾小球肾炎，属于气阴两虚，脾肾不足，毒热未清证者，表现为神疲乏力、腰酸腿软、面浮脚肿、头晕耳鸣、蛋白尿、血尿等	口服，5 片 / 次，3 次 /d 小儿用量酌减或遵医嘱	急性肾炎水肿者不宜

续表

药品名称	药物组成	功能主治	用法用量	注意事项
六味地黄口服液（颗粒、丸、浓缩丸、片、胶囊、软胶囊、膏）	熟地黄、山茱萸（制）、山药、泽泻、牡丹皮、茯苓	滋阴补肾。用于头晕耳鸣，腰膝酸软，遗精盗汗	口服液：口服。10mL/次，2次/d 颗粒剂：开水冲服。5g/次，2次/d 丸剂：口服，开水冲泡或盐汤冲泡服用。9g/次，2次/d 浓缩丸剂：口服。8粒/次，3次/d 片剂：口服，5片/次，2次/d 胶囊剂：口服，8粒/次，2次/d 软胶囊剂：口服，3粒/次，2次/d 膏剂：温开水冲服，10～15g/次，2次/d 小儿用量酌减	1. 忌辛辣的食物 2. 不宜在服药期间服感冒药 3. 服药期间出现食欲不振、胃脘不适、大便稀、腹痛等症状时，应去医院就诊 4. 服药2周后症状未改善，应去医院就诊
知柏地黄口服液（颗粒、丸、浓缩丸、片）	知母、黄柏、熟地黄、山茱萸（制）、牡丹皮、山药、茯苓、泽泻	滋阴清热。用于潮热盗汗，口干咽痛，耳鸣遗精	口服液：口服，10mL/次，3次/d 颗粒剂：口服，8g/次，2次/d 丸剂：口服，大蜜丸1丸/次，2次/d 浓缩丸剂：口服，8丸/次，3次/d 片剂：口服，6片/次，4次/d 小儿用量酌减	1. 虚寒性病症患者不适用，其表现为怕冷、手足凉、喜热饮 2. 不宜和感冒类药同时服用 3. 宜空腹或饭前服，用开水或淡盐水送服 4. 服用1周症状无改善，应去医院就诊

表 1-11　急性肾小球肾炎气虚邪恋证常用中成药

药品名称	药物组成	功能主治	用法用量	注意事项
玉屏风口服液（颗粒、丸、滴丸、胶囊、软胶囊、袋泡茶）	黄芪、白术（炒）、防风	益气，固表，止汗。用于表虚不固证，症见自汗恶风、面色㿠白；或体虚易感风寒者	口服液：口服。10mL/次，3次/d 颗粒剂：开水冲服。5g/次，3次/d 丸剂：口服。6g/次，3次/d 滴丸剂：口服。6g/次，3次/d 胶囊剂：口服，2粒/次，3次/d 软胶囊剂：口服，4粒/次，3次/d 袋泡茶剂：口服，3g/次，开水浸泡15分钟后饮服，2～3次/d 小儿用量酌减	1. 忌油腻食物 2. 本品宜饭前服用 3. 按照用法用量服用，小儿、高血压、糖尿病患者应在医生指导下服用 4. 服药2周或服药期间症状无明显改善，或症状加重者，应立即停药并去医院就诊

表 1-12 肾病综合征脾虚湿困证常用的中成药

药品名称	药物组成	功能主治	用法用量	注意事项
参苓白术口服液（颗粒、丸、散、片、胶囊）	人参、茯苓、白术（炒）、山药、白扁豆（炒）、莲子、薏苡仁（炒）、砂仁、桔梗、甘草	补脾胃，益肺气。用于脾胃虚弱，食少便溏，气短咳嗽，肢倦乏力	口服液：口服，10mL/次，2~3次/d，或遵医嘱 颗粒剂：开水冲服，1袋/次，3次/d 丸剂：口服，6~9g/次，2~3次/d 散剂：口服，6~9g/次，2~3次/d 片剂：口服，6~9片/次，2次/d 胶囊剂：口服，3粒/次，3次/d 小儿用量酌减	1. 湿热内蕴所致的泄泻、厌食、水肿及痰火咳嗽者不宜使用 2. 宜饭前服用 3. 服药期间忌食荤腥油腻、不易消化的食物 4. 泄泻兼有大便不通畅，肛门有下坠者忌服 5. 服本药时不宜同时服用藜芦、五灵脂、皂荚或其制剂 7. 不宜和感冒类药同时服用
肾炎消肿片	桂枝、泽泻、陈皮、香加皮、苍术、茯苓、姜皮、大腹皮、黄柏、椒目、冬瓜皮、益母草	健脾渗湿，通阳利水。用于急、慢性肾炎脾虚湿困证。临床表现为肢体水肿，晨起面肿甚，午后腿肿较重，按之凹陷，身体重困，尿少，脘胀食少，舌苔白腻，脉沉缓	口服，4~5片/次，3次/d 小儿用量酌减	1. 脾虚明显者，应加用健脾之品 2. 治疗期间，应限制盐的摄入，以低盐饮食为宜 3. 忌服辛辣刺激性的食物 4. 忌服肾毒性的药物 5. 如水肿严重，可在医生指导下，适当配合利尿药

表 1-13 肾病综合征脾肾阳虚证常用的中成药

药品名称	药物组成	功能主治	用法用量	注意事项
肾康宁颗粒（片）	黄芪、淡附片、益母草、锁阳、丹参、茯苓、泽泻、山药	温肾、益气。本品用于肾气亏损引起的腰酸、疲乏、畏寒及夜尿增多	颗粒剂：开水冲服，1袋/次，3次/d 片剂：口服，5片/次，3次/d 小儿用量酌减	1. 忌辛辣、生冷、油腻的食物，宜低蛋白饮食，避免剧烈运动 2. 感冒发热患者不宜服用 3. 本品宜饭后服用 4. 高血压、心脏病、肝病、糖尿病、肾病等慢性病患者应在医生的指导下服用 5. 本品不宜长期服用，服药2周症状无缓解，应去医院就诊
济生肾气丸（片）	车前子、茯苓、附子、牡丹皮、牛膝、肉桂、山药、山茱萸、熟地黄、泽泻	温肾化气，利水消肿。用于肾虚水肿，腰膝酸重，小便不利，痰饮咳喘	丸剂：口服，9g/次，2~3次/d 片剂：口服，6片/次，3次/d 小儿用量酌减	尚不明确

续表

药品名称	药物组成	功能主治	用法用量	注意事项
金匮肾气丸（片）	地黄、山药、酒茱萸、茯苓、牡丹皮、泽泻、桂枝、附子（制）、牛膝（去头）、盐车前子	温补肾阳，化气行水。用于肾虚水肿，腰膝酸软，小便不利，畏寒肢冷	丸剂：口服，水蜜丸，4～5g/次，大蜜丸 6g/次，2 次 /d，或遵医嘱 片剂：口服，4 片 / 次，2 次 /d 小儿用量酌减	忌生冷食物

表 1-14　肾病综合征肝肾阴虚证常用的中成药

药品名称	药物组成	功能主治	用法用量	注意事项
六味地黄丸口服液（颗粒丸、浓缩丸、片、胶囊、软胶囊、膏）	熟地黄、山茱萸（制）、山药、牡丹皮、茯苓、泽泻	滋阴补肾。用于肾阴亏损证，症见头晕耳鸣、腰膝酸软、骨蒸潮热、盗汗遗精、消渴	口服液：口服，10mL/次，2 次 /d 颗粒剂：开水冲服，5g/次，2 次 /d 丸剂：口服，开水冲泡或盐汤冲泡服用。9g/次，2 次 /d 浓缩丸剂：口服。8 粒 / 次，3 次 /d 片剂：口服。5 片 / 次，2次 /d 胶囊剂：口服，8 粒 / 次，2 次 /d 软胶囊剂：口服，3 粒 / 次，2 次 /d 膏剂：温开水冲服，10～15g/次，2 次 /d 小儿用量酌减	1. 忌辛辣的食物 2. 不宜在服药期间服感冒药 3. 服药期间出现食欲不振、胃脘不适、大便稀、腹痛等症状时，应去医院就诊 4. 服药 2 周后症状无缓解，应去医院就诊 5. 按照用法用量服用，糖尿病患者、小儿应在医生指导下服用
知柏地黄口服液（颗粒、丸、浓缩丸、片）	知母、黄柏、熟地黄、山药、山茱萸（制）、牡丹皮、茯苓、泽泻	滋阴清热。用于潮热盗汗，口干咽痛，耳鸣遗精	口服液：口服，10mL/次，3 次 /d 颗粒剂：口服，8g/次，2 次 /d 丸剂：口服，大蜜丸 1 丸 / 次，2 次 /d 浓缩丸剂：口服，8 丸 / 次，3 次 /d 片剂：口服，6 片 / 次，4 次 /d 小儿用量酌减	1. 虚寒性病症患者不适应，其表现为怕冷、手足凉、喜热饮 2. 不宜和感冒类药物同时服用 3. 宜空腹或饭前服，用开水或淡盐水送服 4. 服药 1 周后症状无缓解，应去医院就诊

表 1-15　肾病综合征气阴两虚证常用的中成药

药品名称	药物组成	功能主治	用法用量	注意事项
肾炎康复片	西洋参、人参、地黄、杜仲（炒）、山药、白花蛇舌草、黑豆、土茯苓、益母草、丹参、泽泻、白茅根、桔梗	益气养阴，补肾健脾，清解余毒。用于气阴两虚，脾肾不足，水湿内停所致的水肿，症见神疲乏力，腰膝酸软，面目、四肢水肿，头晕耳鸣；慢性肾炎、蛋白尿、血尿见上述证候者	口服，5 片 / 次，3 次 /d 小儿用量酌减或遵医嘱	急性肾炎水肿者不宜

续表

药品名称	药物组成	功能主治	用法用量	注意事项
强肾片	鹿茸、山药、山茱萸、熟地黄、枸杞子、丹参、补骨脂、牡丹皮、桑葚、益母草、茯苓、泽泻、盐杜仲、人参茎叶总皂苷	补肾填精，益气壮阳。用于阴阳两虚所制的肾虚水肿、腰痛、遗精、阳痿、早泄、夜尿频数，慢性肾炎和久治不愈的肾盂肾炎见上述证候者	口服,2～3片/次，3次/d 小儿用量酌减	尚不明确

表 1-16　肾病综合征水湿内停证常用的中成药

药品名称	药物组成	功能主治	用法用量	注意事项
五苓散（片、胶囊）	茯苓、泽泻、猪苓、肉桂、白术（炒）	本品温阳化气，利湿行水。用于膀胱气化不利，水湿内聚引起的小便不利、水肿腹胀、呕逆泄泻、渴不思饮	散剂：口服,6～9g/次，2次/d 片剂：口服,4～5片/次，2次/d 胶囊剂：3粒/次，2次/d 小儿用量酌减	1. 入汤剂不宜久煎药 2. 湿热者忌用，且本方不宜常服

表 1-17　肾病综合征湿热内蕴证常用的中成药

药品名称	药物组成	功能主治	用法用量	注意事项
黄葵胶囊	黄蜀葵花	清利湿热，解毒消肿。用于急慢性肾炎之湿热型，症见水肿、腰痛、蛋白尿、血尿、舌苔黄腻等	口服,5粒/次,3次/d，8周为1疗程 小儿用量酌减	1. 本品宜饭后服用 2. 个别患者用药后出现上腹部胀满不适

表 1-18　肾病综合征瘀血阻滞证常用的中成药

药品名称	药物组成	功能主治	用法用量	注意事项
血府逐瘀汤（胶囊、软胶囊、颗粒、片、丸）	炒桃仁、红花、地黄、川芎、赤芍、当归、牛膝、柴胡、桔梗、枳壳（麸炒）、甘草	活血祛瘀，行气止痛。用于气滞血瘀所致的胸痹、头痛日久，痛如针刺而有定处，内心烦闷，心悸失眠，急躁易怒	口服液：空腹服，10mL/次，3次/d；或遵医嘱 胶囊剂：口服，6粒/次，2次/d，1个月为1个疗程 软胶囊剂：口服，4粒/次，2次/d 颗粒剂：开水冲服，1袋/次，3次/d 片剂：口服，6片/次，2次/d 丸剂：空腹时用红糖水送服，1～2丸/次，2次/d 小儿用量酌减	1. 气虚血瘀者慎用 2. 忌食生冷、油腻的食物 3. 治疗期间若心痛持续发作，加用硝酸酯类药物；若出现剧烈心绞痛、心肌梗死，应及时救治

表 1-19 遗尿下元虚寒证常用的中成药

药品名称	药物组成	功能主治	用法用量	注意事项
小儿遗尿宁颗粒	益智仁、肉桂、菟丝子、麻黄、白果	温肾宣肺，运化脾胃，缩尿止遗。适用于治疗小儿功能性遗尿，证属肾气不足证	口服。5～7岁，5g/次，2次/d；8～14岁，5g/次，3次/d	尚不明确
小儿益麻颗粒	益智仁、肉桂、菟丝子、麻黄、白果、鸡内金	温肾缩尿，运化脾胃。用于儿童原发性夜间遗尿，属肾气不足证。症见夜间睡中遗尿，熟睡不易醒，尿清量多，面色淡白等	冲服。5～6岁，1袋/次，2次/d；7～14岁，1袋/次，3次/d。疗程为28d	1. 本品含麻黄，合并甲状腺功能亢进者禁用 2. 禁止与单胺氧化酶抑制剂合用，以免引起血压过高 3. 身体多汗者禁用 4. 高血压、动脉硬化、心绞痛等患者禁用 5. 运动员慎用 6. 本品的适应证不包括隐性脊柱裂等各种器质性疾病引起的遗尿 7. 本品含麻黄，且用量较大，大量或长期使用，可能引起汗多、心动过速、失眠、焦虑、震颤、血压升高等 8. 本品含白果，且用量较大，大量或长期使用，可能引起白果中毒 9. 少数患儿服用本品后血白细胞升高，与本品的关系尚不明确 10. 本品含白果和盐酸麻黄碱，青光眼、前列腺肥大患者慎用 11. 本品含白果和盐酸麻黄碱，服用后如有抽搐、呕吐、腹泻、头晕、头痛、心动过速、多汗等症状，应及时停药，并积极救治 12. 本品临床试验仅支持28d的安全性，不能超剂量、超疗程服用
缩泉丸（胶囊）	山药、益智仁、乌药	补肾缩尿。用于肾虚之小便频数，夜卧遗尿	丸剂：口服。3～6g/次，3次/d。小儿用量酌减 胶囊剂：口服。5岁以上儿童3粒/次，3次/d	1. 忌辛辣、生冷、油腻食物 2. 感冒发热患者不宜服用 3. 本品宜饭前服用 4. 高血压、心脏病、肝病、糖尿病、肾病等慢性病患者应在医生指导下服用 5. 服药2周症状无缓解，应去医院就诊 6. 儿童应在医生指导下服用

表 1-20 遗尿肺脾气虚证常用的中成药

药品名称	药物组成	功能主治	用法用量	注意事项
补中益气丸（口服液、合剂、膏、颗粒、片）	炒白术、柴胡、陈皮、当归、党参、升麻、炙甘草、炙黄芪、生姜、大枣	补中益气，升阳举陷。用于脾胃虚弱，中气下陷所致的体倦乏力、食少腹胀、便溏久泻、肛门下坠	丸剂：口服。6g/次（1次1袋），4次/d 口服液：口服。10mL/次，1支/次，2～3次/d 合剂：口服，10～15mL/次，3次/d 膏剂：温开水冲服，10g/次，2次/d 颗粒剂：口服，1袋/次，2～3次/d 片剂：口服，4～5片/次，3次/d 小儿用量酌减	1. 忌不易消化的食物 2. 感冒发热患者不宜服用 3. 患有严重高血压、心脏病、肝病、糖尿病、肾病等慢性病者应在医生指导下服用 4. 儿童应在医生指导下服用 5. 服药4周症状无缓解，应去医院就诊

表 1-21　遗尿肝经湿热证常用的中成药

药品名称	药物组成	功能主治	用法用量	注意事项
龙胆泻肝口服液（颗粒、丸、片、胶囊）	龙胆、柴胡、黄芩、栀子（炒）、泽泻、木通、车前子（盐炒）、当归（酒炒）、地黄、炙甘草	清肝胆，利湿热。用于肝胆湿热证，症见头晕目赤、耳鸣耳聋、胁痛口苦、湿热带下	口服液：口服。10mL/次，3 次 /d 颗粒剂：温开水送服。4～8g/ 次，2 次 /d 丸剂：口服。小蜜丸 6～12g/ 次（30～60 丸），大蜜丸 1～2 丸 / 次，2 次 /d。水丸 3～6g/ 次，2 次 /d。浓缩丸 8 丸 / 次，2 次 /d 片剂：口服，4～6 片 / 次，3 次 /d，小儿用量酌减	1. 忌辛辣食物 2. 不宜在服药期间同时服用滋补性中药 3. 患有严重高血压、心脏病、肝病、糖尿病、肾病等慢性病者应在医生指导下服用 4. 服药后大便次数增多且不成形者，应酌情减量 5. 儿童、体弱及脾虚便溏者应在医生指导下使用 6. 服药 3d 症状无缓解，应去医院就诊 7. 对本品过敏者禁用，过敏体质者慎用 8. 本品性状发生改变时禁止使用 9. 儿童必须在成人的监护下使用 10. 请将本品放在儿童不能接触的地方 11. 如正在使用其他药品，使用本品前请咨询医生或药师

表 1-22　遗尿心肾不交证常用的中成药

药品名称	药物组成	功能主治	用法用量	注意事项
滋肾宁神丸	熟地黄、制何首乌、黄精（制）、白芍（炒）、女贞子、首乌藤、酸枣仁（炒）、菟丝子（制）、五味子、丹参、山药、茯苓、牛大力、五指毛桃、珍珠母、金樱子	滋补肝肾，宁心安神。用于肝肾阴虚所致的头晕耳鸣、失眠多梦、怔忡健忘、腰酸、遗精，神经衰弱见上述证候者	口服。10g/ 次，2 次 /d 小儿用量酌减	1. 严重感冒者慎用 2. 忌食辛辣、油腻、生冷的食物

附录二 小儿肾脏疾病常用西药

1. 抗高血压药物

表 1-1 ACE 抑制剂 / ARB

药品名称	剂量	注意事项
卡托普利（开博通） 片剂：25mg 口服液：5mg/ mL	初始剂量：0.3～0.5mg/kg，po，tid 最大剂量：6mg/（kg·d） 新生儿：0.05～0.1mg/kg，po，tid 最大剂量：2mg/（kg·d）	1.ACEI 类药物常见副作用包括：低血压、心动过速、皮疹、高血钾、血肌酐升高、咳嗽 2. 必须定期监测血肌酐和血钾
依那普利（悦宁定） 片剂：2.5mg，5mg，10mg，20mg	初始剂量：0.08mg/（kg·d）至 5mg/d，qd 或 bid，po 最大剂量：0.6mg/（kg·d）至 40mg/d	
赖诺普利（捷赐瑞） 片剂：5，10，20mg	初始剂量：0.07mg/（kg·d）至 5mg/d，qd，po 最大剂量：0.6mg/（kg·d）至 40mg/d	
福辛普利（蒙诺） 片剂：10mg	体重＞50kg 儿童初始剂量：5～10mg/d，qd，po 最大剂量：40mg	
雷米普利（瑞泰） 片剂：2.5mg，5mg	0.05mg/（kg·d）至 10mg/d，qd，po	
氯沙坦（科素亚） 片剂：50mg，100mg	初始剂量：0.7mg/（kg·d）至 50mg/d，qd，po 最大剂量：1.4mg/（kg·d）至 100mg/d	

表 1-2 β 受体阻滞剂

药品名称	剂量	注意事项
阿替洛尔（天诺敏） 片剂：50mg，100mg	初始剂量：0.5mg/（kg·d），qd，po 最大剂量：2mg/（kg·d）至 100mg/d	1. 在哮喘和心功能衰竭患者中禁用非心脏选择性 β 受体阻滞剂（心得安） 2. 在胰岛素依赖型糖尿病中不宜应用 3. 心率影响呈剂量依赖性
拉贝洛尔（Trandate） 片剂：100mg，200mg	初始剂量：1～3mg/（kg·d），bid，po 最大剂量：10～12mg/（kg·d）至 1200mg/d	
美托洛尔（倍他洛克） 片剂：50mg，100mg，200mg	初始剂量：1～2mg/（kg·d），bid，po 最大剂量：6mg/（kg·d）至 200mg/d	
普萘洛尔（心得安） 片剂：10mg，40mg	初始剂量：1～2mg/（kg·d），bid/tid，po 最大剂量：4mg/（kg·d）至 640mg/d	

表 1-3 钙离子通道阻滞剂

药品名称	剂量	注意事项
氨氯地平（络活喜） 片剂：5mg，10mg	儿童 6～17 岁：2.5～5mg，qd，po	1. 钙离子拮抗剂副作用包括颜面潮红、心悸、头痛、皮疹、周围性水肿等 2. 非洛地平和硝苯地平缓释片必须整片吞服
非洛地平（波依定） 片剂：2.5mg，5mg，10mg	初始剂量：2.5mg/d，qd，po 最大剂量：10mg/d	
硝苯地平缓释片（Adalat-Retard） 片剂：10mg，20mg	初始剂量：0.25～0.5mg/d，po，qd 或 bid 最大剂量：3mg/（kg·d）至 120mg/d	

2. 利尿剂

药品名称	剂量	注意事项
阿米洛利（蒙达清） 片剂：5mg	初始剂量：0.4～0.625mg/kg，qd，po 最大剂量：20mg/d	1. 必须定期监测电解质水平 2. 保钾利尿剂（安体舒通、氨苯蝶啶、阿米洛利）可能会导致严重的高血钾，特别是在联合应用了 ACEI 或 ARB 类药物情况下 3. 利尿剂是一种非常有效的辅助治疗方法
呋塞米（速尿） 片剂：20mg，40mg	初始剂量：0.5～2.0mg/（kg・次），qd 或 bid，po 最大剂量：6mg/（kg・d）	
氢氯噻嗪 片剂：25mg，50mg	初始剂量：1mg/kg，qd，po 最大剂量：3mg/（kg・d）至 50mg/d	
美托拉腙（Zaroxolyn） 片剂：2.5mg，5mg	0.1～0.3mg/（kg・d），qd，po	
螺内酯（安体舒通） 片剂：25mg，100mg	初始剂量：1mg/（kg・d），qd 或 bid，po 最大剂量：3.3mg/（kg・d）至 100mg/d	
氨苯蝶啶 片剂：50mg	初始剂量：1～2mg/（kg・d），po，bid 最大剂量：3～4mg/（kg・d）至 300mg/d	

3. 抗过敏药

药品名称	剂量	注意事项
盐酸苯海拉明 片剂：12.5，25mg	2～4mg/（kg・d），qid，po	1. 本品为组胺 H_1 受体拮抗剂，对皮肤及黏膜变态反应效果最好 2. 不良反应较多，如嗜睡、畏食、恶心、呕吐等 3. 新生儿、早产儿禁用
氯雷他定 片剂：5mg	2～12 岁： 体重＞30kg，10mg/d，qd，po 体重＜30kg，5mg/d，qd，po	本品为强力长效三环抗组胺药，具有选择性阻断外周组胺 H_1 受体的作用
西替利嗪 片剂：10mg 滴剂：5mL，10mL （10mg/mL）	2～6 岁：5mg/d，qd 或 bid，po 6～12 岁：10mg/d，qd 或 bid，po	偶有头痛、头晕、嗜睡、激动、口干、肠胃不适等
左西替利嗪 分散片：5mg 口服溶液：10mL，5mg	6 岁以上：5mg/d，qd，po 用少量水溶解后口服或直接吞服；空腹或餐中或餐后均可服用 中度肾功能损害者，1 次 /2d，5mg 重度肾功能损害者，1 次 /3d，5mg	1. 中重度肾功能损害患者应调整用法用量 2.6 岁以下儿童慎用

4. 肾上腺皮质激素类药物

药品名称	剂量	注意事项
醋酸可的松 片剂：5mg、10mg、25mg 针剂：0.125g（5mL） 0.25g（10mL）	2.5～10mg/（kg·d），qid，po 1/3～1/2 口服量 im	1.有水钠潴留及促进钾排泄的作用，长期大量应用可引起类库欣综合征、低血钾、血压增高、抵抗力低下、骨质疏松等 2.长期大量应用后不可突然停药，应逐渐减量 3.肝肾功能不全、心力衰竭、消化性溃疡、糖尿病患者慎用
氢化可的松 片剂：20mg 针剂：10mg（2mL） 25mg（5mL） 100mg（20mL）	4～8mg/（kg·d），qid，po 4～8mg/（kg·d），iv，drop 于 8h 内滴入，或分 3～4 次滴入	不良反应及注意点同醋酸可的松
泼尼松（泼尼松） 片剂：5mg	1～2mg/（kg·d），qid，po	水钠潴留及促钾排泄作用较小，而对糖代谢及抗炎作用则显著增加，不良反应较醋酸可的松为小
泼尼松龙（泼尼松龙） 片剂：5mg 针剂：10mg（2mL）	1～2mg/（kg·d），qid，po 最大剂量 60mg/d×6 周 1～2mg/（kg·d），bid，im、iv drop	1.用法同泼尼松 2.副作用有生长抑制、骨质疏松、白内障、多毛、Cushing 面容、痤疮、高血压、头痛、行为异常、肾上腺皮质功能抑制、易患感染等
甲泼尼龙（甲基泼尼松龙） 片剂：2mg，4mg 针剂：20mg（1mL） 40mg（1mL）	1～2mg/（kg·d），qid，po 10～20mg/（kg·d），qd，bid iv、iv drop 10～80mg/次，im	1.冲击治疗应用于肾病综合征、严重或急剧进展的肾小球肾炎、局灶节段性肾小球肾炎 2.副作用有水肿、高血压、心律失常、头痛等 3.其抗炎作用较氢化可的松强约 6 倍，钠潴留作用较弱，不引起排钾不良反应

5. 免疫抑制剂

药品名称	保持血药浓度 5～10ng/mL 剂量	注意事项
硫唑嘌呤 片剂：25mg、50mg	2～2.5mg/（kg·d），qd，po	副作用：骨髓抑制、恶心、呕吐、腹泻等
苯丁酸氮芥 片剂：2mg	0.2mg/（kg·d），qd，po，8～12 周 累积剂量应＜8mg/kg	副作用：皮疹、骨髓抑制等
环孢素 A 片剂：25mg、100mg 针剂：250mg（5mL）	5～6mg/（kg·d），bid/tid，po 维持血药浓度 50～150ng/mL	副作用：肾毒性、牙龈增生、多毛、高血钾等
环磷酰胺 片剂：10mg、50mg 针剂：200mg	2.5～3mg/（kg·d），qd，po，8～12 周 由于心肌毒性，注意每次剂量不超过 40mg/kg 累积剂量保持低于 250mg/kg	副作用：骨髓抑制、出血性膀胱炎、性腺损害、恶性肿瘤等
左旋咪唑 片剂：50mg	2.5mg/（kg·次），qd，po	副作用：消化道功能抑制、皮疹、粒细胞缺乏等
霉酚酸酯 片剂：250mg、500mg	250～1200mg/（m^2·d），po，bid	严重的消化道功能紊乱（消化道出血、溃疡、穿孔），骨髓抑制
他克莫司 片剂：0.5mg、1.5mg 针剂：5mg（1mL）	0.1mg/（kg·d），qd，po 保持血药浓度 5～10ng/mL	注意药物之间的相互作用，可能发生糖耐量异常